Klinische Anästhesiologie und Intensivtherapie

Band 42

Herausgeber:
F.W. Ahnefeld H. Bergmann W. Dick M Hamágyi
Th. Pasch E. Rügheimer
Schriftleiter: J. Kilian

E. Rügheimer (Hrsg.)

Konzepte zur Sicherheit in der Anästhesie

Teil 2: Risiken durch Pharmaka

Unter Mitarbeit von
F. W. Ahnefeld, H. Bergmann, P. Brockerhoff, K. Brune, L. Brandt, G.G. Braun, W. Buzello, P. Conzen, W. Dick, Ch. Diefenbach, A. Doenicke, G. Geißlinger, M. Georgieff, H. W. Gervais, M. Halmágyi, E. Hecker, W. Heinrichs, W. Hering, J. Hobbhahn, H.-D. Kamp, W. Kapp, J. Kilian, A. Klein, G.B. Kraus, P. Kulka, H. Laubenthal, P.M. Lauven, K.A. Lehmann, D. Mauer, Th. Pasch, J. Plötz, E. Ramcke, E. Rügheimer, M. Rust, C. Sirtl, J.E. Schmitz, P. Schmucker, H. Schulte-Steinberg, B. Stein, K. Taeger

Mit 56 Abbildungen und 47 Tabellen

Springer-Verlag Berlin Heidelberg New York
London Paris Tokyo Hong Kong Barcelona
Budapest

ISBN-13:978-3-540-55931-3 e-ISBN-13:978-3-642-77781-3
DOI: 10.1007/978-3-642-77781-3

Die Deutsche Bibliothek – CIP-Einheitsaufnahme
Konzepte zur Sicherheit in der Anästhesie / E. Rügheimer (Hrsg.). – Berlin ; Heidelberg ; New York ; London ; Paris ; Tokyo ; Hong Kong ; Barcelona ; Budapest : Springer. NE: Rügheimer, Erich [Hrsg.]

Teil 2. Risiken durch Pharmaka : mit 47 Tabellen / unter Mitarb. von M. Adt ... – 1993
(Klinische Anästhesiologie und Intensivtherapie ; Bd. 42)

NE: Adt, Monika; GT

Satz: Mitterweger Werksatz GmbH, D-6831 Plankstadt

19/3145-5 4 3 2 1 0 – Gedruckt auf säurefreiem Papier

Vorwort

Die in der Anästhesie gebräuchlichen Pharmaka sind hochwirksame chemische Substanzen, die potentiell lebensgefährlich sind. Ein fundiertes Wissen über die speziellen pharmakodynamischen und pharmakokinetischen Eigenschaften der jeweils verwendeten Substanzen und deren kritische Verwendung im Einzelfall sind deshalb unabdingbar für die Vermeidung bzw. das rasche Erkennen medikamenteninduzierter Komplikationen.

Im Sinne dieser Zielsetzung wird im vorliegenden Band zunächst das notwendige pharmakologische Basiswissen zum Verständnis der Medikamentenwirkung und der möglichen Komplikationen dargestellt. Auf dieser Grundlage aufbauend werden dann in der Anästhesie häufig verwendete Pharmaka mit ihrem spezifischen Wirkspektrum sowie möglichen unerwünschten Effekten und denkbaren Interaktionen mit anderen Arzneimitteln vorgestellt. Patientenimmanente Risikofaktoren, die sich durch spezielle Vorerkrankungen ergeben, werden selbstverständlich berücksichtigt und sind integraler Bestandteil der Erörterung.

Die Patientensicherheit beim Einsatz von Medikamenten in der Anästhesie beruht auf der Grundlage sicherer Kenntnisse eines jeden Anästhesisten. Nur durch offene Diskussion und ständigen Erfahrungsaustausch über aktuelle Entwicklungen läßt sich dieser Sicherheitsstandard weiter optimieren. Unser Band will dazu einen Beitrag leisten.

Besonderer Dank gilt allen Teilnehmern an der Workshop-Veranstaltung für ihre engagierte Mitarbeit und für ihre Bereitschaft, ihre Referate im Sinne des didaktischen Konzepts dieser Publikation gründlich aufzubereiten. Folgende Firmen haben durch ihre großzügige Unterstützung die Veranstaltung und die Herausgabe des Buches ermöglicht: Abbott GmbH, Wiesbaden; Biotest Pharma GmbH, Dreieich; Braun B. Melsungen AG, Melsungen; Byk Gulden Lomberg, Konstanz; Deutsche Wellcome GmbH, Burgwedel; Drägerwerk AG, Lübeck; Hoffmann-LaRoche AG, Grenzach-Wyhlen; ICI Pharma GmbH, Plankstadt; Janssen GmbH, Neuss; Organon Teknika GmbH, Eppelheim; Parke-Davis, Freiburg; Siemens AG, Erlangen; Winthrop GmbH, Norderstedt. Herzlichen Dank dafür! Dem Springer-Verlag schließlich gilt ebenfalls unser Dank für die gute Zusammenarbeit bei der Drucklegung dieses Bandes und für seine angemessene Ausstattung. Besondere Anerkennung verdient Herr Dr. med. W. Hering für seine engagierte Unterstützung bei allen organisatorischen und editorischen Arbeiten.

Erlangen, im Februar 1992 E. Rügheimer

Inhaltsverzeichnis

Prinzipielles zur Vermeidung von Zwischenfällen aufgrund der Veränderung pharmakokinetischer Parameter während der Narkose
K. Brune 1

Pharmakawechselwirkungen – Mechanismen und Risiken
P. M. Lauven 7

Nebenwirkungen und Risiken bei der Anwendung von Lachgas im Rahmen der Allgemeinanästhesie
H. D. Kamp 17

Nebenwirkungen von Inhalationsanästhetika und ihre Prävention
J. Hobbhahn, H. Schulte-Steinberg, P. Conzen, K. Taeger 25

Vermeidung von Zwischenfällen bei der intravenösen Anwendung von Barbituraten
K. Taeger 39

Benzodiazepine – auf welche Risiken ist bei deren Anwendung zu achten?
W. Kapp 48

Etomidat – Propofol
A. Doenicke 57

Ketamin – unerwünschte Wirkungen und mögliche Komplikationen
W. Hering, H. D. Kamp, G. Geißlinger 71

Nebenwirkungen und Risiken der Benzodiazepinantagonisierung
P. M. Lauven, P. Kulka 87

Vermeidung von Zwischenfällen bei der Anwendung von Opioiden während Allgemeinanästhesie
H. W. Gervais, D. Mauer 95

Zur Vermeidung von Zwischenfällen bei der Verwendung von Opiatantagonisten
M. Rust ... 108

Vermeidung succinylcholinbedingter Zwischenfälle
J. Plötz ... 117

Vermeidung unerwünschter Wirkungen bei der Anwendung nichtdepolarisierender Muskelrelaxanzien
C. Diefenbach, W. Buzello ... 132

Vermeidung von Zwischenfällen bei der Anwendung von Anticholinergika und bei der Antagonisierung einer Muskelrelaxation mit Cholinesteraseantagonisten
G. G. Braun ... 152

Vermeidung von Zwischenfällen bei der Anwendung von Katecholaminen, Phosphodiesterasehemmern und β-Adrenozeptorantagonisten während der Anästhesie
L. Brandt ... 164

Vermeidung von Zwischenfällen bei der Anwendung von Vasodilatatoren
T. Pasch ... 187

Zwischenfälle bei der Anwendung von Lokalanästhetika
K. A. Lehmann ... 196

Vermeidung von Zwischenfällen bei der Anwendung von H_2-Blockern, Antihistaminika und Antiemetika
G.-B. Kraus ... 230

Risiko kolloidaler Lösungen und Grenzen der Hämodilution
H. Laubenthal, C. Sirtl ... 241

Risiken der perioperativen Anwendung kristalloider und kohlenhydrathaltiger Lösungen als Basis- und Korrekturtherapie
J. E. Schmitz, B. Stein ... 263

Heparin und Protamin – ohne Risiko?
P. Schmucker ... 278

Vermeidung von Zwischenfällen durch Medikamente
in der geburtshilflichen Anästhesie
A. M. Klein, P. Brockerhoff 295

Computergesteuerte Narkose – mehr Sicherheit oder erhöhtes Risiko?
W. Heinrichs 316

Sachverzeichnis 325

Verzeichnis der Referenten und Diskussionsteilnehmer

Ahnefeld, F. W., Prof. Dr. med.
Universitätsklinik für Anästhesiologie,
Klinikum der Universität Ulm,
Steinhövelstr. 9, D-W-7900 Ulm

Bergmann, H., Prof. Dr. med.
Ludwig Boltzmann-Institut für
experimentelle Anästhesiologie
und intensivmedizinische Forschung
– Bereich Linz –
Krankenhausstr. 9, A-4020 Linz

Brandt, L., Prof. Dr. med.
Institut für Anästhesiologie,
Klinikum Barmen
Heusnerstr. 40, D-W-5600 Wuppertal

Braun, G. G., Dr. med.
Institut für Anaesthesiologie,
Universität Erlangen-Nürnberg
Krankenhausstr. 12, D-W-8520 Erlangen

Brune, K., Prof. Dr. med.
Institut für Pharmakologie und Toxikologie
Universität Erlangen-Nürnberg
Universitätsstr. 22, D-W-8520 Erlangen

Buzello, W., Prof. Dr. med.
Institut für Anästhesiologie,
Universität Köln
Josef-Stelzmann-Str. 9, D-W-5000 Köln 41

Dick, W., Prof. Dr. med.
Klinik für Anästhesiologie, Klinikum der
Johannes-Gutenberg-Universität
Langenbeckstr. 1, D-W-6500 Mainz

Diefenbach, Ch., Dr. med.
Institut für Anästhesiologie,
Universität Köln
Josef-Stelzmann-Str. 9, D-W-5000 Köln 41

Doenicke, A., Prof. Dr. med.
Institut für Anästhesiologie der
Ludwig-Maximilians-Universität
Pettenkoferstr. 8a, D-W-8000 München 2

Georgieff, M., Prof. Dr. med.
Universitätsklinik für Anästhesiologie,
Klinikum der Universität Ulm
Steinhövelstr. 9, D-W-7900 Ulm

Gervais, H., Prof. Dr. med.
Klinik für Anästhesiologie, Klinikum der
Johannes-Gutenberg-Universität
Langenbeckstr. 1, D-W-6500 Mainz

Halmágyi, M., Prof. Dr. med.
Klinik für Anästhesiologie, Klinikum der
Johannes-Gutenberg-Universität
Langenbeckstr. 1, D-W-6500 Mainz

Hecker, E., Dr. Ing.
Drägerwerk AG
Moislinger Allee 53–55, D-W-2400 Lübeck

Heinrichs, W., Priv.-Doz. Dr. med.
Klinik für Anästhesiologie, Klinikum der
Johannes-Gutenberg-Universität
Langenbeckstr. 1, D-W-6500 Mainz

Hering, W., Dr. med.
Institut für Anaesthesiologie,
Universität Erlangen-Nürnberg
Krankenhausstr. 12, D-W-8520 Erlangen

Hobbhahn, J., Prof. Dr. med.
Institut für Anästhesiologie,
Klinikum der Universität Regensburg
Franz-Josef-Strauß-Allee 11,
D-W-8400 Regensburg

Kamp, H.-D., Prof. Dr. med.
Klinik für Anästhesiologie und
Operative Intensivmedizin
Zentralkrankenhaus St. Jürgen-Str.,
D-W-2800 Bremen 1

Kapp, W., Dr.
Hoffmann-LaRoche AG,
Abt. Klinische Forschung
D-W-7889 Grenzach-Wyhlen

Kilian, J. Prof. Dr. med.
Universitätsklinik für Anästhesiologie,
Klinikum der Universität Ulm
Prittwitzstr. 43, D-W-7900 Ulm/Donau

Klein, A., Dr. med.
Klinik für Anästhesiologie, Klinikum der
Johannes-Gutenberg-Universität
Langenbeckstr. 1, D-W-6500 Mainz

Kraus, G. B., Priv.-Doz. Dr. med.
Abteilung für Anaestesie und operative
Intensivpflege
Krankenhaus Siloah
Roesebeckstr. 15, D-W-3000 Hannover 91

Laubenthal, H., Prof. Dr. med.
Klinik für Anästhesiologie
St. Josef-Hospital Ruhr-Universität Bochum
Gudrunstr. 56, D-W-4630 Bochum 1

Lauven, P. M., Prof. Dr. Dr. med.
Institut für Anästhesiologie der Universität
Sigmund-Freud-Str. 25
D-W-5300 Bonn

Lehmann, K. A., Prof. Dr. med.
Institut für Anästhesiologie,
Universität Köln
Joseph-Stelzmann-Str. 9,
D-W-5000 Köln 41

Pasch, Th., Prof. Dr. med.
Institut für Anästhesiologie,
Universitätsspital
Rämistr. 100, CH-8091 Zürich

Plötz, J. Prof. Dr. med.
Institut für Anästhesiologie,
Klinikum Bamberg
Buger Str. 80, D-W-8600 Bamberg

Ramcke, E., Dr. med.
Deutsche Wellcome GmbH
Postfach 1352, D-W-3006 Burgwedel 1

Rügheimer, E., Prof. Dr. med.
Institut für Anaesthesiologie,
Universität Erlangen-Nürnberg
Krankenhausstr. 12, D-W-8520 Erlangen

Rust, M., Priv.-Doz. Dr. med.
Institut für Anästhesiologie, TU München
Ismaninger Str. 22, D-W-8000 München

Schmitz, J. E., Priv.-Doz. Dr. med.
Dr.-Horst-Schmidt-Kliniken, Klinikum der
Landeshauptstadt Wiesbaden
Ludwig-Erhard-Str. 100,
D-W-6200 Wiesbaden

Schmucker, Peter, Prof. Dr. med.
Institut für Anästhesiologie,
Medizinische Hochschule Lübeck
Ratzeburger Allee 160, D-W-2400 Lübeck 1

Taeger, K., Prof. Dr. med.
Institut für Anästhesiologie,
Klinikum der Universität Regensburg
Franz-Josef-Strauß-Allee 11,
D-W-8400 Regensburg

Verzeichnis der Herausgeber

Prof. Dr. med. Friedrich Wilhelm Ahnefeld
Universitätsklinik für Anästhesiologie,
Klinikum der Universität Ulm
Steinhövelstr. 9, D-W-7900 Ulm (Donau)

Prof. Dr. med. Hans Bergmann
Ludwig Boltzmann-Institut für
experimentelle Anästhesiologie
und intensivmedizinische Forschung
– Bereich Linz –
Krankenhausstr. 9, A-4020 Linz (Donau)

Prof. Dr. med. Wolfgang Dick
Klinik für Anästhesiologie, Klinikum der
Johannes-Gutenberg-Universität
Langenbeckstr. 1, D-W-6500 Mainz (Rhein)

Prof. Dr. med. Miklos Halmágyi
Klinik für Anästhesiologie, Klinikum der
Johannes-Gutenberg-Universität
Langenbeckstr. 1, D-W-6500 Mainz (Rhein)

Prof. Dr. med. Thomas Pasch
Institut für Anästhesiologie,
Universitätsspital
Rämistr. 100, CH-8091 Zürich

Prof. Dr. med. Erich Rügheimer
Institut für Anaesthesiologie,
Universität Erlangen-Nürnberg
Krankenhausstr. 12, D-W-8520 Erlangen

Schriftleiter:

Prof. Dr. Jürgen Kilian
Universitätsklinik für Anästhesiologie,
Klinikum der Universität Ulm
Prittwitzstr. 43, D-W-7900 Ulm (Donau)

Prinzipielles zur Vermeidung von Zwischenfällen aufgrund der Veränderung pharmakokinetischer Parameter während der Narkose

K. Brune

Zwischenfälle in der Anästhesiologie auf der Basis von pharmakokinetischen Eigenschaften von narkoserelevanten Pharmaka kommen im allgemeinen dadurch zustande, daß die erwartete Eliminationsgeschwindigkeit nicht erreicht wird und – auf der Basis einer verlangsamten Elimination – eine Wirkstoffakkumulation mit verlängerter Wirksamkeit auftritt. Für alle weiterführenden Überlegungen ist die Grundbeziehung

$$t_{50\%} = \ln 2 \frac{V_d}{Cl_{tot}}$$

von herausragender Bedeutung; zeigt sie doch, daß sowohl eine Vergrößerung des Verteilungsvolumens (V_d) als auch eine Verkleinerung der Gesamtkörperclearence (Cl_{tot}) zu einer verzögerten Elimination und parallel dazu bei wiederholter Applikation des Pharmakons zur Kumulation führen können.

Verteilungsräume

Von besonderem Interesse für das Verständis erscheint der Begriff des Verteilungsraumes oder V_d. Man unterteilt ihn heute in zweierlei Arten von Räumen. Einerseits den Verteilungsraum des zentralen Kompartimentes, V_z, und andererseits den Verteilungsraum des Pharmakons bei Erreichen eines Fließgleichgewichts oder Steady state (V_{ss}). Beide Begriffe sind in Abb. 1 nocheinmal verdeutlicht. Naturgemäß wird sich ein Narkotikum schnell in V_z verteilen und i. allg. an Strukturen dieses Raumes (z. B. ZNS) seine gewünschten Wirkungen entfalten. Das V_{ss} wird nur langsam aufgefüllt, aber auch nur langsam entleert. Bei der Entleerung wird naturgemäß das V_z erneut aufgefüllt, was zu unerwünschten Arzneimittelwirkungen führen kann. Dem Pharmakologen fällt auf, daß das Denken in Verteilungsräumen in der Medizin noch nicht recht entwickelt ist. Man kann sich zwar relativ leicht vorstellen, daß z. B. ein intravenös appliziertes Pharmakon sich zunächst im Blutkreislauf, d. h. im intravaskulären Raum verteilt, daß es dann die relativ gut durchbluteten Organe, Niere, Herz, Gehirn und den Magen-Darm-Trakt erreicht und sich mit diesen auch als zentrale Kompartimente bezeichneten Räumen (V_z) ins Gleichgewicht setzt (Abb. 1). Dann aber kommt es zur Verteilung in weniger gut durchblutete, aber durch besondere Eigenschaften gekennzeichnete Kompar-

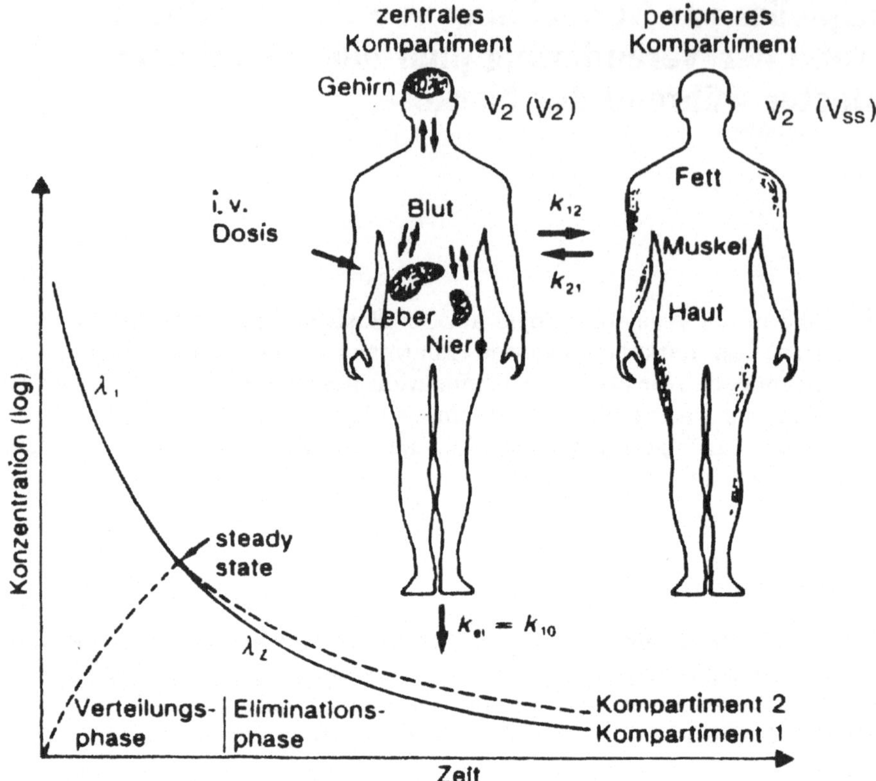

Abb. 1. Das theoretische offene Zwei-Kompartimentmodell mit seinem physiologischen Hintergrund und dem zeitlichen Konzentrationsabfall in den beiden hypothetischen Kompartimenten (Verteilungsräumen) V_1 und V_2. Die Geschwindigkeitskonstanten der Verteilung (K_{12}, K_{21}) charakterisieren den Arzneimitteltransport zwischen den beiden Verteilungsvolumina. Die Eliminationsgeschwindigkeit wird durch $K_{e1} = K_{10}$ bestimmt. Die Dispositionskonstanten λ_1 und λ_2 charakterisieren den initialen bzw. terminalen Konzentrationsabfall (nach Klotz in [1])

timente, z. B. das Fettgewebe, den Knochen und viele andere mehr. Die geringe Geschwindigkeit der Verteilung in diese Kompartimente und ihre besonderen Eigenschaften bedingen Phänomene, die als Begriffe vielen Ärzten bekannt sind, inhaltlich von diesen aber nicht immer voll durchdrungen werden. Dadurch kommt es zu Fehleinschätzungen, z. B. über die Verweildauer von Pharmaka im Organismus. Die folgenden Ausführungen sollen helfen, diese „Räume" besser zu verstehen.

Die Größe des zentralen Verteilungsraumes kann man recht einfach mit Hilfe der (extrapolierten) Plasmakonzentration zum Zeipunt 0 berechnen (Abb. 2). Prinzipiell ließe sich die gleiche Methode auch zur Berechnung des V_{ss} anwenden. Die häufig erst sehr langsam erreichte Verteilung in die sog. tiefen Kompartimente und die dann im Plasma vorhandenen geringen Konzentrationen lassen eine Extrapolation von c_o aber kaum zu. So muß das V_{ss} mit

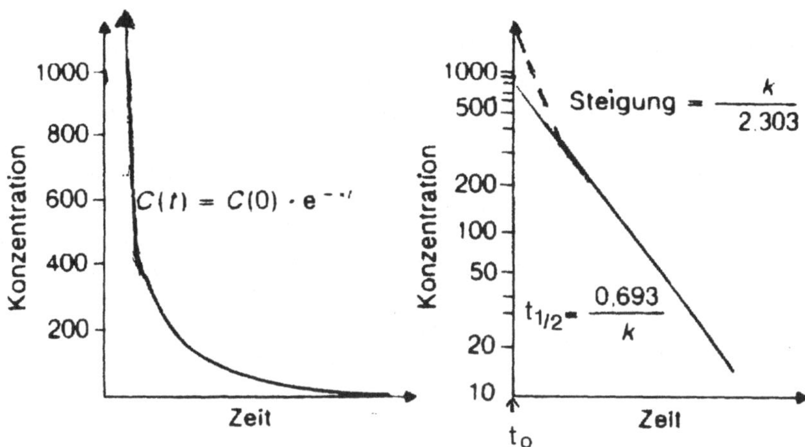

Abb. 2. Schematische Darstellung für Geschwindigkeitsprozesse erster Ordnung. Bei linearer Darstellung (Teil *a*, links) ergibt die zeitliche Konzentrationsabnahme nach intravenöser Gabe eine exponentielle Kurve. Bei halblogarithmischer Darstellung (lineare Zeitauftragung, logarithmische Konzentrationsauftragung) des gleichen Prozesses (Teil *b*,, rechts) erhält man eine Gerade mit der Steigung $-\frac{K}{2{,}303}$ und dem *y*-Achsenabschnitt *C*(O). Die Plasmahalbwertszeit ($t_{1/2}$) des Konzentrationsabfalls läßt sich dann nach der Formel $t_{1/2} = \frac{0{,}693}{K}$ berechnen. (Die konstanten Faktoren 2,303 bzw. 0,693 kommen durch logarithmisches Umformen zustande.) Das V_2 läßt sich berechnen als $V_2 = \frac{M_o}{c_o}$ wobei M_o die Gesamtmenge des Pharmakons zum Zeitpunkt t_o und c_o die auf diesen Zeitpunkt hin extrapolierte Konzentration ist. (Mod. nach Klotz, in [1])

komplexen Methoden, auf die nicht weiter eingegangen werden soll, berechnet werden. Grundsätzlich ist aber das V_{ss}, definiert durch den Quotienten: Menge der Substanz im Organismus dividiert durch ihre Konzentration im Blut bei Steady state. Man kann sich vorstellen, daß dabei scheinbar unsinnige, z.T. weit über das Kröpervolumen hinausgehende Verteilungsräume berechnet werden. Verteilt sich eine Substanz wie z. B. Phenazon relativ homogen über den gesamten Organismus, wird V_{ss} etwa im Bereich von 1 l/kg Körpergewicht liegen. Kommt es aber zur spezifischen Anreicherung von Pharmaka in tiefen Kompartimenten, z. B. im Knochen (Tetracycline) im Fettgewebe (hochlipophile Substanzen wie DDT) oder auch zur Retention basischer hydrophiler Substanzen im mukopolysaccharidschwefelsäurereichen Bindegewebe (blockierende Muskelrelaxanzien vom Tubocurarintyp), entstehen V_{ss} von bis 50 l/kg KG. Diese „virtuellen Verteilungsräume" sollten vom Arzt nicht als Unfug abgetan werden, sondern als Hinweis darauf dienen, daß eine Substanz *außerhalb* des zentralen Kompartiments in hohen Konzentrationen über lange Zeit abgelagert wird. Ein solcher V_{ss} bedeutet auch, daß der Wirkstoff den Körper sehr viel langsamer verläßt als der Abfall der Konzentration im Blut dies andeutet. Schließlich bedeutet ein großes V_{ss} auch, daß die endgültige Elimination aus dem Organismus nur nach langdauerndem Wiedereintritt des Wirkstoffs ins zentrale Kompartiment erfolgt, d. h. daß diese anhaltenden Rückverteilungen erneut wirksame Plasmakonzentrationen und damit unverwünschte Arzneimittelwirkungen auslösen können.

Der Anästhesiologe hat im Rahmen der Narkose vielerlei Einflußmöglichkeiten, auf die Verteilung von narkoserelevanten Pharmaka in die verschiedenen Verteilungsräume einzuwirken. Die Lagerung des Patienten, die Art der operativen Eingriffe, die Komedikation mit herz- und kreislaufwirksamen Pharmaka, die Gabe von anderen arzneimittelbindenden Substanzen, wie Albumine, Dextrane etc., verändern die Größe sowohl von V_z als auch von V_{ss}. Neben den patiententypischen Eigenschaften (Körpergröße, Fettgewebe etc.) und den pharmakontypischen Eigenschaften (Lipophilie, Eiweißbindung etc.) bedingen also die besonderen Verhältnisse während der Narkose massive Veränderungen des Verteilungsraumes. Dadurch kann die normale Eliminationsgeschwindigkeit des Mittels verändert werden. Einige narkoserelevante Pharmaka und ihre Verteilungsräume bei Normalbedingungen sind in Tabelle 1 zusammengestellt. In welchem Umfang die Größe des Verteilungsraums die Eliminationsgeschwindigkeit beeinflußt, ergibt sich aus Tabelle 2. Aus dieser Tabelle läßt sich leicht ablesen, daß ein Pharmakon, das in der Niere filtriert, aktiv sezerniert und nicht reabsorbiert wird je nach Verteilungsraum bei gleicher Nierenfunktion eine Eliminationshalbwertszeit von wenigen Minuten bis zu einigen Stunden aufweisen kann. Pharmaka, die zwar renal eliminiert werden, aber eben nur partiell filtriert, gar nicht sezerniert und auch noch teilweise reabsorbiert werden, können unabhängig von der Nierenfunktion je nach Verteilungsraum Eliminationshalbwertszeiten von einer Stunde bis zu mehreren Tagen aufweisen (Tabelle 2).

Um das Verständnis für Verteilungsräume zu vergrößern, könnte man folgende Faustregel aufstellen: Der Verteilungsraum eines Pharmakons ist um

Tabelle 1. Physikochemische und pharmakokinetische Kenndaten von narkoserelevanten Pharmaka. (Nach [1-6])

Pharmakon	pk_a	Vk Okt/ Puffer	Protein-bindung [%]	$t_{50\%}ß$ [h]	$V_{ss}2$ l/kg	Cl_{tot} [ml min^{-1} kg^{-1}]
Benzodiazepine						
Diazepam	3,3	>50	99	20-50	~1	0,3
Lorazepam	11,5	>50	91	10-25	~1	1-2
Midazolam	6,2	>50	?	1-3	~1,5	5-15
Opiate/Opioide						
Alfentanil	6,5	145	92	1-2	~1	4-9 × 10^3
Fentanyl	8,4	813	84	2-4	3-5	10-20× 10^3
Morphin	8,0	1,4	~30	2-4	3-5	15-30× 10^3
Pethidin	8,5	39	~70	3-5	3-5	8-18× 10^3
Sufentanil	8,0	1,8	93	2-3	2-3	10-15× 10^3
Andere						
Etomidat	?	?	~70	2-6	2-5	15-25
Ketamin	7,5	5,5	~70	2-3	~3	10-20

Tabelle 2. Beziehungen zwischen der (renalen) Clearance, der Größe des Verteilungsraumes und der Eliminationshalbwertszeit. (Nach [4])

Clearance [ml/min]	Größe des Verteilungsraumes Plasmawasser (~3000 ml) $t_{50\%}$	Extracellulärer Flüssigkeitsraum (~12 000 ml) $t_{50\%}$	Körperwasser (gesamt) (~40 000 ml) $t_{50\%}$
Glomeruläre Filtration + Tubuläre Sekretion (~650)	~ 5 min	~ 15 min	~ 44 min
Nur glomeruläre Filtration (~130)	~15 min	~ 65 min	~220 min
Filtration + Sekretion + partielle Rück- diffusion (~30)	~70 min	~280	~950 min

so größer, je lipophiler die Substanz ist. Da lipophile Substanzen meist intensiv hepatisch metabolisiert werden, kommt es trotzdem nicht immer zu einer langen Verweildauer im Organismus. Von dieser Regel gibt es aber typische Ausnahmen. Das bereits genannte DDT ist hochgradig lipophil und hat dementsprechend ein sehr großes V_{ss}. Da die metabolische Elimination aber nur langsam erfolgt, liegt die $t_{50\%}$ im Bereich von Monaten.

Clearance

Von weiterer zentraler Bedeutung für die Vermeidung von Risiken eines Pharmakons ist die Clearance. Im Vordergrund steht auch hier das substanztypische Verhalten. Die entsprechenden Normwerte für einige anästhesiologierelevante Pharmaka (Narkotika/Anästhetika) ergeben sich ebenfalls aus Tabelle 1. Die Clearance kann sich unter der Narkose insbesondere bei Problempatienten in typischer Weise verändern, so daß sonst nicht gegebene Risiken auftreten. Es ist offensichtlich, daß bei einer intensiven renalen Clearance (renale Elimination größer als metabolische Elimination) durch eine verminderte renale Funktion z. B. auch auf der Basis einer verminderten renalen Durchblutung eine verlangsamte Elimination auftritt. Auf der anderen Seite kann durch eine massiv erhöhte renale Perfusion z. B. unter der Gabe von Dopamin eine erhöhte Clearance eines solchen Pharmakons erzielt werden. Dem stehen die Verhältnisse in der Leber gegenüber. Eine intensive hepatische Extraktion bedingt normalerweise eine schnelle Elimination. Bei einer verminderten hepatischen Durchblutung kann z. B. die metabolische (hepatische Clearance) deutlich zurückgehen. Als Faustregel zur Erleichterung des Verständnisses läßt sich anführen, daß eine hohe Lipophilie (gemessen z. B. als Verteilungskoeffizient organische Lösungsmittel/Wasser) eine hohe hepatische Clearance bedingt und mit einer hohen hepatischen Extraktion einhergeht. $\text{Clearance}_{\text{hep}}$-Wert von $\geq$ 10 ml/min/kg KG zeigen bei einem hepatischen Extraktionsquotienten von $\geq$ 0,6 eine durchblutungsabhängige Elimination an.

Zusammenfassung

Die physikochemischen Eigenschaften von Pharmaka erlauben Vermutungen über ihre Verteilung und Elimination. Hydrophile Pharmaka haben meist ein kleines V_{ss} und werden häufig unverändert renal eliminiert. Sie akkumulieren bei gestörter Nierenfuktion. Lipophile Pharmaka sind häufig durch große V_{ss}-Werte und eine überwiegend metabolische (hepatische) Elimination gekennzeichnet. Ihre Elimination erfolgt bei verminderter Leberdurchblutung verzögert (hohe hepatische Extraktion). Eine hochgradige Bindung eines Pharmakons an Plasmaproteine bedingt häufig eine geringe renale Filtration (hydrophile Pharmaka) oder eine geringe hepatische Extraktion (lipophile Pharmaka). Wird die Anzahl der Bindungsstellen durch Albuminmangel oder die Anwesenheit anderer Pharmaka vermindert, können sich V_{ss} *und* Clearance erhöhen.

Literatur

1. Dölle W, Müller-Oerlingshaus B, Schwabe U (eds) (1986) Grundlagen der Arzneimitteltherapie. Wissenschaftsverlag, Mannheim Wien Zürich
2. Estler CJ (ed) (1990) Lehrbuch der allgemeinen und systematischen Pharmakologie und Toxikologie. 2nd edn. Schattauer, Stuttgart New York
3. Gilman AG, Goodman LS, Rall TW, Murad F (eds) (1990) The pharmacological basis of therapeutics, 8th edn. MacMillan, New York
4. Goldstein A, Aronow L, Kalman S M (1974) Principles of drug action: The basis of pharmacology. 2nd edn., Wileg, New York London Sidney Toronto
5. Miller RD (ed) (1990) Anesthesia. 3rd edn. Churchill Livingstone, New York Edingburgh Melbourne
6. Tolksdorf W (ed) (1988) Neue Aspekte zu Ketamin in der Anästhesie, Intensiv- und Notfallmedizin. Springer, Berlin Heidelberg New York London Paris Tokyo

Pharmakawechselwirkungen: Mechanismen und Risiken

P. M. Lauven

Arzneimittelinteraktionen werden bewußt oder unbewußt bei praktisch jeder Narkose angewendet. Das Dosierungs- und Therapiekonzept der modernen Narkose beruht wesentlich darauf, daß sowohl pharmakokinetische und pharmakodynamische Interaktionen als auch solche Faktoren, die uns durch Erkrankungen des Patienten aufgezwungen werden und die mit der Pharmakawirkung interagieren, in das Anästhesiekonzept einbezogen werden. Zu der letzteren Kategorie gehören z. B. verlängerte Halbwertszeit und reduzierte Clearance nierengängiger Pharmaka (nichtdepolarisierende Muskelrelaxanzien, Antibiotika) bei niereninsuffizienten Patineten oder reduzierte Dosierung beim geriatrischen oder Risikopatienten. Die sich so ergebende Fülle an Daten verlangt nach Datenreduktion und Strukturierung. Im Rahmen dieses Beitrags werden daher nur Interaktionen von Anästhetika untereinander berücksichtigt und Risiken, die sich daraus ergeben, diskutiert. Einflußfaktoren aufgrund von Erkrankungen, bestimmten Operationen oder auch von Komedikation mit z. B. α- oder β-Rezeptorblockern werden daher nicht dargestellt. Aber auch mit diesen Einschränkungen läßt sich die Zahl der möglichen Interaktionen bestenfalls abschätzen. Eine kurze Überlegung soll dies verdeutlichen:

Die Kombination aus einem Hypnotikum und einem Analgetikum für eine intravenöse Anästhesie, die aus einem Pool von nur jeweils 5 Pharmaka kombiniert werden sollen, führt zu 25 Kombinationsmöglichkeiten und damit auch zu mindestens 25 Interaktionsmöglichkeiten. Nimmt man noch Stickoxidul hinzu, verdoppelt sich diese Zahl. Eine Anästhesie aus 3 Komponenten (z. B. Hypnotikum, Analgetikum und Psychopharmakon zur vegetativen Dämpfung) ergibt, ebenfalls wieder aus einem Pool von je 5 Pharmaka pro Komponente, 125 Kombinations- und Interaktionsmöglichkeiten bzw. 250 bei zusätzlicher Verwendung von Stickoxidul.

Arzneimittelinteraktionen

Generell lassen sich Arzneimittelinteraktionen drei Mechanismen zuordnen, die einzeln, aber auch kombiniert beobachtet werden.

In-vitro-Inkompatibilitäten

In-vitro-Inkompatibilitäten (pharmazeutische Interaktionen) treten auf, bevor eine Substanz systemisch verfügbar wird. Bekannte Beispiele solcher Inkompatibilitäten sind der Wirkverlust von Adrenalin in basischer Bicarbonatlösung oder die Ausfällung von Thiopental bei Mischung mit Lösungen saurer Salze. Im Rahmen der Anästhesie sind sie praktisch bedeutungslos, da nur sichtbar klare Lösungen im Regelfall intravenös oder perineural und ohne Beimischung verabreicht werden.

Pharmakokinetische Interaktionen

Pharmakokinetische Interaktionen durch Vergrößerung des Verteilungsvolumens (z. B. bei renaler oder hepatischer Insuffizienz oder beim alten Patienten) lassen sich durch ein vergrößertes extrazelluläres Flüssigkeitsvolumen und durch Änderungen in der Konzentration oder der Charakteristik der bindenden Proteine (Hypalbuminämie) erklären. Bei renaler Eliminationsinsuffizienz kann häufig die Dosis nierengängiger Medikamente mittels der Kreatininclearance aus Nomogrammen abgeschätzt (und reduziert) werden. Hepatische Eliminationsinsuffizienzen reduzieren die Clearance von Substanzen durch Reduktion des hepatischen Blutflusses (z. B. Lidocain, Midazolam, Morphin) oder durch Reduktion oder Inhibition der hepatischen Enzymaktivität (durch Hypoxämie, hepatozellulären Schaden oder durch Enzyminhibition). Leider korrelieren die konventionellen Leberfunktionstests nicht quantitativ mit den Änderungen der Pharmakokinetik. Allerdings sind einige Pharmaka als typische Inhibitoren (Cimetidin, Miconazol, Chloramphenicol) oder als typische Induktoren der oxidativen Biotransformation (Phenobarbital, Phenytoin, Carbamazepin, Rifampicin) des hepatischen Enzymsystems bekannt. Im Rahmen der Anästhesie lassen sich pharmakokinetische Interaktionen wahrscheinlich nicht vermeiden. Sie spielen aber wegen des kleinen Zeitfensters der Applikation (Minuten bis wenige Stunden) und der Wirkbeendigung durch Verteilung der Pharmaka in die Gewebe eine eher kleine Rolle.

Dieser Sachverhalt sei am Beispiel von Etomidat demonstriert. Die pharmakokinetischen Daten von Etomidat im Rahmen von Probandenuntersuchungen oder bei Inhalationsnarkosen ohne zusätzliche Gabe von Fentayl weist die Substanz bei einer Halbwertszeit von 70 min und einer totalen Clearance von 1500 ml/min als eine „high-clearance-drug“ aus. Wird gleichzeitig mit Etomidat auch Fentanyl appliziert, steigt die terminale Halbwertszeit auf mittlere Werte um 90 min und die Clearance sinkt auf etwa 800 ml/min (Tabelle 1; [15]). Die Reduktion der Etomidatclearance läßt sich am ehesten über eine Reduktion des hepatischen Blutflusses und damit einer Reduktion der Biotransformation erklären.

Für kurzdauernde Narkosen, d. h. Narkosen im Bereich von etwa 45-90 min, spielt dies im Regelfall keine allzu große Rolle, obwohl fast alle Anästhetika zu 90-98 % hepatisch eliminiert werden. In Abbildung 1 ist dargestellt, wie sich bei sonst unveränderten pharmakokinetischen und -dynamischen Daten der Blut-

Tabelle 1. Pharmakokinetische Daten von Etomidat (x ± SD). (Aus [15])

		Probanden	Enflurane	Fentanyl
V_1	(l)	18,3 ± 8,0	25,0 ± 12,5	10,1 ± 4,4
$V_{d,area}$	(l)	139 ± 25	163 ± 38	67 ± 20
Cl_{tot}	(ml/min)	1563 ± 90	1576 ± 232	583 ± 298
$t_{1/2}\alpha$	(min)	3,0 ± 2,3	3,9 ± 3,3	3,6 ± 2,6
$t_{1/2}\beta$	(min)	60 ± 11	72 ± 12	87 ± 26

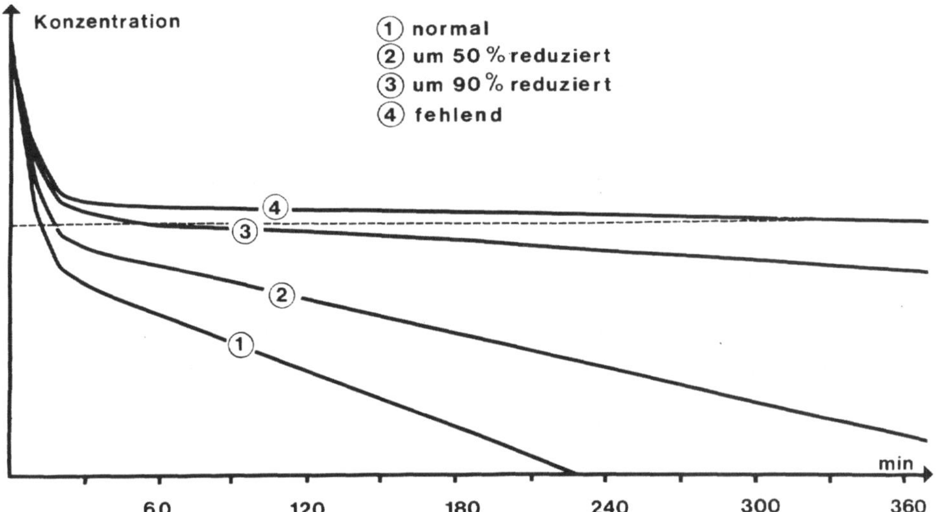

Abb. 1. Konzentrationsabfall im Plasma nach einem Bolus eines (fiktiven) Anästhetikums mit hoher totaler Clearance und 100 %iger Biotransformation in Abhängigkeit von der hepatischen Biotransformation. Als extrahepatische Clearance wurden 10% der totalen Clearance angenommen

spiegelabfall nach einmaliger Bolusapplikation ändert, wenn die hepatische Biotransformation einer High-clearance-Substanz durch Leberausfall um 50 %, 90 % und 100 % reduziert wird. Dabei wurde vorausgesetzt, daß die Substanz eine extrahepatische Elimination von 10 % aufweist.

Selbst bei einer zu 90 % ausgeschalteten Leberfunktion steigt die Wirkdauer des Bolus nur unwesentlich an. Dies liegt daran, daß die Wirkung des Pharmakons nicht durch Biotransformation und Elimination, sondern durch Verteilung vom Blut in die Gewebe beendet wird. Die Konzentrationen, die durch Rückverteilung des Pharmakons aus den Geweben ins Blut und an den Wirkort resultieren, sind jedoch selbst nach einigen wenigen Bolusdosen üblicher klinischer Größe so niedrig, daß sie deutlich unter der Wirkschwelle liegen und allenfalls zu verlängerter Sedation Anlaß geben.

Tabelle 2. Plasmaproteinbindung und Gewebsbindung einiger Benzodiazepine. (Aus [9])

	Plasmaprotein-bindung (%)	Gewebsbindung (%, errechnet)
Diazepam	98	99
Lormetazepam	88	96
Flunitrazepam	80	92
Midazolam	96	98

Für die Wirkbeendigung der Pharmaka im Rahmen der Anästhesie ist also neben der totalen Clearance auch die Größe des Gesamtverteilungsvolumens relevant. In nicht unerheblichem Ausmaß wird die Größe des Verteilungsvolumens aber durch die Plasmaprotein- und die Gewebsbindung der Pharmaka bestimmt. Die in der Anästhesie verwendeten Pharmaka weisen im Regelfall eine relativ hohe Plasmaproteinbindung auf (Tabelle 2). Was passiert nun, wenn die Plasmaproteinbindung im Krankheitsfall deutlich absinkt? Man kann berechnen, daß bei Verteilungsvolumina, die deutlich größer sind als das Gesamtkörperwasser (d. h. > 40 l), die Gewebebindung 90 % und mehr beträgt [9].

Auf Abbildung 2 ist die Abhängigkeit des errechneten Verteilungsvolumens von der Proteinbindung des Pharmakons im Blut und von der Gewebsbindung dargestellt. (Die Ordinatenwerte sind logarithmisch aufgetragen!) Das Verteilungsvolumen eines Arzneimittels steigt mit abnehmender Proteinbindung im Blut. So vergrößert sich z. B. bei einer Gewebsbindung von 0 % das Gesamtverteilungsvolumen bei einer fast 100 %igen Plasmaproteinbindung von etwa 4 l

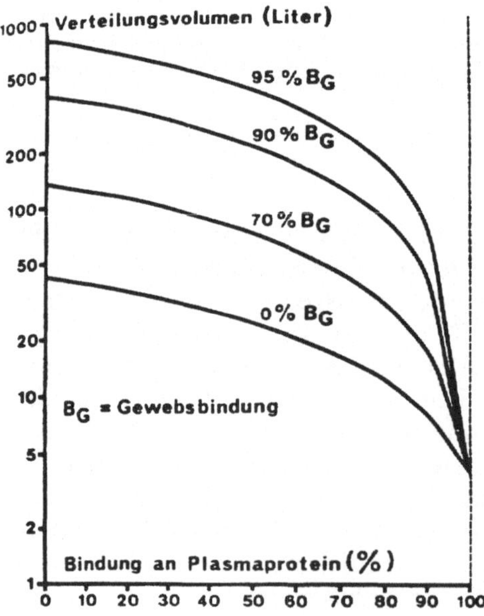

Abb. 2. Abhängigkeit des Verteilungsvolumens von der Plasmaproteinbindung und der unspezifischen Gewebsbindung. (Aus [8])

– das entspricht etwa dem Plasmavolumen – bei 0 % Plasmaproteinbindung auf etwa 40 l, was ungefähr dem Gesamtkörperwasser gleichkommt. Der Anstieg des Verteilungsvolumens ist jedoch sehr viel stärker ausgeprägt, wenn die Gewebsbindung der Plasmaproteinbindung entgegenwirkt. So kann das Verteilungsvolumen bei 90 %iger Gewebsbindung in Abhängigkeit von der Plasmaproteinbindung von 4 l bis auf etwa 400 l ansteigen, bei 95 %iger Bindung im Gewebe sogar auf etwa 800 l. Mit den typischen Werten eines Anästhetikums (ca 90 % Plasmaproteinbindung und 90-95 % Gewebebindung) ergeben sich aufgrund dieser Überlegungen Gesamtverteilungsvolumina von etwa 100-140 l, d. h. Werte, wie sie typischerweise bei der pharmakokinetischen Analyse von Anästhetika gefunden werden. Was passiert nun, wenn die Plasmaproteinbindung von 90 % auf 70 % absinkt, der Pool der Gewebebindung aber erhalten bleibt? Das ist der normale Fall des Patienten z. B. mit Niereninsuffizienz, nach Herzinfarkt oder bei Sepsis. Aus dem Diagramm ist zu entnehmen, daß das Verteilungsvolumen auf fast 200 l ansteigt. Das Pharmakon (z. B. ein Hypnotikum) wird also stärker (und schneller) in die Gewebe verteilt. In der späten Verteilungs- und in der Eliminationsphase werden die Gesamtkonzentrationen also niedriger sein als beim Patienten mit hoher Plasmaproteinbindung. In der initialen Phase nach Gabe eines Bolus wirkt sich selbstverständlich die verminderte Proteinbindung des z. B. niereninsuffizienten Patienten dahingehend aus, daß die ungebundenen (therapeutisch wirksamen) Konzentrationen des Anästhetikums zu einem schneller einsetzenden und stärkeren Effekt führen als bei ASA-I–Patienten. Der Niereninsuffiziente muß also initial vorsichtig dosiert (titriert) werden, um überschießende Reaktionen zu vermeiden. Andererseits ist die therapeutische (hypnotische) Schwellenkonzentration aufgrund des größeren Verteilungsvolumens und der schnelleren Verteilung des Hypnotikums schneller unterschritten, der Patient wird also früher wach.

In gewisser Weise läßt sich die Gewebsbindung bzw. die Konkurrenz von intravasaler und extravasaler Bindung als treibende Kraft des Verteilungsprozesses von Pharmaka betrachten.

Andererseits wird die Bedeutung der Plasmaproteinbindung der Pharmaka für toxische Reaktionen bei normaler Körpermasse meist erheblich überschätzt [4, 5, 17]. Da die Bildung des Protein-Arzneimittel-Komplexes in Millisekunden erfolgt, führt eine verminderte prozentuale Proteinbindung im Plasma im Regelfall nur zu einer verstärkten Bindung an die Gewebe, die sowieso den größten Teil der Körpermasse ausmachen. Folgendes Beispiel soll diese Überlegung verdeutlichen (Tabelle 3).

Ausgehend von einem Plasmavolumen von 4 l und einem Gewebswasservolumen von ca 40 l ergeben sich bei 90 %iger Proteinbindung im Plasma und Gewebe bei einer Dosis von 100 mg unter Vernachlässigung der Eliminationsvorgänge folgende Werte: Die Totalkonzentration im Plasma beträgt 2,3 mg/l, davon sind 0,23 mg/l nicht proteingebunden. Diese 0,23 mg/l äquilibrieren mit dem Gewebswasser, so daß die Konzentration des ungebundenen Pharmakons sowohl im Plasma als auch im Gewebswasser gleich groß ist. Von der applizierten Dosis liegen an Plasmaproteine gebunden 8,2 % vor, während 0,9 % der Dosis ungebunden vorliegen. Im Extravasalraum sind 81,8 % der applizierten Dosis an Gewebsproteine gebunden und 9,1 % der Dosis ungebunden. Bei einer

Tabelle 3. Verteilung eines Pharmakons zwischen Plasma und Gewebe bei 90 %iger Gewebsbindung und 90 %iger bzw. 70 %iger Plasmaproteinbindung: Dosis 100 mg, Gewebsbindung: 90 %, V_{Plasma}: 4 l, V_{Gewebe}: 40 l. (Aus [9])

	Plasmabindung: 90 %		Plasmabindung: 70 %	
	im Plasma	im Gewebe	im Plasma	im Gewebe
C_{tot}	2,30 mg/l		0,81 mg/l	
C_{frei}	0,23 mg/l	0,23 mg/l	0,24 mg/l	0,24 mg/l
Gebunden	8,2 % der Dosis	81,8 % der Dosis	2,2 % der Dosis	87,1 % der Dosis
Frei	0,9 % der Dosis	9,1 % der Dosis	1,0 % der Dosis	9,7 % der Dosis

Erniedrigung der Proteinbindung im Plasmavolumen von 90 % auf 70 % ergeben sich bei sonst gleichen Ausgangswerten folgende Verhältnisse: Die Totalkonzentration im Plasma ist auf 0,81 mg/l gesunken. Davon liegen 0,24 mg/l frei vor, die mit dem restlichen Körperwasser äquilibrieren. Im Plasmavolumen gebunden liegen nun nur noch 2,2 % der applizierten Dosis vor, während 1,0 % der Dosis gebunden vorliegt. Im Gewebe finden sich nun 87,1 % der Dosis gebunden und 9,7 % der Dosis in ungebundener Form. Mit anderen Worten: Bei einer Erniedrigung der Plasmaproteinbindung von 90 % auf 70 % ist die Konzentration des freien, ungebundenen Pharmakons mit 0,24 mg/l praktisch konstant geblieben. Bei langsamer Injektion, d. h. bei Vermeidung von schnellen „Schuß"injektionen ist also unter diesen Bedingungen nicht mit dem Erreichen von toxischen Konzentrationen an freiem, nicht gebundenem Pharmakon zu rechnen. Auch die Verdrängung des Pharmakons vom Protein aufgrund von Hypoproteinämie oder aufgrund von Interaktionen durch andere, stark proteingebundene Arzneimittel oder Metabolite führt auf diese Weise allein kaum zu toxischen Arzneimittelreaktionen. Eine Konsequenz ist: nur hohe Plasmaproteinbindungen über 90 % im therapeutischen Bereich sollten im Zusammenhang mit toxischen Effekten berücksichtigt werden.

Solche Überlegungen haben nicht nur theoretischen Charakter, sondern entsprechende Werte sind auch gemessen worden [10]. So konnte experimentell mit intravenös appliziertem Mepivacain an trächtigen und nichtträchtigen Tieren gezeigt werden, daß trächtige Tiere mit einer um ca 20 % gesunkenen Plasmaproteinbindung entsprechend höhere Gewebekonzentrationen aufwiesen [14].

Pharmakodynamische Interaktionen

Pharmkodynamische Interaktionen sind die in der Anästhesiologie wichtigsten Interaktionen. Da die Selektivität der Pharmaka niemals absolut ist und da jede Substanz gewöhnlich mehrere Wirkungen hervorruft (z. B. Opioide: Analgesie und Sedierung), existiert nahezu ein Kontinuum pharmakodynamischer Interaktionsmöglichkeiten. Ein Versuch, diese generell zu klassifizieren, muß künstlich und stark vereinfacht erscheinen, da multiple Mechanismen auf Rezeptor- und Membranebene eine Rolle spielen können.

Andererseits nutzen wir auch ohne genaue Kenntnis der molekularen Interaktionsmechanismen bei praktisch jeder Narkose aufgrund der Erfahrung Interaktionen der Anästhetika aus. Wichtig erscheint in diesem Zusammenhang, darauf hinzuweisen, daß Interaktionen nicht a priori negativ zu beurteilen sind, sondern bei Kenntnis der Daten zu einer enormen Dosiseinsparung führen können.

Eines der bekanntesten Beispiele für die Ausnutzung von Interaktionen während der Anästhesie ist die Vertiefung einer Inhalationsnarkose mit volatilen Anästhetika durch die Zumischung von Stickoxidul zum Frischgas. Erst kürzlich wurde wieder gezeigt, daß die Beimischung von N_2O zu einer deutlichen Dosisverringerung von Halothan führt [11]. In diesem Zusammenhang sind wohl die MAC-Werte von Halothan und N_2O als additiv zu betrachten, da im Rahmen einer linearen Beziehung mit steigendem Anteil von Stickoxid der notwendige Anteil von Halothan absinkt. Zwar ist das Konzept der Additivität der MAC-Werte volatiler Anästhetika und von Stickoxidul nicht unumstritten, aber in der täglichen Praxis hat sich doch gezeigt, daß ausreichend genau die Narkoseführung mit einem volatilen Anästhetikum in Stickoxidul/Sauerstoff beschrieben werden kann. So entsprechen 60 % N_2O etwa 0,55 MAC. Um z. B. eine 1,3-MAC-Narkose mit einem volatilen Anästhetikum zu erreichen, müssen dementsprechend etwa 0,75 MAC des volatilen Anästhetikums supplementiert werden.

Schon zu Beginn der 70er Jahre wurden weitere für die Führung einer Inhalationsnarkose wichtige Interaktionen mit Muskelrelaxanzien aufgedeckt [1]. Volatile Anästhetika, insbesondere aber Enfluran und Isofluran, besitzen eigene muskelrelaxierende Wirkungen. In einer Inhalationsnarkose mit diesen Pharmaka wird dementsprechend die Dosis-Wirkungs-Kurve von nichtdepolarisierenden Muskelrelaxanzien wie d-Tubocurarin oder Pancuronium deutlich nach links zu kleineren Dosen für den gleichen Effekt verschoben. In der Aufwachphase können daher die Wirkungen der Muskelrelaxanzien nach einer Inhalationsnarkose länger andauern als nach einer totalen intravenösen Anästhesie oder einer modifizierten Neuroleptanästhesie.

Entsprechende Interaktionen sind auch bei der simultanen Applikation von Hypnotika und Sedativa bzw. Anagetika vom Opiattyp nachgewiesen worden [12]. Besonders gut in dieser Beziehung sind Interaktionen von Benzodiazepinen, insbesondere Midazolam, mit Hypnotika einerseits und Analgetika vom Opiattyp andererseits untersucht worden [2, 13, 16-21]. In allen Fällen der gleichzeitigen Gabe von Midazolam und Hypnotikum oder Opiat wird die Dosis-Wirkungs-Kurve von Midazolam deutlich nach links zu niedrigeren Dosen verschoben, wobei häufig die Dosis-Wirkungs-Kurve auch noch steiler verläuft. Dies bedeutet, daß bei geringer Dosiserhöhung eine sehr viel stärkere Änderung des Effekts zu beobachten ist als bei alleiniger Gabe des Benzodiazepins. Bei diesen Untersuchungen stellte sich heraus, daß diese Interaktionen als supraadditiv bewertet werden müssen, denn der gleiche Effekt ließ sich erreichen, wenn ein Viertel der sonst üblichen Midazolamdosis mit etwa einem Viertel (oder weniger) der üblichen Hypnotikum- bzw. Opiatdosis kombiniert wurde.

Die Implikationen dieser Arzneimittelinteraktion für die Anästhesiephase und die Aufwachphase sind unmittelbar erkennbar: Wird die Dosis von

Hypnotikum bzw. Opiat bei gleichzeitiger Gabe von Midazolam, z. B. in der Prämedikation, nicht deutlich verringert, resultieren unnötig tiefe Narkosen und konsekutiv lange Aufwachphasen.

Wir wissen heute, daß sowohl Benzodiazepine als auch Barbiturate Bindungsstellen am GABA-Rezeptor-Komplex besitzen. Von daher ist einleuchtend, daß Barbiturate und Benzodiazepine synergistisch und teilweise supraadditiv miteinander interagieren können. Da mittlerweile auch bekannt ist, daß Opiate die Antwort des GABA-Rezeptors modulieren können, läßt sich über eine ähnliche molekulare Interaktion auch die Verstärkung der Opiatwirkung durch Benzodiazepine, insbesondere durch Midazolam, erklären.

Wahrscheinlich läßt sich auch über Interaktionen an multifunktionellen Rezeptorenkomplexen erklären, warum die Wirkung von Substanzen wie der Benzodiazepine, die im pharmakologischen Experiment eindeutig keine anticholinerge Wirkung aufweisen, sondern eindeutig GABA-erge Synapsen beeinflußen, dennoch im Rahmen eines zentral-anticholinergen Syndroms (ZAS) mit Physostigmin antagonisierbar sind [7, 10].

Selbst Substanzen wie die Lokalananästhetika, denen gemeinhin in klinischer Dosierung nur ein geringer Einfluß auf Vigilanz und Atmung zugesprochen wird, können durch Arzneimittelinteraktionen zu ernsthaften Risiken Anlaß geben. Schon seit 1979 [6] ist bekannt, daß Lidocainplasmakonzentrationen, wie sie bei der Periduralanästhesie auftreten, den MAC-Wert von Enfluran um etwa 40 % vermindern. Das ist wohl auch die Erklärung dafür, daß bei einem kombinierten Verfahren aus Periduralanästhesie und Inhalationsnarkose die Patienten mit sehr niedrigen Verdampfereinstellungen keine Aufwachreaktionen während der Narkose zeigen. Andererseits erklärt diese Tatsache, warum Patienten trotz intraoperativ niedriger Verdampfereinstellung am Ende eines solchen kombinierten Verfahrens nicht sofort aus der Narkose erwachen. In jedem Fall ist eine solche Interaktion zu bedenken und in die Anästhesieführung einzubeziehen, wenn wie z. B. bei einer Sectio caesarea in Periduralanästhesie zusätzlich Stickoxydul und/oder volatile Anästhetika appliziert werden sollen. Aufgrund der MAC-Reduktion ist anzuraten, die Patienten frühzeitig zu intubieren, da schon bei niedrigen Verdampfereinstellungen mit einem Verlust der Schutzreflexe gerechnet werden muß. Zusätzlich sollten die Patienten (assistiert) beatmet werden, da auch die atemdepressive Wirkung der volatilen Anästhetika unter hohen Spiegeln von Lokalanästhetika entsprechend verstärkt wird.

In diesem Zusammenhang sei eine Arbeit von Caplan et al. aus dem Jahre 1988 erwähnt, in der unerwartete Todesfälle unter Spinalanästhesie bei gleichzeitiger (Analgo-) Sedierung untersucht wurden (Tabelle 4; [3]). Meines Erachtens lassen sich die dort beobachteten Fälle von kardiozirkulatorischem Arrest am ehesten über eine Arzneimittelinteraktion bei besonders empfindlichen Patienten zwischen den Analgetika und/oder Sedativa und dem Lokalanästhetikum erklären. Auch hier scheint ein modulierender Effekt von Hypnotika und Analgetika einerseits und Lokalanästhetika andererseits auf entsprechende Rezeptorkomplexe am ehesten geeignet, das fatale Ergebnis zu erklären.

Tabelle 4. Intraoperative Sedierung während Regionalanästhesie mit kardiozirkulatorischem Arrest: Mittelwert der applizierten Dosis ± Standardabweichung ($\bar{x}$ ± SD); n: Anzahl der Fälle (Aus [3])

	n	Applizierte Dosis x ± SD	Bereich
Fentanyl	9	108 ± 64 µg	25 – 200 µg
Diazepam	8	3 ± 2 mg	2 – 10 mg
Droperidol	5	3 ± 2 mg	1,25 – 7,5 mg
Thiopental	5	95 ± 62 mg	50 – 200 mg
Andere	2		

Zusammenfassung

Vesucht man, Pharmakawechselwirkungen, ihre Risiken und Mechanismen für die Anästhesie zu bewerten, muß man wohl zu folgendem Schluß gelangen:

Nach dem heutigen Stand der Erkenntnisse lassen sich Pharmakawechselwirkungen im Bereich der Anästhesie nicht vermeiden. Meistens werden sie sogar zur Dosisreduktion für die Narkoseführung gezielt ausgenutzt, z. B. durch Verwendung von Stickoxidul zur Senkung der Dosierung volatiler oder intravenöser Anästhetika. Aufgrund der vielfältigen Interaktionen zwischen Hypnotika, Sedativa, Analgetika, Lokalanästhetika und volatilen Anästhetika sollte die Anzahl der für die Narkose und die perinarkotische Phase verwendeten Pharmaka möglichst gering sein. So kann häufig auf Atropin und Analgetika in der Prämedikation verzichtet werden. Wie allgemein üblich, sollte man mit niedriger Dosierung zur Narkoseeinleitung beginnen und die individuelle erforderliche Dosis durch Titration ermitteln, solange keine anderen objektiven Meßmethoden wie z. B. ein EEG-Monitoring regelmäßig zur Verfügung stehen. Wichtig ist, daß dem Anästhesiepersonal im Operationssaal und im Aufwachraum die relevanten Interaktionen bekannt sind und daß Patienten auch im Aufwachraum bis zur Verlegung entsprechend überwacht werden.

Da die Verhältnisse durch Interaktionen kompliziert werden, die durch (aktive) Metaboliten hervorgerufen werden und so zu Wirkungsverstärkung und/oder -verlängerung anderer Pharmaka führen (z. B. Diazepam und Metabolit Nordiazepam), sollten Pharmaka, die aktive Metaboliten bilden, möglichst überhaupt nicht eingesetzt werden.

Literatur

1. Ali HH, Savarese JJ (1976) Monitoring of neuromuscular function. Anesthesiology 45: 216-249
2. Ben-Shlomo I, Abd-El-Khalim H, Ezry J, Zohar S, Tverskoy M (1990) Midazolam acts synergistically with fentanyl for induction of anaesthesia. Br J Anaesth 64: 45-47
3. Caplan RA, Ward RJ, Posner K, Cheney FW (1988) Unexspected cardiac arrest during spinal anesthesia: A closed claims analysis of predisposing factors. Anesthesiology 68: 5-11

4. Gibaldi MD, McNamara PJ (1978) Apparent volumes of distribution and drug binding to plasma proteins and tissues. Eur J Clin Pharmacol 13: 373-378
5. Gillette JR (1973) Overview of drug-protein binding. Ann NY Acad Sci 226: 6-17
6. Himes RS, Munson ES, Embro WJ (1979) Enflurane requirements and ventilatory response to carbon dioxide during lidocaine infusion in dogs. Anesthesiology 51: 131-134
7. Lauven PM, Stoeckel H (1985) Das klinische Bild des zentralen anticholinergischen Syndroms. In: Stoeckel H, Lauven PM (Hrsg) Das zentral-enticholinergische Syndrom: Physostigmin in der Intensivmedizin, Anästhesiologie, Psychiatrie. INA Bd. 55 Thieme Stuttgart New York S. 65-78
8. Lauven PM, Stoeckel H, Schüttler J (1982) Zur Pharmakokinetik der intravenösen Narkotika. In: Lawin P, Götz E, Huth H (Hrsg) Intravenöse Narkose und Langzeitsedierung. INA Bd. 31 Thieme Stuttgart New York S. 10-19
9. Lauven PM, Stoeckel H, Schwilden H, Schüttler J (1981) Klinische Pharmakonkinetik von Midazolam, Flunitrazepam und Diazepam. Anästh Intensivther Notfallmed 16: 135-142
10. Maelicke A (1985) Das zentral-anticholinergische Syndrom: biochemische Grundlagen der Wirkung von Physostigmin. In: Stoeckel H, Lauven PM (Hrsg) Das zentralanticholinergische Syndrom: Physostigmin in der Intensivmedizin, Anästhesiologie, Psychiatrie. INA Bd. 55 Thieme Stuttgart New York S. 7-17
11. Murray DJ, Mahesh PM, Forbes RB, Dull LD (1990) Additive contribution of nitrous oxide to halothane MAC in infants and children. Anesth Analg 71: 120-124
12. Naguib M, Sari-Kouzel A (1991) Thipentone-propofol hypnotic synergism in patients. Br J Anaesth 67: 4-6
13. Persson MP, Nilsson A, Hartvig P (1988) Relation of sedation and amnesia to plasma concentrations of midazolam in surgical patients. Clin Pharmacol Ther 43: 324-331
14. Santos AC, Pedersen H, Harmon TW, Morishima HO, Finster M, Arthur GR, Covino BG (1989) Does pregnancy alter the systemic toxicity of local anesthetics? Anesthesiology 70: 991-995
15. Schüttler J, Wilms M, Stoeckel H, Schwilden H, Lauven PM (1983) Pharmacokinetic interaction of etomidate and fentanyl. Anesthesiology 59: A247
16. Short TG, Chui PT (1991) Propofol and midazolam act synergistically in combination. Br J Anaesth 67: 539-545
17. Tucker GT, Mather LE (1975) Plasma protein binding of bupivacaine and its interaction with other drugs in man. Brit J Anaesth 47: 1029-1030
18. Tverskoy M, Ben-Shlomo I, Finger J, Fleyhman G (1989) Midazolam acts synergistically with methohexitone for induction of anesthesia. Br J Anaesth 63: 109-112
19. Tverskoy M, Fleyshman G, Bradley EL, Kissin I (1988) Midazolam-thiopental anesthetic interaction in patients. Anesth Analg 67: 342-345
20. Tverskoy M, Fleyshman G, Ezry J, Bradley EL, Kissin I (1989) Midazolam-morphine sedative interaction in patients. Anesth Analg 68: 282-285
21. Vinik HR, Bradley EL, Kissin I (1989) Midazolam-alfentanil synergism for anesthesic induction in patients. Anesth Analg 69: 213-217

Nebenwirkungen und Risiken bei der Anwendung von Lachgas im Rahmen der Allgemeinanästhesie

H.-D. Kamp

Lachgas (N_2O, Stickoxydul) nimmt unter den Anästhetika eine Sonderstellung ein. Es ist das älteste und am weitesten verbreitete Anästhetikum. Dies verdankte es in der Vergangenheit v. a. seiner analgetischen Wirkung und seiner Nichtentflammbarkeit. In jüngerer Zeit wurden in erster Linie seine günstigen physikalischen Eigenschaften mit der daraus resultierenden guten Steuerbarkeit sowie die vermeintlich fehlende Toxizität und fehlende Kreislaufbeeinträchtigung geschätzt. Gerade die letzten 3 Aspekte führten dabei zu der weitverbreiteten Ansicht, Lachgas entspräche – bis auf eine Schwäche bezüglich der hypnotischen Wirksamkeit – am ehesten den Vorstellungen von einem idealen Anästhetikum.

Viele klinische Beobachtungen und eine für eine solch alte Substanz erstaunliche Zahl von neueren wissenschaftlichen Untersuchungen haben in den letzten Jahren jedoch Nebenwirkungen aufgedeckt, die eine differenzierte Neubewertung angezeigt scheinen lassen, ja sogar vereinzelt zur Forderung geführt haben, auf die Lachgasanwendung zu verzichten [6].

Die dabei hauptsächlich diskutierten Nachteile lassen sich in Parallelität zu den Vorteilen von Lachgas in 3 Gruppen einteilen:
- toxische Effekte,
- physikalisch erklärbare Nebenwirkungen,
- unerwünschte Reaktionen des kardiovaskulären Systems.

Toxische Effekte

Der Glaube, Lachgas sei ein atoxisches Gas, wurde zum ersten Mal Ende der 50er Jahre in Frage gestellt, als man erkannte, daß eine langdauernde Anwendung, z. B. bei der Dauersedierung tetanuskranker Patienten, zur schweren Knochenmarkdepression führt, teilweise mit tödlichen Folgen [19]. Die Ursache hierfür blieb lange Zeit unklar. Amess wies dann vor wenigen Jahren nach, daß eine langanhaltende Lachgasexposition über eine Kobaltoxidation zur Inaktivierung des Vitamins B_{12} führt, das als Koenzym der Methioninsynthetase dient [1, 17]. Daraus resultiert wiederum ein Mangel an der essentiellen Aminosäure Methionin und an Tetrahydrofolsäure, die für die Transmethylierung von Desoxyuridin zu Desoxythymidin benötigt wird. Der dabei entstehende Thymidinmangel behindert die Synthese der Desoxyribonukleinsäure, was sich v. a. bei Zellen mit einem aktiven Kernstoffwechsel bemerkbar macht. Im Knochenmark kommt es so zu den typischen megaloblastischen Veränderungen mit folgender Anämie, Leukopenie und Thrombozytopenie im peripheren Blut [5].

Dabei existieren erhebliche Speziesunterschiede, so daß tierexperimentelle Befunde nicht ohne weiteres auf den Menschen zu übertragen sind. Beim Menschen kommt es wegen eines hohen B_{12}-Vorrats normalerweise erst dann zu einer relevanten Verminderung der Methioninsynthetaseaktivität, wenn die Lachgasexposition mindestens 6 h dauert [5]. Neuere Befunde weisen darauf hin, daß Lachgas bei gesunden Patienten auch länger angewendet werden kann, ohne daß negative Folgen befürchtet werden müssen [8]. Allerdings führen vorbestehende B_{12}-Mangelzustände, z. B. bei schwerkranken Intensivpatienten oder wiederholte Lachgasanwendungen – wegen der kumulativen Effekte – zu einer Einengung der Toleranzbreite, ohne daß hierbei jedoch zur Zeit exakte Empfehlungen gegeben werden können. Will man bei solchen Patienten im Rahmen einer Narkose nicht ganz auf Lachgas verzichten, sollte eine gleichzeitige Behandlung mit Folsäure durchgeführt werden [25].

Die chronische Exposition des Op.-Personals mit niedrigen Konzentrationen von N_2O, die allerdings durch eine Absauganlage weitgehend vermieden wird, führt über den B_{12}-Antagonismus zu Myeloneuropathien bzw. zu teratogenen Auswirkungen [4, 20].

Physikalische Effekte

Die unerwünschten Folgen physikalisch erklärbarer Effekte resultieren aus der geringen Löslichkeit von Lachgas in Blut und Geweben. Um überhaupt deutliche anästhetische Effekte hervorzurufen, muß Lachgas in hohen Konzentrationen, d. h. mit hohen Partialdrücken angeboten werden. Hohe Partialdruckdifferenzen und die relativ geringe Löslichkeit führen bei Inhalation zu einer raschen Aufnahme bzw. auch Abgabe von Lachgas. Dabei wird Lachgas jeweils an den entsprechenden Grenzflächen gegen Stickstoff ausgetauscht. Weil die Löslichkeit von Lachgas im Blut allerdings ca. 35mal größer ist als die von Stickstoff, wird es sehr viel schneller aufgenommen bzw. abgegeben als dieser. Zu Beginn einer Narkose führt dies über den sog. Konzentrationseffekt und den sog. „second gas effect" zur schnelleren Aufnahme der Inhalationsanästhetika [33].

Auch an anderen Grenzflächen zu luftgefüllten Hohlräumen im Körper können die gleichen Effekte auftreten, weil Lachgas hier solange in diese Hohlräume diffundiert, bis es den gleichen Partialdruck erreicht hat wie im Blut bzw. in der Lunge. Wegen der sehr viel geringeren Löslichkeit kann der in diesen Hohlräumen enthaltene Stickstoff nur sehr langsam entweichen, und es muß in diesen Hohlräumen, je nach ihrer Dehnbarkeit, entweder zur Volumenvermehrung oder zur Druckerhöhung kommen (bzw. zu beidem).

In dehnbaren Hohlräumen erfolgt die Expansion exponentiell mit steigender Lachgaskonzentration. Dabei kann sich bei der Inhalation eines Lachgasgemisches mit einem Lachgasanteil von 50 % das Volumen theoretisch verdoppeln, bei Inhalation eines Gemisches mit 75 Vol.-% Lachgas kann es sich maximal vervierfachen. Je nach den vorhandenen Durchblutungsverhältnissen sind die tatsächlich resultierenden klinischen Effekte in der Regel jedoch geringer ausgeprägt und zeitabhängig. Dementsprechend unterschiedlich sind die Volumenzunahmen in den verschiedenen Hohlräumen, darüber hinaus hängt ihre klinische Relevanz noch von der jeweiligen Lokalisation ab. Bevorzugt dehnbare luftgefüllte Hohlräume sind Darmschlingen, ein Pneumothorax bzw. eine Lungenzyste sowie die Gasblasen bei einer Luftembolie [5, 7, 23, 33]. Für luftgefüllte Darmteile konnte Eger beispielsweise experimentell eine Verdopplung des Volumens bei einer 2stündigen Narkose mit einem Lachgasanteil von 75 Vol.-% nachweisen. Solche Veränderungen können das chirurgische Vorgehen bei einem Ileus oder der plastischen Deckung einer Gastroschisis beim Neugeborenen erheblich erschweren. Eine Gefährdung der Patienten tritt bei einem vorbestehenden Pneumothorax auf, wobei hier wegen der besseren Durchblutung die Volumenzunahme auch sehr viel schneller erfolgt. Am gefährlichsten ist die Volumenexpansion bei einer Luftembolie, wie sie v. a. bei neurochirurgischen Eingriffen im Sitzen vorkommen kann. Die hierbei im Operationsgebiet eintretenden Luftblasen expandieren in Sekundenschnelle bei Anwesenheit von Lachgas im Blut. Während die kardialen Effekte einer Luftembolie meist nach rechtzeitiger Erkennung noch durch adäquate Reanimationsmaßnahmen erfolgreich behandelt werden können, sind die Folgen einer zerebralen Luftembolie bei dem realtiv häufig (ca. 20 %) offenen Foramen ovale schwerwiegend und oft irreversibel. Wenn auch einige Autoren Lachgas bei Eingriffen in sitzender Lagerung sogar als vorteilhaft erachten, weil dadurch die Diagnose einer relevanten Luftembolie erleichtert werden soll, stellt unter dem Aspekt der Vermeidung einer relevanten Luftembolie die sitzende Op.-Lagerung für die meisten eine Kontraindikation für die Lachgasanwendung dar.

Sind die luftgefüllten Hohlräume schlecht oder nicht dehnbar, so kommt es in ihnen durch den Lachgaseinstrom zu einer Druckzunahme, die theoretisch linear ist, da sich zu dem in diesen Hohlräumen vorbestehenden atmosphärischen Druck der Lachgaspartialdruck addiert. Zu diesen Räumen gehört das Mittelohr, in dem eine Lachgasdiffusion so lange zu einem Druckanstieg führt, bis die Tuba Eustachii geöffnet wird. Funktioniert dieser Druckausgleich nicht oder verzögert, so können bei einer Tympanoplastik Schwierigkeiten hinsichtlich des operativen Vorgehens auftreten, die allerdings bei einem erfahrenen Operateur keine wesentliche Rolle spielen. Beim geschlossenen Trommelfell kann die Druckerhöhung im Mittelohr, ggf. über eine Luxation der Gehörknöchelchen, zu einer Schalleitungsschwerhörigkeit führen. Im Rahmen der Glaskörperchirurgie am Auge kann eine lachgasinduzierte Druckerhöhung in einer intravitreal eingebrachten Gasblase (beispielweise C_3F_8) eine Einschränkung der Retinadurchblutung bewirken. Bei intrakraniellen Luftansammlungen kann es in gleicher Weise zu einem Spannungspneumozephalus kommen [5, 16, 33].

Während die genannten Druckerhöhungen eher Raritäten darstellen, weil sie an besondere Vorbedingungen geknüpft sind, ist immer damit zu rechnen, daß Lachgas in den luftgefüllten Hohlraum der Blockermanschette des endotrachealen Tubus diffundiert. Die daraus resultierende Druckzunahme kann zur Durchblutungsstörung der Trachealschleimheit führen. In der Folge können tracheale Läsionen, von der einfachen Behinderung der mukoziliaren Clearance bis zu Trachealstenosen auftreten. Ein entsprechender Druckausgleich, entweder über die Verwendung spezieller Tuben oder mittels einer sorgfältigen Druckkontrolle, kann diese Druckzunahme verhindern und sollte deswegen selbstverständlich sein [3].

Alle genannten Volumen- bzw. Druckzunahmen sind am Ende einer Narkose reversibel, da die jetzt entstehenden umgekehrten Druckgradienten zu einer raschen Lachgaselimination über die Lunge führen. Weil nun bei Einatmung stickstoffhaltiger atmosphärischer Luft Lachgas schneller in die Lunge diffundiert als Stickstoff in das Blut aufgenommen wird, kann es zu einer Konzentrationsabnahme des Sauerstoffs in den Alveolen kommen mit der zum ersten Mal 1955 von Fink beschriebenen sog. Diffusionshypoxie oder Dilutionshypoxie [12]. Diese kann auch bei einem Neugeborenen bei der Geburt in Narkose auftreten und zu drastischen Senkungen des Apgar-Wertes führen. Die genannten hypoxischen Phasen sind leicht durch eine entsprechende Sauerstoffgabe während der Narkoseausleitung oder während der Minuten vor der Abnabelung zu vermeiden.

Unerwünschte kardiovaskuläre Nebenwirkungen

Im Gegensatz zu den v. a. in den 60er und 70er Jahren bekannt gewordenen Gaseffekten scheinen auf den ersten Blick die jüngsten Erkenntnisse zu den Lachgaswirkungen am Kreislaufsystem verwirrend und widersprüchlich. Nur eines scheint sicher: Stickoxydul verhält sich nicht, wie jahrzehntelang angenommen, kreislaufneutral. Es werden in der Literatur jedoch sowohl deprimierende als auch stimulierende Wirkungen berichtet.

Gesamtkreislauf

Experimentell ist in vitro nachgewiesen, das Lachgas die Kontraktionskraft des Herzmuskels herabsetzt, d. h. negativ-inotrop wirkt [27]. Nach neuerer Erkenntnis resultiert dies aus einer reversiblen Hemmung der Zytochrom-C-Oxidase des Herzmuskels [9]. In der Klinik kann dieser Effekt jedoch durch eine indirekt positiv-inotrope Wirkung einer N_2O-initiierten Sympathikusaktivierung überspielt werden [10, 11, 29, 32]. Diese Sympathikusaktivierung (und die resultierende Lachgasgesamtwirkung) hängt dementsprechend auch von den begleitend eingesetzten Anästhetika, von der Intensität des chirurgischen Eingriffs und von den kardiovaskulären Kompensationsmöglichkeiten des Patienten ab.

Wird Lachgas alleine von Probanden inhaliert, bleibt trotz eines deutlichen Abfalls des „cardiac output" der Blutdruck wegen einer peripheren Gefäßwiderstandserhöhung unverändert, wobei diese im Sinne der Sympathikusaktivierung mit einer Erhöhung des Noradrenalinspiegels im Blut einhergeht.

Wird Lachgas bei einer Inhalationsanästhesie zusammen mit einem anderen volatilen Anästhetikum inhaliert, das für sich allein eine starke negativ inotrope

Wirkung hat, so kann Lachgas zunächst über eine MAC-Reduktion des Inhalationsanästhetikums zu einer insgesamt geringeren negativen Inotropie führen als die Anwendung des betreffenden Inhalationsanästhetikums allein. Darüber hinaus hemmen offenbar die pharmakologischen Effekte des volatilen Anästhetikums die lachgasinduzierte Sympathikusaktivierung nicht vollständig, die ihrerseits dann über eine Kreislaufstimulation zu einer weiteren Abschwächung der negativen Effekte der volatilen Inhalationsanästhetika auf das Herz-Kreislauf-System beiträgt. Dabei scheint es so zu sein, daß diese Stimulation am stärksten erhalten bleibt bei gleichzeitiger Inhalation von Halothan, weniger stark bei Isofluran und noch weniger bei Enfluran [8, 28, 31]. Diese lachgasvermittelte Sympathikusaktivierung bei Inhalationsanästhesien wird offenbar durch eine gleichzeitig einwirkende noxische Stimualtion gesteigert. Anscheinend kann die relativ schwache analgetische Wirkung von Lachgas diese schmerzvermittelte Reaktion nicht unterdrücken [28].

Anders stellt sich die Situation dar, wenn Lachgas zusammen mit einer hochdosierten Opiatanästhesie zum Einsatz kommt [2, 18, 21, 36]. Überraschenderweise zeigen sich nämlich gerade bei solchen Narkoseformen, die selbst nur sehr geringe kardiovaskuläre Nebenwirkungen haben, die stärksten negativ inotropen Wirkungen einer zusätzlichen Lachgasapplikation. Offensichtlich werden bei Narkosen mit den starkwirkenden Analgetika durch deren antinozizeptive, sympathikolytische und parasympathikomimetische Effekte die negativ-inotropen Lachgaswirkungen erst demaskiert. Auch hier spielen für den Gesamteffekt die Vorerkrankungen eine wesentliche Rolle, denn die lachgasbedingten kreislaufdeprimierenden Wirkungen sind hier um so stärker, je ausgeprägter die kardiale Vorschädigung des Patienten ist. Klinische Bedeutung sollen sie oberhalb eines linksventrikulären enddiastolischen Drucks von 15 mmHg bzw. unterhalb einer Auswurffraktion von 50% bekommen [2, 21].

Lachgasinduzierte Veränderungen können jedoch nicht nur am Gesamtkreislauf, sondern auch an den Teilkreisläufen – teilweise noch deutlicher – auftreten. Am stärksten interessieren hier der Koronarkreislauf, der Pulmonalkreislauf und die zerebrale Zirkulation.

Koronarkreislauf

Kontrovers wird bis heute der Lachgaseffekt am koronarinsuffizienten Herzen beurteilt. Die meisten Befunde sprechen wohl dafür, daß die auftretenden Lachgaseffekte indirekt über hämodynamische Veränderungen im gesamten Kreislauf zustande kommen. Allerdings liegen auch experimentelle Befunde vor, die auf eine koronarkonstringierende Wirkung über einen Endothelfaktor hinweisen [24, 26]. Eine abschließende Stellungnahme scheint hier noch nicht möglich, allerdings deuten neuere klinische Befunde darauf hin, daß auch Patienten mit einer schweren koronaren Herzkrankheit keine nachteiligen Folgen bei einer Lachgasexposition erleiden [15, 22].

Lungenkreislauf

Insbesondere bei primär erhöhtem pulmonalvaskulärem Widerstand kommt es zu einer α-adrenerg vermittelten Konstriktion der pulmonalen Gefäßstrombahn, die bei primär rechtsventrikulärer Dysfunktion oder bei vorbestehenden rechtsventrikulären Koronargefäßstenosen bedeutsam werden kann [35]. Offensichtlich besteht aber auch hier ein großer Einfluß begleitend eingesetzter Anästhetika, da neuere Untersuchungen zeigen konnten, daß eine solche Wirkung unter einer hochdosierten Fentanylanästhesie ausbleibt [14].

Zerebrale Zirkulation

Die eindeutigsten Wirkungen zeigt die Lachgasinhalation am zerebralen Gefäßbett. Hier kommt es konzentrationsabhängig zu einer deutlichen Vasodilation und zur Erhöhung des zerebralen Blutflusses. Bei eingeschränkter intrakranieller Compliance resultiert hieraus eine Erhöhung des intrakraniellen Druckes mit einer Minderung des zerebralen Perfusiondruckes, evtl. noch verstärkt durch einen Abfall des systemischen Druckes [13, 34]. Als Ursache hierfür wird eine Erhöhung des kortikalen Sauerstoffverbrauchs mit reaktiver Durchblutungszunahme, v. a. in den frontalen Hirnabschnitten, diskutiert [30]. Vorausgehende Maßnahmen zur Senkung des intrakraniellen Druckes, wie Entwässerung, Hyperventilation und Verabreichung von Anästhetika mit hirndrucksenkenden Eigenschaften, können diese unerwünschten Nebenwirkungen teilweise kompensieren. Allerdings sind die Wirkungen von Lachgas am zerebralen Gefäßbett offensichtlich ausgeprägter als bisher vermutet; neueste Untersuchungen belegen, daß die zerebral vasodilatierende Wirkung von Lachgas stärker ist als die potenter volatiler Anästhetika, da die Kombination mit diesen zu einer größeren Durchblutungszunahme führt als deren alleinige Anwendung [13]. Demnach wäre Lachgas bei Patienten mit erhöhtem Hirndruck zu vermeiden.

Schlußfolgerungen

Die dargestellten Befunde zeigen, daß Lachgas, eine mehr als 100 Jahre als nebenwirkungsfrei geltende Substanz, heute als differentes Pharmakon anzusehen ist. Von seinen anfangs genannten Vorzügen gegenüber anderen Anästhetika bleibt im wesentlichen seine gute und bisher unübertroffene Steuerbarkeit unbestritten. Wie bei allen Anästhetika kann jedoch eine unreflektierte Anwendung gefährlich sein und ebenso wie bei allen anderen im Rahmen einer Narkose verwendeten Medikamenten muß bei seinem Einsatz individuell Nutzen gegen Risiko abgewogen werden. Dabei scheint auch eine Neubewertung seines Nutzens angezeigt. Während gemeinhin, ausgehend von den MAC-Studien, dem Lachgas eine relativ große Bedeutung im Rahmen der Narkose beigemessen wurde, zeigt sich im klinischen Gebrauch, daß der Verzicht auf Lachgas nur mit einem relativ geringen zusätzlichen Verbrauch anderer Anästhetika einhergeht [8, 28]. Wenn auch somit der Verzicht auf Lachgas relativ leicht fällt, so sollte dabei jedoch nicht übersehen werden, daß andere, dann alternativ einzusetzende Anästhetika häufig schwerwiegendere Risiken und Nebenwirkungen in sich bergen als Lachgas. So gesehen stellt Lachgas – bis auf einige wenige (oben genannte) Ausnahmesituationen – immer noch ein sehr gut verträgliches Anästhetikum dar. Dementsprechend hat eine Vielzahl von neueren Untersuchungen auch dazu beigetragen, daß die Vorteile von Lachgas auch von denen gesehen werden, die vor einigen Jahren noch den totalen Lachgasverzicht diskutierten [6, 8]. Vermutlich wird somit Lachgas auch in absehbarer Zukunft wesentlicher Bestandteil der Routinenarkose bleiben, da nach neueren Erkenntnissen Lachgas (aus der Narkose) zudem nur eine marginale Rolle beim Ozonabbau spielt.

Bei der ganzen Diskussion um mögliche toxische und physikalische Effekte sowie um pharmakologische Einflüsse auf das Kreislaufsystem sollte nicht vergessen werden, daß die Hauptgefahr der Lachgasanwendung immer noch in einer ungenügenden Einspeisung ausreichender Sauerstoffmengen in das Narkosesystem mit den daraus resultierenden hypoxischen Zwischenfällen besteht.

Literatur

1. Amess JAL, Burman JF, Rees GM, Nacekievill DG, Mollin DL (1978) Megaloblastic hemopoiesis in patients receiving nitrous oxide. Lancet II: 339
2. Balasaraswathi K, Kumar P, Rao TLK, El-Etr AA (1981) Left ventricular end-diastolic pressure (LVEDP) as an index for nitrous oxide use during coronary artery surgery. Anesthesiology 55: 708
3. Brandt L, Pokar H (1983) Das Rediffusionssystem. Anaesthesist 32: 459
4. Cohen EN, Brown BW, Wu ML et al. (1980) Occupational disease in dentistry and chronic exposure to trace anesthetic gases. J Amer Dent Assoc 101: 21
5. Eger II EI (1985) Nitrous oxide/N_2O. Elsevier, New York
6. Eger II EI (1985) Should we not continue to use nitrous oxide? In: Nitrous oxide/N_2O (ed. EI Eger II). Elsevier, New York
7. Eger II EI, Saidman LJ (1965) Hazards of nitrous oxide anesthesia in bowel obstruction and pneumothorax. Anesthesiology 26: 61
8. Eger II EI, Lampe GH, Wank LZ, Whitendale P, Cahalan MK, Donegan JH, (1990) Clinical pharmacology of nitrous oxide: An argument for its continued use. Anesth Analg 71: 575
9. Einarsdottir O, Canughey WS (1988) Interactions of the anesthetic nitrous oxide with bovine heart cytochrome c oxidase. J Biol Chem 263: 9199
10. Eisele JH, Smith NT (1972) Cardiovascular effects of 40 percent nitrous oxide in man. Anesth Analg 51: 956
11. Eisele JH, Trenchard D, Stubbs J, Guz A (1969) The immediate cardiac depression by anesthetics in conscious dogs. Br J Anaesth 41: 86
12. Fink BR (1955) Diffusion anoxia. Anesthesiology 16: 511
13. Hansen TD, Warner DS, Todd MM (1988) Nitrous oxide is a more potent cerebral vasodilator than either halothane or isoflurane. Anesthesiology 69: A537
14. Konstadt SN, Reich DL, Thys DM (1990) Nitrous oxide does not exacerbate pulmonary hypertension or ventricular dysfunction in patients with mitral valvular disease. Can J Anaesth 37: 613

15. Kozmary SV, Lampe GH, Benefiel D et al. (1990) No finding of increased myocardial ischemia during or after carotid endarterectomy under anesthesia with nitrous oxide. Anesth Analg 71: 591
16. Kuschmir H, Rust M, Eisler K (1981) Druckmessungen im Mittelohr bei unterschiedlichen Narkoseverfahren. Laryng Rhinol 60: 418
17. Landon MJ, Toothill VJ (1986) Effect of nitrous oxide on placental methionine synthase activity. Br J Anaesth 58: 524
18. Lappas DG, Buckley MJ, Laver MB, Daggett WM, Lowenstein E (1975) Left ventricular performance and pulmonary circulation following addition of nitrous oxide to morphine during coronary-artery surgery. Anesthesiology 43: 61
19. Lassen HCA, Henriksen E, Neukirch F, Kristensen HS (1956) Treatment of tetanus: Severe bone-marrow depressions after prolonged nitrous oxide anaesthesia. Lancet I: 527
20. Layzer RB (1978) Myeloneuropathy after prolonged exposure to nitrous oxide. Lancet II: 1227
21. Meretoja OA, Takkunen O, Heikkilä H, Wegelius U (1985) Haemodynamic response to nitrous oxide during high-dose fentanyl pancuronium anaesthesia. Acta Anasthesiol Scand 29: 137
22. Mitchell MM, Prakash O, Rulf ENR, Daele MERM van, Cahalan MK, Roelandt JRTC (1989) Nitrous ocide does not induce myocardial ischemia in patients with ischemic heart disease and poor ventricular function. Anesthesiology 71: 526
23. Munson ES, Merrick HC (1966) Effect of nitrous oxide on venous air embolism. Anesthesiology 27: 783
24. Nathan HJ (1988) Nitrous oxide worsens myocardial ischemia in isoflurane anesthetized dogs. Anesthesiology 68: 407
25. Nunn JF, Chanarin I, Tanner AG, Owen ERTC (1986) Megaloblastic bone marrow changes after repeated nitrous oxide anaesthesia. Reversal with folinic acid. Br J Aneasth 58: 1469
26. Philbin DM, Foex P, Lowenstein E, Ryder WA, Jones LA (1983) Nitrous oxide causes myocardial dysfunction. Anesthesiology 59: A80
27. Price HL (1976) Myocardial depression by nitrous oxide and its reversal by Ca^{++}. Anesthesiology 44: 211
28. Rothammer A (1987) Lachgas in der Kombinationsnarkose. Anasthesist 36: 333
29. Russell GB, Snider MT, Richard RB, Loomis JL (1990) Hyperbaric nitrous oxide as a sole anesthetic agent in humans. Anesth Analg 70: 289
30. Samra SK, Deutsch G, Arens JF (1988) Effect of nitrous oxide on global and regional cerebral blood flow in humans. Anesthesiology 69: A536
31. Smith NT, Calverley RK, Prys-Roberts C, Egger II EI, Jones CW (1978) Impact of nitrous oxide on the circulation during enflurane anesthesia in man. Anesthesiology 48: 345
32. Smith NT, Egger II EI, Stoelting RK, Whayne TF, Cullen D, Kadis LB (1970) The cardiovascular and sympathomimetic responses to the addition of nitrous oxide. Anesthesiology 32: 410
33. Schuh FT (1975) Nebenwirkungen von Lachgas. Anasthesist 24: 392
34. Schulte am Esch J, Thiemig I, Pfeifer G, Entzian W (1979) Die Wirkung einiger Inhalationsanästhetika auf den intrakraniellen Druck unter besonderer Berücksichtigung des Stickoxidul. Anaesthesist 28: 136
35. Schulte-Sasse U, Hess W, Tarnow J (1982) Pulmonary vascular responses to nitrous oxide in patients with normal and high pulmonary vascular resistance. Anesthesiology 57: 9
36. Stoelting RK, Gibbs PS, Creasser CW, Peterson C (1973) Hemodynamic and ventilatory responses to fentanyl, fentanyl-droperidol, and nitrous oxide in patients with acquired valvular heart disease. Anesthesiology 42: 319

Nebenwirkungen von Inhalationsanästhetika und ihre Prävention

J. Hobbhahn, H. Schulte-Steinberg, P. Conzen, K. Taeger

Die potentiellen Nebenwirkungen von Inhalationsanästhetika werden nach Organen geordnet besprochen.

Gehirn

Konvulsive Effekte von Enfluran?

Die Frage, ob Enfluran das Auftreten zerebraler Krampfanfälle begünstigt [68] und deshalb bei entsprechend disponierten Patienten (Epeliptiker, EPH-Gestose) nich angewendet werden sollte [61], wird kontrovers diskutiert. *Für* eine epileptogene Wirkung von Enfluran sprechen Arbeiten, in denen unter Enfluran Krampfanfälle aufgetreten oder epileptogene Foci diagnostiziert wurden [68, 69]; des weiteren der höhere MAC-Wert im Vergleich zum Stereoisomer Isofluran, der mit einer partiell zerebral erregenden Wirkung in Verbindung gebracht wird.

Gegen eine epileptogene Wirkung von Enfluran sprechen Arbeiten, in denen keine EEG-Anomalien gefunden oder durch Enfluran epileptische Anfälle therapiert wurden [19, 38, 50, 51]. Einzuwenden bleibt allerdings, daß „spezifisch epileptogene" Effekte von Enfluran in den klinischen Studien [19, 38, 50] durch die antikonvulsive Basistherapie der Patienten verdeckt gewesen sein könnten. Zumindest tierexperimentell wurde jedoch auch ohne begleitende Antiepileptikatherapie ein antikonvulsiver Effekt von Enfluran dokumentiert [51]. Klinisch kommt einer epileptogenen Wirkung von Enfluran vermutlich wenig Bedeutung zu, weil konvulsive Effekte in aller Regel nur bei sehr hohen Enflurankonzentrationen in Kombination mit Hyperventilation gefunden wurden [68, 69], während in den klinischen Studien [19, 38, 50] und wohl auch in der klinischen Praxis eher niedrige bis mittlere Konzentrationen zum Einsatz gelangen.

Schlußfolgerung: In sehr hohen Konzentrationen ist eine epileptogene Wirkung von Enfluran nicht sicher auszuschließen, insbesondere bei gleichzeitiger Hyperventilation. Bei entsprechend disponierten Patienten ergeben sich keine Einschränkungen für Enfluran, wenn eine vorbestehende Therapie mit Antikonvulsiva fortgeführt, niedrige bis mittlere Konzentrationen eingesetzt werden und eine Hyperventilation vermieden wird.

Eingeschränkte intrakranielle Compliance

Inhalationsanästhetika sind zerebrale Vasodilatatoren; Halothan stärker als Enfluran oder Isofluran [2, 16, 66]. Halothan birgt damit das größte, Isofluran das geringste Risiko, bei Patienten mit eingeschränkter intrakranieller Compliance potentiell gefährliche Anstiege des intrakraniellen Druckes (ICP) auszulösen.

Die Ergebnisse klinischer Studien zum verhalten des ICP unter Inhalationsanästhetika sind aber nicht eindeutig. Insbesondere über spezifische Effekte der verschiedenen halogenierten Inhalationsanästhetika sind aus folgenden Gründen kaum valide Aussagen möglich.

- Es liegen nur wenige direkt vergleichende Untersuchungen vor (in den letzten Jahren wurde fast nur noch Isofluran untersucht).
- Es wurde nahezu immer simultan N_2O appliziert. N_2O hat per se zerebral vasodilatierende Effekte und steigert den zerebralen O_2-Verbrauch.
- Es macht vermutlich einen Unterschied, ob Inhalationsanästhetika simultan mit Substanzen appliziert werden, die per se eine Abnahme des zerebralen O_2-Verbrauchs bewirken oder nicht. In letzterem Fall könnte die durch Inhalationsanästhetika induzierte Abnahme des zerebralen O_2-Verbrauchs die nachteiligen Effekte der Vasodilatation theoretisch zumindest partiell kompensieren. Dieser protektive Effekt würde allerdings weitgehend entfallen, wenn der zerebrale O_2-Verbrauch bereits durch andere Medikamente, z. B. Barbiturate, deutlich gesenkt ist.
- Möglicherweise ist auch eine Differenzierung in Patienten mit chronischen intrakraniellen Prozessen (Hirntumoren, Hydrozephalus u. ä.), die ICP-Anstiege möglicherweise eher tolerieren (und oft mit Kortikosterioden vorbehandelt sind), und solche mit akuten Prozessen (Schädel-Hirn-Trauma) erforderlich.

Versucht man dennoch eine Wertung, so ergeben sich für Patienten mit *chronischen Prozessen* (Hirntumoren, Hydrozephalus u. ä.) folgende Aspekte. Isofluran/N_2O, die diesbezüglich mit Abstand am meisten untersuchte Kombination, führt

1. bei hohen ISO-Konzentrationen (> 1,5 Vol.-% inspiratorisch) trotz Hyperventilation zu Anstiegen des ICP. Die ICP-Anstiege sind geringgradig, wenn vorher normale ICP-Werte, aber deutlich, wenn bereits erhöhte ICP-Werte vorgelegen haben [40, 64]. Inwieweit jedoch N_2O für diese ICP-Anstiege (mit) veranwortlich ist, muß offen bleiben;
2. nicht zu Anstiegen des ICP, wenn Konzentrationen bis zu ca. 1 Vol.-% ISO bei gleichzeitiger Hyperventilation appliziert werden [1, 9, 64]. Dies gilt auch für einen bereits vorher mäßig erhöhten ICP [9, 64]. Leichte ICP-Anstiege wurden allerdings bei Patienten mit einer erheblichen Mittellinienverschiebung beschrieben [24]. Auch hier kann aber eine ursächliche Mitbeteiligung von N_2O nicht ausgeschlossen werden.

Bei *Schädel-Hirn-Trauma* liegen tierexperimentelle Untersuchungen vor, in denen ein durch Kälteläsion erhöhter intrakranieller Druck unter allen 3 halogenierten Inhalationsanästhetika in vergleichbarem Ausmaß weiter anstieg, wobei kein N_2O zur Anwendung gelangte [65, 67]. Dies steht in Übereinstimmung mit einer klinischen Studie, in der ISO bei Patienten mit Schädel-Hirn-Trauma trotz Hyperventilation zu Anstiegen des ICP und potentiell kritischen Abnahmen des CPP führte [54].

Schlußfolgerung: Bei Patienten mit *chronischen intrakraniellen Prozessen* (Hirntumoren, Hydrozephalus u. ä.) ohne massive Mittellinienverschiebung kann Isofluran in Konzentrationen bis zu ca. 1 Vol.-% sicher eingesetzt werden. Es sollte jedoch gleichzeitig eine Hyperventilation (und Oberkörperhochlagerung) durchgeführt werden. Auch wenn bisher keine aussagekräftigen Studien vorliegen, sollte eine Verzicht auf N_2O in Erwägung gezogen werden. ISO-Konzentrationen deutlich über 1 Vol.-% sind zu vermeiden, da möglicherweise nicht nur der ICP ansteigt, sondern – zumindest in Phasen geringer chirurgischer Stimulation – der arterielle Blutdruck und damit der zerebrale Perfusionsdruck (MAP – ICP) kritisch abfallen könnte [54, 64].

Bei *Schädel-Hirn-Trauma* sollten Inhalationsanästhetika solange nicht eingesetzt werden, bis ein Monitoring des ICP möglich bzw. die Dura mater eröffnet worden ist. Bis dahin ist vermutlich ein Barbiturat-Opiat- oder ein Propofol-Opiat-Regime das geeignetere Verfahren.

Herz

Erregungsbildungs- und -ausbreitungsstörungen

„Junktionale Rhythmen"

Während Inhalationsanästhesie kommt es in etwa 20 % der Fälle zu „junktionalen Rhythmen", denen meistens eine isorhythmische AV-Dissoziation zugrunde liegt (Übersicht bei [29]). In ähnlicher Inzidenz tritt dies auch bei intravenöser Anästhesie auf [62, 74]. Die Pathogenese der AV-Dissoziation ist nicht restlos geklärt, eine Stimulation des sympathikoadrenergen Systems spielt aber eine wichtige Rolle [6, 26, 63]. Folge der AV-Dissoziation ist eine Kontraktion der Vorhöfe gegen eine bereits mehr oder minder geschlossene Mitral- bzw. Trikuspidalklappe, so daß es zu einer verringerten Füllung der Ventrikel und damit zur Abnahme des Blutdrucks kommt. Therapeutisch wirksam sind β-Blocker [6, 26, 63] oder – bei Kindern demonstriert – eine Karotisdruckmassage [45]. Eine derartige Therapie kommt aber nur in Frage, wenn eine inadäquate Analgesie bzw. Anästhesie ausgeschlossen wurde und aus der Abnahme des arteriellen Blutdrucks eine Gefährdung des Patienten resultieren könnte. Am ehesten gilt dies für den KHK-Patienten.

Schlußfolgerung: Die meist isorhythmische AV-Dissoziation ist bei Herzgesunden harmlos. Eine Intervention mit β-Blockern sollte nur beim Koronarkranken erwogen werden, wenn bei stärkerem Abfall des Blutdruckes und/oder einer Zunahme der Herzfrequenz eine Vertiefung der Anästhesie bzw. Analgesie ohne Erfolg geblieben ist.

AV-Blockierung und Sinusknotenstillstand

Es liegen 3 Fälle in der Weltliteratur vor, bei denen nach Vorbehandlung mit Kalziumantagonisten, die selbst ausgeprägte Effekte auf die AV-Überleitung haben (Diltiazem, Verapamil), evtl. in Kombination mit einer β-Blockertherapie unter Enfluran schwerwiegende Störungen der Erregungsbildung bzw. -fortleitung auftraten [25, 76]. Vielleicht ist Enfluran das Inhalationsanästhetikum, bei dem am ehesten derartige Effekte auftreten [77]. Nach tierexperimentellen Untersuchungen beeinträchtigt Isofluran die Funktion des Erregungsbildungs- und -fortleitungssystems am wenigsten (Übersicht bei [29]).

Schlußfolgerung: Bei Patienten, die bereits ausgeprägte Störungen des Erregungsbildungs- und -fortleitungssystems aufweisen und mit Verapamil/Diltiazem, evtl. in Kombination mit β-Blockern, vorbehandelt sind, sollte Isofluran der Vorzug gegeben werden. β_1-Sympathikomimetika und Schrittmacher sollten griffbereit liegen.

Ventrikuläre Rhythmusstörungen

Die Kombination von Halothan mit Katecholaminen und Theophyllin beinhaltet das Risiko von bedrohlichen Rhythmusstörungen. Enfluran und Isofluran hingegen sind mit klinisch üblichen Katecholamindosierungen kompatibel und wurden auch bei Operationen eines Phäochromozytoms mit Erfolg, d. h. ohne Auftreten relevanter Rhythmusstörungen, eingesetzt (Übersicht bei [29]).

Schlußfolgerung: Werden lokal oder systemisch Katecholamine appliziert, so sollte Enfluran oder Isofluran eingesetzt werden. Dies gilt auch für den Asthmatiker, der mit Theophyllin und/oder β-Sympathikomimetika eingestellt ist.

Myokardischämien

Wie intravenöse Anästhetika können Inhalationsanästhetika zu Myokardischämien führen, insbesondere wenn eine Abnahme des arteriellen Blutdruckes mit einem Anstieg der Herzfrequenz einhergeht [29]. In den letzten Jahren wird von einigen Autoren postuliert, daß Isofluran aufgrund seiner koronardilatierenden Wirkung Myokardischämien durch ein „Coronary-steal-Phänomen" (CsP) auslösen könne. Hierfür gibt es jedoch keine gesicherten Anhaltspunkte [29]. In einer neuen Studie ergaben sich keine Hinweise dafür, daß Patienten, die auf Dipyridamol (= sehr starker Koronardilatator = „klassischen" Auslöser eines CsP) mit Myokardischämien reagierten, durch Isofluran gefährdet werden [31].

Schlußfolgerung: Bei KHK sollten Inhalationsanästhetika so eingesetzt werden, daß Hypotension und Tachykardie nicht auftreten. Präventive bzw. therapeutische Maßnahmen stellen eine adäquate Volumenzufuhr und eine dem Ausmaß der chirurgischen Stimulation angepaßte Dosierung dar. Vorteile ergeben sich v. a. bei einer Kombination mit Opiaten. Es bestehen keine relevanten Unterschiede zwischen den 3 Inhalationsanästhetika [29].

Schwere Herzinsuffizienz

Schwer herzinsuffiziente Patienten sind auf einen hohen Sympathikotonus angewiesen, sie haben darüber hinaus eine erheblich reduzierte Dichte an β-Rezeptoren (Übersicht bei [29]). Die nachteiligen Effekte von Inhalationsanästhetika bei schwerer Herzinsuffizienz resultieren vermutlich aus der Sympathikolyse, einer leichten Abnahme der β-Rezeptorendichte (zumindest für Halothan nachgewiesen) und der bei Herzinsuffizienz stärker ausgeprägten negativen Inotropie (Übersicht bei [29]).

Schlußfolgerung: Auch wenn hierzu keine systematischen Untersuchungen vorliegen, gilt als Faustregel: Je ausgeprägter die Herzinsuffizienz, desto weniger Inhalationsanästhetika. Bei leichter bis mäßiger Herzinsuffizienz sollten Inhalationsanästhetika im Rahmen einer „balanced anesthesia" in mittleren oder niedrigen Konzentrationen eingesetzt werden. Isofluran ist hier vermutlich am ehesten geeignet, weniger wegen seiner schwächer negativinotropen Wirkung, sondern v. a. wegen seiner stärker nachlastsenkenden Wirkung bei chirurgischer Stimulation (Übersicht bei [28, 29]).

Leber

Leberschäden sind der Hauptgrund dafür, daß Halothan weltweit immer weniger eingesetzt wird. Prinzipiell wird heute zwischen leichten und schweren halothaninduzierten Leberschäden unterschieden.

Leichte Leberschäden

Die Angaben zur Häufigkeit *leichter* Leberschäden durch Halothan differieren in Abhängigkeit vom Indikator der Leberzellschädigung. Mit neuen hochsensitiven und hochspezifischen Indikatoren, wie der radioimmunologisch gemessenen Gluthation-S-Transferase wurden bei 40 – 50 % der Patienten Zeichen der (läppchenzentralen) Leberzellschädigung gefunden, während sie bei Enfluran erheblich seltener und bei Isofluran praktisch überhaupt nicht nachweisbar waren [3, 32]. Die Pathogenese der leichten halothaninduzierten Leberschäden ist nicht eindeutig geklärt. Diskutiert werden reaktive Intermediärprodukte des anaeroben Halothanabbauweges, eine ausgeprägte Abnahme der Leberdurchblutung, insbesondere des arteriellen Lebereinstroms, sonstige zytotoxische Effekte („calcium overload") oder eine Kombination dieser Faktoren (Übersicht bei [30]).

Schwere Leberschäden

Die Angaben zur Häufigkeit *schwererer* Reaktionen auf Halothan schwanken stark (1 : 292 [80]; 1 : 512 [14]; 1 : 2525 [10]; 1 : 6000 [15]; 1 : 7000 [8]; 1 : 36 000 [8]). Hervorzuheben ist, daß eine erhebliche Dunkelziffer angenommen wird [8, 15, 35], so daß für Schweden eine in Wirklichkeit 3-4fach höhere Inzidenz als 1 : 7000 oder 1 : 36 000 angenommen wurde [8]. In England wurden mehr Fälle mit schwerem Leberschaden durch Halothan in das King's Hospital überwiesen als aus dem gesamten Land an das Committee on Safety of Medicine als zentraler Registrierstelle gemeldet wurden [35]. Dennoch steht in England Halothan nach Paracetamol an 2. Stelle eines medikamenteninduzierten Leberversagens, und es gilt dort als die häufigste iatrogene Ursache eines fulminanten Leberversagens [48]. Die Mortalität eines medikamenteninduzierten Leberversagens liegt bei 90 % [48]. Auch in Dänemark machte ein halothaninduziertes Leberversagen allein die Hälfte aller gemeldeten Todesfälle aus, denen ein medikamentös induziertes Leberversagen zugrunde lag [15]. Bei Kindern sind schwere halothaninduzierte Leberschäden in Einzelfällen immer wieder beschrieben worden, insgesamt aber sehr selten.

Pathogenetisch wird eine familiäre Häufung und eine immunologische Genese diskutiert. Für letzteres spricht v. a. die Tatsache, daß Wiederholungsnarkosen mit Halothan das mit Abstand größte Risiko für einen schweren Leberschaden durch Halothan darstellen. Es werden eine zelluläre und eine humorale Immunreaktion angenommen (Übersicht bei [30]). Neben einer Disposition für eine immunologische Überempfindlichkeit spielen vermutlich die quantitativen Aspekte der Immunogenentstehung, d. h. die bei Halothan sehr hohe Metabolisierungsrate, eine Rolle.

Tatsächlich wird heute die niedrigere Biotransformationsrate von Enfluran und insbesondere von Isofluran als Grund für die niedrigere Inzidenz von Leberschäden unter den beiden Anästhetika angenommen.

1986 wurden von Eger et al. eine Arbeit publiziert, in der alle von 1972 bis 1983 beschriebenen Fälle von Hepatitis, die mit der Anwendung von Enfluran in Verbindung gebracht wurden und deshalb der FDA und dem Armed Forces Institute of Pathology gemeldet worden waren, Fall für Fall nach 45 Kriterien analysiert. Die Autoren kommen zu dem Schluß, daß – bei 32 Mio. Enflurannarkosen in diesem Zeitraum – keine kausale Beziehung zwischen Enfluranan-wendungen und konsekutivem Leberschaden herzustellen ist. Wenn Enfluran überhaupt zu schweren Leberschäden führe, dann nur in extrem seltenen Fällen.

Für Isofluran liegt eine ausführliche Übersichtsarbeit von 1987 vor [70], in der 45 Fälle analysiert wurden, die von 1981 bis 1984 der FDA gemeldet wurden, weil ein Zusammenhang zwischen Isoflurananwendung und postoperativem Leberschaden vermutet worden war. 29 Fälle konnten anderen Ursachen zugeordnet werden. Bei 16 Fällen wurde Isofluran – neben anderen Ursachen – als möglicher Auslöser des Leberschadens diskutiert. Die Autoren kommen zu dem Schluß, daß es keine sicheren Anhaltspunkte gibt, die für eine Beziehung zwischen Isoflurananwendung und Auftreten einer schweren postoperativen Leberschädigung sprechen würden. In dem von den Autoren aufgearbeiteten Zeitraum waren ca. 14 Mio. Narkosen mit Isofluran durchgeführt worden. Seit dieser Studie liegen weltweit 3 oder 4 Fälle (2 davon publiziert [11, 73] (persönliche Mitteilung von B. Brown, Tucson/Arizona)) vor, in denen schwere Leberschäden mit der Anwendung von Isofluran in Verbindung gebracht werden könnten. In Anbetracht von über 100 Mio. durchgeführten Isoflurannarkosen stellt dies ein extrem seltenes Ereignis dar.

Cross reactivity?

Es existieren keine gesicherten Hinweise daür, daß Patienten durch eine frühere Halothannarkose gegenüber Enfluran bzw. Isofluran sensibilisiert werden können („cross reactivity“) (Übersicht bei [30]).

Inhalationsanästhetika bei vorbestehendem Leberschaden

In der klinischen Praxis wird bei vorgeschädigter Leber häufig von der Anwendung von Inhalationsanästhetika Abstand genommen. Dafür gibt es keine wissenschaftlich fundierten Gründe. Ein vorbestehender Leberschaden hat sich nicht einmal für halothaninduzierte Leberschäden als Risikofaktor herauskristallisiert. Wurde Enfluran bei Patienten mit alkoholischer Hepatitis bei peripheren Eingriffen mit einer Spinalanästhesie oder einem Opiatregime verglichen, so fand sich nach allen Narkosetechniken postoperativ eine gleichwertige Besserung der Leberwerte [81]. Für Isofluran existieren noch keine derartigen Studien, es wird aber als Inhalationsanästhetikum der Wahl bei vorgeschädigter Leber angesehen [20, 27, 72]. Bei relevanter Funktionseinschränkung der Leber (z. B. Leberzirrhose) werden Inhalationsanästhetika gegenüber Opiaten und Benzodiazepinen sogar favorisiert [20, 27, 72]. Grund hierfür ist ihre von der Leberfunktion unabhängige Elimination, während bei Opiaten und Benzodiazepinen eine z. T. erhebliche Verlängerung von Halbwertszeit und Wirkdauer zu Problemen in der postoperativen Phase führen kann.

Schlußfolgerung: Halothan hat ein eindeutig leberschädigendes Potential, Enfluran bzw. Isofluran ein allenfalls minimales. Auf Halothan sollte daher in der Erwachsenenanästhesie verzichtet werden. Dieser Schritt ist in einigen Ländern bereits weitgehend vollzogen worden. Wiederholungsnarkosen können mit Enfluran und Isofluran ohne Einschränkungen durchgeführt werden, wobei auch zwischen den beiden Anästhetika gewechselt werden kann. Es gibt keine Einschränkungen für Inhalationsanästhetika bei vorgeschädigter Leber, wobei Isofluran als Inhalationsanästhetikum der Wahl angesehen wird. Auf Enfluran bzw. Isofluran sollte aber verzichtet werden, wenn Hinweise auf eine Halothanhepatitis im Rahmen früherer Narkosen vorliegen. Diese Einschränkung wird nicht aufgrund wissenschaftlicher gesicherter Befunde, sondern nur im Sinne einer vorsorglichen Maßnahme ausgesprochen.

Nierenfunktion

Enfluran wird oxidativ metabolisiert, wobei anorganische Fluoridionen freigesetzt werden. Als Schwellenwert für eine fluoridinduzierte subklinische Einschränkung der Urinkonzentrierung gelten ca 30 – 50 μmol/l [41]. Nach Enfluran wurden nur unter bestimmten Prämissen eine Überschreitung dieses Schwellenwertes gefunden: 1) nach sehr hohen Dosen (9,6 MAC-Stunden bei Normalgewichtigen) [41], wobei aber bei ausgeprägter Adipositas bereits bei niedrigeren Gesamtdosen mit derartigen Fluoridwerten gerechnet werden muß [71]; 2) bei mit Isoniazid vorbehandelten Patienten (in Einzelfällen Fluoridspiegel bis zu 130 μmol/l nach 2-3 MAC-Stunden Enfluran) [43]; 3) eine azidotische Stoffwechsellage begünstigt das Auftreten höherer Serumfluoridspiegel [34].

Das bedeutet, daß insbesondere bei Kombination einiger oder mehrerer der aufgeführten Faktoren mit einer enfluraninduzierten Einschränkung der Urinkonzentrierungsfähigkeit gerechnet werden muß. Es handelt sich aber um eine subklinisches Bild, das erst mit spezifischen Tests nachgewiesen werden kann und das reversibel ist. Bisher wurden keine Einschränkungen der Creatininclearance [41] oder Anstiege der harnpflichtigen Substanzen [43] beschrieben, wenn nach Enfluran die Fluoridspiegel über 30 – 50 μmol/l erhöht waren. Interessanterweise wurden im Rahmen einer 2-3stündigen Enflurananästhesie bei anephrischen Patienten [12] und solchen mit deutlich eingeschränkter Nierenfunktion [42] keine Serumfluoridkonzentration über 30 μmol/l gefunden.

Schlußfolgerung: Für Enfluran ergeben sich keine Einschränkungen für Eingriffe unter ca. 3-4 h Dauer, insbesondere im Rahmen der „balanced anesthesia". Dies gilt sowohl für den primär Nierengesunden als auch für den Patienten mit eingeschränkter Nierenfunktion. Bei mit Isoniazid vorbehandelten Patienten sollten 2 MAC-Stunden Enfluran nicht überschritten, bei sehr Adipösen sollten längere Narkosen (> ca. 3-4 h) mit höheren Enflurankonzentrationen (> ca. 1 MAC) vermieden werden. In beiden Fällen ist Isofluran eine bessere Alternative und sollte zumindest bei längeren Eingriffen bevorzugt eingesetzt werden.

Atemwege

Atemdepression durch Inhalationsanästhetika

Bei erhaltener Spontanatmung sind Inhalationsanästhetika annähernd dosisabhängig atemdepressiv, so daß es zur Hypoventilation, respiratorischer Azidose und – bei nicht ausreichend hoher inspiratorischer O_2-Konzentration – zur Hypoxie kommt. Durch chirurgische Stimulation wird das Ausmaß der Hypoventilation verringert, sie wird aber nicht aufgehoben. Im deutschsprachigen Raum spielen Spontanatmungsverfahren in der Erwachsenenanästhesie keine große Rolle, wohl aber in der Kinderanästhesie. Hier blieb in Studien, in denen die 3 Stubstanzen in äquianästhetischer Dosierung miteinander verglichen wurden die Atemfrequenz unter Enfluran annähernd konstant, während sie unter Halothan und Isofluran deutlich anstieg [33, 47, 78]. Folge war eine unter Enfluran stärker ausgeprägte Atemdepression [33, 78]. Man darf sich durch die unter Isofluran und Halothan erhöhte Atemfrequenz jedoch nicht fehlleiten lassen: es kommt dennoch zur Hypoventilation.

Schlußfolgerung: Bei erhaltener Spontanatmung kommt es unter allen 3 Inhalationsanästhetika zur Hypoventilation, Spontanatmungsverfahren sollten deshalb nur auf kurze Eingriffe beschränkt bleiben. Dabei sollte unter pulsoxymetrischer Kontrolle eine ausreichend hohe F_IO_2 gewählt und die Atmung assistiert werden.

Einleitung per inhalationem

Werden nicht prämedizierte Kinder mit Isofluran eingeleitet, so kommt es häufiger zu Speichelsekretion, Husten oder Laryngospasmus als mit Halothan [13, 17, 18, 44, 52, 55-57]. Prämedikation mit Atropin [18], v. a. aber eine zusätzliche Prämedikation mit Benzodiazepinen, Neuroleptika oder Barbituraten vermindert die Inzidenz von respiratorischen Problemen bei der Narkoseeinleitung mit Isofluran [7, 21, 33, 79]. Insbesondere ein Laryngospasmus trat bei derart prämedizierten Kindern nicht oder genauso selten auf wie in den jeweiligen Halothanvergleichsgruppen [33, 39, 56]. Diese Befunde überraschen nicht, denn eine adäquate Prämedikation ist – unabhängig von der Art der Narkoseeinleitung – als wesentlicher Faktor zur Verhinderung respiratorischer Schwierigkeiten gut dokumentiert [37]. Die Inzidenz respiratorischer Schwierigkeiten bei der Narkoseeinleitung mit Isofluran wird durch Anfeuchten des Frischgasstromes gesenkt [75]. Schließlich wurde darauf hingewiesen, daß Probleme mit den oberen Atemwegen auftreten können, wenn der Anästhesist mit der Anwendung von Isofluran bei Kleinkindern noch nicht vertraut ist: Die Inzidenz von Laryngospasmen war in der zweiten Hälfte von Studien deutlich niedriger als in der ersten [21, 79].

In der Laienpresse sind 2 Fälle beschrieben, in denen es bei 2 Kindern durch eine Halothanüberdosierung zu einem Kreislaufstillstand mit konsekutiver Reanimation und bleibendem neurologischem Defizit kam („Stern“, Februar 1989). Diese Komplikation wurde mit Ablagerungen in Halothanvaporen in Zusammenhang gebracht, die durch das Antioxidans Thymol, das dem Halothan beigesetzt werden muß, entstehen können. Daraufhin wurde von dem Hersteller der Vaporen dringend auf die Einhaltung der halbjährigen Inspektion hingewiesen und der Serviceumfang erweitert (Rundschreiben der Fa. Dräger vom Februar 1989).

Enfluran und Isofluran benötigen keine Stabilisatoren. Isofluran hat darüber hinaus im Tierexperiment eine erheblich höhere therapeutische Breite als Halothan: der MAC-Wert, bei dem es zu Kreislaufversagen kommt, ist nahezu doppelt so hoch wie bei Halothan [22, 36, 59]. Schließlich führt Isofluran im Tierexperiment bei extrem hohen Konzentrationen (6 Vol.-%) nicht zu Veränderungen der zerebralen Energieäquivalente (ATP, Phosphocreatin) [49], während es bei vergleichbaren Halothankonzentrationen, dosisabhängig zur progressiven Abnahme der zerebralen ATP-und Phosphocreatinkonzentration sowie zur ausgeprägten Laktatansammlung kommt [46].

Schlußfolgerung: Eine Einleitung per inhalationem mit Isofluran ist bei nicht prämedizierten Kindern ungünstiger als eine Einleitung mit Halothan. Bei adäquat prämedizierten Kindern und angepaßter Narkoseeinleitungstechnik (schrittweise Erhöhung der inspiratorischen Konzentration) ist Isofluran, was die Häufigkeit von Komplikationen des oberen Respirationstrakts anbetrifft, dem Halothan annähernd vergleichbar. Die Minimalmaßnahmen zur Verhinderung einer Halothanüberdosierung durch eine halothaninduzierte Beeinträchtigung der Vaporfunktion stellen die konsequente Durchführung von Inspektionen der Halothanverdampfer und die Messung der inspiratorischen Halothankonzentration dar. Ein weiterer Schritt wäre – auch in der Kinderanästhesie – der bevorzugte Einsatz von Isofluran.

Asthma bronchiale

Halothan ist bei Asthma bronchiale jahrelang das Inhalationsanästhetikum der Wahl gewesen. In letzter Zeit hat sich die Arrhythmogenizität von Halothan bei Vorbehandlung mit β-Sympathikomimetika und/oder Theophyllin als potentiell nachteilig herausgestellt. Bei der Nachzulassung von Halothan wurde deshalb eine möglicherweise gefährliche Interferenz von Halothan mit Theophyllin in die Aufbereitungsmonographie des BGA aufgenommen.

Als bessere Alternativen wurden Isofluran und Enfluran diskutiert, die aber bei dieser Indikation wegen ihrer potentiell schwach brochialschleimhautreizenden Wirkung kritisch gesehen wurden. Nachdem sich Halothan und Isofluran bei chronisch obstruktiver Lungenerkrankung in ihren Auswirkungen auf die perioperative Lungenfunktion nicht unterschieden [23] und mit Isofluran und Enfluran mehrfach ein schwerer, ansonsten therapierefraktärer Status asthmaticus durchbrochen wurde, sind diese Vorbehalte vermutlich hinfällig [5, 53, 58].

Schlußfolgerung: Bei Asthma bronchiale gibt es keine Einschränkung für Isofluran oder Enfluran, wohl aber für Halothan.

Maligne Hyperthermie

Die 3 Inhalationsanästhetika können in extrem seltenen Fällen eine maligne Hyperthermie auslösen. Sie sind deshalb bei bekannter maligner Hyperthermie absolut kontraindiziert. Es sollten Anästhesiegeräte eingesetzt werden, bei denen – bei vollständig entferntem Vapor (!) und frischen Schläuchen – durch ausreichend lange Spülung mit einem hohen Frischgasflow die Anästhetikakonzentrationen an der Grenze der Nachweisbarkeit liegen [4, 60]. Die Vorbereitung gefährdeter Patienten bzw. das Vorgehen bei Auftreten einer malignen Hyperthermie ist im Beitrag Plötz, S. 122, besprochen.

Literatur

1. Adams RW, Cucchiara RF, Gronert GA, MNessick JM, Michenfelder JD (1981) Isoflurane and cerebrospinal fluid pressure in neurosurgical patients. Anesthesiology 54: 97-99
2. Algotsson L, Messeter K, Nordström CH, Ryding E (1988) Cerebral blood flow and oxygen consumption during isoflurane and halothane anesthesia in man. Anaesthesiol Scand 32: 15-20
3. Allan LG, Hussey AJ, Howie J, Beckett GJ, Smith AF, Hayes JD, Drummond GB (1987) Hepatic Gluthatione S-Transferase release after halothane anesthesia: open randomised comparison with isoflurane. Lancet April 4: 771-774
4. Beebe JJ, Sessler DI (1988) Preperation of anesthesia machines for patients susceptible to malignant hyperthermia. Anesthesiology 69: 395-400
5. Biermann MI, Brown M, Muren O, Keenan RL, Glauser FL (1986) Prolonged isoflurane anesthesia in status asthmaticus. Crit Care Med 14: 832-833
6. Breslow MJ, Evers AS, Lebowitz P (1985) Successful treatment of accelerated junctional rhythm with propranolol: possible role of sympathetic stimulation in the genesis of this rhythm disturbance. Anesthesiology 62: 180-182
7. Buss G, Büch U (1985) Klinische Erfahrungen mit Isofluran-Inhalations-Anästhesien bei Kindern. Anästh Intensivmed 26: 379-385
8. Böttiger LE, Dalen E, Hallen P (1976) Halothane induced liver damage: an analysis of the material reported to the Swedish Adverse Drug Reaction Committee 1966-1973. Acta Anaesthesiol Scand 20: 40-46
9. Campkin TV (1984) Isoflurane and cranial extradural pressure. Br J Anaesth. 56: 1083-1087
10. Carney FMT,Van Dyke RA (1972) Halothane hepatitis: a critical review. Anesth Analg 51: 135-160
11. Carrigan TW, Straughen WJ (1987) A report of hepatic necrosis and death following isoflurane anesthesia. Anesthesiology 67: 581-583
12. Carter R, Heerdt M, Acchiardo S (1976) Fluoride kinetics after enflurane anesthesia in healthy and anephric patients and in patients with poor renal function. Clin Pharmacol Ther 20: 565-570 (Abstract)
13. Cattemole RW,Verghese C, Blair IJ, Jones CJH, Flynn PJ, Sebel PS (1986) Isoflurane and halothane for outpatient dental anesthesia in children. Br J Anaesth 58: 385-389
14. Christensen J, Hjortso E (1980) Halothanhepatitis – oget incidens? Ugeskr Laeger 142: 574-576
15. Dossing M, Andreasen B (1982) Drug-induced liver disease in Denmark. Scand J Gastroenterol 17: 205-211
16. Eintrei C, Leszniewski W, Carlsson C (1985) Local application of 133-Xenon for measurement of reginal cerebral blood flow (rCBF) during halothane, enflurane, and isoflurane anesthesia in humans. Anesthesiology 63: 391-394
17. Fisher DM, Robinson S, Brett CM, Perin G, Gregory GA (1985) Comparison of enflurane, halothane, and isoflurane for diagnostic and therapeutic procedures in children with malignancies. Anesthesiology 63: 647-650
18. Friesen RH, Lichtor JL (1983) Cardiovascular effects of inhalation induction with isoflurane in infants. Anesth Analg 62: 411-414
19. Gallagher TJ, Galindo A, Richey ET (1978) Inhibition of seizure activity during enflurane anesthesia. Anesth Analg 75: 130-132
20. Gelman S (1989) Anesthesia and the liver. In: Barash PG, Cullen BF, Stoelting RK (Hrsg) Clinical anesthesia. Lippincott JB, Philadelphia, 1133-1162
21. Giaturco F, Cori M, Scoyni G (1986) Clinical experience with isoflurane anaesthesia in 1200 patients undergoing paediatric surgery. In: Lawin P, van Aken H, Puchstein C (Hrsg) Isoflurance. Springer, Berlin Heidelberg New York, 297
22. Gilbert M, Roberts SL, Mori M, Blomberg R, Tinker JH (1988) Comparative coronary vascular reactivity and hemodynamics during halothane and isoflurane anesthesia in swine. Anesthesiology 68: 243-253
23. Gold MI, Schwam SJ, Goldberg M (1983) Chronic obstructive pulmonary disease and respiratory complications. Anesth Analg 62: 975-981

24. Grosslight K, Foster R, Colohan AR, Bedford RF (1985) Isoflurane for neuroanesthesia: risk factors for increases in intracranial pressure. Anesthesiology 63: 533-536
25. Hantler CB, Wilton N, Learned DM, Hill AEG, Knight PR (1987) Impaired myocardial conduction in patients receiving diltiazem therapy during enflurane anesthesia. Anesthesiology 67: 94-96
26. Hill RF (1989) Treatment of isorhythmic A-V dissociation during general anesthesia with propranolol. Anesthesiology 70: 141-144
27. Hobbhahn J (1989) Narkose bei Lebererkrankungen. In: Peter K, Frey L, Hobbhahn J (Hrsg) Anästhesiologie. Enke, Stuttgart, 255-260
28. Hobbhahn J (1989) Herz- und Kreislauffunktion während der Narkose. In: Peter K, Hobbhahn J, Frey L (Hrsg) Anästhesiologie. Enke, Stuttgart, 116-124
29. Hobbhahn J, Conzen P, Forst H, Peter K (1989) Einfluß von Inhalationsanästhetika auf das Myokard. Anaesthesist 380: S 561-S 596
30. Hobbhahn J, Hansen E, Conzen P, Peter K (1991) Der Einfluß von Inhalationsanästhetika auf die Leber. Anästh Intensivmed 32: 215-220
30a. Hobbhahn J, Hansen E, Conzen P, Peter K (1991) Der Einfluß von Inhalationsanästhetika auf die Leber. Anästh Intensivmed 32: 250-256
31. Hobbhahn J, Reuschel-Janetschek E, Manert W et al. (1992) Dipyridamol, Isofluran und Halothan bei Patienten mit koronarer Herzkrankheit – eine Studie zur Frage des coronary steal. Springer, Berlin Heidelberg New York Tokyo
32. Hussey AJ, Aldridge LM, Paul D, Ray DC, Beckett GJ, Allan LG (1988) Plasma glutathione S-transferase concentration as a measure of hepatocellular integrity following a single general anaesthetic with halothane, enflurane or isoflurane. Br J Anaesth 60: 130-135
33. Johannesson GP, Lindhal SGE, Sigurdsson GH, Norden NE (1987) Halothane, enflurane and isoflurane anaesthesia for adenoidectomy in children, using two different premedications. Acta Anaesthesiol Scand 311: 233-238
34. Järnberg P-O, Ekstrand J, Irestedt L (1981) Renal fluoride excretion and plasma fluoride levels during and after enflurane anesthesia are dependent on urinary pH. Anesthesiology 54: 48-52
35. Kenna JG, Neuberger J, Williams R (1987) Specific antibodies to halothane-induced liver antigens in halothane-associated hepatitits. Br J Anaesth 59: 1286-1290
36. Kissin I, Morgan PL, Smith LR (1983) Comparison of isoflurane and halothane safety margins in rats. Anesthesiology 58: 556-561
37. Layock GJA, McNicol LR (1988) Forum: Hypoxaemia during induction of anasthesia – an audit of children who underwent general anaesthesia for routine elective surgery. Anaesthesia 43: 981-984
38. Lebowitz MH, Blitt CD, Dillon JB (1972) Enflurane-induced central nervous system exitation and its relation to carbon dioxide tension. Anesth Analg 51: 355-363
39. Lindgren L, Randell T, Saarnivaara L (1991) Comparison of inhalation induction with isoflurane or halothane in children. Eur J Anaesth. 8: 33-37
40. Lundar T, Lindergaard F, Refsum L, Rain R, Nornes H (1987) Cerebrovascular effects of isoflurane in man. Br J Anaesth 59: 1208-1213
41. Mazze RI, Calverley RK, Smith NT (1977) Inorganic fluroide nephrotoxicity: Prolonged enflurane and halothane anesthesia in volunteers. Anesthesiology 46: 265-271
42. Mazze RI, Sievenpiper TS, Stevenson J (1984) Renal effects of enflurane and halothane in patients with abnormal renal function. Anesthesiology 60: 161-163
43. Mazze RI, Woodruff RE, Heerdt ME (1982) Isoniazid-induced enflurane defluorination in humans. Anesthesiology 57: 5-8
44. McAteer PM, Carter JA, Copper GM, Prys-Robert C (1986) Comparison of isoflurane and halothane in outpatient paediatric dental anaesthesia. Br J Anaesth 58: 390-393
45. McConachie IW (1989) Carotid sinus massage for treatment of A-V junctional rhythm. Anesthesiology 71: 621
46. Michenfelder JD, Theye RA (1975) In vivo toxic effects halothane on canine cerebral metabolic pathways.- Am J Physiol 229: 1050-1055

47. Murat I, Chaussain M, Hamza J, Saint-Maurice C (1987) The respiratory effects of isoflurane, enflurane and halothane in spontaneously breathing children. Anesthesia 42: 711-718
48. Neuberger J, Kenna G (1987) Halothane hepatitis: a model of immune mediated drug hepatotoxicity. Clinical Science 72: 263-270
49. Newberg LA, Milde JH, Michenfelder JD (1983) The cerebral metabolic effects of isoflurane at and above concentrations that suppress cortical electrical activity. Anesthesiology 59: 23-28
50. Opitz A, Oberwetter D (1979) Enflurane or halothane anaesthesia for patients with cerebral convulsive disorders? Acta Anaesthesiol Scand (Suppl) 71: 43-47
51. Oshima E, Urabe N, Shingu K, Mori K (1985) Anticonvulsant actions of enflurane on epilepsy models in cats. Anesthesiology 63: 29-40
52. Pandit UA, Steude GM, Leach AB (1985) Induction and recovery characteristics of isoflurane and halothane anaesthesia for short outpatient operations in children. Anaesthesia 40: 1226-1230
53. Parnass SM, Feld JM, Chamberlin WH, Segil LJ (1987) Status asthmaticus treated with isoflurane and enflurane. Anesth Analg 66: 193-195
54. Pfeifer G, Oehmen S, Limberg NJ, Schlutheiß R (1987) Die Wirkung von Isofluran auf den intrakraniellen Druck. Anaesth Intensivther Notfallmed 22: 214-220
55. Phillips AJ, Brimacombe JR, Simpson DL (1988) Anaesthesia induction with isoflurane or halothane. Anaesthesia 43: 927-929
56. Raftery S, Warde D (1990) Oxygen saturation during inhalation induction with halothane and isoflurane in children: effect of premedication with rectal thiopentone. Br J Anaesth 64: 167-169
57. Reinhold P, Vigfusson G, Wendt M (1986) Induction and recovery of isoflurane and halothane anaesthesia in infants. In: Lawin P, van Aken H, Puchstein C (Hrsg) Isoflurane. Springer, Berlin Heidelberg New York, 289-293
58. Revell S, Greenhalgh D, Absalom SR, Soni N (1988) Isoflurane in the tratment of asthma. Anasthesia 43: 477-479
59. Roberts SL, Gilbert M, Tinker JH (1987) Isoflurane has a greater margin of safety than halothane in swine with and without major surgery or critical coronary stenosis. Anesth Analg 66: 485-491
60. Robinson JS, Thompson JM, Barrat RS (1977) Inadvertent contamination of anaesthetic circuits with halothane. Br J Anaesth 49: 745-754
61. Rosen I, Söderberg M (1975) Electroencephalographic activity in children under enflurane anesthesia. Acta Anaesthesiol Scand 19: 361-369
62. Saarnivaara L, Kentala E (1980) Comparison of electrocardiographic changes during microlaryngoscopy under balanced anaesthesia induced by althesin or thiopentone. Acta Anaesth Scand 24: 321-324
63. Saarnivaara L, Kentala E, Kautto U-M, Yrjölä H (1986) Electrocardiographic changes during microlaryngoscopy in practolol-pretreated patients under balanced anaesthesia. Acta Anaesthesiol Scand 30: 128-131
64. Sainz JJG, Camiruaga JA, Cano FF, De La Herran JL (1988) Effects of isoflurane on intraventricular pressure in neurosurgical patients. Br J Anaesth 61: 347-349
65. Scheller MS, Todd MM, Drummond JC, Zornow MH (1987) The intracranial presure effects of isoflurane and halothane administered following cryogenic brain injury in rabbits. Anesthesiology 67: 507-512
66. Shapiro HM (1986) Anesthesia effects upon cerebral blood flow, cerebral metabolism, electroencephalogram, and evoked potentials. In: Miller RD (ed) Anesthesia. Churchill Livingstone, New York Edinbourgh London Melbourne, 2nd edn, pp 1249-1288
67. Smith RL, Marque JJ (1976) Anesthetics and cerebral edema. Anesthesiology 45: 64-72
68. Steen PA, Michenfelder JD (1979) Neurotoxicity of anesthetics. Anesthesiology 50: 437-453
69. Stevens JE, Fujiinaga M, Oshima E, Mori K (1984) The biphasic pattern of the convulsive property enflurane in cats. Br J Anaesth. 56: 395-403

70. Stoelting RK, Blitt CD, Cohen PJ, Merin RG (1987) Hepatic dysfunction after isoflurane anesthesia. Anesth Analg 66: 147-153
71. Strube PJ, Hulands GH, Halsey MJ (1987) Serum fluoride levels in morbidly obese patients: Enflurane compared with isoflurane anaesthesia. Anaesthesia 42: 685-689
72. Strunin L (1989) Anaesthesia for the patient with liver disease. In: Nunn JF, Utting JE, Brown BRJr (Hrsg) General anaesthesia. Butterworths, London Boston, pp 714-719
73. Sylvie G, Smiley RK (1986) Acute hepatitis in a patient with mild factor IX deficiency after anesthesia with isoflurane. Can Med Assoc J 135: 645-646
74. Urquhart ML, Ramsey FM, Royster RL, Morell RC, Gerr P (1987) Heart rate and rhythm following an edrophonium/atropine mixture for antagonism of neuromuscular blockade during fentanyl/N_2O/O_2 or isoflurane/N_2O/O_2 anesthesia. Anesthesiology 67: 561-565
75. van Heerden PV, Wilson IH, Marshall FPF, Cormack JR (1990) Effect of humidification on inhalation induction with isoflurane. Br J Anaesth 64: 235-237
76. Villani A, de Cosmo G, Primieri P (1987) Traitement par verapamil et bloc auriculo-ventriculaire sous enflurane. Cahiers d'Anesthesiology 35: 233-234
77. Wilton NCT, Landau SN, Knight PR, Hantler CB (1986) Electrophysiological effects of the volatile anesthetic agents: an alternativ approach. Anesthesiology 65: A57 (Abstract)
78. Wren WS, Allen P, Synnott A, O'Keeffe D, O'Griofa P (1987) Effects of halothane, isoflurane and enflurane on ventilation in children. Br J Anaesth 59: 399-409
79. Wren WS, McShane AJ, McCarthy JG, Lamont BJ, Casey WF, Hannon VM (1985) Isoflurane in paediatric anaesthesia. Anaesthesia 40: 315-323
80. Zaric D, Larsen SF, Jacobsen E, Olesen KH, Ranek L (1986) Halothane hepatitis in a prospective study of postoperative complications. Acta Anaesthesiol Scand 30: 529-532
81. Zinn SE, Fairley HB, Glenn JD (1985) Liver function in patients with mild alcoholic hepatitis, after enflurane, nitrous oxide-narcotic, and spinal anesthesia. Anesth Analg 64: 487-490

Vermeidung von Zwischenfällen bei der intravenösen Anwendung von Barbituraten

K. Taeger

In seinem 1979 erschienenen Buch *Intravenous Anaesthetic Agents* schreibt Dundee: „Barbiturates were the first successful intravenous anaesthetics and they remain the most popular anaesthetic induction agents ... these drugs are the standard against which all new intravenous drugs are judged" [6]. 1989 ist dieses Statement nach wie vor gültig. In einem in diesem Jahr erschienenen Review, das sich mit der Pharmakologie von Propofol beschäftigt, bezeichnet der gleiche Autor ohne Angabe von Gründen Thiopental nun allerdings als „the most lethal drug in medicine" [7].

Diese beiden Zitate verdeutlichen vielleicht am besten die möglichen Konsequenzen der Anwendung von Barbituraten zur Narkoseeinleitung, ihrem wichtigsten Indikationsgebiet.

Thiopental, Methohexital und Hexobarbital sind in der Hand des Erfahrenen sicher in der Anwendung. Ihr sehr rascher Wirkungseintritt in einer Arm-Gehirn-Kreislaufzeit [8] und ihre steile Dosis-Wirkungs-Beziehung [18] erlauben eine exakte Anpassung der Dosis an die gewünschte Wirkungsintensität bei vergleichsweise geringer Variabilität der zur Narkoseeinleitung erforderlichen Dosis. Zwischenfälle sind nur dann zu erwarten, wenn die Regeln der korrekten Anwendung verletzt werden, oder wenn der zu anästhesierende Patient erkannte oder nicht erkannte Risiken aufweist, die in Verbindung mit der Barbituratanwendung auch zu seinem Tod führen können.

Beide Barbiturate sind für den Patienten dann ungefährlich – und das bestätigen die auf der ganzen Welt in Jahrzehnten gesammelten Erfahrungen –, wenn es gelingt, Risiken zu identifizieren, nötigenfalls und wo möglich rechtzeitig zu therapieren, oder aber (wenn eine effektive Behandlung nicht möglich ist) auf ein anderes Induktionsanästhetikum auszuweichen.

Ausgehend von den Wirkungen der Barbiturate auf den menschlichen Organismus ist im folgenden zu prüfen, bei welchen Krankheitsbildern Barbiturate nicht, nur nach therapeutischer Intervention oder in erheblich reduzierter Dosis angewandt werden dürfen.

Herz-Kreislauf-System

Die katastrophalen Ergebnisse der Anwendung von zuerst Hexobarbital, dann Thiopental zur Anästhesie von Kriegsopfern in Pearl Harbour, die sich in schweren, nicht oder unzureichend behandelten Volumenmangelschockzuständen befanden, weisen darauf hin, daß eine instabile Kreislaufsituation die

Barbituratanwendung sehr gefährlich machen kann. Dies trifft sicherlich auch zu für fortgeschrittene Erkrankungen des Herzens, koronare Herzkrankheit, Herzinsuffizienz, Herzklappenerkrankungen und unzureichend behandelte Erkrankungen des Kreislaufs, Hyper- und Hypotonie.

Angesichts der schier unendlichen Flut von Arbeiten, die sich mit den Effekten der Barbiturate auf Herz und Kreislauf beschäftigt haben, scheint es nicht ganz einfach, diese Wirkungen exakt zu qualifizieren und zu quantifizieren. Dies dürfte daran liegen, daß

- je nach individuellen Gegebenheiten unterschiedlich effektive Kompensationsmechanismen die Kreislaufwirkungen verstärken oder abschwächen;
- die Aktivität des Sympathikus im Moment der Barbituratapplikation für die Ausprägung der Barbiturateffekte entscheidend ist; bei hoher Aktivität, ausgelöst z. B. durch einen Schock oder situationsbedingte Angst, sind die Effekte ausgeprägter;
- Vorerkrankungen von Herz und Kreislauf vorliegen können,
- Störungen des Wasser-, Elektrolyt- und Säure-Basen-Status synergistisch zu den herz- und kreislaufdepressiven Effekten der Barbiturate wirken können,
- auch eine Begleitmedikation synergistisch wirken kann,
- es bei Bolusapplikation schwierig ist, die nur kurz anhaltenden Effekte exakt zu beschreiben, da sich während der Dauer der hämodynamischen Messungen die Gewebskonzentrationen im Herzmuskel und den Gefäßwänden rasch und ausgeprägt verändern und daher allenfalls in sehr grober Näherung geschätzt werden können [9].

Bei allen Widersprüchlichkeiten der vorliegenden Untersuchungen ist aber doch klar, daß Thiopental, Methohexital und Hexobarbital qualitativ und quantitativ ähnliche, dosisabhängige Wirkungen auf Herz und Kreislauf haben. Die nach klinisch üblichen, langsam verabreichten Dosen beim Herz- und Kreislaufgesunden nachweisbare leichte Abnahme des Schlagvolumens, kompensiert durch einen mäßigen Herzfrequenzanstieg, läßt sich im wesentlichen auf zwei Wirkungen zurückführen, einen negativ-inotropen Effekt, und eine Dilatation der Venen mit Abnahme der linksventrikulären enddiastolischen Füllung [9]. Es resultiert ein dosisabhängig mehr oder weniger ausgeprägter Blutdruckabfall, der über eine Aktivierung des Barorezeptorenreflexes zu einer Tachykardie führt. Das Herzzeitvolumen ändert sich kaum. Der myokardiale O_2-Verbrauch nimmt tachykardiebedingt um 40 – 50 % zu [9]. Diese Effekte sind für den Gesunden bei sachgerechter Anwendung belanglos. Sie werden klinisch bedeutsam, wenn sich ein Patient mit seinen kardiozirkulatorischen Funktionen an der Grenze der Kompensationsfähigkeit befindet.

Quantitativ von überragender Bedeutung sind Patienten mit koronarer Herzkrankheit [20]. Als Folge der ständigen Zunahme des Anteils der über 65jährigen an der Gesamtbevölkerung werden wir immer öfter mit diesem Krankheitsbild konfrontiert. Selbstverständlich sind bei der weit überwiegenden Mehrzahl dieser Patienten die hämodynamischen Konsequenzen einer niedrigdosierten, langsamen Barbituratinjektion in der Regel unbedeutend. Dies muß nun nicht unbedingt mehr gelten, wenn die Reserven der myokardialen O_2Versorgung aufgebraucht sind. Bei hochgradigen Koronarstenosen sinkt mit fallendem diastolischem Aortendruck der koronare Blutfluß ab, da eine Steigerung des Flusses durch Koronardilatation nicht möglich ist. Gleichzeitig sinkt allerdings auch die Wandspannung des linken Ventrikels. Der tachykardiebedingte Anstieg des myokardialen O_2-Verbrauchs könnte in dieser Situation eine akute Ischämie des Herzmuskels auslösen. Wird der Frequenzanstieg jedoch durch β-Blockade verhindert, kann der myokardiale O_2-Verbrauch sogar um bis zu 40 % abnehmen [22]. Barbiturate können also unter Anwendung der nötigen Vorsicht trotz einer grenzwertigen O_2-Bilanz des Myokards bei diesen Patienten zur Narkoseeinleitung angewendet werden, wenn durch begrenzte Volumenvorgabe und β-Blockade die unerwünschten Kreislaufeffekte verhindert werden.

Patienten mit myokardialer Insuffizienz benötigen wesentlich höhere enddiastolische Füllungsdrücke, um die gleiche Schlagarbeit wie das gesunde Herz leisten zu können. Durch Barbiturate nimmt die bereits beeinträchtigte Kontraktionskraft weiter ab. Durch den sinkenden arteriellen Mitteldruck und das venöse Pooling wird andererseits die Herzarbeit vermindert und die Stauung vor dem linken Herzen etwas abgeschwächt. Die Abnahme des arteriellen Mitteldrucks und des enddiastolischen Füllungsdrucks könnten sich dabei die Waage halten. Somit dürfte die Kontraktilitätsreserve darüber entscheiden, wie sich eine Barbituratinjektion auswirkt. Selbstverständlich liegt bei diesen Patienten eine Indikation zur Behandlung der Herzinsuffizienz mit positivinotropen Substanzen vor. Der Wechsel auf ein anderes Induktionsanästhetikum, z. B. Etomidat, in Kombination mit einem Opioid, ist bei einer hochgradigen Herzinsuffizienz angezeigt.

Wenn es sich auch um seltene Krankheitsbilder handelt, sollen doch die Herzklappenerkrankungen kurz gestreift werden.

Bei Patienten mit Mitralstenose ist die Füllung des linken Ventrikels beeinträchtigt. Ausgeprägte Anstiege der Herzfrequenz können zu einer derartigen Verkürzung der diastolischen Füllungszeit führen, daß Schlagvolumen, Herzzeitvolumen und Blutdruck kritisch abfallen. Ist es durch diesen Klappenfehler noch nicht zu einer pulmonalen Hypertonie gekommen, können die Barbiturate zur Induktion einer Narkose mit der gebotenen Vorsicht angewendet werden. Eine β-sympathikolytische Vorbehandlung ist angezeigt. Im Falle einer pulmonalen Hypertonie ist es vorteilhaft, z. B. auf Etomidat und Opioide auszuweichen [1, 24]. Bei der Mitralinsuffizienz liegt das Problem in einer Volumenüberladung des linken Vorhofs durch das in der Systole aus der Kammer zurückströmende Blut. Diese Situation bessert sich durch eine diskrete Tachykardie. Vorteilhaft ist auch eine Abnahme des systemischen Gefäßwiderstands, von Nachteil eine Beeinträchtigung der Inotropie. Barbiturate können bei leichten bis mittelschweren Formen der Mitralinsuffizienz angewendet werden; bei schweren Formen sollte wieder z. B. auf Etomidat und Opioide ausgewichen werden [1, 24].

Bei der Aortenstenose ist durch die Einengung der Ausstrombahn ein erhöhter linksventrikulärer systolischer Druck erforderlich. Der damit einhergehende, höhere myokardiale O_2-Verbrauch und die Kompression der subendokardialen Koronargefäße führen trotz intakter Koronarien häufig zur Myokardischämie. Bei diesen Patienten sind die Aufrechterhaltung eines normalen Sinusrhythmus, die Vermeidung erheblicher Veränderungen der Herzfrequenz, eines Abfalls des systemischen Gefäßwiderstands und eines Volumendefizits entscheidend. Bis zu mittelgradigen Ausprägungen der Aortenstenose können Barbiturate verwendet werden, sollten aber bei schweren Formen wiederum beispielsweise durch Etomidat und ein Opioid ersetzt werden [1, 24].

Bei der Aorteninsuffizienz ist das Ausmaß der Regurgitation geringer, wenn die Herzfrequenz mäßig ansteigt und der systemische Gefäßwiderstand leicht abnimmt. Die muskuläre Hypertrophie und der niedrige diastolische Aortendruck gefährden die myokardiale O_2-Versorgung; eine subendokardiale Ischämie ist daher trotz eines intakten Koronarkreislaufs nicht selten. Wieder können Barbiturate bei leichten bis mittelgradigen Formen verwendet werden; auf andere intravenöse Anästhetika und Opioide sollte bei den schweren Formen übergegangen werden [1, 24].

Die deletären Auswirkungen der Barbituratanwendungen bei manifestem oder unerkanntem Volumenmangel wurden eingangs schon erwähnt. Es braucht nicht betont zu werden, daß ein hypovolämischer Schock zuerst energisch und ausreichend behandelt werden muß, bevor die Anwendung von Barbituraten erwogen wird. Ist die Behandlung des Volumendefizits nicht möglich oder steht nicht genügend Zeit dafür zur Verfügung, muß auf andere Induktionsnarkotika, z. B. Ketamin oder Etomidat, ausgewichen werden. In der Praxis stehen mehr die hämodynamischen Auswirkungen einer Barbituratinjektion bei nicht erkanntem bzw. unzureichend vorbehandeltem Volumenmangel im Vordergrund. Hiervon sind typischerweise Patienten im höheren Lebensalter mit unzureichend eingestellter arterieller Hypertonie betroffen. Die Applikation von 500 – 1000 ml eines Kristalloids vor Narkoseeinleitung genügt in der Regel, die hämodynamischen Wirkungen der Barbiturate gering zu halten. Gerade bei den alten Patienten ist bei der Injektion deren deutlich längere Kreislaufzeit zu beachten, sind die Barbiturate in reduzierter Dosis, wesentlich langsamer und in kleineren Inkrementen zu verabreichen.

Nervensystem

Thiopental und Methohexital verursachen eine dosisabhängige, reversible Depression neuronaler Funktionen, mit der Konsequenz eines reduzierten Hirnstoffwechsels. Zerebraler O_2-Verbrauch und CO_2-Produktion nehmen entsprechend um bis zu 50 % ab [21]. Als Ausdruck der erhaltenen Autoregulation steigt der zerebrale Gefäßwiderstand umgekehrt proportional zur abnehmenden CO_2-Spannung des Hirngewebes an und bewirkt eine Reduktion der zerebralen Perfusion und des intrakraniellen Blutvolumens. Die arteriozerebralvenöse O_2-Gehaltsdifferenz ändert sich nicht, es tritt also kein Mißverhältnis zwischen O_2-Angebot und -bedarf auf. Der zerebrale Perfusionsdruck als Differenz aus arteriellem Mitteldruck und intrakraniellem Druck wird beim Gesunden durch klinisch übliche Dosen kaum beeinflußt. Bei Patienten mit erhöhtem intrakraniellem Druck verringern Thiopental und Methohexital durch zerebrale Vasokonstriktion das intrakranielle Blutvolumen und wirken rasch drucksenkend. Nimmt dabei der arterielle Mitteldruck nicht wesentlich ab, kann daraus eine Verbesserung des zerebralen Perfusionsdrucks resultieren [10]. Fällt der Blutdruck allerdings erheblich ab, kann es zu einer kritischen Abnahme des zerebralen Perfusionsdruckes kommen [23]. Volumenvorgabe, evtl. Katecholamine und sehr langsame Barbituratapplikation unter fortlaufender Kontrolle von arteriellem Mitteldruck und intrakraniellem Druck sollten ein Weg sein, eine Gefährdung der zerebralen Perfusion auszuschließen.

Da beide Barbiturate Anstiege des intrakraniellen Drucks, ausgelöst durch Laryngoskopie und Intubation, nicht wirksam verhindern können [10], empfiehlt sich bei Patienten mit erhöhtem Hirndruck beispielsweise die vorherige Gabe eines Opioids oder auch die örtliche Betäubung der oberen Luftwege.

Thiopental ist ein hochwirksames Antiepileptikum [2, 15]. Methohexital hingegen kann bei Epileptikern die neuronale Aktivität epileptischer Herde verstärken [24]. Bei Patienten mit einem bekannten Anfallsleiden wurde deshalb empfohlen, unter Beibehaltung der antiepileptischen Medikation auf Methohexital zur Narkoseeinleitung zu verzichten und statt dessen auf Thiopental oder Benzodiazepine überzugehen [24]. Diese Empfehlung scheint nicht berechtigt. Ähnlich wie beim Äther, wenn auch in sehr schwacher Ausprägung, wird bei der Injektion von Barbituraten ein Exzitationsstadium durchlaufen [3]. Die Steigerung der neuronalen Aktivität durch Methohexital läßt sich auf die Lähmung hemmender Interneurone zurückführen; in narkotischer Konzentration wirkt Methohexital wie Thiopental antiepileptisch.

Atmung und Bronchialsystem

Eine weitere Risikogruppe sind Patienten mit hyperreagiblem Bronchialsystem, seien es jetzt Patienten mit einer der verschiedenen Asthmaformen oder Patienten mit chronisch obstruktiver Erkrankung der Lunge. Wie schon erwähnt, sind die Barbiturate nur unvollkommen in der Lage, die von Larynx und Trachea bei der Intubation ausgehenden Reflexe zu dämpfen [10]. Bei diesen Patienten kann daher ein zu früher Intubationsversuch mit einem Laryngo- oder Bronchospasmus beantwortet werden [24]. Zudem können die Barbiturate bei disponierten Patienten aus den Gewebsmastzellen Histamin freisetzen [5, 14, 19].

Es ist gezeigt worden, daß die Stimulation der Atmung durch einen Anstieg der CO_2-Spannung bei Patienten mit COPD durch Thiopental stärker gehemmt wird als bei Lungengesunden [11]. Zusätzlich wird der Atemantrieb durch einen O_2-Mangel von Thiopental in narkotischer Konzentration gehemmt [17]. Während der Narkoseeinleitung sind diese Effekte nahezu belanglos. Inwieweit sie sich in der postoperativen Phase noch auswirken, wo die zerebral dämpfenden Restwirkungen der Narkotika mit der atemdepressorischen Aktivität der Opioide zusammenwirken, ist nicht bekannt. Für eine sichere Handhabung der Barbiturate empfiehlt sich die Vorgabe eines Opioids vor der Barbituratapplikation, Intubationsversuche erst bei ausreichender Narkosetiefe und nach Eintritt der vollen Relaxanswirkung; postoperativ eine ausreichend lange Überwachung der Atemfunktion.

Porphyrie

Unter dem Überbegriff Porphyrie werden verschiedene Krankheitsbilder zusammengefaßt, die als Gemeinsamkeit einen Mangel an Enzymen des Porphyrinstoffwechsels aufweisen. Für den Anästhesisten sind die akuten hepatischen Porphyrien bedeutsam, und zwar insbesondere die akute intermittierende Porphyrie, die Porphyria variegata, und die hereditäre Koproporphyrie. Bedingt durch diesen Enzymmangel kommt es zu einer Minderproduktion von Häm, dessen niedrige Konzentration im Sinne eines negativen Feedback zu einer gesteigerten Aktivität der δ-Aminolävulinsäure führt. Es resultiert die vermehrte Bildung und Anhäufung von Stoffwechselprodukten, die von dem in unzureichender Aktivität vorhandenen Enzym nicht mehr schnell genug verstoffwechselt werden können. Die Barbiturate steigern die Aktivität der δ-Aminolävulinsäure noch weiter. Die Anhäufung der Stoffwechselprodukte aus diesem „inborn error of porphyrin metabolism" [24] führt zu einer Demyelinisierung des zentralen, peripheren und autonomen Nervensystems. Die Auslösung von akuten Attacken birgt das Risiko eines tödliches Ausgangs in sich. Nicht jede Applikation eines bekanntermaßen anfallauslösenden Medikaments führt zur Auslösung einer Attacke. Deren klinische Symptome – kolikartige Schmerzen, Obstipation, Muskelschwäche, aufsteigende Paralyse, Enzephalopathie, Psychose, Tachykardie und hypertensive Krise – lassen sich alle auf die multiplen Demyelinisierungsherde zurückführen. Die Häufigkeit des Auftretens wird in unseren Breiten mit 1 : 100 000 angegeben. Frauen sind 4mal häufiger betroffen als Männer. Hauptmanifestationsalter ist das 3. Lebenjahrzehnt. Der einzig sichere Weg ist, auf alle anfallauslösenden Medikamente und ganz besonders die Barbiturate zu verzichten und ausschließlich solche Medikamente einzusetzen, deren Sicherheit erwiesen ist (Tabelle 1).

Immunsystem

Thiopental kann die Bildung von Antikörpern der Immunglobulinklasse E induzieren [13]. Die gegen Thiopental gerichteten Antikörper weisen eine Kreuzreaktivität gegen Methohexital und andere Barbiturate auf [12]. Das Risiko einer Antikörperbildung nimmt mit der Zahl der Expositionen zu. Die Wahrscheinlichkeit eines anaphylaktischen Zwischenfalls ist also gerade bei den Patienten am höchsten, die schon oft ein Barbiturat zur Narkoseeinleitung erhalten und bestens vertragen haben. Man vermutet, daß es sich um Hypersensitivitätsreaktionen vom Typ I handelt, d. h. um sofort ablaufende Reaktionen unter Beteiligung verschiedener Komponenten des Immunsystems. Die Klinik ist geprägt von einem urtikariellen Exanthem, das auf Gesicht, Hals und obere Thoraxhälfte begrenzt sein, aber auch mit Blutdruckabfall, Bronchospasmus und Ödemen der Lider, der Lippen und der Glottis bis hin zum anaphylaktischen Schock einhergehen kann. Betroffen sind besonders Patienten, die zu allergischen Reaktionen neigen. Die Häufigkeitsangaben, 1 : 7000 für Methohexital und 1 : 14 000 für Thiopental [25], sind wegen der Seltenheit dieser Reaktionen wenig verläßlich. Der Verlauf solcher Reaktionen auf

Tabelle 1. Medikamente bei akuten hepatischen Prophyrien. (Nach Angaben der Deutschen Arzneimittelkomission; aus [16])

Gruppe	vertretbar	zweifelhaft	lebensgefährlich
Hypnotika/Sedativa	Bromide Cloralhydrat Baldrianexcerpte Lorazepam	Chloridazepoxid Clonazepam Diazepam Oxazepam Paraldehyd	Barbiturate (Thiopental, Pentobarbital etc.) Flunitrazepam Nitrazepam
Neuroleptika	Droperidol Promazin Promethazin Chlorpromazin	Chlormethiazol Levomepromazin	
Anticholinergika	Atropin	Scopolamin	
Narkosemittel	Lachgas	Halothan Ketamin	Etomidat Enfluran (Isofluran?) Steroidnarkotika
Hypnoanalgetika	Buprenorphin Morphin Codein Methadon Phenoperidin Propoxyphen Fentanyl	Pethidin Dextromoramid	Pentazocin
Muskelrelaxanzien	Succinylcholin d-Tubocurarin		Pancuronium
Lokalanästhetika	Bupivacain Procain	Prilocain	Lidocain
Parasympatho- mimetika	Neostigmin		
Sympatholytika	Propranolol Labetalol		Ergot-Alkaloide Phenoxybenzamin
Sympathomimetika	Adrenalin		
Hormone	Thyroxin	Glukokortikoide	
Antihypertensiva	Diazoxid Guanethidin Nitroglyzerin (ohne Alkohol)	Hydralazin Prazosin	Clonidin α-Methyl-Dopa Phenoxybenzamin
Diuretika	Thiazide Azetazolamid	Chlorothiazid Hydrochlorothiazid	Furosemid
Spironolacton			
Antikoagulanzien	Heparin Dicumarol		
Antibiotika	Cephalosporine Erythromycin Fusidinsäure Aminoglykoside Penicilin	Chloramphenicol Rifampicin Streptomycin Tetracyclin	Colistin Griseofulvin Sulfonamide Metronidazol
Periphere Analgetika	Acetylsalicylsäure Indomentacin Ibuprofen Paracetamol		Diclofenac Phenylbutazon

Thiopental scheint besonders ungünstig zu sein; aus einer Serie von 45 Zwischenfällen sind 6 tödlich ausgegangen [4, 25]. Als Konsequenz ergibt sich daraus, daß bei vermuteter oder gesicherter Barbituratallergie kein Barbiturat verwendet werden darf. Insbesondere ist zu bedenken, daß mehrfach folgenlos vertragene Barbituratinjektionen keine Sicherheit vor dem Auftreten eines anaphylaktischen Schocks bieten, vielmehr die Basis für die Produktion von IgE-Antikörpern geliefert haben könnten.

Gefäßreizung und andere unerwünschte Effekte

Die Folgen einer versehentlichen intraarteriellen Injektion von Thiopental werden in erster Linie von der Barbituratkonzentration bestimmt. Soweit bekannt, führt die Verabreichung einer 2,5 %igen Thiopentallösung nicht zu einer Gangrän der von der betroffenen Arterie versorgten Extremität. Für die in dieser Hinsicht sichere Handhabung von Thiopental dürfen höher konzentrierte Lösungen nicht verwendet werden, müssen farbkodierte Dreiwegehähne verwendet werden, und darf eine Injektion nur in gut laufende venöse Zugänge erfolgen, die an Stellen angelegt werden, wo es keine größeren arteriellen Gefäße gibt, d. h. beispielsweise am Handrücken.

Schmerzen bei der Injektion, Thrombophlebitiden, Husten, Niesen, Singultus, Übelkeit, Brechreiz und Erbrechen sind typische, nicht unakzeptabel häufige Wirkungen der Barbiturate, deren Inzidenz und Schweregrad durch eine geeignete Prämedikation deutlich verringert werden kann.

Zusammenfassung

Thiopental und Methohexital sind verläßliche und preiswerte Medikamente zur Narkoseeinleitung. Richtig angewendet, haben sie beim Organgesunden ein minimales Risikopotential. Zwischenfälle lassen sich vermeiden, wenn
- nach Wirkung dosiert, die verlängerte Kreislaufzeit alter Menschen berücksichtigt wird, und die Injektion langsam erfolgt;
- Risikopatienten identifiziert, falls möglich therapiert werden, oder auf die Anwendung von Barbituraten verzichtet wird;
- die Patienten postoperativ ausreichend lange überwacht werden.

Literatur

1. Bready LL, Smith RB (1987) Decision making in anesthesiology. Decker, Toronto, pp 35-41
2. Brown AS, Horton Jm (1967) Status epilepticus treated by intravenous infusions of thiopentone sodium. Br Med J 1: 27-28
3. Bührer M, Maitre PO, Ebling WF, Stanski DR (1987) Defining thiopental's steady state plasma concentration – EEG effect relationship. Anesthesiology 67: A 399
4. Clarke RSJ, Dundee JW, Garrett RT, McArdle GK, Sutton JA (1975) Adverse reactions to intravenous anaesthetics. Br J Anaesth 47: 575-585

5. Dudziak R, Förster H, Hoffmann E, Schmidt H, Asskali F (1987) Das Verhalten des Histaminspiegels während der Einleitung der Anaesthesie mit Propofol und Methohexital. Anaesthesist 36: 412-419
6. Dundee JW (1979) Intravenous anaesthetic agents. Arnold, London, p 4
7. Dundee JW, Clarke RSJ (1989) Propofol. Europ J Anaesthesiol 6: 5-22
8. Dundee JW, Wyant GM (1988) Intravenous anaesthesia. Churchill Livingstone, Edinburgh, p 47
9. Fragen RJ (1986) Cardiovascular effects of intravenous anesthetics. In: Altura BM, Halevy S (eds) Cardiovascular actions of anesthetics and drugs used in anesthesia, vol 1. Karger, Basel, pp 51-73
10. Giffin JP, Cottrell JE, Shwiry B, Hartung J, Epstein J, Lim K (1984) Intracranial pressure, mean arterial pressure, and heart rate following midazolam or thiopental in humans with brain tumors. Anesthesiology 60: 491-494
11. Gross JB, Zebrowski ME, Carel WD, Gardner S, Smith TC (1983) Time course of ventilatory depression after thiopental and midazolam in normal subjects and in patients with chronic obstructive pulmonary disease. Anesthesiology 58: 540-544
12. Harle DG, Baldo BA, Smal MA, Wajon P, Fisher MM (1986) Detection of thiopentone-reactive IgE antibodies following anaphylactoid reactions during anaesthesia. Clin Allergy 16: 493-498
13. Harle DG, Baldo BA, Smal MA, Fisher MM (1987) Drugs as allergens: the molecular basis of IgE binding to thiopentone. Int Arch Allergy Appl Immunol 84: 227-283
14. Hirshman CA, Edelstein RA, Ebertz JM, Hanifin JM (1985) Thiobarbiturate-induced histamine release in human skin mast cells. Anesthesiology 63: 353-356
15. Katz RI, Skeen JT, Quartararo C, Poppers PJ (1987) Varied uses of a thiopental infusion. Anesth Analg 66: 1328-1330
16. Kircheiss E, Eckart T (1989) Narkose bei Prophyrie. In: Peter K, Frey L, Hobbhahn J (Hrsg) Anästhesiologie. Enke, Stuttgart, S 265 ff
17. Knill RL, Bright S, Mannin P (1978) Hypoxic ventilatory responses during thiopentone sedation and anaesthesia in man. Can Anaesth Soc J 25: 366-372
18. Leslie K, Crankshaw DP (1990) Potency of propofol for loss of consciousness after a single dose. Br J Anaesth 64: 734-736
19. Lorenz W, Doenicke A, Meyer R, Reimann HJ, Kusche J, Barth H, Geesing H, Hutzel M, Weissenbacher B (1972) Histamine release in man by propanidid and thiopentone: Pharmacological effects and clinical consequences. Br J Anaesth 44: 355-369
20. Mangano DT (1990) Perioperative cardiac morbidity. Anesthesiology 72: 153-184
21. Michenfelder JD, Theye RA (1973) Cerebral protection by thiopental during hypoxia. Anesthesiology 39: 510-517
22. Reiz S, Balfors E, Friedman A, Häggmark S, Peter T (1981) Effects of thiopentone on cardiac performance, coronary hemodynamics and myocardial oxygen consumption in chronic ischemic heart disease. Acta Anaesthesiol Scand 25: 103-110
23. Schulte am Esch J, Pfeifer G, Thiemig I (1978) Der Einfluß von Etomidate und Thiopental auf den gesteigerten intrakraniellen Druck. Anaesthesist 27: 71-75
24. Stoelting RK, Dierdorf SF, McCammon RL (1988) Anesthesia and co-existing disease, 2nd ed. Churchill Livingstone, New York
25. Watkins J (1979) Anaphylactoid reactions to iv substances. Br J Anaesth 51: 51-60

Benzodiazepine – auf welche Risiken ist bei deren Anwendung zu achten?

W. Kapp

Das Wirkungsspektrum der Benzodiazepine umfaßt 4 Hauptqualitäten:
- anxiolytisch,
- sedierend/hypnogen,
- antikonvulsiv,
- muskeltonus-senkend.

Benzodiazepine zeigen diese Wirkqualitäten in Abhängigkeit von ihren physikalisch-chemischen Eigenschaften, ihrer Pharmakokinetik sowie der Dosierung in unterschiedlicher Ausprägung.

Durch Interaktion mit spezifischen Bindungsstellen im Zentralnervensystem, den Benzodiazepinrezeptoren, entfalten sie ihre Wirkung. Die Benzodiazepinrezeptoren sind im ZNS des Menschen besonders zahlreich im Bereich der kortikalen Strukturen sowie des limbischen Systems vorhanden. Die Bindungsstellen finden sich in enger Nachbarschaft des GABA-Rezeptors. Sie werden heute als eine funktionelle Einheit dieses Rezeptors betrachtet. Gammaaminobuttersäure (GABA) ist im ZNS des Menschen ein wesentlicher Neurotrans-

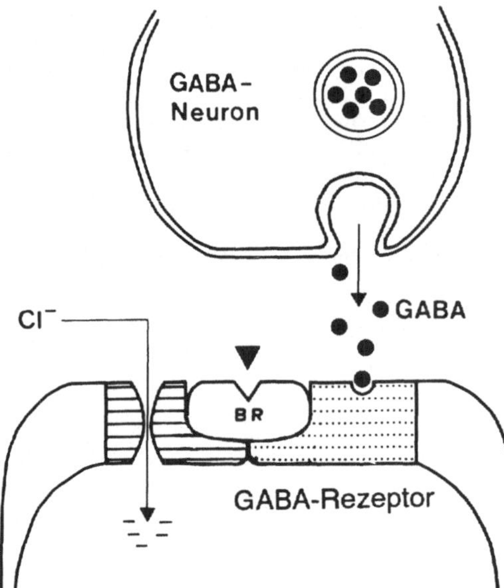

Abb. 1. Austreten von GABA aus den Speichervesikeln in den synaptischen Spalt und Öffnung des Chloridkanals durch den GABA-Rezeptor. Besteht zu diesem Zeitpunkt eine Interaktion des Benzodiazepinrezeptors (BR) mit einem Wirkstoff, so erhöht sich die Öffnungsfrequenz des Chloridkanals, der GABA-Effekt wird verstärkt

mitter, dessen Funktion die Auslösung physiologischer Hemmungsmechanismen ist. Benzodiazepine verstärken diese physiologischen Hemmungsmechanismen durch Beeinflussung des Chlorideinstroms in das Zellinnere. Die Öffnungsfrequenz der Chloridkanäle wird durch Benzodiazepine erhöht ([7]; Abb. 1).

Die physiologischen Hemmungsmechanismen können nicht mehr als maximal verstärkt werden, deshalb zeigen Benzodiazepine ein Ceilingphänomen [3]. Im Gegensatz zu den Barbituraten, die auch exzitatorische Mechanismen hemmen und eine nahezu lineare Dosis-Wirkungskurve zeigen, zeigt sich bei alleiniger Gabe eines Benzodiazepins ein S-förmiger Kurvenverlauf, der in seinem oberen Bereich ausgesprochen flach verläuft. Dies bedeutet, daß durch Dosissteigerung ab einer gewissen verabreichten Wirkstoffmenge eine wesentliche Wirkungsverstärkung nicht mehr erreicht werden kann. Somit sind wesentliche Parameter der Barbituratnarkose mit stufenweiser Titration, z. B. Verlust des Lidreflexes, Verlust des Kornealreflexes usw., zur Beurteilung einer mit Benzodiazepinen eingeleiteten Anästhesie wenig brauchbar. Das geschilderte Ceilingphänomen heißt aber nicht, daß eine Überdosierung mit Benzodiazepinen generell harmlos sei; wie alle Pharmaka müssen sie durch individuelle Dosisfindung angewendet werden.

In Abhängigkeit von der Zahl der involvierten Rezeptoren kann folgendes Wirkprofil angegeben werden:

Wirkung:	**Menge der involvierten Rezeptoren** [%]
Anxiolyse	
antikonvulsive Effekte	ca. 30
Sedation	30–40
Schlaf	50–60
↓	
Tiefschlaf	70–80

Die Menge der involvierten Rezeptoren ist abhängig von der Benzodiazepinkonzentration in dem Kompartiment, in dem sich die Benzodiazepinrezeptoren befinden. Für die Konzentration sind die physikalisch-chemischen Eigenschaften der Benzodiazepine und ihr pharmakokinetisches Verhalten wichtige Parameter. Die Pharmakokinetik läßt sich hinreichend gut in einem Dreikompartimentmodell beschreiben, das in Abbildung 2 schematisch dargestellt ist [4].

Aus dem zentralen Kompartiment, in das der Wirkstoff z. B. durch i. m.- oder i. v.-Injektion kommt, verteilt sich die Substanz in tiefere Kompartimente. Die initial hohen Plasmaspiegel fallen ab. Je schneller der Abfall ist, um so rascher ist die Verteilungsphase. Nach Eintritt eines Fließgleichgewichtes kommt es durch Biotransformation und Exkretion zu einem Abfall im zentralen Kompartiment und einem Rückstrom der Substanzen aus den tieferen Kompartimenten in das Zentralkompartiment. Damit beginnt die β-Eliminationsphase. Stoffe, die eine rasche Verteilungsphase haben, entfalten ihre Wirkung imperativer und schnel-

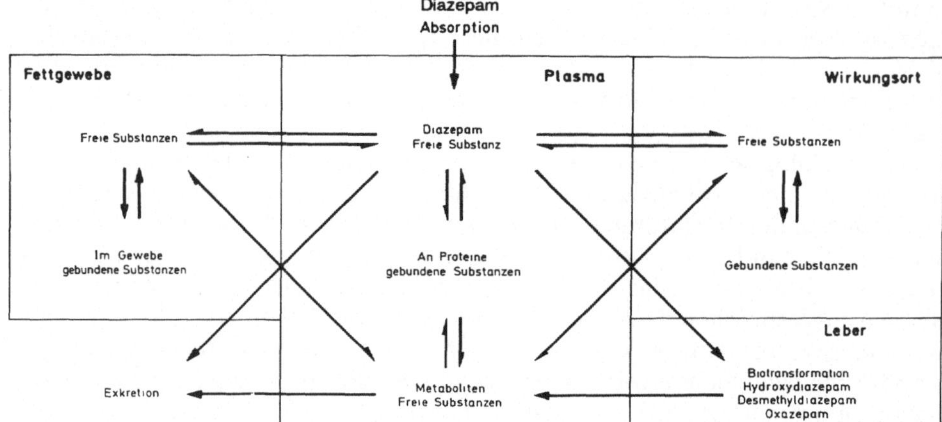

Abb. 2. Verteilung des Wirkstoffs (Beispiel Diazepam) aus dem zentralen Kompartiment in tiefere Kompartimente (Verteilungsphase). Nach erreichtem Gleichgewicht und Abfall im zentralen Kompartiment durch Exkretion fließt der Wirkstoff in das zentrale Kompartiment zurück (Eliminationsphase)

ler als Präparate, die für ihre Anflutung in tiefe Kompartimente längere Zeit benötigen. So haben z. B. Flunitrazepam (Rohypnol) und Midazolam (Dormicum) sehr rasche Verteilungsphasen. Im Alter zeigen die Benzodiazepine unterschiedliche pharmakokinetische Eigenschaften ([5]; Tabelle 1).

Auch bezüglich des Einflusses von Cimetidin auf die Elimination von Benzodiazepinen bestehen deutliche Unterschiede ([5]; Tabelle 2).

Tabelle 1. Veränderungen der Pharmakokinetik von Benzodiazepinen im Alter. (Nach Klotz [5])

Arzneimittel	Clearance	Halbwertszeit	Verteilungsvolumen
Oxazepam	keine signifikanten Veränderungen		
Lorazepam	keine signifikanten Veränderungen		
Midazolam	+ – [a]	verlängert	vergrößert
Diazepam	(verringert?)	verlängert	vergrößert
Clobazam	verringert[b]	verlängert	vergrößert
Chlordiazepoxid	verringert	verlängert	vergrößert
Flunitrazepam	keine signifikanten Veränderungen		
Nitrazepam	+ – [a]	verlängert(?)	vergrößert(?)

[a] In einigen Fällen erhöht, in einigen Fällen herabgesetzt (keine einheitliche Beurteilung möglich).

[b] Nur bei Männern.

Tabelle 2. Einfluß von Cimetidin (*Cim*) auf die Elimination von Benzodiazepinen. (Nach Klotz [5])

Arzneimittel	Halbwertszeit [h]		Clearance [ml/min/kg/KG]	
	Kontrolle	plus Cim	Kontrolle	plus Cim
	Signifikante Verlangsamung der Elimination			
Chlordiazepoxid	11	27	0,38	0,16
Clobazam	23	25	36	31[a]
Diazepam	34	51	20	11[a]
Nitrazepam	22	28	1,5	1,2
Triazolam	3,2	3,3	5,9	3,9
	Keine signifikanten Unterschiede			
Lorazepam	21	19	0,9	1,1
Oxazepam	13	11	1,2	1,3

[a] ml/min.

Anwendungsgebiete im Fachgebiet der Anästhesie sind die Prämedikation, die Narkoseinduktion und die Anwendung bei Langzeitsedierung. Die Beeinflussung von Angst und Spannungszuständen, verbunden mit ausgeprägter sedativer Wirkung, ist häufig das Therapieziel. Die individuelle Ansprechbarkeit auf Benzodiazepine kann außerordentlich schwanken, so daß allgemein verbindliche Dosierungen nur im Rahmen von „Bandbreiten" angegeben werden können. Hierbei ist besonders bei der Anwendung von Midazolam zu berücksichtigen, daß dieses Präparat bei i. m.-Gabe eine Bioverfügbarkeit von nahezu 90 % aufweist. Aufgrund dieser wichtigen pharmakokinetischen Eigenschaft werden nach i. m.-Applikation nach etwa 10–15 min Plasmaspiegel erreicht, die zu diesem Zeitpunkt auch nach i. v.-Injektion bestehen. Das Präparat sollte deshalb im Gegensatz zu anderen auch zur Narkoseinduktion verwendeten Benzodiazepinen nicht in Dosierungen eingesetzt werden, die so zur Narkoseinduktion üblich sind. Diese Problematik kann für ältere Patienten ein Risiko beinhalten. Aufgrund der Untersuchungen von Bell et al. [1] konnte z. B. gezeigt werden, daß die zur Basissedation bei Gastroskopien notwendige Dosis von Midazolam bei 40- bis 50jährigen zwischen 7 und 11 mg liegt. Für 70- bis 90jährige geht diese Dosis auf Mengen von 2–3 mg zurück. Benzodiazepine beinhalten Risiken durch Erzeugung ungewollt tiefer Sedation im Rahmen der Prämedikation, die dann besonders stark sein kann, wenn gleichzeitig Opiate, Opioide oder andere zentralsedative Substanzen verabreicht werden.

Abbildung 3 zeigt in einem pharmakologischen Modell, daß die Kombination von 2,5 mg/kg KG plus 1,0 mg/kg KG bei der Ratte zu einer gleichstarken

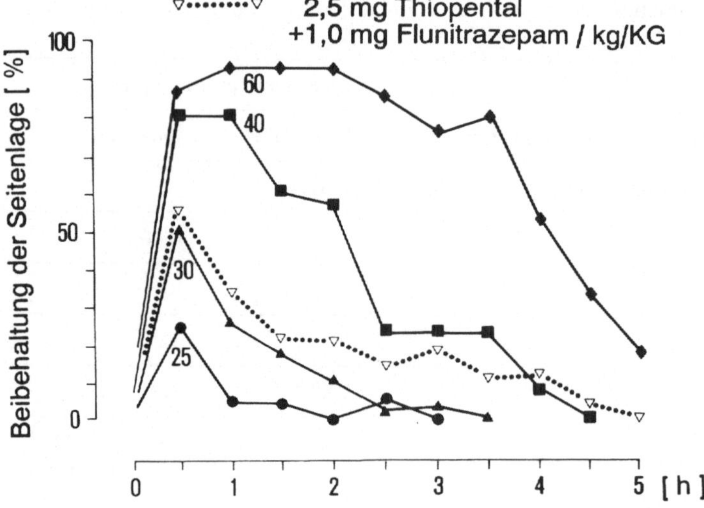

Abb. 3. Vergrößerung der Zahl der Tiere, die eine Seitenlage tolerieren mit steigenden Dosen Thiopental (*schwarze Linien* 25, 30, 40, 60 mg/kg/KG). 2,5 mg Thiopental + 1,0 mg Flunitrazepam/kg/KG zeigen den gleichen Effekt wie 30 mg Thiopental/kg/KG

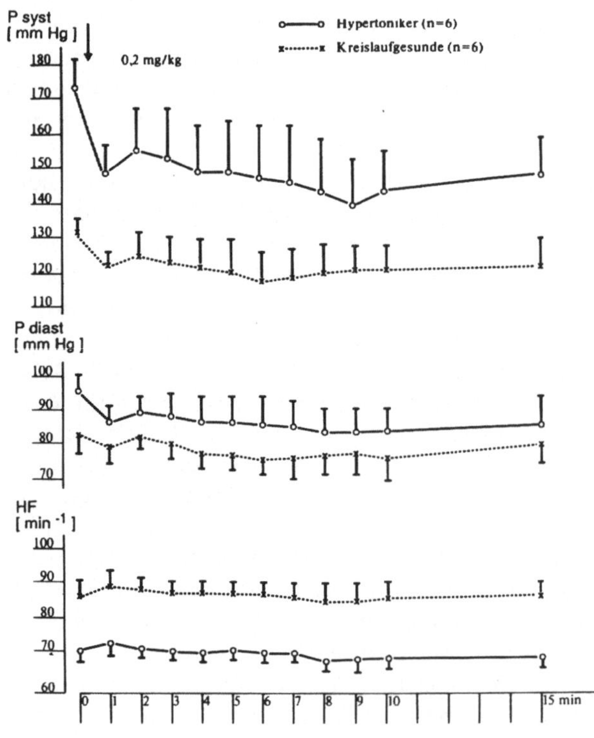

Abb. 4. Abfall des systolischen (P_{syst}) und diastolischen Drucks (P_{diast}) nach 0,2 mg Midazolam/kg/KG. Bei Gesunden und Hypertonikern leichter Anstieg der Herzfrequenz (*HF*)

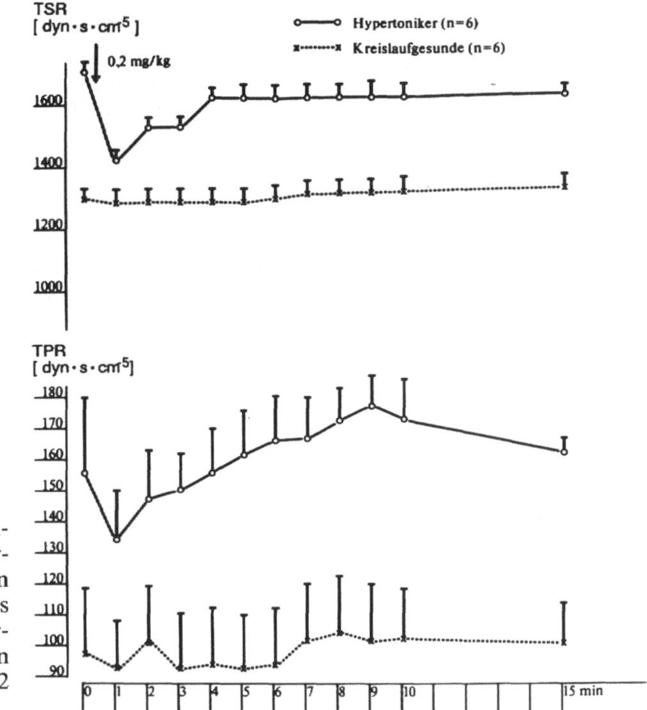

Abb. 5. Deutliche Verminderung des Gesamtwiderstands (totalen systemischen Widerstands, *TSR*) und des totalen peripheren Widerstands (*TPR*) bei Gesunden und Hypertonikern nach 0,2 mg Midazolam/kg/KG

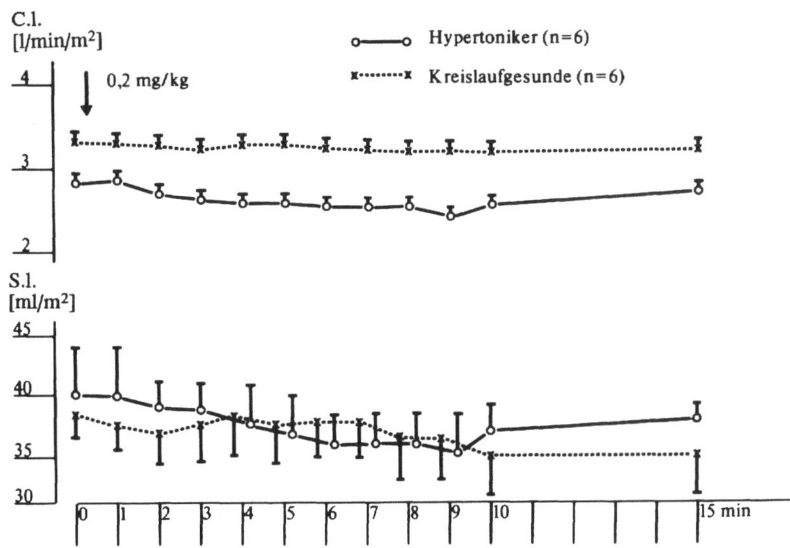

Abb. 6. Mäßige Änderungen des Herz- (*Ci.I.*) und Schlagindexes (*S.I.*) bei Hypertonikern und Gesunden nach 0,2 mg Midazolam/kg/KG im Vergleich zur Ausgangslage

Sedierung führt wie die Gabe von 30 mg Thiopental/kg/KG. Dieser additive Effekt kann genutzt werden, wenn Benzodiazepine zur Narkoseeinleitung Verwendung finden [3]. In Verbindung mit potenten Analgetika vom Opiat-/ Opioidtyp führen Benzodiazepine zu einem Schlafmuster, das zur Narkoseinduktion geeignet ist. Hierbei ist aber zu beachten, daß die Verstärkung des analgetischen Effekts auch mit einer deutlichen Verstärkung des atemdepressiven Effekts einhergeht. Weiterhin führen Benzodiazepine zu einer Senkung des peripheren Widerstandes, verbunden mit einem Abfall des mittleren Aortendrucks und Anstieg der Herzfrequenz. Bei gesunden Probanden, aber auch bei Hypertonikern sind diese Effekte keineswegs dramatisch ausgeprägt. Anders ist die Situation jedoch, wenn diese Präparate bei Volumenmangel verabreicht werden. Dann können Blutdrucksenkungen auftreten, die den Patienten gefährden. Es gelten deshalb für die Einleitungsphase mit Benzodiazepinen die gleichen Regeln wie auch für andere bei dieser Indikation eingesetzten Substanzen. Abbildungen 4–6 zeigen das Verhalten von Blutdruck, Herzfrequenz, Gesamtwiderstand, totalem peripheren Widerstand, Herzindex und Schlagindex bei Herzgesunden und Hypertonikern [9].

Es ist hervorzuheben, daß Benzodiazepine keine analgetischen Eigenschaften haben, so daß in der Intubationsphase die Anwendung eines potenten Analgetikums unverzichtbar ist, da sonst mit ausgeprägten Blutdruckanstiegen gerechnet werden muß.

Benzodiazepine setzen die Erregbarkeit des Atemzentrums herab. Bei Patienten mit kardiorespiratorischer Insuffizienz ist deshalb besondere Vorsicht geboten und eine Titration bis zum gewünschten Wirkungseintritt unverzichtbar. Wichtige Parameter für eine ausreichend tiefe Sedierung können schnelle Augenbewegungen und verwaschene Sprache sein. Wird zu diesem Zeitpunkt ein potentes Analgetikum verabreicht und der Patient intubiert, so ist in der Regel aufgrund der durch Benzodiazepine hervorgerufenen anterograden Amnesie keine Erinnerung an das Intubationsereignis nachweisbar. Die Vorsichtsmaßnahmen bei der Anwendung von Benzodiazepinen zur Verminderung von Risiken können wie folgt zusammengefaßt werden:

1. Im Rahmen der oralen Prämedikation oder der abendlichen Prämedikation als Hypnotikum ist in der Regel eine deutliche Beeinflussung der Kreislauffunktionen nicht zu erwarten. Vorsicht ist geboten bei Patienten mit respiratorischer Insuffienz. Hier sollten die Dosierungen niedriger gewählt werden und von der Möglichkeit der Unterteilbarkeit vorliegender oraler Darreichungsformen Gebrauch gemacht werden. Vorsicht ist geboten, wenn bei Patienten gleichzeitig andere sedierende Pharmaka im Therapieplan Anwendung finden. Hier muß die Dosis ggf. noch stärker zurückgenommen werden oder eine andere zentral-sedative Komponente entsprechend vermindert werden.
2. Bei der i. m.-Prämedikation ist die sehr gute Bioverfügbarkeit, z. B. von Midazolam (Dormicum), bedeutsam, da Wirkstoffspiegel erreicht werden, die sonst nur bei i. v.-Injektion bei anderen Pharmaka beobachtet werden. Hier liegt die Bandbreite der notwendigen Dosierungen zwischen 0,05 mg/kg KG und, bei notwendiger sehr hoher Dosierung, 0,1 mg/kg KG. In der Regel dürften jedoch die notwendigen Dosen zwischen 0,05 und 0,075

mg/kg KG liegen. Werden niedrigere Dosisbereiche als angegeben gewählt, liegt der Schwerpunkt der Wirkung mehr in einem anxiolytisch leicht sedierenden Bereich. Bei hohen Dosen können bereits Schlafstadien auftreten, die in Verbindung mit Senkung des Muskeltonus und Rücksinken des Unterkiefers zu einer erheblichen Beeinträchtigung der Atemfunktion führen. Wird ein schlafender Patient im Sinne der Operationsvorbereitung gewünscht und die Prämedikation im oberen Bereich der Bandbreite gewählt, so sollte der Patient nach Applikation entsprechend überwacht werden.

3. Eine Narkoseinduktion mit Benzodiazepinen sollte in Kombination mit potenten Analgetika vom Opiat-/Opioidtyp erfolgen. Auch Ketamin kann in dieser Phase eingesetzt werden. Ziel der Komedikation mit Analgetika ist die Vermeidung von Schmerzzuständen, die bei alleiniger Gabe von Benzodiazepinen mit vegetativen Reaktionen beantwortet, aber vom Patienten in der Regel nicht erinnert werden.
4. In der postoperativen Phase kann bei länger wirksamen Benzodiazepinen noch eine Restwirkung des Benzodiazepineffekts bestehen. Werden Analgetika in üblich hoher Dosierung verwendet, können Atemdepressionen auftreten, die den Patienten gefährden. Deshalb sollten Benzodiazepine mit kurzer Wirkungsdauer bevorzugt Verwendung finden, es sei denn, daß z. B. im Rahmen der kardiovaskulären Chirurgie von vornherein eine Beatmungsphase angeschlossen wird. Hier haben auch Benzodiazepine mit längerer Wirkungsdauer einen festen Anwendungsplatz im Rahmen der Narkoseinduktion und Prämedikation.
5. Langzeitsedierung: Benzodiazepine werden auch zur Langzeitsedierung im Rahmen der Intensivmedizin eingesetzt. Hierbei ist darauf zu achten, daß nur ein Benzodiazepin, nämlich Midazolam, in einer gebrauchsfertigen Ampullenlösung vorliegt, die keine organischen Lösungsvermittler enthält. Inkompatibilitäten, wie sie z. B. bei der Verwendung von Diazepam auftreten können, werden minimiert. Trotzdem ist darauf zu achten, daß bei Gabe im Perfusor nicht andere hochkonzentrierte Pharmaka durch dasselbe Infusionssystem verabreicht werden. So wurden fallweise bei der Gabe von Aminosäurenlösungen Auskristallisationen im Infusionssystem beobachtet, die bei sachgemäßer Applikation vermieden werden können. Kompatibel ist Midazolam (Dormicum) mit Ketamin. So konnten Untersuchungen von Kreuscher [6] zeigen, daß sowohl die physikalische Stabilität – es erfolgt kein Auskristallisieren – als auch die chemische Stabilität – Veränderungen der Wirkstoffe durch chemische Reaktionen – gewährleistet ist.

Bei Kenntnis des Wirkungsmechanismus der Benzodiazepine, ihrer wesentlichen pharmakokinetischen Eigenschaften, möglichen Interaktionen mit anderen Medikamenten und Beachtung einer sorgfältigen Dosierung spricht auch eine kritische Nutzen-Risiko-Abwägung für die Anwendung dieser Substanzen im Rahmen des Fachgebietes Anästhesie.

Literatur

1. Bell GD, Spickett GD, Reeve PA, Morden A, Logan FA (1987) Intravenous midazolam for upper gastrointestinal endoscopy, Br J Clin Pharmacol 23: 241–243
2. Haefely W, Kulcsar A, Möller H, Pieri L, Polo P, Schaffner R (1975) Benzodiazepines. In: Costa E, Advances in Biochemical Psychopharmacology. Greengard P (eds) Raven Press, New York, p 131
3. Haefely W, et al. (1976) Einige Aspekte von Flunitrazepam (Rohypnol). In: Hügin W, Kossli G, Gemperle W (Hrsg) Bisherige Erfahrungen mit Rohypnol in der Anästhesiologie und Intensivtherapie. Roche 1976. Editiones Roche, Basel, S 13
4. Kapp W (1986) Benzodiazepine in der Langzeitsedierung. In: Langzeitsedierung des Intensivpatienten. Zuckschwerdt, München Berlin Wien, S 32
5. Klotz U (1986) Age-depended actions of benzodiazepines. In: Platt D (ed) Drugs and aging. Springer, Berlin Heidelberg New York, S 131–139
6. Kreuscher H (1981) Fortschritte in der Tranquanalgesie. In: Langrohr D (Hrsg) Ketanest und Benzodiazepin-Kombinationen in der Anästhesie. ZAK 1981. perimed, Erlangen, S. 67–79
7. Möller H, Okada T (1978) The benzodiazepin receptor in human brain. Proceedings of the northern European Symposium on Sleep Research 1978. Basel, MTP Press, pp 3–12
8. Möller H, Okada T (1977) Benzodiazepin receptor: Demonstration in the central nervous system. Science 198:Ü 849
9. Müller H, Schleussner E, Stoyanow E, Kling D, Hempelmann G (1981) Haemodynamische Wirkungen und Charakteristika der Narkose-Einleitung mit Midazolam. Arzneimittel-Forschung 31 (II): 2227–2232

Etomidat – Propofol

A. Doenicke

Eine Gegenüberstellung der beiden barbituratfreien Hypnotika mit kurzer pharmakokinetischer und dynamischer Charakterisierung ist einleitend sicherlich nützlich. Beide Substanzen besitzen keine analgetische Komponente.

Pharmakologische Grundlagen

Etomidat

Etomidat (Hypnomidate) ist ein carboxyliertes Imidazol, Ethyl-1-(α-methylbenzyl)-imidazol-5-carboxylat, mit einem Molekulargewicht von 342,36. Der pH-Wert liegt zwischen 4,8 und 5,0, teilweise wurden auch Werte um 4,1 gemessen.

Das weiße kristalline Pulver ist wasserunlöslich und wird daher in 35 % Propylenglycol (PPG) gelöst [23].

Etomidat ist zu 76,5 % an Plasmaproteine, vorwiegend an Albumine (65 %) [29], aber auch an oder in Blutzellen gebunden. Im Vollblut entfallen 37,7 % auf Blutzellen, 47,6 % auf Plasmaproteine und 14,7 % auf Plasmawasser [29, 30]. Die Proteinbindung sinkt bei Nierenfunktionsstörungen auf 56,6 % und bei chronischem Leberschaden auf 55,8 %, der gebundene Anteil ist proportional zur Serumalbuminkonzentration [3]. Der Wirkungseintritt erfolgt sehr schnell [10, 16, 43], die hypnotische Wirkungsdauer ist infolge Umverteilung und Abbau kurz [12, 13]. Eine Einmaldosis von 0,3 mg/kg/KG führt innerhalb von 10–30 s zur Bewußtlosigkeit und Anästhesie von 5–8 min Dauer.

Die initiale Halbwertszeit ergab 2,6 ± 1,3 min. Die Verteilungshalbwertszeit $t_{1/2\alpha}$ zwischen dem gut perfundierten Gewebe und dem peripheren Kompartiment wird mit 28,7 ± 14 min angegeben [43].

Die terminale Eliminationshalbwertszeit $t_{1/2\beta}$ liegt bei 4,6 ± 2,6 h. Bei Patienten über 65 Jahre war die terminale Eliminationshalbwertszeit verlängert (8,28 h gegenüber 5,13 h in der Kontrollgruppe < 65 Jahre) [32].

Hauptmetabolisierungsweg ist die Hydrolyse des Ethylesters in der Leber. Humane Plasmaesterasen sind nicht zur Hydrolyse von Etomidat befähigt [13, 15]. Daneben tritt zu einem kleinen Anteil oxidative N-Dealkylierung ein [13]. Alle gefundenen Metaboliten sind pharmakologisch inaktiv [15, 22].

Nach i. v.-Verabreichung von 15 mg Etomidatbase (radioaktiv markiert) erscheinen nach 24 h ca. 75 % der Gesamtradioaktivität im Harn. Etwa 50 % der Dosis tauchen in den ersten 4 h nach Injektion auf. Hauptmetabolit im Urin ist das Hydrolyseprodukt von Etomidat, R-(+)-1-α-Methylbenzyl)-imidazol-5-carbonsäure, das z. T. auch glucuronidiert vorliegt und insgesamt ca. 80 % der Radioaktivität im Urin ausmacht. 55–59 % entfallen auf das Hydrolyseprodukt von Etomidat, 21–24 % auf das Glucuronid [22]. Weniger als 2 % der verabreichten Dosis erscheinen unverändert im Urin [22, 43].

Propofol

Propofol (Disoprivan) mit einem Molekulargewicht von 178 mg ist chemisch definiert als 2,6-Diisopropylphenol. Die Substanz ist wasserunlöslich und liegt daher in einer Öl-in-Wasser-Emulsion vor. 1 ml Disoprivan besteht aus 10 mg Propofol, 10 % Sojaöl, 1,2 % Eiphosphatidin und 2,25 % Glycerin; der pH-Wert liegt um 8,5.

Die Proteinbindung beträgt 98 % [17]. Nach einer Einleitungsdosis fallen die Propofolblutspiegel initial wegen der raschen Verteilung im Organismus schnell ab, $t_{1/2\alpha}$ = 1,8–8,3 min, gefolgt von einer raschen Elimination, $t_{1/2\beta}$ = 36–64 min.

88 % des applizierten Propofols werden hauptsächlich über Konjugation in der Leber als inaktive Metabolite und etwa 0,3 % der unveränderten Substanz im Urin ausgeschieden. 2 % fanden sich unverändert im Stuhl.

Anaphylaktoide Reaktionen

Bei i. v.-Anästhetika denkt man in Verbindung mit Nebenwirkungen zuerst an *anaphylaktoide Reaktionen*, denen bei Atopikern mit einer H_1- plus H_2-Prämedikation prophylaktisch zu begegnen wäre. Da jedoch Etomidat und Propofol eine bisher geringe Anzahl anaphylaktoider Reaktionen hervorgerufen haben, ist außer bei Atopikern für diese Substanzen eine generelle Prämedikation mit H_1- und H_2-Rezeptorantagonisten nicht erforderlich.

Herz-Kreislauf-System

Vor- und Nachteile i. v. zu applizierender Hypnotika sind am besten während der *Einleitungsphase* zu objektivieren.

Seit Jahren hatte sich ein für Etomidat günstiges Prämedikationsschema bewährt, das in der Tabelle 1 (Gruppe 2) angegeben ist [41]. Mit dieser Prämedikation werden Nebenwirkungen von Etomidat – wie Injektionsschmerzen und Myokloni – eliminiert, nicht jedoch, wie wir später sehen werden, Thrombosen und Thrombophlebitiden. Um einen Vergleich zwischen diesen beiden Hypnotika herzustellen, wurde die für Etomidat günstige Prämedikation auch für Propofol beibehalten.

Tabelle 1. Medikamente in der Prämedikation und Einleitungsphase. Alle Medikamente mit Ausnahme der Prämedikation wurden intravenös verabreicht. Zur Dosierung s. Text. *Lor* Lormetazepam, *Vec* Vecuronium, *I* Intubation, *Pro* Propofol, *Eto* Etomidat, x verabreicht

Gruppe	n	Lor (oral) 2 h präoperativ	Lor (i. v.) −10 min	Atropin −10 min	Fentanyl −2 min	Pro/Eto 0 min	Vec + ½ min	Fentanyl +4 min	I
1 (Pro)	30	1 mg	x	x	x	x	x	–	x
2 (Eto)	30	1 mg	x	x	x	x	x	–	x
3 (Pro)	20	2 mg	–	–	–	x	x	x	x
4 (Eto)	20	2 mg	–	–	x	x	x	x	x

Propofol

Es zeigt sich jedoch, daß nach einer Propofolinjektion bei der angegebenen Prämedikation (Gruppe 1) der Abfall von Blutdruck und Herzfrequenz ausgeprägter als nach Etomidat ist (Abb. 1).

Im Mittel kam es zu einem Blutdruckabfall von 35 mmHg systolisch und von 23 mmHg diastolisch, in Einzelfällen allerdings bis zu 40–50%.

Dieser ausgeprägten Kreislaufdepression stand ein mäßiger Abfall des systolischen Blutdrucks von 22 mmHg und des diastolischen von 7 mm Hg nach Etomidat gegenüber.

Die stärkeren Blutdruckabfälle nach Propofol führten zur Änderung des Designs, d. h. Benzodiazepin und Fentanyl wurden vor Propofol nicht mehr gegeben. Insgesamt war die Kreislaufdepression nach Propofol weniger ausgeprägt als im Vergleich zur Gruppe 1 (Abb. 2), dennoch war sie im Gegensatz zu Etomidat nach Propofol signifikant [42].

Die in der Klinik objektivierten hämodynamischen Effekte von Propofol sind von zahlreichen Autoren bestätigt worden [1, 4, 5, 17, 19, 25, 28, 33, 34, 37].

Die Abnahme des systolischen und diastolischen Blutdrucks basiert auf einem Kontraktilitätsverlust und einer Vasodilatation [28]. Unter Propofol ist das Verhalten der Herzfrequenz nicht vorhersehbar, neben einem Anstieg der Herzfrequenz können auch extreme Bradykardien auftreten (letztere überwiegen). Das Herzzeitvolumen fällt regelmäßig ab, ebenso das Schlagvolumen; das Ausmaß ist vom Verhalten der Herzfrequenz abhängig.

Die Veränderungen hämodynamischer Parameter bei geriatrischen Patienten und bei Patienten mit ischämischer oder valvulärer Herzerkrankung waren vergleichbar, so daß diese Patientengruppen gegenüber Veränderungen der hämodynamischen Belastung des Herzens besonders gefährdet sind [28].

Bei Patienten mit einer koronaren Herzkrankheit führte Propofol aufgrund der reduzierten hämodynamischen Belastung des linken Ventrikels zu einer signifikanten Abnahme des myokardialen O_2-Verbrauchs um 31% und der Koronardurchblutung um 26% [38].

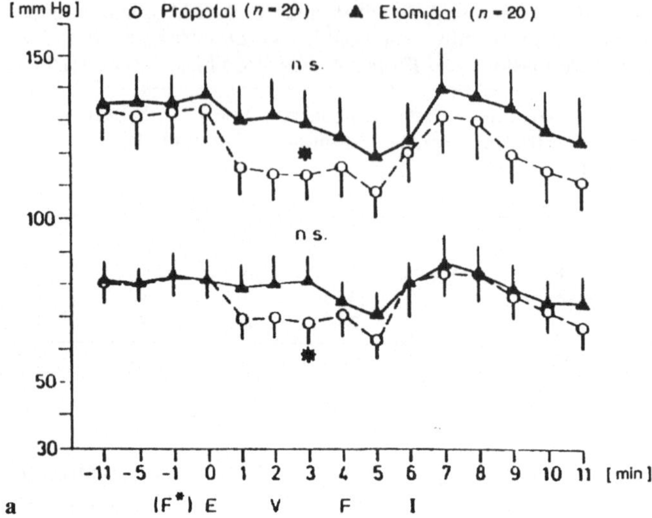

a

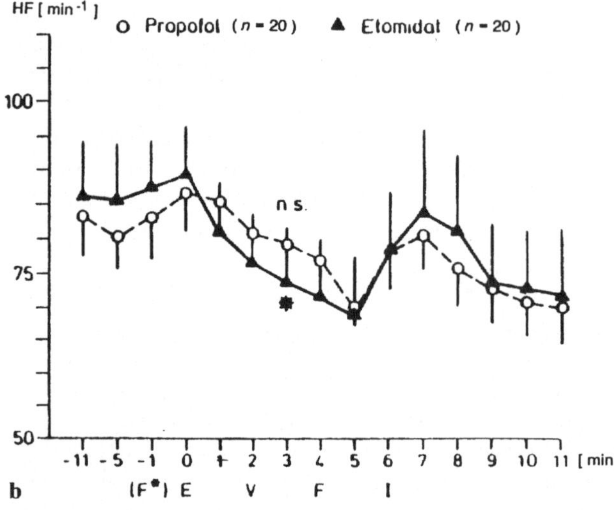

b

Abb. 1a, b. Verhalten von systolischem und diastolischem Blutdruck (*a*) und Herzfrequenz (*b*) in Gruppe 1 und Gruppe 2 bei Vorinjektion von Lormetazepam (**L**) (0,01 mg/kg KG), Fentanyl (**F**) (0,002 mg/kg KG), Atropin (**A**) (0,005 mg/kg KG), sowie Relaxation mit Vecuronium (**V**) (0,1 mg/kg KG). **I** Intubation, **E** Einleitung mit Propofol oder Etomidat. * $p < 0{,}01$ (Wilcoxon-Test, Zeitpunkt −11/+4 min)

Etomidat

Etomidat hat demgegenüber einen geringen Einfluß auf das kardiovaskuläre System [6, 21, 25, 31]. Es kommt zu einer geringen Abnahme des mittleren arteriellen Druckes um 10 % und des peripheren Gefäßwiderstandes um ca. 12 % und zu einem 10 %igen Anstieg der Herzfrequenz und des Herzindexes. Schlagvolumen, linksventrikulärer enddiastolischer Druck und dp/dt_{max} bleiben unverändert.

Auch bei Patienten mit kardiovaskulären Erkrankungen, die der ASA-Gruppe III zuzuordnen sind, bewirkte Etomidat nur moderate Kreislaufverän-

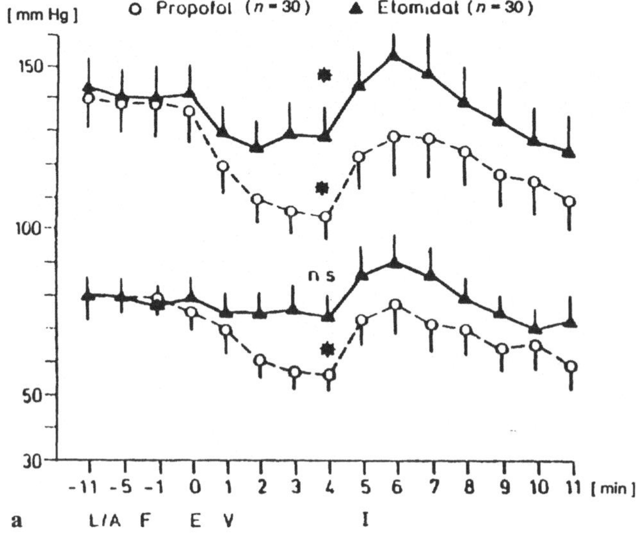

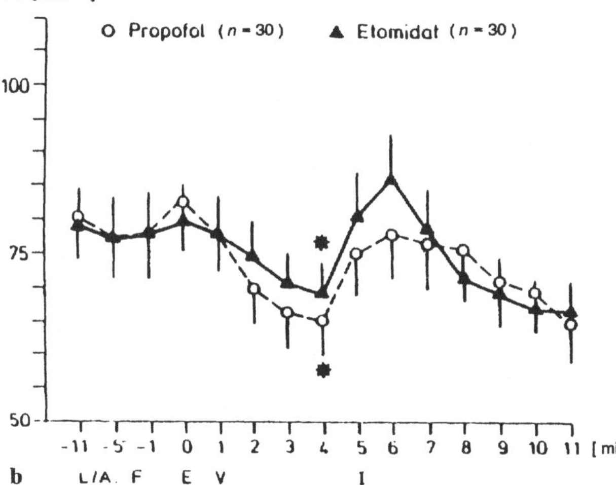

Abb. 2a, b. Verhalten von systolischem und diastolischem Blutdruck (*a*) und Herzfrequenz (*b*) in Gruppe 3 und Gruppe 4. Gruppe 3 (Propofol) ohne Supplementierung, Gruppe 4 (Etomidat) mit Fentanyl (**F***) (0,002 mg/kg KG, Relaxation mit Vecuronium (**V**) (0,1 mg/kg). **I** Intubation, **E** Einleitung mit Propofol oder Etomidat. * p <0,01 (Wilcoxon-Test, Zeitpunkt −11/+3 min)

derungen [6]. Hinsichtlich der energetischen Belastung des Herzens fällt der Vergleich zu den Barbituraten zugunsten von Etomidat aus. Mit der um rund 20 % erhöhten Koronardurchblutung steigt gleichzeitig auch die koronarvenöse O_2-Sättigung an. Die Differenzen des arteriokoronarvenösen O_2-Gehalts verringern sich, so daß die Durchblutung unter Etomidat nun im Sinne einer „Luxusdurchblutung“ [25] den myokardialen O_2-Bedarf sogar übersteigt.

Diese Erkenntnisse belegen, daß Etomidat zur Einleitung auch für Patienten mit eingeschränkten kardiovaskulären Funktionen geeignet ist.

In der Alterschirurgie sollte jedoch auch Etomidat stark bedarfsorientiert dosiert werden [26].

Mit zwei umfangreichen klinischen Studien aus dem letzten Jahr sollte nochmals demonstriert werden, daß eine adäquate Prämedikation vor Etomidat – wie schon 1986 von Ulsamer et al. [41] bewiesen – diese Substanz zu einem kreislaufstabilen Einleitungshypnotikum macht (Tabelle 2). Auch nach der Intubation sind die Blutdrucksteigerungen mit ca. 10 mmHg systolisch gering. Ganz im Gegensatz dazu kommt es in der 2. klinischen Studie im Vergleich zu Thiopental und Propofol zu ausgeprägteren Kreislaufveränderungen (Tabelle 3). Ohne Prämedikation steigen der systolische und der diastolische Blutdruck, aber auch die Herzfrequenz nach der Intubation stärker nach Etomidat an als z. B. nach Propofol oder Thiopental.

Wie schon früher von uns immer wieder betont wurde, bedarf Etomidat einer guten Prämedikation – bestehend aus einem Benzodiazepin und Fentanyl. Die anderen beiden i. v.-Hypnotika Thiopental und Propofol sind besser ohne Prämedikation zu verwenden, da sonst Kreislaufdepressionen stärker resultieren.

Tabelle 2. Kreislaufverhalten nach Etomidat

Systolischer Blutdruck (Mittelwerte) [mmHg]

	Lormetazepam		Etomidat	Fentanyl	Intubation		
	−5 min	−3 min	−1 min	+1 min	+3 min	+5 min	+7 min
Etomidat (Lipid)	130	127	122	126	131	139	129
Etomidat (Propylenglycol)	131	132	130	129	132	144	136

Diastolischer Blutdruck (Mittelwerte) [mmHg]

	Lormetazepam		Etomidat	Fentanyl	Intubation		
	−5 min	−3 min	−1 min	+1 min	+3 min	+5 min	+7 min
Etomidat (Lipid)	80	79	77	80	81	86	81
Etomidat (Propylenglycol)	79	79	79	80	80	80	87

Herzfrequenz (Mittelwerte) [min^{-1}]

	Lormetazepam		Etomidat	Fentanyl	Intubation		
	−5 min	−3 min	−1 min	+1min	+3 min	+5 min	+7 min
Etomidat (Lipid)	81	78	79	78	80	80	81
Etomidat (Propylenglycol)	83	82	83	81	83	83	82

Tabelle 3. Systolischer Blutdruck nach Etomidat (Lipid), 0,2–0,3 mg/kg KG, Thiopental, 3–4 mg/kg KG, Propofol, 2,0–2,5 mg/kg KG

Mittelwerte n = 50/Gruppe [mmHg]

	Injektion		Intubation				
	Ruhewert	+3 min	+1 min	+3 min	+5 min	+10 min	+15 min
Etomidat	135	129	153	137	123	115	113
Thiopental	133	121	140	128	118	115	114
Propofol	128	107	123	115	109	110	106

Minimale Werte n = 50/Gruppe [mmHg]

	Injektion		Intubation				
	Ruhewert	+3 min	+1 min	+3 min	+5 min	+10 min	+15 min
Etomidat	82	61	108	97	86	87	76
Thiopental	90	80	85	87	80	75	83
Propofol	90	63	76	55	80	85	63

Maximale Werte n = 50/Gruppe [mmHg]

	Injektion		Intubation				
	Ruhewert	+3 min	+1 min	+3 min	+5 min	+10 min	+15 min
Etomidat	179	180	220	190	180	197	156
Thiopental	169	180	190	187	150	140	140
Propofol	182	139	208	202	161	162	137

Galenik

Ein entscheidender Nachteil der z. Z. im Handel befindlichen *Etomidatformulierungen* (Hypnomidate) dürfte in der *Galenik* liegen. Wir konnten dies durch mehrere Vergleichsuntersuchungen in den letzten 6 Jahren belegen.

So wurden 1983 und 1984 die ersten Ergebnisse mit Etomidat, gelöst in Intralipid, publiziert [9, 18]. In diesen Vergleichsbeobachtungen waren neben den Schmerzangaben der Patienten während der Injektion von Etomidat in Propylenglycol v. a. die langanhaltenden Thrombophlebitiden bemerkenswert. Letztere wurden teilweise erst einige Tage nach der Injektion von Etomidat diagnostiziert. Im Gegensatz dazu kam es nach Etomidat in Intralipid nicht zu Venenreizungen (Tabelle 4).

Erneut wurde die Frage der Venenreizung 1988 von uns aufgegriffen [39]. In einer prospektiven, randomisierten Studie erhielten jeweils 8 Probanden Etomidat in Propylenglycol bzw. Etomidat in Lipidemulsion. Die neue

Tabelle 4. Lokale Verträglichkeit bei der intravenösen Injektion von Etomidat. (Injektion in eine Handrückenvene über eine Nadel Nr. 1 in 15 s. (Nach Doenicke et al. [9])

	Propylenglycol (n = 8)	Intralipid (n = 8)
Sensation bei Injektion	3mal Druck 2mal Wärme 1mal Hitze 1mal Brennen	2mal Druck
Schmerzen bei Injektion	3mal leicht 2mal mittel 1mal stark	0
Nach 24 h:		
Rötung	3mal leicht, 1mal mittel	0
Druckschmerzhaft	5mal mittel, 2mal leicht	0
Verhärtung	0	0
Nach 48 h:		
Verhärtung	1mal 5 cm	0
	1mal 10 cm	0
	1mal 20 cm	0

Formulierung enthält 20 mg Etomidat in 10 ml einer Lipidemulsion aus Sojabohnenöl, mittelkettigen Triglyceriden, Glycerol und Eilecithin als Emulgator.

Über Injektionsschmerzen klagten 4 der 8 Probanden, die Etomidat in Propylenglycol erhalten hatten. Am Tag nach der Medikation wurden bei keiner Versuchsperson Anzeichen einer Venenirritation festgestellt. Bei der Abschlußuntersuchung 1 Woche nach dem Versuch zeigte sich in dieser Gruppe bei 3 Probanden eine Thrombophlebitis in Form einer strahlenförmigen schmerzhaften Venenverhärtung von 10–15 cm Länge. Die Entzündungen waren jeweils 3 bis 4 Tage nach Verabreichung von Etomidat aufgetreten. Ein weiterer Proband gab Venenschmerzen am 2. Tag nach der Injektion an. Zwischen der

Tabelle 5. Venenverträglichkeit von Etomidat in Lipidemulsion (n = 8) und in Propylenglycol (n = 8). (Nach Suttmann et al. [39])

	Etomidat in Propylenglycol (n = 8)	Etomidat in Lipidemulsion (n = 8)
Schmerzen bei der Injektion	4	–
Kälte- oder Druckgefühl bei Injektion	2	4
Thrombophlebitis am 1. Tag nach Injektion	–	–
Phlebitis am 2. Tag nach Injektion	1	–
Thrombophlebitis am 7. Tag nach Injektion	3	–

Stärke der Injektionsschmerzen und den später auftretenden Thrombophlebitiden bestand kein Zusammenhang (Tabelle 5).

Bei den Probanden, die Etomidat in Lipidemulsion erhalten hatten, traten in keinem Fall Schmerzen während der Injektion auf. Ebensowenig wurden lokale Unverträglichkeiten im Verlauf der 7tägigen Überwachung beobachtet. Auch allergische Nebenwirkungen blieben aus. Die statistische Prüfung (Fisher-Exacttest) ergab eine signifikante Verbesserung der lokalen Verträglichkeit. Diese Befunde bestätigen die Erfahrungen aus den Jahren 1983/1984 [9, 18]. Auch die Bioverfügbarkeit von Etomidat in Lipidemulsion entspricht der von Etomidat in Propylenglycol. Bei beiden Pharmaka tritt tiefer Schlaf innerhalb von 60 s ein und hält über 5 min an. Die mittleren Plasmaspiegel verliefen in beiden Gruppen annähernd gleich [39].

Die Ergebnisse an Probanden wurden anschließend durch eine klinische Prüfung an Patienten abgesichert [11, 39].

Eine prospektive randomisierte Untersuchung an 100 Patienten sollte einmal die Eignung von Etomidat in Lipidemulsion (n = 50) zur Narkoseeinleitung sowie die lokale Verträglichkeit aufzeigen und zum anderen diese mit den Befunden nach Etomidat in Propylenglycol (n = 50) vergleichen (Versuchsplan s. [11]).

Bei der lokalen Verträglichkeit traten hochsignifikante Unterschiede auf. Nach Etomidat in Propylenglycol klagten 35 % der Patienten über Schmerzen bei der Injektion. 14 % bezeichneten die Schmerzen als „stark". 7 Tage nach der Injektion konnten noch 47 Patienten aus der Etomidatgruppe mit Propylenglycol nachuntersucht werden. Von diesen zeigten 22 % eine Venenreaktion; bei 5 Patienten (10 %) wurde eine Verhärtung der Vene palpiert, und 4 Patienten (8 %) wiesen eine Thrombophlebitis auf ([11]; Tabelle 6).

Tabelle 6. Venenverträglichkeit von Etomidat in Propylenglycol (n = 50) und in Lipidemulsion (n = 50)

Etomidat	Propylenglycol		Lipidemulsion	
Injektionsschmerz	(n = 50)	[%]	(n = 50)	[%]
keiner	32	64	50	100
leicht	7	14	–	
mittel	4	8	–	
stark	7	14	–	
Venenreaktion 1. Tag	(n = 47)	[%]	(n = 49)	[%]
keine	35	74,5	49	100
Phlebitis	9	19,1	–	
Thrombose	3	6,4	–	
Venenreaktion 7. Tag	(n = 47)	[%]	(n = 48)	[%]
keine	36	76,6	48	100
Phlebitis	2	4,3	–	
Thrombose	5	10,6	–	
Thrombophlebitis			–	
< 4 cm	2	4,3	–	
> 4 cm	2	4,3	–	

Patienten, die Etomidat in Lipidemulsion erhielten, klagten weder während der Injektion über Schmerzen noch stellten sich im Verlauf der nachfolgenden 7 Tage Zeichen einer lokalen Reizung ein. Die überzeugenden Ergebnisse der Studie an Probanden mit Etomidat in Fettemulsion konnten somit auch im klinischen Routinebetrieb bestätigt werden. Während nach Etomidat in Propylenglycol die gleiche Rate von Injektionsschmerzen, postoperativen Thrombosen und Phlebitiden auftraten, wie bereits von anderen Autoren beschrieben [18, 20, 24, 35, 46], kam es nach Etomidat in Lipidemulsion zu keinerlei Anzeichen einer lokalen Reizung. Es wurden weder Injektionsschmerzen von den Patienten geäußert noch Venenentzündungen beobachtet. Damit wurde unter Erhaltung des ausgezeichneten Wirkprofils eine unangenehme Nebenwirkung von Etomidat beseitigt.

Die bereits im Editorial von 1978 [8] geforderten Verbesserungen der Venenverträglichkeit konnten mit der neuen Formulierung „Etomidat in Lipidemulsion" nun im Jahre 1990 [11] erfüllt werden. Der „Venenschmerz" ist nicht nur gesenkt, sondern vollends eliminiert worden.

Entscheidend ist jedoch das Fehlen einer Thrombophlebitis bzw. Thrombose, die eine Organschädigung darstellt und bei Etomidat in Propylenglycol bisher nicht genügend gewürdigt wurde [11, 36].

Die neue Etomidatgalenik ist inzwischen vom BGA zugelassen worden.

Myokloni und Epilepsie

Unabhängig von der Galenik sind die *Myokloni* – ein Charakteristikum für Etomidat – gleich stark ausgeprägt. Sie gehen nicht mit Krampfpotentialen im EEG einher.

Die Myokloni sind Ausdruck der Enthemmung subkortikaler Strukturen beim Ausfall der vom Neokortex ausgehenden Hemmungen. Es ergibt sich daraus, daß Etomidat ein Hypnotikum mit Hauptangriff im telenzephalen Neokortex ist. Das Fehlen einer analgetischen Wirkung stimmt mit der Annahme einer fehlenden oder geringen Beeinflussung subkortikaler Strukturen überein. Es können daher subkortikal entstehende Erregungsphänomene nur durch den Zusatz von Substanzen mit Hauptangriffsorten im Subkortex reduziert werden. Daher ist es verständlich, daß die Kombination von Etomidat mit Fentanyl und Benzodiazepinen die Myokloni vermindert [10, 12], zumal immer wieder Myokloni mit „Krampfanfällen" gleichgesetzt werden.

Abschließend einige Bemerkungen zum Vorkommen *epileptischer Anfälle* bei Patienten mit Epilepsie.

Im Widerstreit der z. T. sachlich nicht gut begründeten Meinungen muß man bedenken, daß protrahierte Stadien von Subvigilanz die größte Gefahr für die Aktivierung von Anfällen bei Patienten mit Epilepsien darstellen. Daher müssen bei Anfallskranken zur Anästhesie Substanzen mit langsamer Permeation ins Gehirn vermieden werden, gleichgültig, ob sie per inhalationem oder per injectionem angewendet werden. Gute biologische Verfügbarkeit und rasche Verteilung im Gehirn verhindern eine Aktivierung der Anfälle. Etomidat oder Propofol rasch angeflutet und in ausreichender Dosis sind daher geeignet, einen

Status epilepticus zu unterbrechen. In geringer Dosis protrahiert gegeben – z. B. wie Propofol zur Sedierung bei Intensivpatienten – kann jedes langsam anflutende, die kortikale Aktivität reduzierende Hypnotikum das Auftreten eines Anfalles bei Kranken mit einer bestehenden Epilepsie begünstigen. Einzelne Anfälle gibt es nicht nur bei protrahierten Infusionen von Etomidat oder Propofol in geringen Dosierungen, sie sind gleichermaßen auch von vielen anderen Anästhetika unter vergleichbaren Voraussetzungen berichtet worden und kein Spezifikum einer einzelnen Substanz. Es ist daher falsch, den Begriff epileptogene Potenz für Etomidat oder Propofol zu gebrauchen.

Somit läßt sich feststellen, daß Patienten mit manifesten Anfallsleiden oder erhöhter Krampfbereitschaft keine relative Kontraindikation für Etomidat oder Propofol darstellen. Etomidat kann auch zum Kupieren des Status epilepticus und zur Anästhesie bei erhöhter Krampfbereitschaft, eingesetzt werden [45].

Wie bei jeder Anästhesie ist eine verlängerte Anflutung, ein protrahiertes Induktionsstadium oder das Verweilen in längerdauernden Stadien der Subvigilanz bei ungenügenden Dosen zu vermeiden. Auch beim Ausklingen der Anästhesie besteht das Risiko einer Anfallsaktivierung in langanhaltenden Stadien der Subvigilanz.

Kortisolsynthesehemmung

Die gesicherte *Kortisolsynthesehemmung* durch Etomidat [2, 7, 14, 27, 44] kann mit prophylaktischen Maßnahmen nicht beeinflußt werden. Allerdings wurde diese spezifische Etomidatwirkung in letzter Zeit wieder in das rechte Licht gerückt, so daß für kurze Eingriffe durchaus wieder Mehrfachapplikationen von Etomidat diskutiert werden [7, 12]. Die totale i. v.-Anästhesie dürfte jedoch mehr eine Domäne des Propofols werden [33, 40].

Zusammenfassung

Die Vor- und Nachteile der barbituratfreien Hypnotika Etomidat und Propofol werden mit den Möglichkeiten einer Vermeidung ihrer Nebenwirkungen abschließend zusammengefaßt.

Bei intravenösen Hypnotika denkt man in Verbindung mit Nebenwirkungen zuerst an *anaphylaktoide Reaktionen*. Nach Etomidat und Propofol wurde bisher nur vereinzelt über anaphylaktoide Reaktionen berichtet. Bei Atopikern ist eine Prämedikation mit H_1- und H_2-Rezeptorantagonisten zu empfehlen.

Die Inzidenz der *Venenschmerzen* sind nach *Etomidat* sehr hoch, sie betragen:

1. an Probanden ca. 50 % und unter klinischen Bedingungen an Patienten 36 %.
   Der Injektionsschmerz kann sowohl durch eine analgetische Prämedikation als auch über eine Injektion in großvolumige Venen mittels zusätzlicher Verdünnung (Injektion in laufende Infusion) vermieden bzw. wesentlich gesenkt werden.

2. Die Häufigkeit der postoperativ beobachteten *Thrombophlebitiden* mit 20 % (Patienten) und 36 % (Probanden) tritt vom Injektionsschmerz unabhängig auf.

Signifikant zu beseitigen sind diese Nebenwirkungen durch Änderung des Lösungsmittels:

Statt Propylenglycol sollte die Kombination mit Lipidemulsionen klinisch beachtet und jene mit β-Cyclodextrin vom BGA zu gegebener Zeit zugelassen werden.

Myokloni sind nach Etomidat ohne Prämedikation mit Benzodiazepinen oder Opioiden fast 100 %ig zu beobachten. Sie sind mit der genannten Prämedikation signifikant zu senken.

Einige der genannten Nebenwirkungen sind nach *Propofol* nicht vorhanden. Ein Injektionsschmerz wird von den Patienten sporadisch in 34 % der Fälle angegeben, es wurden jedoch bisher keine Thrombophlebitiden beobachtet.

Mit 1 % Lidocain ist der Injektionsschmerz zu mildern bzw. ganz zu eliminieren.

Im Gegensatz zu Etomidat steht der Blutdruckabfall nach Propofol in der Einleitungsphase im Vordergrund.

Die Kombination mit Benzodiazepinen und Opioiden zur Verhinderung von Myokloni bzw. von Injektionsschmerzen – wie vor Etomidat empfohlen – sollte vor Propofol aus Gründen der stärkeren Kreislaufdepression nicht gegeben werden.

Zur Vermeidung der Kreislaufdepression ist eine zügige Bolusinjektion von Propofol nicht erlaubt; hier ist entweder eine Propofolinfusion oder eine langsame Injektion des Hypnotikums nach Wirkung zu empfehlen (Injektionszeit 2–4 min).

Patienten mit *Anfallsleiden* stellen keine Kontraindikation für Etomidat oder Propofol dar. Da jedoch zur Einleitung der Anästhesie bei diesem Krankengut eine zügige Injektion angezeigt ist, bietet sich hierfür Etomidat nach Prämedikation mit Benzodiazepinen an.

Literatur

1. Al-Khudhairi D, Gordon G, Morgan M, Whitman JH (1982) Acute cardiovascular changes following disoprofol. Effects in heavily premedicated patients with coronary artery disease. Anaesthesia 37: 1007–1010
2. Allolio B, Stuttmann R, Fischer H, Leonard W, Winkelmann W (1983) Adrenocorticol suppression by a single induction dose of etomidate. Lancet II: 626
3. Carlos R, Calvo R, Erill S (1979) Plasma protein binding of Etomidat in patients with renal failure or hepatic cirrhosis. Clin Pharmacokin 4: 144–148
4. Coates DP, Monk CR, Prys-Roberts C, Turtle M (1987) Hemodynamic effects of infusion of the emulsion formulation of propofol during nitrous oxide anesthesia in humans. Anesth Analg 66: 64–70
5. Coley S, Mobley KA, Bone ME, Fell D (1989) Haemodynamic changes after induction of anaesthesia and tracheal intubation following propofol or thiopentone in patients of ASA grade I and III. Br J Anaesth 63: 423–428

6. Criado A, Maseda J, Navarro E, Escarpa A, Avello F (1980) Induction of anaesthesia with etomidate: Haemodynamic study of 36 patients. Br J Anaesth 52: 803–806
7. Crozier T (1986) Etomidat – Ein sicheres Narkoseeinleitungsmittel? In: List WF, Fitzal S, Schalk HV (Hrsg) Aktueller Stand der klinischen Anaesthesie. Springer, Berlin Heidelberg New York (Anaesthesiologie und Intensivmedizin, Bd 190, S 78–86)
8. Doenicke A (1978) Etomidate (Editorial). Anaesthesist 27: 51
9. Doenicke A, DukaT, Suttmann H (1984) Venous reactions following etomidate (letter). Br J Anaesth 56: 933
10. Doenicke A, Kugler J, Penzel G, Laub M, Killian H, Kalmar L, Bezecny H (1973) Hirnfunktion und Toleranzbreite nach Etomidate, einem neuen barbituratfreien, i. v. applizierbaren Hypnotikum. Anaesthesist 22: 357–366
11. Doenicke A, Kugler A, Vollmann N, Suttmann H, Taeger K (1990) Etomidat mit einem neuen Lösungsvermittler. Anaesthesist 39: 475–480
12. Doenicke A, Löffler B, Kugler J, Suttmann H, Grote B (1982) Plasma concentration and EEG after various regimens of etomidate. Br J Anaesth 54: 393–400
13. Duvaldestin Ph (1981) Pharmacokinetics in intravenous anaesthetic practice. Clin Pharmacokin 6: 61–82
14. Fellows IW, Byrne AJ, Allison SP (1983) Adrenocortical suppression with etomidate. Lancet II: 54
15. Ghoneim MM, Kortilla K (1977) Pharmacokinetcs of intravenous anaesthetics: Implications for clinical use. Clin Pharmacokin 2: 344–372
16. Giese JL, Stanley Th H (1983) Etomidate: A new intravenous anesthetic induction agent. Pharmacotherapy 3: 251–258
17. Glen JB, Hunter SC (1984) Pharmacology of an emulsion formulation of ICI 35868. Br J Anaesth 56: 617–626
18. Gran L, Bleie H, Jeppson R, Maartmann-Moe H (1983) Etomidat mit Intralipid. Eine Lösung zur schmerzfreien Injektion. Anaesthesist 32: 475–477
19. Grounds RM, Twigley AJ, Carli F, Whitwam JG, Morgan M (1985) The haemodynamic effects of intravenous induction. Comparison of the effects of thiopen-tone and propofol. Anaesthesia 40: 735–740
20. Helmers JH, Adam AA, Giezen J (1981) Pain and myoklonia during induction with etomidate. Acta Anaesthesiol Belg 2: 141
21. Hempelmann G, Oster W, Piepenbrock S, Karliczek G (1977) Haemodynamic effects of etomidate – a new hypnotic – in patients with myocardial insufficiency. In: Doenicke A (ed) Etomidate, an intravenous hypnotic agent. Springer, Berlin Heidelberg New York (Anaesthesiologie und Wiederbelebung, Bd 106, p 72)
22. Heykants J, Brugmans J, Doenicke A (1973) On the pharmacokinetics of etomidate (R 26490). In: Human volunteers: Plasma levels, metabolism and excretion. Clin Res Rep Janssen Pharmaceutica, September
23. Janssen PAJ, Niemegeers CJE, Schellekens KHL, Lenaerts FM (1971) Etomidate, R-(+)-Ethyl-1-(α-methyl-benzyl)imidazole-5-carboxylate (R 16659), a potent shortacting and relatively atoxic intravenous hypnotic agent in rats. Arzneimittelforschung (Drug Res) 21: 1234–1243
24. Kawar P, Dundee JW (1982) Frequency of pain on injection and venous sequelae following the i. v. administration of certain anaesthetics and sedatives. Br J Anaesth 54: 935–939
25. Kettler D, Sonntag H, Donath U, Regensburger D, Schenk HD (1974) Hämodynamik, Myokardmechanik, Sauerstoffbedarf und Sauerstoffversorgung des menschlichen Herzens unter Narkoseeinleitung mit Etomidate. Anaesthesist 23: 116–121
26. Larsen R, Lange H, Rathgeber J (1988) Myokardstoffwechsel unter Propofol bei geriatrischen Patienten. Ein Vergleich mit Etomidat. Anaesthesist 37: 510–516
27. Ledingham IMCA, Watt I (1983) Influence of sedation on mortality in critically ill multiple trauma patients. Lancet I: 1270
28. Lepage YY, Pinaud ML, Hellas JH, Juge CM, Cozian AY, Farinotti R, Souron RJ (1988) Left ventricular function during propofol and fentanyl anesthesia in patients with coronary artery disease: assessment with a radionuclide approach. Anesth Analg 67: 949–955

29. Mannes GA, Doenicke A (1977) Protein binding of etomidate. In: Doenicke A (ed) Etomidate, an intravenous hypnotic agent. Springer, Berlin, Heidelberg New York (Anaesthesiologie und Wiederbelebung, Bd 106, pp 6–8)
30. Meuldermanns WEG, Heykants JJP (1976) The plasma protein binding and distribution of etomidate in dog, rat and human blood. Arch Int Pharmacodyn 221: 150–162
31. Patschke D, Brückner JB, Eberlein HJ, Hess W, Tarnow J, Weymar A (1977) Effects of althesin, etomidate and fentanyl on haemodynamics and myocardial oxygen consumption in man. Can Anaesth Soc J 24: 57
32. Pfeifer S (1979) Biotransformation, Bd 3. Verlag Chemie, Weinheim New York, S 231–322
33. Prys-Roberts C, Davies JE, Caberley RK, Goodmann NW (1983) Haemodynamic effects of infusions of diisopropyl-phenol (ICI 35868) during nitrous anaesthesia in man. Br J Anaesth 55: 105–111
34. Prys-Roberts C (1984) Cardiovascular and ventilatory effects of intravenous anaesthetics. In: Sear JW (ed) Clinics in anaesthesiology, vol 2. Saunders, London, p 203
35. Schou Olesen A, Hüttel MS, Hole P (1984) Venous sequelae following the injection of etomidate or thiopentone i. v. Br J Anaesth 56: 171–173
36. Schuermans V, Dorn J, Dong J, Scheijgrond H, Brugmans J (1978) Multinational evaluation of etomidate for anaesthesia induction. Anaesthesist 27: 52–59
37. Stephan H, Sonntag H, Schenk HD, Kettler D, Khambatta HJ (1986) Effects of propofol on cardiovascular dynamics, myocardial blood flow and myocardial metabolism in patients with coronary artery disease. Br J Anaesth 58: 969–975
38. Stephan H, Sonntag H, Seyde WC, Henze Th, Textor J (1988) Energie- und Aminosäurestoffwechsel des menschlichen Gehirns unter Disoprivan und verschiedenen $paCO_2$-Werten. Anaesthesist 37: 297–304
39. Suttmann H, Doenicke A, Kugler J, Laub M (1989) Eine neue Zubereitung von Etomidat in Lipidemulsion – Bioverfügbarkeit und Venenreizung. Anaesthesist 38: 421–423
40. Suttmann H, Juhl G, Bauer B, Morgenstern W, Doenicke A (1989) Visuelle EEG-Analyse zur Steuerung intravenöser Narkosen mit Propofol. Anaesthesist 38: 180–188
41. Ulsamer B, Doenicke A, Laschat M (1986) Propofol (Diprivan) im Vergleich zu Etomidat zur Narkoseeinleitung. Anaesthesist 36: 535–542
42. Ulsamer B, Raps M (1988) Narkoseeinleitung mit Propofol im Vergleich zu Etomidat. Anaesthesist 37: 517–521
43. Van Hamme M, Ghoneim MM, Ambre JJ (1978) Pharmacokinetics of etomidate, a new intravenous anesthetic. Anesthesiology 49: 274–277
44. Wagner RL, White PF, Kan PB, Rosenthal MH, Feldman D (1984) Inhibition of adrenal steroidogenesis by the anaesthetic etomidate. N Engl J Med 310: 1415
45. Wauquier A, Ashton D, Clincke G, Niemegeers CJE, Janssen PAJ (1980) Etomidat, ein barbituratfreies Hypnotikum; antikonvulsive, antianoxische und hirnprotektive Wirkung im Tierexperiment. In: Opitz A, Degen R (Hrsg) Anästhesie bei zerebralen Krampfanfällen und Intensivtherapie des Status epilepticus. Erlangen, Verlagsgesellschaft, S 183
46. Zacharias M, Clark RSJ, Dundee JW (1978) Evaluation of three preparations of etomidate. Br J Anaesth 50: 925–929

Ketamin – unerwünschte Wirkungen und mögliche Komplikationen

W. Hering, H.-D. Kamp, G. Geißlinger

Ketamin ist ein Allgemeinanästhetikum, dessen Wirkungsspektrum sowohl anästhetisch-hypnotische als auch analgetische Eigenschaften umfaßt. Die klinische Wirkung des Ketamins wurde von Anfang an als „dissoziative Anästhesie" bezeichnet, womit sein charakteristischer narkotisch-kataleptischer Effekt umschrieben wird, der aus einer Koordinationsunterbrechung zwischen neokortikal-thalamischen und limbisch-retikulären Hirnstrukturen resultiert [13, 10, 46].

In den 25 Jahren seiner klinischen Anwendung haben sich auch die Nebenwirkungen des Ketamins deutlich herauskristallisiert, wobei der Umgang damit durch die Möglichkeit von Kombinationsanästhesien, in erster Linie mit Benzodiazepinen, im Lauf der Jahre eine bedeutsame Modifikation erfahren hat. Dennoch bestehen auch heute die wichtigsten unerwünschten Effekte der Substanz in den kardiovaskulären und psychotomimetischen Reaktionen mitsamt den dabei möglichen Komplikationen. Corssen u. Domino hatten bereits 1966 die zukünftige Bedeutung von Ketamin in der Anästhesie v. a. von der Vermeidung dieser Nebenwirkungen abhängig gemacht [13].

Pharmakologische Grundlagen

Die chemische Bezeichnung für Ketamin ist 2-(o-Chlorphenyl)-2-methylamino-cyclohexan-1-on-hydrochlorid. In der Strukturformel der Substanz erkennt man, daß das Ketaminmolekül am 2. Kohlenstoffatom des Cyclohexanonrings ein sog. Chiralitätszentrum besitzt (ein C-Atom mit 4 verschiedenen Liganden), woraus sich die Existenz von 2 zueinander spiegelbildlicher Isomere ergibt, die man auch als Enantiomere bezeichnet (Abb. 1). Auf die Bedeutung dieser Tatsache für die Pharmakodynamik sowie die Nebenwirkungen des Ketamins wird noch genauer einzugehen sein. Das bislang handelsübliche Ketamin ist ein Razemat, welches die beiden Enantiomere zu gleichen Teilen enthält [97, 77, 70, 23].

Pharmakokinetik

Die Pharmakokinetik von Ketamin beim Menschen läßt sich unter der Annahme eines offenen Zweikompartimentmodells beschreiben [95]. Die Halbwertszeit in der α-Phase (Verteilungsphase) beträgt dabei nach verschie-

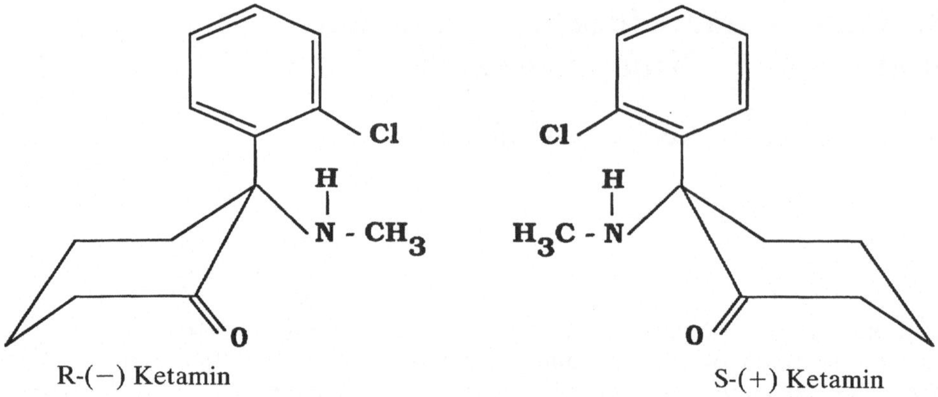

R-(−) Ketamin S-(+) Ketamin

Abb. 1. Die Ketaminenantiomere

denen Literaturangaben zwischen 5,5 und 18 min und deckt sich damit in etwa mit der Dauer der anästhetisch-hypnotischen Wirkung [77]. Die Halbwertszeit in der β-Phase (Eliminationsphase) liegt bei 2–3 h. Wieber et al. [95] fanden in ihren Untersuchungen, daß für die Dauer der anästhetisch-hypnotischen Wirkung des Ketamins in erster Linie die Umverteilung vom zentralen zum peripheren Kompartiment verantwortlich ist. Dies stimmt auch mit den Ergebnissen anderer Autoren überein, wonach die Narkosedauer unter Ketamin weder durch Induktion oder Hemmung der an der Verstoffwechslung beteiligten Leberenzyme noch durch eine Abnahme der renalen Clearance beeinflußt wird. Beides ist anscheinend erst in der Eliminationsphase von Bedeutung, in der aber kein anästhetischer Effekt mehr vorhanden ist, wohl aber noch eine analgetische Wirkung [52, 11, 54]. Die Metabolisierung von Ketamin erfolgt hauptsächlich in der Leber. Der wichtigste Abbauweg ist hier die N-Demethylierung zu Norketamin. Norketamin besitzt etwa ein Drittel der anästhetischen Potenz von Ketamin und ist ca. 3 min nach der i.v.-Applikation von Ketamin im Plasma nachweisbar. Durch Hydroxylierung und Konjugation entstehen wasserlösliche Komponenten, die dann mit dem Urin ausgeschieden werden [11, 98]. In der älteren Literatur erscheint als weiteres Abbauprodukt von Ketamin das Dehydronorketamin (Metabolit II). Es scheint jedoch ein Artefakt der gaschromatographischen Analyse zu sein und spielt somit in vivo wahrscheinlich keine Rolle [2, 70].

Pharmakodynamik

Die narkotische Wirkung von Ketamin imponiert klinisch zunächst in einem weiten Öffnen der Augen, welche dann in einem starren Blick verharren, womit der Patient nicht schlafend, sondern eher wie abgeschaltet erscheint [90]. Für diesen Zustand wurde der Begriff „dissoziative Anästhesie" geprägt [13, 14]. Bei dieser kataleptischen Narkose kann initial ein Nystagmus auftreten, Korneal-

sowie Lichtreflexe bleiben erhalten. Funktionell und elektrophysiologisch kommt es zu einer Dissoziation zwischen neokortikal-thalamischen und limbisch-retikulären Hirnstrukturen. Dies führt offensichtlich zu einem Verlust der sensorischen Perzeption und des Bewußtseins ohne eigentlichen Schlaf [98].

Neuerdings wird diskutiert, daß die anästhetische Wirkung von Ketamin über eine nichtkompetitive Blockade von Ionenkanälen des N-methyl-D-aspartat-Rezeptors (NMDA-Rezeptor) in der Zellmembran zentraler Neurone zustande kommt [12, 101, 102]. Die NMDA-Rezeptoren gehören zum exzitatorischen Aminosäuresystem des Gehirns (EAA = „excitatory amino acid system"). In hoher Konzentration kommen sie v. a. im Kortex, Hippokampus, Striatum und in den Corpora amygdaloidea vor. Sie fungieren als Eingangsverstärker erregender synaptischer Potentiale. Ketamin bindet an der Phencyclidin-(PCP-)bindungsstelle und kontrolliert so die Ionenströme am Rezeptor (Abb. 2).

Die Stimulation des EAA durch Agonisten wie Glutamat oder Aspartat führt nach jüngsten Untersuchungen von Aanonsen et al. [1] eindeutig zu einer verstärkten Reaktion zentraler Neurone auf periphere Schmerzreize. Durch Gabe von Phencyclidin läßt sich diese NMDA-induzierte Reaktion auf Schmerzreize deutlich abschwächen. Da Ketamin ebenfalls über die PCP-Bindungsstelle des NMDA-Rezeptors wirkt, ist es nach diesen Ergebnissen vorstellbar, daß hierdurch neben der anästhetisch-hypnotischen Wirkung auch ein zentraler analgetischer Effekt hervorgerufen wird. Dies könnte möglicherweise auch einen Weg weisen aus der kontroversen Diskussion um eine evtl. über σ-Opiatrezeptoren vermittelte Analgesie durch Ketamin. Nach bislang vorliegenden präklinischen Untersuchungen erscheint die Opiatrezeptortheorie zwar wahrscheinlich, sie konnte jedoch in der Ketaminanwendung am Menschen bisher nicht zweifelsfrei bestätigt werden [27, 83, 26, 86, 3].

Nach Ketaminapplikation kommt es außerdem zu einem Anstieg von Blutdruck und Herzfrequenz um durchschnittlich 20 %. Das Anstiegsmaximum liegt dabei zwischen der 3. und 5. min nach i. v.-Gabe; die Rückkehr zum Ausgangsniveau erfolgt in der Mehrzahl der Fälle nach 10–20 min [46, 48]. Bei bereits bestehender hoher Ausgangsfrequenz findet keine wesentliche zusätzliche Steigerung statt [63]. Eine Dosisabhängigkeit dieser Kreislaufreaktion besteht nur bei Dosierungen bis zu 1 mg/kg/KG. Höhere Dosierungen führen nach Ergebnissen von Langrehr u. Singbartl [48] nicht zu einem entsprechend

Abb. 2. Der N-methyl-D-aspartat-(NMDA)-rezeptor gehört zum exzitatorischen Aminosäuresystem des Gehirns. Er enthält einen Ionenkanal, der für verschiedene Kationen durchlässig ist. Phencyclidin (PCP) und andere Testsubstanzen (z. B. MK 801) können an der PCP-Stelle binden und so den Kationenaustausch kontrollieren. Ketamin soll ebenfalls an dieser Stelle binden. AP5 wirkt an der NMDA-Bindungsstelle als kompetitiver Antagonist (Nach [102])

stärkeren Anstieg der genannten Kreislaufparameter. Dieses Verhalten deckt sich mit der Vorstellung von einer zentralen Kreislaufstimulation durch Ketamin über muskarinische Rezeptoren rhombenzephaler Zentren, die bereits 1969 von Chen [10] postuliert wurde. Zahlreiche Untersuchungen zu diesem Thema im Lauf der darauffolgenden Jahre führten letzten Endes zu einer Bestätigung der Theorie von einem gesteigerten sympathisch-efferenten Impulsstrom durch zentrale Stimulation nach Ketamingabe [91, 56, 29, 36]. Die von einigen Autoren festgestellte Aufnahmehemmung für Katecholamine in die peripheren Speicher stellt allenfalls eine geringe Verstärkung der zentralen Kreislaufwirkung dar [58, 60, 61, 4]. Der periphere Widerstand steigt unter Ketamin nur leicht an bei im wesentlichen unverändertem Schlagvolumen [18, 48]. Der zu beobachtende Blutdruckanstieg ergibt sich also hauptsächlich aus einer Zunahme des Herzzeitvolumens, welche ihrerseits weitgehend frequenzabhängig ist. Die Herzarbeit wird dabei um maximal 30 %, die Leistung des Herzens um maximal 45 % gesteigert, was, verglichen mit einer Leistungssteigerung bei normaler körperlicher Belastung, selbst für herzinsuffiziente Patienten, gering ist [48]. Eine Einschränkung für die Anwendung von Ketamin als Monosubstanz dürfte daher erst bei stark reduzierter Koronarreserve bestehen [40, 85]. Außerdem wurden unter Ketamineinwirkung auch Anstiege des Pulmonalarteriendrucks gemessen, was über eine Erhöhung der Rechtsherzbelastung bei entsprechender Vorschädigung ebenfalls zu Problemen führen könnte [28, 88, 98].

Sowohl in präklinischen Studien als auch an Patienten wurden nach Ketamingabe Steigerungen des Hirndrucks beobachtet [16, 24, 25, 53, 87]. Diese vorübergehende Zunahme des Hirndrucks wird in Zusammenhang gebracht mit einer Zunahme des zerebralen Blutvolumens und deckt sich zeitlich in etwa mit der stimulierenden Herz-Kreislauf-Wirkung von Ketamin. Bei der Beurteilung des Hirndruckanstiegs scheint die Gesamtsituation wie der Ort der Registrierung, der Einfluß der Atmung, der Relaxierung und der Intubation eine nicht unerhebliche Rolle zu spielen. So fanden z. B. Schalk u. List [75] den durch Ketamin bedingten Hirndruckanstieg geringer als den durch Husten, Intubation, Erbrechen oder abdominelles Pressen hervorgerufenen Druckanstieg. Schwedler et al. [82] konnten unter ihren Versuchsbedingungen durch direkte Injektion von Ketamin in das kraniale Gefäßsystem von Ziegen keine Zunahme der zerebralen Durchblutung bewirken. Herrschaft u. Schmidt [32] beobachteten sogar eine Abnahme der zerebralen Durchblutung nach der i. v.-Applikation von Ketamin. Pfenninger et al. [64] haben darauf hingewiesen, daß erhöhte Hirndrücke unter Ketamin in der Regel bei spontanatmenden Versuchstieren oder Patienten festgestellt wurden. Sie selbst konnten tierexperimentell nachweisen, daß unter kontrollierter Beatmung offensichtlich weder eine Zunahme des zerebralen Blutvolumens noch ein Hirndruckanstieg eintritt. Dies gilt sowohl für normale Ausgangsdrücke als auch bei vorbestehendem erhöhtem Hirndruck [65].

In klinisch relevanten Dosierungen kann es nach Ketaminapplikation zwar zu Rhythmusstörungen der Atmung und zu kurzen apnoischen Phasen kommen, insgesamt bleibt jedoch eine suffiziente Spontanatmung erhalten. Dies läßt sich sowohl anhand von Blutgasanalysen als auch durch den Vergleich von CO_2-

Antwortkurven im Wachzustand und während dissoziativer Anästhesie belegen [46]. Die Atemwege bleiben bei ausreichend erhaltenem Tonus der Zungengrund- und Rachenmuskulatur sowie der Reflexe in Pharynx und Larynx weitgehend frei. Eine Luftwegsverlegung durch stark vermehrte Salivation und ein hierdurch möglicher reaktiver Laryngospasmus erfordern trotzdem eine sorgfältige Beobachtung.

Die psychischen Phänomene in der Aufwachphase nach Ketaminmononarkosen wurden von Doenicke et al. [21] bereits 1969 genauer untersucht. Sie lassen sich demnach folgendermaßen zusammenfassen:
- Veränderungen der Stimmungslage und des Körperempfindens,
- Fließempfindungen,
- lebhafte Träume (Illusionen),
- delirante Erlebnisse, optische und akustische Halluzinationen.

Nach einer Literaturzusammenfassung von Tolksdorf [90] läßt sich die Häufigkeit unangenehmer Träume nach Ketaminmononarkosen durch die Gabe von Benzodiazepinen von 23% auf 5% reduzieren. Midazolam und Flunitrazepam sind hierbei wirksamer als Diazepam [8, 89]. Über bleibende psychische Veränderungen infolge einer Ketamineinwirkung wurde bislang nicht berichtet [98, 70].

Zusammengefaßt sind die wichtigsten pharmakodynamischen Parameter von Ketamin:
- anästhetisch-hypnotische Wirkung: dissoziative Anästhesie,
- zentral vermittelter analgetischer Effekt,
- zentrale Kreislaufstimulation,
- meist geringgradige Hirndrucksteigerung (bei Spontanatmung),
- keine Atemdepression, weitgehend erhaltene Schutzreflexe, Hypersalivation,
- gelegentliche psychotomimetische Aufwachreaktionen,
- Bronchodilatation,
- keine Histaminfreisetzung, keine Beeinflussung des Immunsystems,
- geringe akute und chronische Toxizität.

Klinische Bedeutung unerwünschter Ketaminwirkungen

Eine wichtige Voraussetzung für die sichere Anwendung von Ketamin im klinischen Alltag ist die genaue Kenntnis der spezifischen Wirkungsweise dieser Substanz und ihrer speziellen Nebenwirkungen. Darüber hinaus ist es von großer Bedeutung, wie prinzipiell bei jeder Anästhesie, vor der Durchführung einer Ketaminnarkose den jeweiligen Patienten gründlich zu untersuchen, um eventuelle Vorerkrankungen sowie deren Ausprägungsgrad möglichst genau zu erfassen, damit Kontraindikationen für die Gabe von Ketamin sicher ausgeschlossen werden können.

Dosierung und Anwendungsformen

Eine entscheidende Grundlage zur Vermeidung unerwünschter Wirkungen stellt zunächst die genaue Kenntnis der richtigen Dosierung und der korrekten Applikationsweise einer Substanz dar. Ketamin besitzt zwar sowohl eine große therapeutische Breite als auch eine sehr gute Gewebeverträglichkeit, dennoch sollte man sich an die empfohlenen Dosierungsrichtlinien und Verabreichungsformen halten, um individuell mögliche überraschende Reaktionen zu vermeiden. Hierzu könnte etwa ein Blutdruckabfall bei zu rascher Injektion und relativer Überdosierung, z. B. bei einem sehr alten Patienten, zählen, aufgrund der dann zum Tragen kommenden negativ-inotropen Eigenwirkung von Ketamin direkt am Herzmuskel [46].

Die Initialdosis für die intravenöse Verabreichung von Ketamin zu Narkosezwecken sollte zwischen 0,5–2,0 mg/kg/KG liegen, wobei die unteren Dosierungsangaben der Anwendung bei Risikopatienten, sehr alten Patienten und Patienten im Schock entsprechen. Die hiermit erzielte Narkosedauer beträgt 10–15 min. Nach dieser Zeit sind Repetitionsgaben der halben bis ganzen Dosis möglich. Ketamin bietet außerdem die Möglichkeit, durch intramuskuläre Injektion eine Allgemeinanästhesie zu erreichen. Je kleiner das intramuskuläre Depot ist, um so rascher geht die Resorption vor sich und um so geringer wird die benötigte Dosis (3–8 mg/kg/KG). Die Narkosedauer bei i. m.-Injektion liegt zwischen 10 und 25 min. Repetitionsgaben in Form der halben oder ganzen Dosis sind auch hier möglich (alle Dosierungsangaben nach Parke-Davis). Die Kumulationsgefahr nach wiederholten Ketamingaben wird nach Untersuchungen von Mc Carthy [56] als relativ gering bewertet. Vor allem bei Kindern wurde auch die orale und rektale Applikation von Ketamin durchgeführt. Hier muß jedoch mit einem deutlich verzögerten Wirkungseintritt (bis zu 30 min nach oraler Applikation) und niedrigeren Plasmaspiegeln gerechnet werden [30, 34]. Von wichtiger klinischer Bedeutung ist die Tatsache, daß schon mit sog. subanästhetischen Dosen von Ketamin (0,25–0,5 mg/kg/KG) ein guter analgetischer Effekt erzielt werden kann, in etwa vergleichbar dem von 1 mg/kg/KG Pethidin [74, 84, 35]. Festzuhalten bleibt außerdem, daß nach einer Ketaminnarkose die analgetische Wirkung deutlich länger anhält als die anästhetische [6, 98].

Kombinationsnarkosen und ihre Besonderheiten

Nach dem derzeitigen Stand der Forschung stellt die Kombination von Ketamin mit Benzodiazepinen in der Klinik sicher die Standardnarkosetechnik für Ketaminnarkosen dar [49, 44]. Durch die Gabe von Benzodiazepinen gelingt es, die kardiovaskulären und psychotomimetischen Nebenwirkungen von Ketamin weitgehend zu eliminieren [90]. Zur sicheren Unterdrückung der zentralen sympathomimetischen Effekte ist dabei auf eine ausreichende Dosierung der Benzodiazepine zu achten. Nach Angaben von Langrehr et al. [49] beträgt sie für Midazolam 0,15 mg/kg/KG, für Flunitrazepam 0,015 mg/kg/KG und für Diazepam 0,25 mg/kg/KG. In Fällen, in denen die kreislaufstimulierende

Wirkung von Ketamin erwünscht ist, wie etwa bei der Narkoseeinleitung im hämorrhagischen Schock, sollte die Vorgabe eines Benzodiazepins unterbleiben. Allein zur Vermeidung psychotomimetischer Aufwachreaktionen reicht auch eine Benzodiazepingabe während der Narkose bei stabilisierten Kreislaufverhältnissen aus [98]. Wie schon angesprochen, unterdrückt Diazepam die unerwünschten Ketaminwirkungen weniger effektiv als Flunitrazepam oder Midazolam [90]. Midazolam bietet sich insgesamt gesehen für die Praxis der Ketamin-Benzodiazepin-Kombinationsanästhesien als Mittel der ersten Wahl an, da es zudem in seinen pharmakokinetischen Eigenschaften denen von Ketamin am ähnlichsten ist. Damit wird eine bessere Steuerbarkeit erreicht und die Gefahr eines verzögerten Aufwachens vermindert [98, 70]. Zu beachten bleibt aber, daß durch die adjuvante Gabe von Midazolam dosisabhängig die Vorteile von Ketamin bezüglich der Atmung und der erhaltenen Schutzreflexe verlorengehen können. Die Standardmethode für die sog. Ataranalgesie sollte deshalb die Intubationsnarkose mit kontrollierter Beatmung sein [49]. Wegen der Stimulation der Speichel- und Tracheobronchialsekretion empfiehlt sich die zusätzliche Anwendung eines Anticholinergikums. Da Ketamin den Skelettmuskeltonus erhöht und zu unwillkürlichen Bewegungen führen kann, ist auf eine ausreichende Relaxierung zu achten.

Ketamin bei Herz-Kreislauf-Erkrankungen

Aufgrund der eingangs beschriebenen Kreislaufeffekte des Ketamins (Blutdruck- und Herzfrequenzanstieg, erhöhter myokardialer O_2-Verbrauch) ergeben sich Kontraindikationen für die Anwendung von Ketamin bei stark eingeschränkter Koronarreserve und evtl. bei Rechtsherzinsuffizienz [40, 98]. Für Kombinationsanästhesien mit Benzodiazepinen relativieren sich diese Kontraindikationen allerdings etwas. So fanden z. B. Reves et al. [71] bei einem Vergleich zwischen Morphin-Diazepam-Lachgas-Narkosen und Narkosen mit Ketamin und Lachgas in der Bypasschirurgie unter letzterer zwar höhere Blutdruckwerte und Herzfrequenzen, aber keine Unterschiede in der postoperativen Morbidität und Mortalität. In anderen kontrollierten Studien über den Einsatz von Ketaminkombinationsnarkosen bei herzchirurgischen Eingriffen berichten die Autoren über gute Verträglichkeit und hämodynamische Stabilität [17, 69]. Zu beachten bliebe noch, daß der Intubationsstreß als adrenerger Mechanismus zu einem mitunter drastischen Anstieg von Blutdruck und Herzfrequenz nach einer Benzodiazepin-Ketamin-Einleitung führen kann [49, 68, 37]. Diese intubationsbedingte Kardiostimulation tritt jedoch ebenso häufig unter der Verwendung anderer Einleitungssubstanzen auf [41]. Sie läßt sich nach Angaben von Langrehr et al. [49] nur durch Vorgabe von Droperidol oder durch eine tiefere Narkose bei Intubation entscheidend mindern.

Zusammenfassend behält wohl das Resumee von Tolksdorf [90] zu diesem Themenbereich weitgehend seine Gültigkeit:

Obgleich die Herz-Kreislauf-Reaktion nach Ketamin sehr wirkungsvoll in der Mehrzahl der Fälle mit Benzodiazepinen vermieden werden kann, sind Blutdruck- und Herzfrequenzanstiege nicht in jedem Fall sicher zu verhindern.

Dies ist für den Herz-Kreislauf-Gesunden unproblematisch. Bei Patienten mit schlecht eingestelltem Hypertonus, koronarer Herzkrankheit sowie teilweise auch bei solchen mit erhöhtem Pulmonalarteriendruck sollte Ketamin auch in Verbindung mit Benzodiazepinen nur unter Vorbehalt eingesetzt werden.

Ketamin bei erhöhtem Hirndruck und im Schock

In zahlreichen präklinischen Untersuchungen konnte nachgewiesen werden, daß Ketamin sowohl im hämorrhagischen als auch im Endotoxinschock zu keinem weiteren Abfall des Blutdrucks führt und sogar zu einer Stabilisierung der Kreislaufverhältnisse beiträgt [63, 100, 33]. Ketamin wird daher von vielen Untersuchern in der Notfallsituation des Schocks als die bevorzugte Substanz zur Narkoseeinleitung bezeichnet [9, 7]. Bei Schockpatienten, die sich präoperativ bereits seit längerer Zeit in einer Streßsituation befanden, führte die Narkoseeinleitung mit Ketamin nach Beobachtungen von Waxman et al. [93] jedoch zu einem Blutdruckabfall. Wahrscheinlich bleibt der kreislaufstimulierende Effekt des Ketamins bei Patienten, die bereits einen maximal erhöhten Sympathikotonus haben, aus. Hier kann dann wiederum die direkte negativinotrope Wirkung des Ketamins zum Tragen kommen [98].

Die Anwendung von Ketamin bei Schädel-Hirn-Trauma (SHT) und generell bei erhöhtem Hirndruck ist umstritten, da ein substanzbedingter Anstieg des intrakraniellen Drucks befürchtet wird. Die diesbezüglichen oben zitierten Untersuchungen führten zu widersprüchlichen Ergebnissen. Nach den Arbeiten von Pfenninger et al. [64, 65] muß man allerdings davon ausgehen, daß Ketamin bei kontrollierter Beatmung den Hirndruck unbeeinflußt läßt. Dies konnte auch für Patienten mit akutem SHT nachgewiesen werden [66]. Man kann daher bei Patienten im hämorrhagischen Schock mit gleichzeitigem SHT wegen der positiven Effekte auf den Kreislauf die Narkose mit Ketamin einleiten, sofern eine kontrollierte Beatmung durchgeführt wird. Bei SHT oder erhöhtem Hirndruck mit stabilen Kreislaufverhältnissen ist es freilich sinnvoller, Substanzen zu verwenden, die eindeutig hirndrucksenkend wirken, wie etwa Barbiturate oder Etomidat. Absolut kontraindiziert ist die Gabe von Ketamin bei spontanatmenden Patienten mit erhöhtem intrakraniellem Druck.

Ketamin in der Geburtshilfe

Ketamin wurde in vielen Fällen bei der Sectio caesarea in Kombination mit N_2O/O_2 oder Thiopental zufriedenstellend eingesetzt. Die Dosierungen lagen dabei zwischen 0,2–1,0 mg/kg/KG. Die meisten Autoren fanden im Vergleich zu Narkoseverfahren ohne Ketamin hierbei entweder gleiche oder sogar leicht bessere durchschnittliche Apgar-Werte bei den Neugeborenen [47, 19, 78, 79]. Bei Verdacht auf intrauterine Asphyxie, z. B. nach Plazentainsuffizienz, ist wegen der von Dick et al. [20] nachgewiesenen Erhöhung der Uterusaktivität und der dadurch verminderten intervillösen Durchblutung die Anwendung von Ketamin kontraindiziert. Gleiches gilt bei Präeklampsie und Eklampsie [98].

Ketamin bei Mehrfachanwendung

Erfahrungen mit dem häufig wiederholten Einsatz von Ketamin bei Brandverletzten, zum Verbandswechsel oder zum Debridement haben gezeigt, daß die Substanz ohne großes Kumulationsrisiko oder die Gefahr einer Organtoxizität eingesetzt werden kann [42]. Es stellte sich jedoch heraus, daß bei chronischer Anwendung von Ketamin eine Toleranzentwicklung stattfindet, die eine Dosiserhöhung zum Erreichen einer adäquaten Analgesie erfordert. Der Grund hierfür liegt in einer Enzyminduktion, die den Ketaminabbau beschleunigt [98].

Ketamin bei speziellen Vorerkrankungen

Epilepsie

Der von einigen Autoren vertretenen Ansicht, daß es sich bei den unter Ketamin beobachteten spezifischen EEG-Veränderungen um Krampfpotentiale handelt, wurde bereits 1969 von Kugler et al. [45] entschieden widersprochen. Corssen et al. [14] beschrieben eine stark depressive Wirkung auf Assoziationsfelder des Frontalhirns, im Gebiet der akustischen und visuellen Kortexregion hingegen nur eine geringe Wirkung. EEG-Untersuchungen am Menschen zeigten einen Verlust des α-Rhythmus, gefolgt von einer ϑ-Aktivierung sowie intermittierender polymorpher δ-Aktivität hoher Amplitude. Diese EEG-Veränderungen werden bei allen Patienten von einer schnellen β-Aktivität (30–40 Hz), die als typische Ketaminreaktion gilt, überlagert [81, 80]. Von Corssen et al. [15] durchgeführte humanpharmakologische Untersuchungen bestätigten, daß Ketamin weder bei Gesunden noch bei Epileptikern Krampfpotentiale auslöst. Es ergaben sich sogar Hinweise für antikonvulsive Eigenschaften von Ketamin. Trotzdem wird empfohlen, wie bei jedem Allgemeinanästhetikum, auch mit Ketamin bei Patienten mit Anfallsleiden vorsichtig zu sein.

Maligne Hyperthermie

Ketamin führt häufig zu einer Erhöhung des Skelettmuskeltonus und gelegentlich zu Spasmen der quergestreiften Muskulatur. Trotzdem wird seine Anwendung bei Patienten mit vorangegangener maligner Hyperthermie und auch bei Myopathien in der Literatur als sicher und erfolgreich beschrieben. Es wurden weder signifikante Anstiege der Kreatinphosphokinase (CPK) noch sonstige postoperative Komplikationen bekannt [103, 92, 51, 90].

Akute intermittierende Porphyrie

Kostrzewska et al. [43] konnten nach der Injektion von 2 mg/Ketamin/kg/KG oder mehr in Hühnereier eine signifikante Zunahme der Aktivität der δ-Aminolaevulinsäure-Synthetase (ALA-S) in der Leber der Hühnerembryonen feststellen. Sie deuteten dies als porphyrinogenen Effekt von Ketamin und rieten daher von der Gabe der Substanz bei Porphyrie ab. Rizk et al. [72] bezweifelten aufgrund eigener positiver Erfahrungen mit Ketamin bei Porphyriepatienten die Übertragbarkeit der genannten Ergebnisse auf den Menschen. Die verwendete Menge entspräche beim Menschen einer Dosierung von 25 mg/kg/KG und liege somit weit über den klinisch relevanten Dosen. Außerdem fanden Parikh u. Moore [62] bei Ratten nach Ketaminapplikation keine signifikante Zunahme der ALA-S-Aktivität. Abschließend bleibt somit festzuhalten, daß Ketamin in den klinisch üblichen Dosierungen wahrscheinlich als sicheres Medikament bei Patienten mit akuter intermittierender Porphyrie angesehen werden kann.

Hyperthyreose

Kaplan u. Cooperman [38] berichteten 1971 über massive Blutdruck- und Herzfrequenzanstiege bei 2 Patienten, die unter einer Thyroxinmedikation standen. Die Kreislaufkrise konnte nur durch Gabe eines β-Blockers beherrscht werden. Auch bei hyperthyreoter Stoffwechsellage muß nach Ketaminanwendung evtl. mit extremen sympathikomimetischen Reaktionen gerechnet werden. Ketamin ist daher in diesen Fällen kontraindiziert [98].

Alkoholabusus und andere psychiatrische Erkrankungen

Nach den Erfahrungen von Podlesch u. Dähn [67] sind Benzodiazepin-Ketamin-Kombinationsanästhesien für Patienten mit stark erhöhtem Alkoholkonsum ungeeignet. Sie konnten in diesen Fällen trotz hoher Dosierungen beider Substanzen keine ausreichende Wirkung erzielen. White et al. [98] betrachten wegen der möglichen psychotomimetischen Reaktionen psychiatrische Vorerkrankungen, wie z. B. Schizophrenie, als relative Kontraindikation für die Anwendung von Ketamin.

Zusammengefaßt sind die absoluten und relativen Kontraindikationen für Ketamin:

- schlecht eingestellte Hypertonie,
- instabile Angina pectoris; kürzlich erlittener Herzinfarkt,
- ausgeprägte Rechts- und/oder Linksherzinsuffizienz,
- erhöhter intrakranieller Druck (relativ, nicht bei kontrollierter Beatmung),
- Aneurysmen
- erhöhter Pulmonalarteriendruck (relativ, z. B. drucksenkende Wirkung bei Asthmaanfall),
- perforierende Augenverletzung, erhöhter Augeninnendruck (relativ),
- manifeste Hyperthyreose (relativ),
- psychiatrische Erkrankungen, Alkoholabusus (relativ),
- otolaryngologische Eingriffe (relativ).

Bedeutung der Ketaminenantiomere für die Nebenwirkungen der Substanz

Wie zu Beginn bereits angesprochen, ist Ketamin eine optisch aktive Substanz. Abgesehen von ihrem Verhalten gegenüber linear polarisiertem Licht stimmen die Enantiomere des Ketamins in ihren chemischen und physikalischen Eigenschaften weitgehend überein. Sie können sich allerdings erheblich in ihrer biologischen Wirkung unterscheiden [22, 59]. Im Falle des Ketamins konnten bereits Ende der 70er Jahre einige präklinische Studien eine eindeutig stärkere anästhetisch-analgetische Wirkung des S(+)-Enantiomers gegenüber dem R(−)-Enantiomer nachweisen [55, 73, 94]. White et al. [97] führten als erste eine randomisierte Doppelblindstudie mit Ketaminracemat, S(+)-Ketamin und R(−)-Ketamin an 60 Patienten durch, die sich einem chirurgischen Wahleingriff unterziehen mußten. Hierbei bestätigte sich, daß S(+)-Ketamin eine stärkere anästhetische und analgetische Wirkung besitzt als R(−)-Ketamin oder Ketaminrazemat. Die Inzidenz psychotomimetischer Aufwachreaktionen war nach der Gabe von reinem S(+)-Ketamin signifikant geringer als nach der Verabreichung der beiden anderen Formen. In weiteren Untersuchungen von White [99] und Schüttler [76] bestätigte sich die Erkenntnis von der stärkeren Wirksamkeit des S(+)-Ketamins. Im EEG traten unter S(+)-Ketamin deutlich mehr langsame Wellen auf, während nach reinem R(−)-Ketamin keine δ-Komplexe zu sehen waren.

Da bei den genannten Untersuchungen keine stereoselektive Analytik durchgeführt wurde, konnte man letzten Endes nicht völlig sicher sein, daß die bestehenden Wirkunterschiede nicht auch durch einen unterschiedlichen zeitlichen Verlauf der Plasma- und Organkonzentrationen oder durch eine mögliche Inversion zwischen den Enantiomeren mitbedingt waren. In eigenen Untersuchungen konnten wir nun auf der Grundlage einer stereoselektiven Analytik Vergleiche zwischen den Wirkprofilen von S(+)-Ketamin und Ketaminrazemat anstellen [31]. Nach Auswertung der ersten Ergebnisse deutete sich zwar ein analoger zeitlicher Verlauf der Plasmaspiegel an, jedoch muß mit Interaktionen mit anderen Pharmaka (z. B. Atropin, Nitroglycerin) im Hinblick auf die stereoselektive Pharmakokinetik der Ketaminenantiomere gerechnet werden. Eine Inversion des aktiveren S(+)-Enantiomers in das R(−)-Enantiomer konnte nach Analyse der bisherigen Plasmaproben nicht festgestellt werden. Im EEG-Powerspektrum führte die alleinige Applikation von S(+)-Ketamin zu annähernd den gleichen Aktivitätsverschiebungen wie die Gabe der doppelten Dosis des Razemats. Auch nach dem klinischen Eindruck war gegenüber dem Razemat die halbe Dosis des S(+)-Ketamins zur Narkoseeinleitung ausreichend. Bezüglich des Kreislaufverhaltens zeigte sich eine stärkere sympathomimetische Stimulation durch das S(+)-Ketamin im Vergleich zum Razemat. Eine abschließende Beurteilung wird jedoch erst nach Beendigung der Untersuchungsreihe möglich sein.

Literatur

1. Aanonsen LM, Lei S, Wilcox GL (1990) Excitatory amino acid receptors and nociceptive neurotransmission in rat spinal cord. Pain 41: 309
2. Adams JD, Baillie TA, Trevor AJ, Castagnoli N (1981) Studies on the biotransformation of ketamine – identification of metabolites produced in vitro from rat liver microsomal preparations. Biomed Mass Spec 8: 527
3. Amiot JF, Bonju P, Palacci JH (1985) Effect of naloxone on the loss of consciousness induced by IV ketamine. Br J Anaesth 57 (Letter): 930
4. Appel E, Dudziak R, Palm D, Wunk A (1979) Sympathoneural and sympathoadrenal activation during ketamine anesthesia. Eur J Clin Pharmacol 16: 91
5. Baur KF (1979) Immunsuppression durch Halothan, Ketamin und Bupivacain. In: XVI. gemeinsame Tagung der deutschen, schweizerischen und österreichischen Gesellschaft für Anaesthesiologie, Reanimation und Intensivtherapie, Innsbruck. Abstracts, S 140
6. Bovill JG, Dundee JW (1971) Alterations in response to somatic pain associated with anesthesia-ketamine. Br J Anaesth 43: 496
7. Bond AC, Davie CK (1974) Ketamine and pancuronium for the shocked patient. Anaesthesia 29: 59
8. Cartwright PD, Pingel SM (1984) Midazolam and diazepam in ketamine anaesthesia. Anaesthesia 59: 439
9. Chasapakis G, Kekis N, Sakkalis C (1973) Use of ketamine and pancuronium for anesthesia for patients in hemorrhagic shock. Anesth Analg 52: 282
10. Chen G (1969) The pharmacology of ketamine. In: Kreuscher H (Hrsg) Ketamin. Springer, Berlin Heidelberg New York (Anaesthesiologie und Wiederbelebung, Bd 40, S 1)
11. Cohen ML, Trevor AJ (1974) On the cerebral accumulation of ketamine and the relationship between metabolism of the drug and its pharmacological effects. J Pharmacol Exp Ther 189: 351
12. Collingridge GL, Lester RAJ (1989) Excitatory amino acid receptors in the vertebrate central nervous system. Pharmacol Rev 40 (2): 143
13. Corssen G, Domino EF (1966) Dissociative anaesthesia: further pharmacological studies and first clinical experience with the phencyclidine derivate CI-581. Anesth Analg 45: 29
14. Corssen G, Miyasaka M, Domino EF (1969) Dissociative Anaesthesie mit Ketamin. In: Kreuscher H (Hrsg) Ketamine. Springer, Berlin Heidelberg New York (Anaesthesiologie und Wiederbelebung, Bd 40, S 64)
15. Corssen G, Little SC, Tavakoli M (1974) Ketamine und epilepsy. Anesth Analg 53: 319
16. Dawson B, Michenfelder JD, Theye RA (1971) Effects of ketamine on canine cerebral blood flow and metabolism: modification by prior administration of thiopental. Anesth Analg 50: 443
17. Dhadphale PR, Jackson AFP, Alseri S (1979) Comparison of anesthesia with diazepam and ketamine vs. morphine in patients undergoing heartvalve replacement. Anesthesiology 51: 200
18. Diaz FA, Bianco A, Bello N (1976) Effects of ketamine on canine cardiovascular function. Br J Anaesth 48: 941
19. Dich-Nielsen J, Holasek J (1982) Ketamine as an induction agent for caesarean section. Acta Anaesthesiol Scand 26: 139
20. Dick W, Jonatha WD, Milewski P, Traub E (1973) Untersuchungen zum Verhalten des Uterustonus unter der Geburt während der Ketamin-Anaesthesie. In: Gemperle M, Kreuscher H, Langrehr D (Hrsg) Ketamin. Springer, Berlin Heidelberg New York (Anaesthesiologie und Wiederbelebung, Bd 69, S 285)
21. Boenicke A, Kugler J, Emmert M, Laub M, Kleiner H (1969) Ein Leistungsvergleich nach Ketamin und Methohexital. In: Kreuscher H (Hrsg) Ketamine. Springer, Berlin Heidelberg New York (Anaesthesiologie und Wiederbelebung, Bd 40, S 146)
22. Drayer DE (1986) Pharmacodynamic and pharmacokinetic differences between drug enantiomers in humans: an overview. Clin Pharmacol Ther 40: 125

23. Dundee JW (1990) Twenty-five years of ketamine. A report on an international meeting. Anaesthesia 45: 159
24. Eyrich K, Brackebusch D, Sefrin P (1973) Liquordruck unter Ketamin. In: Gemperle M, Kreuscher H, Langrehr D (Hrsg) Ketamin. Springer, Berlin, Heidelberg, New York (Anaesthesiologie und Wiederbelebung, Bd 69, S 209)
25. Fessl-Alemany E, Clar HE, Gobiet W (1973) Untersuchungen der intrakraniellen Druckverhältnisse des Kaninchens unter Ketamin. In: Gemperle M, Kreuscher H, Langrehr D (Hrsg) Ketamin. Springer, Berlin Heidelberg New York (Anaesthesiologie und Wiederbelebung, Bd 69, S 214)
26. Finck AD, Ngai SH (1982) Opiate receptor mediation of ketamine analgesia. Anesthesiology 56: 291
27. Fratta W, Casu M, Balestrieri A (1980) Failure of ketamine to interact with opiate receptors. Eur J Pharmacol 61: 389
28. Gassner S, Cohen M, Aygen M, Levy E, Ventura E, Shashdi J (1974) The effect of ketamine on pulmonary artery pressure. Anaesthesia 29: 141
29. Göthert M (1972) Die Sekretionsleistung des Nebennierenmarks unter dem Einfluß von Narkotika und Muskelrelaxanzien. Springer, Berlin Heidelberg New York (Anaesthesiologie und Wiederbelebung, Bd 70)
30. Grant IS, Nimmo WS, Clements JA (1981) Pharmacokinetics and analgesic effects of IM and oral ketamine. Br J Anaesth 53: 805
31. Hering W, Geißlinger G, Kamp H-D (1990) Pharmakodynamik und Pharmakokinetik der Ketamin-Enantiomere. 20. Bayerischer Anästhesistentag, Erlangen. Abstracts, S 23
32. Herrschaft H, Schmidt H (1973) Das Verhalten der globalen und regionalen Hirndurchblutung unter dem Einfluß von Propanidid, Ketamine und Thiopental-Natrium. Anaesthesist 22: 486
33. Idvall J, Aronsen KF, Stenberg P (1980) Tissue perfusion and distribution of cardiac output during ketamine anesthesia in normovolemic rats. Acta Anaesthesiol Scand 24: 257
34. Idvall J, Holasek J, Stenberg P (1983) Rectal ketamine for induction of anaesthesia in children. Anaesthesia 38: 60
35. Ito Y (1974) Post-operative pain relief with ketamine infusion. Anaesthesia 29: 222
36. Ivankovic AD, Miletich DJ, Reimann C, Albrecht RF, Zahed B (1974) Cardiovascular effects of centrally administered ketamine in goats. Anesth Analg 53: 924
37. Jeretin S, Srnic S, Modhwadia D (1986) Ketamin/Flunitazepam – eine alternative intravenöse Anaesthesie. Anaesthesist 35: 616
38. Kaplan JA, Cooperman LH (1971) Alarming reactions to ketamine in patients taking thyroid medication – treatment with propranolol. Anaesthesiology 35: 229
39. Kaump DH, Kurtz SM, Fisken RA, Schardein JL, Roll DE, Reutner TF (1969) Toxicology of ketamine. In: Kreuscher H (Hrsg) Ketamine. Springer, Berlin Heidelberg New York (Anaesthesiologie und Wiederbelebung, Bd 40, S 12)
40. Kettler D, Hellige G, Hensel I, Martel J, Bretschneider HJ (1973) Die Bedeutung von hämodynamischen Veränderungen durch Ketamin für den Sauerstoffbedarf und die Sauerstoffversorgung des Herzens. In: Gemperle M, Kreuscher H, Langrehr D (Hrsg) Ketamin. Springer, Berlin Heidelberg New York (Anaesthesiologie und Wiederbelebung, Bd 69, S 22)
41. Kettler D (1982) Hypertone und tachykarde Kreislaufreaktionen während Neuroleptanalgesie – eine methodenspezifische Nebenwirkung? Anaesthesist 31: 49
42. Klose R, Büttner J, Wresch K-P (1988) Ketanest zur Anästhesie bei Kurzzeiteingriffen (Verbandswechsel) und zur Langzeitsedierung in der Intensivmedizin. In: Eyrich E, Kretz FJ (Hrsg) Ketanest. perimed, Erlangen, S 75
43. Kostrzewska E, Gregor S (1978) Ketamine in acute intermittent porphyria – dangerous or safe? Anesthesiology 49: 376
44. Kreuscher H (1982) Fortschritte der Tranquanalgesie. In: Langrehr D (Hrsg) Ketanest- und Benzodiazepinkombinationen in der Anästhesie. perimed, Erlangen, S 67
45. Kugler J, Doenicke A, Laub M, Kleinert H (1969) Elektroencephalographische Untersuchungen bei Ketamine und Methohexital. In: Kreuscher H (Hrsg) Ketamin.

Springer, Berlin Heidelberg New York (Anaesthesiologie und Wiederbelebung, Bd 40, S 101)

46. Langrehr D, Stolp W (1969) Der Einfluß von Ketamin auf verschiedene Vitalfunktionen des Menschen. In: Kreuscher H (Hrsg) Ketamin. Springer, Berlin Heidelberg New York (Anaesthesiologie und Wiederbelebung, Bd 40, S 25)
47. Langrehr D, Neuhaus R (1973) Ketamin in der geburtshilflichen Anaesthesie. In: Gemperle M, Kreuscher H, Langrehr D (Hrsg) Ketamin. Springer, Berlin Heidelberg New York (Anaesthesiologie und Wiederbelebung, Bd 69, S 277)
48. Langrehr D, Singbartl G (1977) Die Herz- und Kreislaufwirkung von Ketamin: Zusammenfassung der vorliegenden Befunde. In: Erlanger Anästhesie-Seminare I. Medizin Media Analyse, Wolfgang Henke, Bubenreuth, S 13
49. Langrehr D, Erdmann W, Newton D, Agoston S (1981) Ketamin, ataranalgetische Kombinationen und Antagonisierung. In: Ahnefeld FW, Bergmann H, Burri C, Dick W, Doenicke A, Halmagyi M, Hossli G, Rügheimer E (Hrsg) Die intravenöse Narkose. Springer, Berlin Heidelberg New York, S 123
50. Laxenaire MC, Manel J, Borgo J, Moneret-Voutrin DA (1985) Facteurs de risque d'histaminolibération: Etude prospective dans une population anesthésiée. Ann Fr Anesth Réanim 4: 158
51. Lees DE, Kim YD, Macnamara TE (1982) The safety of ketamine in pediatric neuromuscular disease. Anesthesiol Rev 9 (6): 17
52. Letaget J, Bouletreau P, Gilles YD (1972) Ketamine et insuffisance renale. Anesth Analg (Paris) 29: 261
53. List WF, Cascorbi HF (1973) Druckanstieg im Liquor cerebrospinalis unter Ketamin. In: Gemperle M, Kreuscher H, Langrehr D (Hrsg) Ketamin. Springer, Berlin Heidelberg New York (Anaesthesiologie und Wiederbelebung, Bd 69, S 218)
54. Marietta MP, White PF, Pudwill CR (1976) Biodisposition of ketamine in the rat: selfinduction of metabolism. J Pharmacol Exp Ther 196: 536
55. Marietta MP, Way WL (1977) On the pharmacology of the ketamine enantiomorphs in the rat. J Pharmacol Exp Ther 202: 157
56. Mc Carthy DA (1971) The pharmacology of ketalar. A review of laboratory studies. In: Ketalar (Ketaminehydrochloride). Parke, Davis & Comp., Montreal, p 1
57. Meyer-Burgdorff C, Seide G, Wolf J (1976) Histaminfreisetzung durch Narkosemittel. Anaesthesist 25: 1
58. Miletich DJ, Ivankovic AD, Albrecht RF, Zahed B, Ilahi AA (1973) The effect of ketamine on catecholamine metabolism in the isolated perfused rat heart. Anesthesiology 39: 271
59. Mohr K (1988) Biologische Grundlagen der Enantioselektivität von Arzneimittelwirkungen. In: Fülgraff GM, Lenau H, Maier-Lenz H, Rode H (eds) Proceedings of Clinical Pharmacology, Symposium III, Titisee 1987, S 64
60. Montel H, Starke K, Schümann HJ (1973) Tierexperimentelle Untersuchungen zum Mechanismus der pulsfrequenz- und blutdrucksteigernden Wirkung des Ketamins. In: Gemperle M, Kreuscher H, Langrehr D (Hrsg) Ketamin. Springer, Berlin Heidelberg New York (Anaesthesiologie und Wiederbelebung, Bd 69, S 77)
61. Nedergaard OA (1973) Cocaine-like effect of ketamine on vascular adrenergic neurones. Eur J Pharamcol 23: 153
62. Parikh RK, Moore MR (1975) Anesthetics in porphyria: intravenous induction agents. Br J Anaesth 47: 907
63. Peter K, Klose R, Lutz H (1970) Ketanest zur Narkoseeinleitung beim Schock. Z Prakt Anästh 5: 396
64. Pfenninger E, Dick W, Grünert A, Lotz P (1984) Tierexperimentelle Untersuchungen zum intrakraniellen Druckverhalten unter Ketamineapplikation. Anaesthesist 33: 82
65. Pfenninger E, Ahnefeld FW, Grünert A (1985) Untersuchungen zum intrakraniellen Druckverhalten unter Ketaminapplikation bei erhaltener Spontanatmung. Anaesthesist 34: 191
66. Pfenninger E, Marx A, Schmitz E, Ahnefeld FW (1987) Wie verhält sich der intrakranielle Druck nach Ketamingabe bei Patienten mit akutem Schädel-Hirn-Trauma? Notfallmedizin 13: 472

67. Podlesch J, Dähn H (1986) Ataranalgetische Kombinationen mit Ketamin und Midazolam – eine multizentrische Studie. Fortschr Anaesth 1: 1
68. Puchstein C, Van Aken H, Zander J, Lawin R (1984) Die Anwendung von Urapidil in der perioperativen Phase. Anaesthesist 33: 224
69. Raza SMA, Masters RW, Zsigmond EK (1989) Haemodynamic stability with midazolam-ketamine-sufentanil analgesia in cardiac surgical patients. Can J Anaesth 36: 617
70. Reich DL, Silvay G (1989) Ketamine: an update on the first twenty-five years of clinical experience. Can J Anaesth 36: 186
71. Reves JG, Lell WA, Mc Cracken LE (1978) Comparison of morphine and ketamine. Anesthetic techniques for coronary surgery: a randomized study. South Med J 71: 33
72. Rizk SF (1979) Ketamine is safe in acute intermittent porphyria. Anesthesiology 51: 184
73. Ryder S, Way WL, Trevor AJ (1978) Comparative pharmacology of the optical isomers of ketamine in mice. Eur J Pharmacol 49: 15
74. Sadove MS, Shulman M, Hatano S (1971) Analgesic effects of ketamine administered in subdissociative doses. Anesth Analg (Cleve) 50: 452
75. Schalk HV, List WF (1981) Liquordruckentwicklung nach Ketamin. In: Dick W (Hrsg) Ketamin (Ketanest) in Notfall- und Katastrophenmedizin. perimed, Erlangen, S 71
76. Schüttler J, Stanski PR (1987) Pharmacodynamic modeling of the EEG effects of ketamine and its enantiomers in man. J Pharmacokin Biopharm 15: 241
77. Schulte-Steinberg G, Reimann W (1988) Zur Pharmakologie von Ketamin: Pharmakodynamik, Pharmakokinetik und Toxikologie der Monosubstanz. In: Tolksdorf W (Hrsg) Neue Aspekte zu Ketamin in der Anästhesie, Intensiv- und Notfallmedizin. Springer, Berlin Heidelberg New York Tokyo (Anaesthesiologie und Intensivmedizin, Bd 198, S 1)
78. Schultetus RR, Paulus DA, Spohr GL (1985) Haemodynamic effects of ketamine and thiopentone during anaesthetic induction for caesarean section. Can Anaesth Soc J 32: 592
79. Schultetus RR, Hill CR, Dharamraj CM (1986) Wakefulness during caesarean section after anesthetic induction with ketamine, thiopental or ketamine and thiopental combined. Anesth Analg 65: 723
80. Schultz A, Schultz B, Zachen B, Pichlmayr I (1990) Ketamineffekte im Elektroenzephalogramm – typische Muster und Spektraldarstellungen. Anaesthesist 39: 222
81. Schwartz MS, Virden S, Scott DF (1974) Effects of ketamine on the electroencephalograph. Anaesthesia 29: 135
82. Schwedler M, Miletich DJ, Albrecht RF (1982) Cerebral blood flow and metabolism following ketamine administration. Can Anaesth Soc J 29: 222
83. Smith DJ, Rekoe GM (1980) The interaction of ketamine with the opiate receptor. Life Sci 26: 789
84. Slogoff S, Allen GW, Wessels JV (1974) Clinical experience with subanesthetic ketamine. Anesth Analg 53: 354
85. Sonntag H, Heiss HW, Knoll D, Fuchs C, Regensburger D, Schenk HD, Bretschneider HJ (1973) Der Einfluß von Ketamin auf den myokardialen Metabolismus. In: Gemperle M, Kreuscher H, Langrehr D (Hrsg) Ketamin. Springer, Berlin Heidelberg New York (Anaesthesiologie und Wiederbelebung, Bd 69, S 37)
86. Stella L, Crescenti A, Torri G (1984) Effect of naloxone on the loss of consciousness induced by IV anaesthetic agents in man. Br J Anaesth 56: 369
87. Taube HD, Gobiet W, Liesegang J, Bock WJ (1973) Intrakranielle Druckverhältnisse unter Ketamin. In: Gemperle M, Kreuscher H, Langrehr D (Hrsg) Ketamin. Springer, Berlin Heidelberg New York (Anaesthesiologie und Wiederbelebung, Bd 69, S 223)
88. Tarnow J, Hess W (1979) Flunitrazepam-Vorbehandlung zur Vermeidung kardiovaskulärer Nebenwirkungen von Ketamin. Anaesthesist 28: 468
89. Toft P, Romer U (1987) Comparison of midazolam and diazepam to supplement total intravenous anaesthesia with ketamine for endoscopy. Can J Anaesth 34: 466
90. Tolksdorf W (1988) Ketamin: Von der Mononarkose zur Kombinationsnarkose. In: Tolksdorf W (Hrsg) Neue Aspekte zu Ketamin in der Anaesthesie, Intensiv- und

Notfallmedizin. Springer, Berlin Heidelberg New York London Paris Tokyo (Anaesthesiologie und Intensivmedizin, Bd 198, S 27)

91. Traber DL, Wilson RD, Priano LL (1970) Blockade of the hypertensive response to ketamine. Anesth Analg 49: 420
92. Wadhwa RK, Tantisira B (1974) Parotidectomy in a patient with a family history of malignant hyperthermia. Anesthesiology 40: 191
93. Waxman K, Shoemaker WC, Lippmann M (1980) Cardiovascular effects of anesthetic induction with ketamine. Anesth Analg 59: 355
94. Way WL, Trevor AJ (1978) Pharmacological properties of the optical isomers of ketamine. Arch Toxicol [Suppl 1]: 363
95. Wieber J, Gugler R, Hengstmann JH, Dengler HJ (1975) Pharmacokinetics of ketamine in man. Anaesthesist 24: 260
96. Wilson RD, Priano LL, Traber DL, Sakai H, Daniels JC, Ritzmann SE (1971) An investigation of possible immunosuppression from ketamine and 100 percent oxygen in normal children. Anesth Analg 50: 464
97. White PF, Ham J (1980) Pharmacology of ketamine isomers in surgical patients. Anesthesiology 52: 231
98. White PF, Way WL, Trevor AJ (1982) Ketamine – its pharmacology and therapeutic uses. Anesthesiology 56: 119
99. White PF, Schüttler J (1985) Comparative pharmacology of the ketamine isomers. Br J Anaesth 57: 197
100. Wong DHW, Jenkins LC (1975) The cardiovascular effects of ketamine in hypotensive states. Can Anaesth Soc J 22: 339
101. Yamamura T, Harada K, Okamura A, Kemmotsu O (1990) Is the site of action of ketamine anesthesia the N-methyl-D-aspartate receptor? Anesthesiology 72: 704
102. Young AB, Fagg GE (1990) Excitatory amino acid receptors in the brain: membrane binding and receptor autoradiographic approaches. TiPS 11 (3): 126
103. Zsigmond EK (1971) Malignant hyperthermia with subsequent uneventful general anesthesia. Anesth Analg 50: 1111

Nebenwirkungen und Risiken der Benzodiazepinantagonisierung

P. M. Lauven, P. Kulka

Seit der Einführung von Flumazenil, einem kompetitiven Antagonisten, bietet sich die Möglichkeit, das Prinzip von Actio und Reactio, das für natürliche Steuerungsprozesse evolutionär ausgebildet und für die Feinsteuerung von Lebensvorgängen nahezu unerläßlich ist, nicht nur für den Bereich der nichtdepolarisierenden Muskelrelaxanzien und Opiate anzuwenden, sondern auch den Benzodiazepineinsatz in Anästhesie und Intensivmedizin nach diesem Prinzip zu erleichtern.

Als Indikationen für den Einsatz von Flumazenil gelten heute v. a. die prolongierte Wirkung von Benzodiazepinen, soweit erforderlich, die Aufhebung einer Dauersedierung z. B. zum Zweck einer neurologischen Untersuchung, akzidentelle oder suizidale Überdosierung oder auch eine paradoxe Reaktion auf die Gabe von Benzodiazepinen.

In ersten tierexperimentellen Untersuchungen zeigte sich, wie auch im Probandenversuch, daß die alleinige Applikation von Flumazenil keine klinisch relevanten Effekte hervorruft. Dies bedeutet, daß die Substanz quasi frei von intrinsischer Aktivität ist [15].

Es ist daher nicht erstaunlich, daß den ersten Berichten zufolge bei der Antagonisierung kaum nennenswerte Nebenwirkungen beobachtet wurden. Wie zu erwarten, werden Nebenwirkungen und Risiken erst dann erkennbar, wenn eine neue Substanz klinisch in breiterem Maße eingesetzt wird. Diese Erfahrung mußten wir in den 70er Jahren mit Naloxon machen, und auch Flumazenil bleibt davon leider nicht verschont. Erschwerend fällt bei der Beurteilung von Zwischenfällen nach Benzodiazepinantagonisierung ins Gewicht, daß Patienten nach Benzodiazepingabe nur schlafen oder sogar nur sediert sind, so daß eine vitale Indiaktion für den Einsatz dieses Antagonisten, wie sie im Fall einer Atemdepression nach Opiatgabe für Naloxon existiert, im Regelfall nicht gegeben ist.

Entzugssyndrom

Zu den Nebenwirkungen und Risiken der Antagonisierung mit Flumazenil, auf die bereits sehr früh aufmerksam gemacht wurde, gehört ein Symptomkomplex, der unter dem Begriff „Entzugssyndrom“ zusammengefaßt wurde.

Es war bereits vor Einführung des Benzodiazepinantagonisten Flumazenil bekannt, daß das abrupte Absetzen einer Langzeitbehandlung mit Benzodiazepinen zum Auftreten von depressiver Verstimmung, Unruhe, Schlaflosigkeit,

Reizbarkeit, Angst, einem Gefühl der Bedrohung, Weinen und generalisiertem Schwitzen führen kann. In seltenen, schweren Fällen wurde sogar über das Auftreten von Krämpfen und psychotischen Reaktionen berichtet und daher vor dem abrupten Absetzen einer Langzeitbehandlung gewarnt bzw. langsames Ausschleichen der Medikation empfohlen [27].

Es ist nicht erstaunlich, daß die Beendigung der Benzodiazepinwirkung durch kompetitive Antagonisierung mit Flumazenil zu gleichen Erscheinungen führen kann. Dies wurde sowohl in tierexperimentellen wie auch in Probandenversuchen gezeigt. Offensichtlich besteht dabei eine Korrelation zwischen der Schwere der Entzugssymptomatik und der Dauer der vorausgegangenen Benzodiazepinmedikation [8, 9, 18, 19, 22].

Da es während der klinischen Untersuchung meist um Patienten ging, bei denen anamnestisch eine längere Benzodiazepineinnahme ausgeschlossen worden war, trat ein Benzodiazepinentzugssyndrom nur vereinzelt und dann überwiegend in seiner leichteren Ausprägung mit eher harmlosen Symptomen in Erscheinung. Beispielsweise zeigten in einer von uns 1985 durchgeführten Untersuchung 7 von 38 Patienten nach einer Flunitrazepamnarkose während der ersten 5 min nach Antagonisierung Zeichen von Ängstlichkeit und Trauer.

Aus einem Kollektiv von 60 Patienten, das Tolksdorf untersuchte, reagierte eine Patientin auf die Flumazenilgabe mit tetanischen Muskelkrämpfen, Tremor, Weinen und klagte über subjektive Atemnot.

In leichten Fällen, in denen ein Eingreifen nicht unbedingt erforderlich ist, erinnern sich die Patienten bereits wenige Minuten später nicht mehr an die genannten Symptome. Erscheint eine Intervention geboten, kann der Zustand durch die Gabe eines Benzodiazepinagonisten umgehend beherrscht werden [16, 28].

Über ernstere Erscheinungen eines Benzodiazepinentzugssyndroms wurde erst im Rahmen der klinischen Anwendung und hier v. a. bei der Behandlung von Benzodiazepinintoxikationen berichtet.

Krampfanfälle

Es ist nicht erstaunlich, daß das Auftreten von Krampfanfällen eine besonders häufig genannte Komplikation darstellt.

Scollo-Lavizarri setzte Flumazenil zur Behandlung komatöser Patienten unter dem Verdacht einer Benzodiazepinüberdosierung ein. In einem Fall löste die Flumazenilgabe Krampfanfälle aus. Wie sich später zeigte, handelte es sich um einen Epileptiker, der mit Diazepam, Phenytoin und Phenobarbital eingestellt war [26]. In diesem Fall war offensichtlich der Fortfall des antikonvulsiven Diazepameffekts auf dem Boden des Anfallsleidens für die Entstehung des Krampfanfalls verantwortlich.

Eine vorbestehende Epilepsie ist jedoch keine notwendige Voraussetzung für die Auslösung von Krämpfen im Rahmen der Flumazenilapplikation. Wird bei Vorliegen eines Benzodiazepinkomas Flumazenil in sehr hohen Dosen und großer Geschwindigkeit injiziert, so kann dieses Vorgehen alleine bereits zu generalisierten tonisch-klonischen Krämpfen führen. Dies ist natürlich besonders dann der Fall, wenn das komatöse Bild Folge einer Mischintoxikation ist, bei der auch solche Pharmaka beteiligt sind, die die Krampfschwelle herabsetzen, wie beispielsweise trizyklische Antidepressiva. Im Gefolge der im Anfall erhöhten Katecholaminspiegel können dann auch Herzrhythmusstörungen komplizierend hinzutreten. Begünstigt wird ihr Auftreten durch Hypoxie, Hyperkapnie oder die Einnahme arrhythmogener Pharmaka wie Amitryptilin [3, 5, 12].

Herz-Kreislauf-Reaktionen

Wie mehrere Untersuchungen belegen, wird in aller Regel die Gabe von Flumazenil nicht mit einer adrenergen Reaktion beantwortet. Auch scheinen die hämodynamischen Auswirkungen der Antagonisierung gering zu sein, wie unter anderem auch durch den Einsatz Flumazenils bei herzchirurgisch behandelten Patienten bestätigt wurde [13, 20, 24, 29].

Dennoch muß in seltenen Fällen auch bei vorsichtiger Applikation mit Ansteigen des Blutdrucks und der Herzfrequenz gerechnet werden. Wir selbst haben bei einer jungen Patientin ohne Vorerkrankung und anamnestisch erhebbarer Medikamenteneinnahme eine deutliche Kreislaufreaktion – verbunden mit einem ebenso deutlichen Anstieg der Katecholaminplasmakonzentration – beobachten können (Abb. 1). Am ehesten liegt diesem Befund das zwangsläufig mit der Antagonisierung verbundene, unphysiologisch schnelle

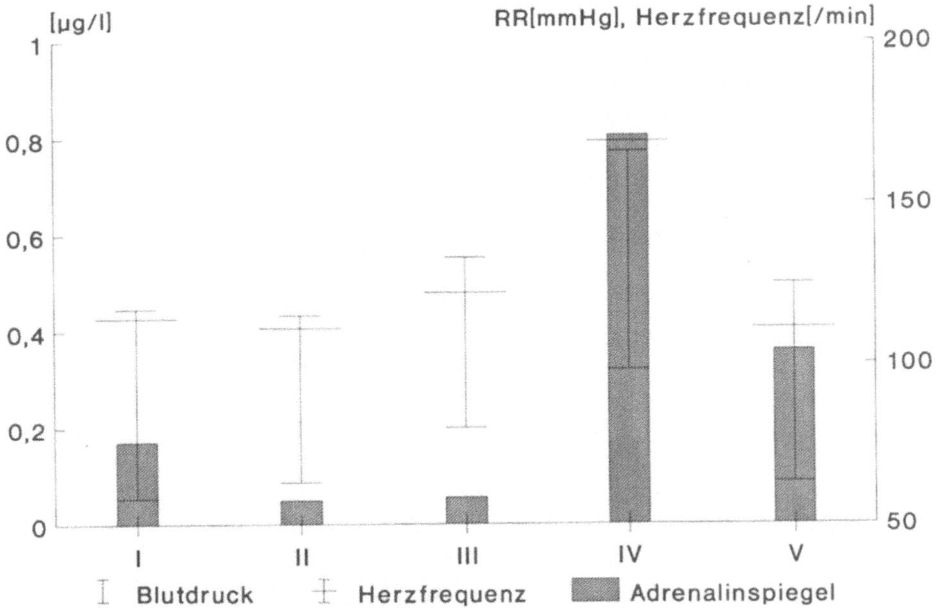

Abb. 1. Adrenalinplasmaspiegel und Verhalten von Blutdruck und Herzfrequenz einer 21jährigen Patientin zu den Zeitpunkten *I* präoperativ, *II* nach der Einleitung, *III* während der Operation, *IV* unmittelbar nach dem Erwachen durch Antagonisierung des Benzodiazepins mittels Flumazenil und *V* im Aufwachraum

Erwachen aus tiefer Narkose oder tiefem Koma zugrunde. Wir bewerten dies nicht als eine direkte Nebenwirkung des Flumazenils, sondern als eine überdurchschnittlich heftige Reaktion auf die plötzliche Wiederkehr des Bewußtseins, wie wir sie annäherungsweise alle kennen, wenn wir aus tiefem Schlaf geweckt werden. Auch wenn es sich wahrscheinlich um eine seltene Reaktion handelt, muß bei der Flumazenilgabe an die Möglichkeit, adrenerge Reaktionen mit Tachykardie und Hypertension auszulösen, gedacht werden. Die Indikation zur Antagonisierung sollte daher bei solchen Patienten besonders kritisch geprüft werden, die durch Kreislaufreaktionen wie dieser Art in besonderem Maße gefährdet würden, wie z. B. alte oder koronarkranke Patienten [12, 14].

Daneben sollte man auch bedenken, daß das schnelle Erwachen von manchen Patienten als sehr unangenehm erlebt wird. Hierfür sind am ehesten verschiedene Einstellungen verantwortlich. Während einige Patienten lieber sofort nach einem Eingriff völlig wach sind, bevorzugen es andere, langsam aus einer Narkose zu erwachen [23].

Flumazenil bei neurochirurgischen Patienten

Über die Nebenwirkungen und Risiken des Flumazenileinsatzes in der Neurochirurgie liegen kontroverse Befunde vor.

So zeigte bei gesunden Probanden Flumazenil in einer Dosierung von 0,1 mg/kg/KG, innerhalb von 15 s injiziert, sowohl mit als auch ohne vorherige Midazolamgabe keinen Effekt auf EEG oder CBF [11].

Die 10fach höhere Dosierung führte hingegen beim Hund nach vorangegangener Midazolamgabe zu einem signifikanten Anstieg von ICP und CBF.(22)

Bei 2 von 15 Patienten mit Schädel-Hirn-Trauma, die mit 0,1–0,2 mg/kg/h Midazolam sediert waren, konnten 5 und 15 min, nachdem Flumazenil in einer Dosis von 1 mg verabreicht worden war, Anstiege des intrakraniellen Drucks bis auf 40 mm/Hg gemessen werden [7].

Nach globaler, inkompletter zerebraler Ischämie führte bei Schafen unter Midazolamnarkose bereits die Gabe von 0,3–1 mg Flumazenil nach 6 min zu Anstiegen des ICP, CBF und MAP [25].

Die Vermutung, daß der Effekt von Flumazenil auf ICP und CBF dosisabhängig variiert, wurde neuerdings durch tierexperimentelle Ergebnisse untermauert [1, 2].

Diesen Befunden entsprechend kann bei Patienten mit pathologisch veränderter, intrakranieller Compliance ein Anstieg von ICP und CBF nach Flumazenilgabe nicht ausgeschlossen werden. Entsprechend sollte die Anwendung hier mit größerer Zurückhaltung erfolgen.

Fallbeispiele – Wiederauftreten der Agonistenwirkung

Im Jahre 1989 wurde erstmals über Todesfälle im Zusammenhang mit der Flumazenilapplikation berichtet. In einem Fall wurde ein respiratorisch insuffizienter Patient im Rahmen einer Mischintoxikation mit Flumazenil behandelt. Er erwachte sofort, begann jedoch zu krampfen. Der Versuch, die Krampfanfälle durch erneute Gabe eines Benzodiazepinagonisten zu therapieren, schlug fehl. Erst durch eine kontinuierliche Chlormethiazolinfusion konnte der Status epilepticus unter Kontrolle gebracht werden; 90 min nach der Antagonistengabe verstarb der Patient an den Folgen bradykarder Herzrhythmusstörungen [6].

Die Autoren zogen daraus den Schluß, daß Flumazenil u. U. eine kardiotoxische Wirkungskomponente besäße.

Diese Schlußfolgerung wurde mehrfach bestritten. Es ist hingegen zu vermuten, daß sich bei dem Patienten, der bereits vor der Antagonisierung Zeichen der Ateminsuffizienz gezeigt hatte, eine progressive Hypoxie mit Hyperkapnie und Azidose zu irreversibler Bradykardie und Asystolie geführt haben. In diesem Fallbeispiel fiel der Beginn der terminalen Bradykardie zusammen mit dem Abklingen der Flumazenilwirkung, das bekanntlich eine Halbwertszeit von weniger als 1 h besitzt. Auf die Möglichkeit des Wiederkehrens der Agonistenwirkung nach primär erfolgreicher Antagonisierung wurde bereits mehrfach hingewiesen. Sie zeigt sich im Regelfall in dem Auftreten einer erneuten Sedierung. Wie dieses Beispiel jedoch drastisch demonstriert, kann auch jede andere Benzodiazepinwirkung mit einer – je nach Dosierung von Agonist und Antagonist – mehr oder weniger langen Latenz erneut auftreten. Daß Patienten dabei gerade auch durch das Wiederauftreten eines atemdepressiven Benzodiazepineffekts gefährdet sind, zeigte sich auch in einer von uns durchgeführten Untersuchung. Dabei verabreichten wir Flumazenil an Patienten am Ende einer Midazolamnarkose und kontrollierten in den folgenden 3 h Vigilanz und O_2-Sättigung. Es war offensichtlich, daß mit der Wiederkehr der Agonistenwirkung die Zahl der Sättigungsabfälle unter 90 % deutlich zunahm (Abb. 2; [14]). Liegt, wie in dem zitierten Fallbeispiel, eine Mischintoxikation vor und werden während des Klinikaufenthalts noch weitere zentral dämpfende Pharmaka zugeführt, sind mit dem erneuten Auftreten der Benzodiazepinwirkung Interaktionen möglich, die nicht kalkuliert werden können. Die Antagonisierung darf daher beim intoxikierten Patienten die üblicherweise durchgeführte intensivmedizinische Überwachung nicht ersetzen [4].

In einem anderen Fall wurde eine 83jährige, stark zerebralsklerotische Patientin im Rahmen einer Endoskopie nach gastrointestinaler Blutung mit 4 mg Midazolam sediert. Die Patientin wurde daraufhin komatös und ateminsuffizient. Nach Gabe von insgesamt 0,5 mg Flumazenil erwachte sie umgehend und wurde auf die Allgemeinstation verlegt, wo für weitere 5 h Flumazenil in einer Dosierung von 0,1 mg/h infundiert wurde. Dennoch verschlechterte sich ihr Zustand zunehmend, und sie verstarb 16 h nach der Midazolamgabe. Unter Berufung auf eine Arbeit von Mora et al., in der Flumazenil den atemdepressiven Diazepameffekt nicht bei allen Patienten und in unterschiedlichem Umfang aufhob, vermuten die Autoren, daß auch in diesem Fall das Fortbestehen des atemdepressiven Midazolameffekts für den letalen Ausgang verantwortlich sei. Dieser Erklärungsversuch bleibt unserer Ansicht nach jedoch Spekulation. Bei einer polymorbiden Patientin wie dieser können verschiedene Ursachen den Tod herbeigeführt haben und weitere Informationen wären erforderlich, um zu einer eindeutigen Erklärung zu gelangen [17, 21].

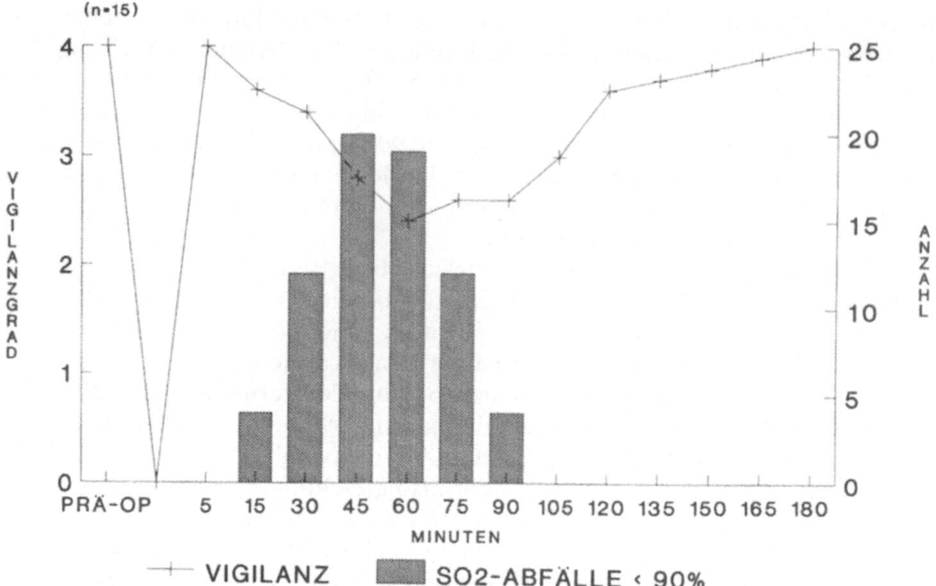

Abb. 2. Verhalten von Vigilanz (*0* bewußtlos, *1* reagiert auf Schmerzreize, *2* erweckbar durch Ansprache, *3* sediert, *4* wach und orientiert) und Anzahl der Sauerstoffsättigungsabfälle unter 90 % in einem Zeitraum von 180 min nach Antagonisierung mit Flumazenil

Auch dieser Fall unterstreicht jedoch die Notwendigkeit, in jedem Fall eine der Situationen des Patienten angepaßte Überwachung durchzuführen.

Zusammenfassung

Den Ergebnissen kontrollierter Studien zufolge besitzt Flumazenil bei alleiniger Gabe in Ermangelung intrinsischer Aktivität keine relevanten Nebenwirkungen. Bei der Antagonisierung von Benzodiazepinen ist die Auslösung eines Benzodiazepinentzugssyndroms möglich. Dieses kann sich in depressiver Verstimmung, Unruhe, Schlaflosigkeit, Reizbarkeit, Angst, einem Gefühl der Bedrohung, Weinen und generalisiertem Schwitzen äußern. In schweren Fällen ist das Auslösen eines Krampfanfalls möglich. Dies gilt insbesondere dann, wenn andere Pharmaka eingenommen wurden, die die Krampfschwelle senken.

Alle Nebenwirkungen, die im Rahmen eines Benzodiazepinentzugs auftreten, sind durch die Verabreichung eines Benzodiazepinagonisten aufhebbar.

Da eine Steigerung von ICP und CBF nach den heute vorliegenden Befunden möglich erscheint, sollte Flumazenil an Patienten mit pathologischer intrakranieller Compliance nicht verabreicht werden.

Steigerungen von Blutdruck und Herzfrequenz sind durch das schnelle Erwachen möglich. Die vorsichtige Anwendung bei Patienten, die durch Kreislaufreaktionen dieser Art besonders gefährdet würden, scheint daher geboten.

Wenige Befunde sprechen dafür, daß Flumazenil den atemdepressiven Benzodiazepineffekt nicht vollständig und bei jedem Patienten aufhebt.

Da Flumazenil eine Halbwertszeit besitzt, die mit ca. 50 min kürzer ist als die der meisten Agonisten, ist das Wiederauftreten aller Agonistenwirkungen nach einer entsprechenden Latenz möglich. Obwohl der Patient sofort nach Antagonisierung wach und suffizient spontanatmend erscheint, bleibt er durch die Agonistenwirkungen gefährdet und muß einen der Situation angemessen langen Zeitraum von geschultem Personal und durch entsprechendes Monitoring, wie z. B. Pulsoxymetrie, überwacht werden.

Literatur

1. Artru A (1989) Flumazenil reversal of midazolam in dogs: Dose related changes in cerebral blood flow, metabolism, EEG, and CSF pressure. J Neurosurg Anesth 1: 46–55
2. Artru A (1990) The rate of CSF formation, resistance to reabsorption of CSF, and aperiodic analysis of the EEG following administration of flumazenil to dogs. Anesthesiology 72: 111–117
3. Ashton HC (1989) Benzodiazepine overdose: are specific antagonists useful? Br Med J 290: 805–806
4. Bodenham AR (1989) Death after flumazenil. Br Med J 299: 457
5. Bradley M, Wray R, Leach A, Nama M (1989) Flumazenil causing convulsions and ventricular tachycardia. Br Med J 299: 860
6. Burr W, Sandham P, Judd A (1989) Death after flumazenil. Br Med J 298: 1713
7. Chiolero RL, Ravussin P, Anderes JP, Tribolet N de, Freeman J (1986) Midazolam reversal with Ro 15-1788 in patients with sever head injury. Anesthesiology 65: A 358
8. Darragh A, Lambe R, Kenny M, Brick I (1983) Tolerance of healthy volunteers to intravenous administration of the benzodiazepine antagonist Ro 15-1788. Eur J Clin Pharmacol 24: 569–570
9. Duka T, Ackenheil M, Noderer J, Doenicke A, Dorow R (1986) Changes in noradrenaline plasma levels and behavioural responses induced by benzodiazepine agonists with the benzodiazepine antagonist Ro 15-1788. Psychopharmacology 90: 531–537
10. Fleischer JE, Milde JH, Moyer TP, Michenfelder JD (1988) Cerebral effects of high dose midazolam and subsequent reversal with Ro 15-1788 in dogs. Anesthesiology 68: 234–242
11. Forster A, Juge O, Louis M, Nahory A (1987) Effect of a specific benzodiazepine antagonist (Ro 15-1788) on cerebral blood flow. Anesth Analg 66: 309–313
12. Hruby K, Prischl F, Smetana R, Pernecker M, Donner A, Scholtz I, Grimm G (1987) Spezifische Therapie der akuten Benzodiazepinintoxikation mittels Flumazenil. MMW 137/9: 179–183
13. Klausen NO, Sorensen J, Ferguson AH, Neumann PB, Larsen C, Juhl O (1986) Stress response during recovery after total intravenous anaesthesia with midazolam and fentanyl reversed by Ro 15-1788. In: Beiträge zur Anaesthesiologie und Intensivmedizin 16: VII. European Congress of Anaesthesiology (abstr 133)
14. Kulka P, Lauven PM (1990) Comparison of two total intravenous anaesthesia techniques for laryngoscopic laser surgery under jet-ventilation: Midazolam/flumazenil vs. methohexital. Acta Anaesth Scand. 34 (Suppl 92): 90–96
15. Lauven PM, Kulka P (1988) Antagonisierung der Benzodiazepinwirkung mit Flumazenil (Ro 15-1788). Anästh Intensivther Notfallmed 23: 153–158
16. Lauven PM, Ebeling BJ, Stoeckel H, Dierke-Dzierzon C (1986) Wirksamkeit des Benzodiazepin-Antagonisten Ro 15-1788 nach einer Anästhesie mit Flunitrazepam-Einleitung. Anästh Intensivther Notfallmed 21: 311–314
17. Lim AG (1989) Death after flumazenil. Br Med J 299: 1531

18. Little HJ, Bichard R (1984) Differential effect of the benzodiazepam antagonist Ro 15-1788 after "general anaesthetic" doses of benzodiazepines in mice. Br J Anaesth 56: 1153–1159
19. Lukas SE, Griffiths R (1984) Precipitated diazepam withdrawel in baboons: Effects of dose and duration of diazepam exposure. Eur J Pharmacol 100: 163–171
20. Marty J, Nitenber A, Blanchet F, Zouioueche S, Desmonts JM (1986) Effects of midazolam on the coronary circulation in patients with coronary artery desease. Anaesthesiology 64: 206–210
21. Mora CT, Torjman M, White PF (1989) Effects of diazepam and flumazenil on sedation and hypoxic ventilatory response. Anesth Analg 68: 473–478
22. Polc P, Bonetti E, Cumin R, Laurent JP, Pieri L, Schaffner R, Scherschlicht R (1982) Neuropharmacology of the selective benzodiazepine antagonist Ro 15-1788. In: Usdin et al. (eds) Pharmacology of benzodiazepines. Macmillan, London, p 405
23. Raeder JC, Hole A, Arnulf V, Hougens Grynne B (1987) Total intravenous anaesthesia with midazolam and flumazenil. Acta Anaesth Scand 31: 634–641
24. Ritter JW, Flacke WE, Norel E, Gion H, Chen R, Hoskizaki G (1988) Adrenergic and hemodynamic response to flumazenil (Ro 15-1788) reversal of midazolam sedation. Anesthesiology 69: A 109
25. Schulte am Esch J, Kochs E (1990) Midazolam and flumazenil in neuroanaesthesia. Acta Anaesthesiol Scand 34/92: 96–102
26. Scollo-Lavizarri G (1983) First clinical investigation of the benzodiazepine antagonist Ro 15-1788 in comatose patients. Eur Neurol 22: 7–11
27. Smith DE (1979) Importance of gradual dosage reduction following low dose benzodiazepine therapy. Newslett Calif Soc Treat Alcohol Drug Depend 6: 1–3
28. Tolksdorf W, Pirwitz A, Bentzinger C, Pfeiffer J (1987) Ro 15-1788 antagonisiert zuverlässig die Benzodiazepinwirkung nach Flunitrazepam-Kombinationsnarkosen. Anästhesist 36: 203–209
29. White PF, Shafer A, Boyle WA, Doze A van, Duncan S (1989) Benzodiazepine antagonism does not provoke a stress response. Anesthesiology 70: 636–639

Vermeidung von Zwischenfällen bei der Anwendung von Opioiden während Allgemeinanästhesie

H. W. Gervais, D. Mauer

Opioide sind nach Jaffe u. Martin diejenigen exogenen Substanzen, die spezifisch an einen Opiatrezeptor gebunden werden und dort agonistisch wirken (Jaffe u. Martin 1985).

Im folgenden sollen zunächst diejenigen Wirkungen von Opioiden auf verschiedene physiologische Systeme aufgezeigt werden, die während einer Anästhesie ein Risikopotential für mögliche Zwischenfälle darstellen. Jeweils anschließend werden Strategien zur Vermeidung dieser Risiken erläutert.

Wann immer sich Besonderheiten in Wirkungen oder Nebenwirkungen einzelner Substanzen im Vergleich zur großen Gruppe der „morphinartigen Analgetika" im allgemeinen ergeben, die klinisch relevant sind, finden sie gesonderte Erwähnung. Im Interesse der Übersichtlichkeit werden nur diejenigen Substanzen angeführt, die im deutschen Sprachraum tatsächlich im Bereich der Anästhesie Verwendung finden. Obwohl Morphin bei Allgemeinanästhesien in Deutschland keine übermäßige Popularität genießt, wird es als Referenzsubstanz stets mit angeführt.

Auf Kombinationen von Opiatagonisten mit -antagonisten wird nur sporadisch eingegangen, da diese Substanzen während Allgemeinanästhesie nur eine untergeordnete Rolle spielen.

Herz-Kreislauf-Funktionen

Im allgemeinen üben Opioide nur einen geringen Einfluß auf das Herz-Kreislauf-System aus. Arterieller Blutdruck, Herzrhythmus und Cardiac output bleiben beim liegenden Patienten mehr oder weniger konstant. Dosisabhängig tritt bei allen Opioiden mit Ausnahme von Pethidin eine Bradykardie auf, die vermutlich durch Stimulation von Vaguskernen im Bereich der Medulla verursacht wird (Reitan et al. 1978; Laubie et al. 1974).

Bradykardie nach Fentanyl ist bei anästhesierten Patienten häufiger als bei wachen Patienten und am ausgeprägtesten nach der ersten Injektion – weniger stark bei Nachinjektionen von Fentanyl (Liu et al. 1976). Nach Pethidingabe kommt es häufig zur Tachykardie, die durch die atropinähnliche chemische Struktur von Pethidin zu erklären ist.

Tierexperimentell konnte ein Effekt von Morphin auf die sinoatriale Überleitung nachgewiesen werden, der jedoch bei klinisch üblichen Dosen ohne Bedeutung ist (Urthaler et al. 1973; Urthaler et al. 1975).

Befindet sich der Patient in einer aufrechten Position, so tritt nach Opioidzufuhr oft eine Hypotension auf. Zwei Mechanismen sind hierfür verantwortlich: Nach Morphin nimmt der systemische Gefäßwiderstand ab. Die arterioläre Resistance ist vermindert; die venöse Capacitance steigt an (Hsu et al. 1979). Hierdurch kommt es zum Pooling von Blut in den Kapazitätsgefäßen, was zu einer Verminderung des venösen Rückstromes führt. Zum anderen ist – besonders nach Gabe von Morphin oder Pethidin – mit einer erheblichen Histaminfreisetzung zu rechnen, die ihrerseits hypotensiv wirkt. Es läßt sich nicht sicher beurteilen, welcher von beiden Mechanismen den größeren Beitrag zur Vasodilatation leistet.

Möglicherweise hat Morphin noch einen von der Histaminfreisetzung unabhängigen direkten Effekt auf die glatte Gefäßmuskulatur (Lowenstein et al. 1972; Flaim et al. 1977).

Flacke et al. fanden bei 10 % von mit Morphin behandelten und bei 42 % von mit Pethidin behandelten Patienten signifikante Anstiege im Plasmahistaminspiegel. Demgegenüber führten in dieser Studie Fentanyl und Sufentanil zu keiner Erhöhung der Histaminspiegel.

Die Histaminwirkung konnte durch Vorbehandlung mit H_1- und H_2-Rezeptorantagonisten verhindert werden (Flacke et al. 1983).

Untersuchungen von Heintz, Dick und Lorenz zeigten jedoch, daß auch nach Gabe von Fentanyl durchaus mit einer klinisch relevanten Freisetzung von Histamin zu rechnen ist (Lorenz et al. 1990; Dick et al. 1992).

Hypotension tritt häufig dann auf und ist von erheblicher klinischer Relevanz, wenn Opioide mit Benzodiazepinen kombiniert werden. Bei kardiochirurgischen Patienten kam es durch die Kombination von Fentanyl und Diazepam zu ganz erheblichem Blutdruckabfall, der in erster Linie auf periphere Vasodilatation durch herabgesetzten Sympathikustonus zurückzuführen war (Stanley et al. 1978; Tomichek et al. 1982).

Möglicherweise kommen zusätzlich zur Vasodilatation additive negativinotrope Wirkungen dieser Medikamentenkombination zum Tragen (Reves et al. 1983).

Am isolierten Papillarmuskel fand sich eine Beeinträchtigung der Kontraktilität durch Opioide, die anscheinend nicht über Opiatrezeptoren vermittelt wird, da diese Effekte durch Naloxon noch verstärkt wurden (Strauer 1972; Hartung u. Arndt 1980). Die zur Auslösung dieser Wirkungen erforderlichen Dosen liegen jedoch mit Ausnahme von Pethidin weit über den analgetisch üblichen Mengen.

Pethidin verursacht bereits in einer Dosis von 2–2,5 mg/kg KG einen signifikanten Abfall von arteriellem Blutdruck und Cardiac output sowie eine Tachykardie (Stanley u. Liu 1977). Dosen von mehr als 10 mg/kg KG führten im Tierexperiment zu einem extremen Abfall des Cardiac output und oft zum Herzstillstand (Freye 1974).

Die kardiovaskulären Wirkungen von Pentazocin differieren von denen morphinartiger Analgetika. Nach Gabe von Pentazocin steigen Blutdruck und Herzfrequenz an (Ellmauer et al. 1991). Dies ist vermutlich auf einen Anstieg von Plasmakatecholaminen zurückzuführen.

Es wurde gezeigt, daß Pentazocin bei Patienten mit koronarer Herzkrankheit (KHK) zu einem Anstieg des mittleren Aortendruckes, des linksventrikulären enddiastolischen und des pulmonalarteriellen Druckes und des myokardialen O_2-Verbrauchs führt (Alderman et al. 1972; Lee et al. 1976; Ellmauer et al. 1991).

Im Gegensatz hierzu führt die parenterale Gabe von 10 mg Nalbuphin bei KHK-Patienten zu keinem Anstieg von Cardiac index, pulmonalarteriellem Druck oder arteriellem Blutdruck (Romagnoli et al. 1978).

Das gleiche gilt bei Verabreichung von Nalbuphin an Patienten mit akutem Myokardinfarkt (Lee et al. 1981).

Für die Narkoseführung ergeben sich somit folgende praktische Konsequenzen: Bei der Gabe von Opioiden während einer Kombinationsanästhesie mit Inhalationsanästhetika sind additive und/oder synergistische Wirkungen beider Substanzklassen hinsichtlich kreislaufdepressiver Effekte zu berücksichtigen.

Trotz relativ kreislaufneutralen Verhaltens von Opioiden ist insbesondere bei Patienten mit Volumenmangel eine zurückhaltende Dosierung angezeigt. Wegen des vermehrten venösen Poolings und des herabgesetzten Sympathikustonus – insbesondere bei der Kombination mit Benzodiazepinen – ist für eine adäquate Volumenzufuhr Sorge zu tragen. Nach Gabe von Fentanyl oder Sufentanil auch in hoher Dosierung sind kaum vaskuläre Effekte zu erwarten (Rosow et al. 1984). Ambulante Patienten, die postoperativ innerhalb kurzer Zeit aus liegender Position aufstehen oder sich hinsetzen, sind hinsichtlich des Auftretens hypotoner Kreislaufstörungen mehr als bettlägerige Patienten gefährdet.

Die angeführten Nebenwirkungen zeigen, daß Morphin trotz seines niedrigen Preises zu Recht an Popularität zugunsten von Substanzen wie Fentanyl, Alfentanil oder Sufentanil verloren hat.

Pethidin und Pentazocin sind bei kreislaufinstabilen und/oder ischämiegefährdeten Patienten kontraindiziert.

Dosisabhängige bradykarde Wirkungen sind bei Vorliegen von Bradykardien oder bradykarden Rhythmusstörungen zu bedenken und durch Gabe von Atropin oder im Falle notwendiger Muskelrelaxation durch Gabe von Pancuronium zu vermeiden. Pancuronium schützt durch seine parasympathikolytischen Eigenschaften vor einem unerwünschtem Absinken der Herzfrequenz.

Atmung

Eine der gefürchtetsten Nebenwirkungen von Morphin und seinen Verwandten ist die Atemdepression, die bereits nach intravenöser Verabreichung von therapeutischen Dosen innerhalb von etwa 7 min auftreten kann und sämtliche Phasen der respiratorischen Aktivität betrifft: Frequenz, Atemzugvolumen und Atemminutenvolumen.

Zwei Mechanismen sind für die Atemdepression in erster Linie verantwortlich: zum einen vermindern Opioide die Chemosensitivität des Hirnstammes auf Anstiege im pCO_2; zum anderen werden medulläre und pontine Zentren supprimiert, die die Rhythmizität der Atmung regeln. Ein weiterer Effekt besteht in der Verminderung der Ziliarbewegung und damit verbunden der Gefahr der Akkumulation von Sekret im Tracheobronchialsystem.

Die durch Opioide hervorgerufene Atemdepression wird vermutlich durch einen Subtyp des μ-Rezeptors, den sog. μ_2-Rezeptor, mediiert, während analgetische Wirkungen aller Wahrscheinlichkeit nach überwiegend über μ_1-Rezeptoren vermittelt werden. Möglicherweise sind auch κ- und δ-Rezeptoren an der atemdepressorischen Wirkung beteiligt.

Wenn dieses Konzept zuträfe, so wäre das „ideale Opioid" eine Substanz, die lediglich auf μ_1-Rezeptoren wirkte, da so Analgesie bei fehlender Atemdepression erzielt werden könnte (Jaffe u. Martin 1985).

Die atemdepressive Wirkung von 10 mg Morphin entspricht bei parenteraler Verabreichung etwa der von 20 mg des partiellen Antagonisten Pentazocin. Über 30 mg hinausgehende Dosen von Pentazocin verursachen jedoch keinen der Dosissteigerung proportionalen Effekt auf die Atmung (Jaffe u. Martin 1985).

Im Zusammenhang mit den atemdepressorischen Wirkungen im Bereich der Medulla kommt es durch Opioide zu einer direkten Beeinflussung des Hustenzentrums in der Medulla. Es besteht jedoch keine Proportionalität zwischen dem Ausmaß der Atemdepression und der Stärke des antitussiven Effektes. Als Antitussiva sind Morphin und seine Verwandten sehr gut geeignet – nicht aber Pethidin (Jaffe u. Martin 1985).

Zwischenfälle, die im Zusammenhang mit der Atmung stehen, treten überwiegend postoperativ auf. Zur Vermeidung solcher Zwischenfälle gilt die „klassische" Forderung, Patienten nach einer Anästhesie mit Opiatzufuhr ausreichend lange im Aufwachraum zu überwachen.

Intraoperativ sind für eine adäquate Sekretolyse und eine ausreichende Anfeuchtung des Beatmungsgases zu sorgen.

Höhere Dosen von Morphin oder Pethidin als therapeutisch üblich können zur Bronchokonstriktion führen. Opioide sollten während eines akuten Asthmaanfalles unter Narkose vermieden werden, um eine zusätzliche Bronchokonstriktion durch die mit ihrer Verabreichung verbundene potentielle Histaminfreisetzung von vornherein zu vermeiden.

Allergie und Histaminfreisetzung

Allergische Reaktionen auf Opioide sind selten. Dennoch kommt es insbesondere nach Gabe von Substanzen, die mit einer Histaminfreisetzung vergesellschaftet sind, oft zum Auftreten von Urtikaria, Flush oder Hautjucken. Diejenigen Opioide, die als Histaminliberatoren bekannt sind, sind in erster Linie Pethidin und Morphin, wobei nach einer neueren Untersuchung von Flacke Pethidin in dieser Hinsicht potenter als Morphin ist (Watkins 1979; Flacke et al. 1987).

Fentanyl, Alfentanil und Sufentanil wird demgegenüber nur ein geringeres Potential zur Histaminfreisetzung zugeschrieben (Rosow et al. 1982; Rosow et al. 1984; Flacke et al. 1987). Neuere Untersuchungen zeigen jedoch, daß auch nach Fentanylgabe durchaus mit einer klinisch relevanten Histaminfreisetzung zu rechnen ist (Lorenz et al. 1990; Dick et al. 1992).

Neben der simplen Vermeidung von Pethidin und Morphin, die besonders häufig zur Histaminfreisetzung führen, sollte individuell überprüft werden, ob der jeweilige Patient nicht ohnehin zur Gruppe der Risikopatienten nach Lorenz gehört und ob eine medikamentöse Prophylaxe mit H_1- und H_2-Rezeptorantagonisten nicht angezeigt ist. Risikopatienten nach Lorenz (1985) sind:

1. diejenigen, die bereits einen Zwischenfall auf ein intravenöses Arzneimittel erfahren haben;
2. die an Asthma oder Heuschnupfen leiden (Atopiker);
3. die innerhalb weniger Tage eine zweite Narkose oder ein zweites Mal das betreffende Arzneimittel intravenös erhalten (sog. „short-term memory reaction" nach Watkins);
4. die innerhalb einer Operation ein hohes Risiko für Histaminfreisetzung haben, z. B. bei Anwendung der extrakorporalen Zirkulation, bei Implantation von Knochenzement und bei vaskulärem Ileus;
5. die über 70 Jahre alt sind oder
6. die ein erhöhtes Eingriffsrisiko infolge Multimorbidität aufweisen.

Muskulatur

Dosisabhängig tritt insbesondere nach rascher Injektion von Opioiden häufig eine ausgeprägte Muskelrigidität auf. Hiervon betroffen sind nicht nur die Thorax- und Abdominalmuskulatur, sondern auch die Muskulatur der Extremitäten und des Kiefers. Diese Veränderungen werden nicht nur während der Narkoseeinleitung beobachtet, sondern können selbst Stunden nach der letzten Opiatgabe lange nach Narkoseende noch manifest werden (Christian et al. 1983; Goldberg et al. 1985).

Das Ausmaß der Rigidität scheint für Fentanyl, Alfentanil oder Sufentanil gleich zu sein, während sie seltener nach Morphingabe auftritt. Bereits nach Fentanyldosen von 0,08–0,2 mg ist mit einer Wahrscheinlichkeit von 8 % zu rechnen (Jaffe u. Martin 1985).

Gleichzeitige Lachgaszufuhr verstärkt die Muskelrigidität (Sokall et al. 1972; Freund et al. 1973; Eberle et al. 1989).

Der zugrundeliegende Pathomechanismus ist nicht geklärt. Es gibt Hinweise darauf, daß die erschwerte Beatmung durch Glottisrigidität und/oder durch Glottisschluß oder durch supraglottische Atemwegsobstruktion hervorgerufen wird. Es gilt als sicher, daß die Ursache weder im Bereich der neuromuskulären Übertragung noch im Bereich des Rückenmarks zu suchen ist; vielmehr sind wahrscheinlich μ-Rezeptoren im Bereich GABA-erger Interneuronen des Nucleus caudatus involviert (Havemann u. Kuschinsky 1981; Scamman 1982; Benthuysen et al. 1986).

Eine Möglichkeit zur Prophylaxe besteht in der Prämedikation mit Benzodiazepinen und der Vorweggabe einer kleinen Menge eines nichtdepolarisierenden Muskelrelaxans vor der Injektion des Opioids. Nach einer derartigen

Vorbehandlung ist erst ab einer Dosierung von etwa 15 μg/kg KG Fentanyl mit dem Auftreten von Thoraxrigidität zu rechnen (Moldenhauer u. Hug 1984).

Zur Therapie bereits eingetretener Muskelrigidität, die die Beatmung erschwert oder gar unmöglich macht, kann ein schnellwirksames Muskelrelaxans oder Naloxon gegeben werden. Letzteres führt allerdings auch zur Aufhebung der analgetischen Wirkung und muß bei der weiteren Narkoseführung berücksichtigt werden.

Körpertemperatur

Aus Tierexperimenten ist bekannt, daß Opioide die hypothalamische Temperaturregulation dahingehend beeinflussen, daß die Körpertemperatur erniedrigt wird. Beim Menschen fällt die Körpertemperatur nach einer einmaligen therapeutischen Dosis von Morphin leicht ab, während sie bei chronischer hochdosierter Zufuhr eher geringfügig ansteigt. Die Effekte von Opioiden auf die Temperaturregulation werden über unterschiedliche Rezeptoren im Rückenmark, der Medulla und dem Hypothalamus vermittelt, wobei der Opioideinfluß nicht konsistent durch Naloxon antagonisiert werden kann (Jaffe u. Martin 1985).

Uns sind keine klinischen Untersuchungen zum Gewicht dieser Befunde als „Zwischenfallpotential" bekannt, so daß deren praktische Relevanz offen bleiben muß.

Niere

Der Einfluß von Opioiden auf die Sekretion von antidiuretischem Hormon (ADH) wird kontrovers beurteilt. Einige Untersucher fanden im Tierversuch nach Opiatgabe eine durch Naloxon aufhebbare vermehrte ADH-Sekretion (Giarman et al. 1953), während dies beim Menschen ohne gleichzeitige chirurgische Stimulation nicht der Fall zu sein scheint (Philbin et al. 1976). ADH-Anstiege scheinen somit eher durch die chirurgische Stimulation verursacht zu sein. Höhere Opiatdosen tragen zu einer Supprimierung dieser Streßreaktion bei.

Bei Patienten mit Nierenversagen ist eine prolongierte Atemdepression nach Morphin beschrieben worden (Don et al. 1975). Dies ist darauf zurückzuführen, daß das in der Leber glukuronidierte Morphin, das selbst analgetisch und atemdepressiv wirksam ist, verzögert renal eliminiert wird (Yoshimura et al. 1973), während die Plasmaspiegel von nicht glukuronidiertem Morphin bei Patienten mit und ohne Niereninsuffizienz gleich waren (Chauvin et al. 1987).

Morphin ist somit bei Vorliegen einer Niereninsuffizienz zurückhaltend zu verabreichen.

Es gibt bisher keine Hinweise darauf, daß Fentanylmetaboliten (über die Leber) bei eingeschränkter Nierenfunktion aktive Wirkungen entfalten (Hig u. Murphy 1981).

Leber

Leberzirrhose oder Hepatitis reduzieren die Clearance von Medikamenten mit einer hohen hepatischen Extraktionsrate wie Pethidin (McHorse et al. 1975; Neal et al. 1979).

Da Fentanyl ebenfalls eine hohe hepatische Extraktionsrate hat, muß auch hier wie bei Pethidin mit einer vermehrten Bioverfügbarkeit der pharmakologisch aktiven Substanz gerechnet werden.

Diese Substanzen sollten daher bei eingeschränkter Proteinsynthesefähigkeit der Leber oder reduziertem hepatischem Blutfluß in der Dosis reduziert werden.

Hormone und „Streß"

Die nach hochdosierter Opioidzufuhr reduzierte Freisetzung von anderen sog. Streßhormonen wie Katecholaminen, Kortisol, „Human growth hormone", Glukose, Insulin etc. wird auf eine Beeinträchtigung der ACTH-Freisetzung aus der Hypophyse zurückgeführt.

Möglicherweise haben exogen zugeführte Opioide einen den endogenen Opiaten vergleichbaren Effekt. Von diesen ist seit langem bekannt, daß sie die Freisetzung von Neurotransmittern, z. B. von Dopamin, modulieren, die für die Ausschüttung von hypothalamischen Releasingfaktoren oder Release-inhibierenden Faktoren verantwortlich sind.

Bemerkenswerterweise läßt sich auch durch hochdosierte Opiatgabe der Anstieg von Katecholaminen, „growth hormone" und Glukose während kardiopulmonalem Bypass nicht supprimieren.

„Krampfanfälle"

Im EEG führt unter Umständen bereits eine einzige therapeutische Gabe eines morphinartigen Opioids zu einer Vergrößerung der Amplitude und einer Erniedrigung der Frequenz. Bei ehemaligen Opiatabhängigen supprimieren einzelne Opiatdosen die REM-Phasen im EEG (Jaffe u. Martin 1985).

Extrem hohe Dosen von Opioiden können Zustände hervorrufen, die Krampfanfällen ähneln und die, wenn sie durch Morphin oder Methadon ausgelöst werden, relativ gut auf Naloxon ansprechen, während durch Pethidin und seine pharmakologischen Verwandten verursachte derartige Erscheinungen weniger gut durch Naloxon beherrschbar sind. Konventionelle Antikonvulsiva supprimieren nicht immer diese Erscheinungsbilder.

Nach den Angaben in der Literatur handelt es sich dabei am ehesten um Myoklonien, die nicht mit kortikalen Krampfpotentialen einhergehen. Es muß ergänzend angemerkt werden, daß bei den allermeisten Opioiden echte Krämpfe erst bei Dosen auftreten, die weit jenseits derjenigen liegen, die zur Erzielung analgetischer Wirkungen üblich sind. Es scheint eine unspezifische

Erregung stattzufinden, wie sie auch nach Applikation von Morphin auf Renshaw-Zellen zustandekommt (Jaffe u. Martin 1985).

Die vorliegenden Befunde bieten keinen Anhalt dafür, daß Opioide in klinischer Dosierung epileptogen wirken könnten oder daß sie gar bei Vorliegen eines bekannten Krampfleidens kontraindiziert wären.

Gastrointestinaltrakt

Eine Nebenwirkung von Opioiden besteht im Auslösen von Übelkeit und Erbrechen. Diese Wirkung kommt durch direkte Stimulation der Triggerzone der Chemorezeptoren in der Area postrema der Medulla zustande. Die interindividuelle Reaktion auf Opioide ist sehr variabel.

Offensichtlich spielt im Pathomechanismus dieser unerwünschten Wirkung eine vestibuläre Komponente eine entscheidende Rolle, da Übelkeit viel häufiger bei ambulanten als bei bettlägerigen Patienten auftritt.

Insbesondere Pethidin scheint das Labyrinthsystem stärker zu beeinflussen als andere Opioide. Ansonsten gibt es keine wesentlichen Unterschiede zwischen den einzelnen Opioiden hinsichtlich der Stärke des emetischen Effekts (Jaffe u. Martin 1985).

Allerdings führen in der Anästhesie übliche Opioiddosen eher zu einer Unterdrückung des Brechreizes, d. h. mit dem Auftreten von Erbrechen ist in erster Linie dann zu rechnen, wenn die Plasmakonzentrationen niedrig sind, also während der Narkoseeinleitung oder während der Aufwachphase (Hug u. Longnecker 1986).

Die sonstigen Effekte von Opioiden auf den Gastrointestinaltrakt sind vielfältig. Die Magensäuresekretion wird geringfügig vermindert. Die gastrale Motilität nimmt ab, und der Tonus im Antrum des Magens steigt. Parallel dazu steigt der Tonus im Anfangsbereich des Duodenums an. Dieser Mechanismus vermag die Passage von Mageninhalt um bis zu 12 h zu verzögern. Die biliäre und pankreatische Sekretion nimmt nach Morphingabe ab, ebenso wie propulsive Darmkontraktionen im Dünn- und Dickdarm bis hin zum paralytischen Ileus. Entsprechend ist die damit verbundene Verzögerung der intestinalen Absorption oral zugeführter Medikamente oder Nahrungsmittel zu berücksichtigen. Diese Effekte können zumindest teilweise durch hohe Dosen Atropin beeinflußt werden (Burks 1976).

Opioide wirken hauptsächlich dadurch antidiarrhöisch, daß bei Vorliegen einer intestinalen Hypersekretion der Transfer von Flüssigkeit und Elektrolyten in das Darmlumen im Bereich der Mukosa inhibiert wird. Dieser Mechanismus ist durch Naloxon antagonisierbar (Awouters et al. 1983). Pethidin ist im Gegensatz zu den morphinartigen Substanzen zur Therapie von Diarrhöen nicht geeignet.

Im Colon kann die propulsive Peristaltik durch Opioide völlig aufgehoben werden, während der Ruhetonus bis zum Spasmus ansteigen kann. Hierdurch wird nicht nur die Verweildauer des Darminhalts extrem verlängert, sondern zusätzlich wird er durch den damit verbundenen Wasserentzug erheblich eingedickt.

Besondere Vorsicht ist bei Patienten mit Colitis ulcerosa geboten. Bei diesen Patienten wurde beobachtet, daß Opioidzufuhr während eines akuten Schubes der Grundkrankheit die Colonmotilität derart stimuliert, daß sich ein toxisches Megacolon ausbilden kann (Garett et al. 1967).

Der Einfluß von Opioiden auf das biliäre System ist in Abhängigkeit von der verwendeten Substanz variabel. Bereits kleine Dosen Morphin führen zu einem bis zu 10fachen Anstieg der Gallenwegsdrücke, der bis zu 2 h anhalten kann. Dieser Druckanstieg verbunden mit einer gleichzeitigen Kontraktion der glatten Muskulatur der Pankreasgänge ist vermutlich ursächlich für die nach Morphinverabreichung zu beobachtenden Anstiege der Serumamylase und -lipase verantwortlich, die bis zu 24 h persistieren können und oft zu diagnostischer Verwirrung bei abdominellen Fragestellungen beitragen (Jaffe u. Martin 1985; Stoelting 1987).

Ein durch Morphin ausgelöster Gallenwegsspasmus kann durch Atropin nur teilweise aufgehoben werden, während Naloxon den Spasmus effektiv beseitigt. Eine andere therapeutische Option besteht in der sublingualen Gabe von Nitroglycerin (0,6 mg) oder der Gabe von Glucagon. Der Vorteil der Gabe von Nitroglycerin oder Glucagon liegt darin, daß der Spasmus der glatten Muskulatur effektiv ohne Beeinträchtigung der analgetischen Wirkung aufgehoben wird (Jones et al. 1980).

Die einzelnen Opioide beeinflussen das Gallenwegssystem qualitativ sehr unterschiedlich. Während Spasmen nach Morphin und Methadon sehr häufig sind, sollten Pethidin, Fentanyl sowie sämtliche Kombinationen eines Agonisten mit einem Antagonisten den biliären Druck weitaus weniger verändern (Jaffe u. Martin 1985).

Die Wirkungen von Opioiden sind insbesondere bei nicht nüchternen Patienten zu bedenken. Dieses Patientenkollektiv ist in zweierlei Hinsicht gefährdet: zum einen wird die antegrade Passage des Magen-Darm-Inhalts verzögert; zum anderen kommt die emetische Komponente gerade dann zum Tragen, wenn diese Patienten ohnehin am gefährdetsten sind, eine Aspiration zu erleiden, nämlich während der Narkoseein- oder -ausleitung. Auch nicht nüchterne Patienten, die im Verlauf einer Regionalanästhesie kleine Dosen eines Opiates erhalten, sind potentiell aspirationsgefährdet.

Um mögliche Komplikationen soweit als möglich auszuschalten, sollte bei diesen Patienten generell Natriumcitrat einige Minuten vor Narkoseeinleitung gegeben werden. Zusätzlich wäre der Einsatz eines Dopaminantagonisten wie Metoclopramid oder Domperidon zur Steigerung der Magen-Darm-Motilität zu diskutieren. Als nichtpharmakologische Maßnahme schließlich muß an das intraoperative Absaugen des Magens und eine Oberkörperhochlagerung zur Prophylaxe von Regurgitation und Aspiration gedacht werden.

Blase

Der Tonus des Ureters – insbesondere des unteren Drittels – nimmt durch Morphin zu. Der Tonus des Musculus detrusor der Harnblase und des Harnblasensphinkters steigt ebenfalls an. Dies kann zum Harndrang bei gleichzeitiger Unmöglichkeit des Wasserlassens führen. Besonders betroffen sind Patienten mit Prostatahypertrophie, bei denen nach Opiatverabreichung häufig Blasenkatheterisierungen notwendig werden. Die Opiatwirkung auf Blase und Ureter kann durch Naloxon aufgehoben werden (Jaffe u. Martin 1985).

Immunsystem

Von gegenwärtig noch nicht abschätzbarer Bedeutung sind die Effekte der Opioide auf das Immunsystem. In Versuchen bei Mäusen führte Morphinzufuhr zu einer herabgesetzten Aktivität der phagozytären Funktion von Makrophagen und polymorphkernigen Leukozyten, und die Überlebensrate von Tieren mit bakteriellen Infektionen oder Pilzinfektionen war gegenüber einem Kontrollkollektiv, das kein Morphin erhielt, vermindert (Tubaro et al. 1983).

Bei Ratten verursachte Morphin eine Abschwächung der Aktivität von T-Killerzellen, währen β-Endorphin und Met-Enkephalin, zwei natürlich vorkommende Endorphine, nicht aber Morphin beim Menschen die Killerzellaktivität steigerte. Bei Heroinabhängigen fand sich eine abgeschwächte Reaktion auf lymphozytenstimulierende Reize.

Zur Zeit ist jedoch noch keine Aussage darüber möglich, ob Opioide bei Patienten mit beeinträchtigter Immunfunktion unter Umständen kontraindiziert sind (Jaffe u. Martin 1985).

Interaktionen

Bei der Verabreichung von Opioiden während einer Anästhesie sind mögliche Interaktionen mit anderen Pharmaka zu berücksichtigen.

Cimetidin

Bei Tieren und beim Menschen wurde nachgewiesen, daß durch Cimetidin die Eliminationshalbwertszeit von Fentanyl um mehr als 100 % verlängert wurde (Lauven et al. 1981; Borel et al. 1982). Der zugrundeliegende Mechanismus besteht in der Bindung von Cimetidin an Cytochrom P-450, wodurch es zur Beeinträchtigung des oxidativen Metabolismus bei der hepatischen Clearance kommt.

Etomidat

Von Schüttler et al. wurde bei Patienten gezeigt, daß durch Fentanyl das Verteilungsvolumen und die Elimination von Etomidat erheblich moduliert werden: die Etomidatplasmaspiegel waren erhöht und die Eliminationshalbwertszeit deutlich prolongiert (Schüttler et al. 1983).

MAO-Hemmer

Besonders risikoreich ist die Kombination von Opioiden mit Monoaminooxidasehemmern. Die Interaktion dieser Pharmaka kann Hypo- oder Hypertension hervorrufen, Koma, Krampfanfälle, Atemdepression, extremes Schwitzen und Hyperpyrexie. Alle Opioide können diese Effekte hervorrufen, wobei Pethidin hinsichtlich der Auftretenswahrscheinlichkeit die Spitzenreiterposition innehält.

MAO-Hemmer sollten generell 2 Wochen vor einem elektiven Eingriff abgesetzt werden. Wenn sich dieses Zeitintervall nicht einhalten läßt, sollten Opioide nur mit allergrößter Zurückhaltung verabreicht und Pethidin gänzlich vermieden werden (Hug u. Longnecker 1986).

Die angeführten Probleme im Zusammenhang mit der Verabreichung von Opioiden zeigen, daß die Äußerung von Osler, daß Morphin „God's own medicine" sei, heute sicher nicht mehr in dieser Form aufrechterhalten werden kann – weder für Morphin speziell noch für die große Gruppe der Opioide insgesamt. Unter Berücksichtigung der angeführten „Zwischenfallspotentiale" und bei individueller Auswahl der optimalen Substanz sind jedoch v. a. die neueren Opioide unverzichtbarer und wertvoller Bestandteil moderner Anästhesie.

Literatur

Alderman EL, Barry WH, Graham AF, Harrison DC (1972) Hemodynamic effects of morphine and pentazocine differ in cardiac patients. N Engl J Med 287: 623–627

Awouters F, Niemegeers CJE, Janssen PAJ (1983) Pharmacology of antidiarrheal drugs. Annu Rev Pharmacol Toxicol 23: 279–301

Benthuysen JL, Smith NT, Sanford TT, Head N, Dec-Silver H (1986) Physiology of alfentanil induced rigidity. Anesthesiology 64: 440–446

Borel JD, Bentley JB, Nenad RE (1982) Cimetidine alteration of fentanyl pharmacokinetics in dogs. 56th Annual Meeting, International Anesthesia Research Society, San Francisco/CA, March 14–18 (abstr 149–150)

Burks TF (1976) Gastrointestinal pharmacology. Annu Rev Pharmacol Toxicol 16: 15–31

Chauvin M, Sandouk P, Scherrman JM, Farinotti R, Strumza P, Duvaldestin P (1987) Morphine pharmacokinetics in renal failure. Anesthesiology 66: 327–331

Christian CM, Waller JL, Moldenhauer CC (1983) Postoperative rigidity following fentanyl anesthesia. Anesthesiology 58: 275–277

Dick W, Lorenz W, Heintz D et al. (1992) Histaminfreisetzung bei der Einleitung von Kombinationsnarkosen mit Nalbuphin oder Fentanyl. Anaesthesist 41/5: 239–247

Don HF, Dieppa RA, Taylor P (1975) Narcotic analgesics in anuric patients. Anesthesiology 42: 745–747

Eberle B, Brandt L, Hennes HJ, El- Gindi M, Ellmauer S, Dick W (1989) Fentanyl – versus Sufentanil-Basisanaesthesie. Anaesthesist 38: 341–347

Ellmauer S, Dick W, Otto S, Müller H (1991) Hemodynamic side effects of 8 different opioides in the cardiovascular risk patient. Br J Anaesth (in press)

Flacke JW, van Etten A, Flacke WE (1983) Greatest histamine release from meperidine among four narcotics: double-blind study in man. Anesth Analg 59: A 51

Flacke JW, Flacke WE, Bloor BC, Van Etten AP, Kripke BJ (1987) Histamine release by four narcotics: A double-blind study in humans. Anesth Analg 66: 723–730

Flaim SF, Vismara LA, Zelis R (1977) The effects of morphine on isolated cutaneous canine vascular smooth muscle. Res Commun Chem Pathol Pharmacol 23: 542–546

Forrest JB, Cahalan MK, Rehder K et al. (1990) Multicenter study of general anesthesia. II. Results. Anesthesiology 72: 262–268

Freund FG, Marten WE, Wong KC (1973) Abdominal muscle rigidity induced by morphine and nitrous oxide. Anesthesiology 38: 358–362

Freye E (1974) Cardiovascular effects of high doses of fentanyl, meperidine and naloxone in dogs. Anesth Analg 53: 40–47

Garett JM, Sauer WG, Moertel CG (1967) Colonic motility in ulcerative colitis after opiate administration. Gastroenterology 53: 93–100

Giarman NJ, Mattie LR, Stephenson WF (1953) Studies on the antidiuretic action of morphine. Science 117: 225–226

Goldberg M, Ishak S, Garcia C, McKenna J (1985) Postoperative rigidity following sufentanil administration. Anesthesiology 63: 199–201

Hartung E, Arndt JO (1980) Opiate and opiate antagonists act additive on mechanics of the isolated papillary muscle. In: Abstracts of the World Congress of Anaesthesiologists, Hamburg 1980, Excerpta Medica, International Congress Series 533, Amsterdam, p 311

Havemann U, Kuschinsky K (1981) Further characterization of opioid receptors in the striatum mediating muscular rigidity in rats. Naunyn Schmiedebergs Arch Pharmacol 317: 321–325

Hig LL, Murphy MR (1981) Tissue redistribution of fentanyl and termination of its effects in rats. Anesthesiology 55: 369–375

Hsu HO, Hickey RF, Forbes AF (1979) Morphine decreases peripheral vascular resistance and increases capacitance in man. Anesthesiology 59: 98–102

Hug jr. CC, Longnecker DE (1986) Narcotics and narcotic antagonists. In: Smith NT, Corbascio AN (eds) Drug interactions in anesthesia, 2nd edn. Lea & Febiger, Philadelphia, p 322

Jaffe JH, Martin WR (1985) Opioid analgesics and antagonists. In: Gilman AG, Goodman AS, Rall TW, Murad F (eds) The pharmacological basis of therapeutics, 7th edn. Macmillan, New York, p 491

Jones RM, Fiddian-Green R, Knight PR (1980) Narcotic-induced choledochoduodenal spincter spasm reversed by glucagon. Anesth Analg 59: 946–947

Laubie M, Schmitt H, Canellas J, Roquebert J, Demichel P (1974) Centrally mediated bradycardia and hypotension induced by narcotic analgesics: dextromoramide and fentanyl. Eur J Pharmacol 28: 66–77

Lauven PM, Stoeckel H, Schüttler J, Schwilden H (1981) Verhinderung des Fentanyl-Rebound-Phänomens durch Cimetidin-Medikation. Anaesthesist 30: 467–471

Lee G, DeMaria A, Amsterdam EA, Realyvasquez E, Angel J, Morrison S, Mason DT (1976) Comparative effects of morphine, meperidine and pentazocine on cardiocirculatory dynamics in patients with acute myocardial infarction. Am J Med 60: 949–955

Lee G, Low RI, Amsterdam EA, De Maria AN, Huber PW, Mason DT (1981) Hemodynamic effects of morphine and nalbuphine in acute myocardial infarction. Clin Pharmacol Ther 29: 576–581

Lemmens HJM (1990) The perioperative use and complications of opioids. Curr Opin Anaesth 3: 593–596

Liu WS, Bidwal AV, Stanley TH (1976) Cardiovascular dynamics after large doses of fentanyl and fentanyl plus N_2O in the dog. Anesth Analg 55: 168–172

Lorenz W (1985) „Seltene“ anaphylaktoide Reaktionen: Können wir etwas aus ihnen lernen? Anaesthesist 34: 161–162

Lorenz W, Ennis M, Doenicke A, Dick W (1990) Perioperative uses of histamine antagonists. J Clin Anesth 2: 345–360

Lowenstein E, Whiting RB, Bittar DA (1972) Local and neurally mediated effects of morphine on skeletal muscle vascular resistance. J Pharmacol Exp Ther 180: 359–367

McHorse TS, Wilkinson GR, Johnson RF et al (1975) Effect of acute viral hepatitis in man on the disposition and elimination of meperidine. Gastroenterology 68: 775–780

Neal EA, Meffin PJ, Gregory PB et al (1979) Enhanced bioavailability and decreased clearance of analgesics in patients with cirrhosis. Gastroenterology 77: 96–102

Philbin DM, Wilson NE, Sokoloski J, Coggins C (1976) Radioimmunoassay of antidiuretic hormone during morphine anesthaesia. Can Anaesth Soc J 23: 290–295

Reves JG, Kissin I, Fournier SE (1983) Additive negative inotropic effect of a combination of diazepam and fentanyl. Anesthesiology 59: A 326

Reitan JA, Stengert KB, Wymore MC (1978) Central vagal control of fentanyl induced bradycardia during halothane anesthesia. Anesth Analg 57: 31–36

Romagnoli A, Keats AS: Comparative hemodynamic effects of nalbuphine and morphine in patients with coronary artery disease. Cardiovasc Dis Bull Texas Heart Inst 5 (1978): 19–24

Rosow CE, Moss I, Philbin DM, Savarese JJ (1982) Histamine release during morphine and fentanyl anesthesia. Anesthesiology 52: 93–96

Rosow CE, Philbin DM, Keegan CR (1984) Hemodynamics and histamine release during induction with sufentanil or fentanyl. Anesthesiology 60: 489–491

Scamman FL (1982) Fentanyl-O_2-N_2O rigidity and pulmonary compliance. Anesth Analg 62: 332–334

Schüttler J, Wilms M, Stoeckel H et al (1983) Pharmacokinetik interaction of etomidate and fentanyl. Anesthesiology 59: A 247

Sokall MD, Hoyt JL, Georgis SD (1972) Studies in muscle rigidity induced by morphine and nitrous oxide. Anesth Analg 51: 16–20

Stanley TH, Liu WS (1977) Cardiovascular effects of nitrous oxide-meperidine anesthesia before and after pancuronium. Anesth Analg 56: 669–673

Stanley TH, Webster LR (1978) Anesthetic requirements and cardiovascular effects of fentanyl-oxygen and fentanyl-diazepam-oxygen anesthesia in man. Anesth Analg 57: 411–416

Stoelting RK (1987) Opioid agonists and antagonists. In: Stoelting RK (ed) Pharmacology and physiology in anesthetic practice. Lippincott, Philadelphia, p 69

Strauer BE (1972) Contractile responses to morphine, piritramide, meperidine and fentanyl: A comparative study of effects on the isolated myocardium. Anesthesiology 37: 304–310

Tomichek RC, Rosow CE, Schneider RC, Moss J, Philbin DM (1982) Cardiovascular effects of diazepam-fentanyl anesthesia in patients with coronary artery disease. Anesth Analg 61: 217–218

Tubaro E, Borelli G, Croce C, Cavallo G, Santiangeli C (1983) Effect of morphine on resistance to infection. J Infect Dis 148: 656–666

Urthaler F, Isobe JH, Gilmour KE (1973) Morphine and autonomic control of the sinus node. Chest 64: 203–212

Urthaler F, Isobe JH, James TN (1975) Direct and vagally mediated chronotropic effects of morphine studied by selective perfusion of the sinus node in awake dogs. Chest 68: 222–228

Watkins J (1979) Anaphylactoid reactions to IV substances. Br J Anaesth 51: 51–60

Yoshimura H, Ida S, Oguri K, Tsukamoto H (1973) Biochemical basis for analgesic activity of morphine-6-glucuronide. I. Penetration of morphine-6-glucuronide in the brain of rats. Biochem Pharamcol 22: 1423–1430

Zur Vermeidung von Zwischenfällen bei der Verwendung von Opiatantagonisten

M. Rust

Opiatrezeptoren und deren Liganden

Endogene und exogene Opioidliganden und deren Antagonisten üben ihre pharmakologische Wirkung durch Interaktion mit Opiatrezeptoren im Zentralnervensystem und in peripheren Geweben aus. Die Entdeckung spezifischer Opiatrezeptoren durch Snyder, Simon und Terenius im Jahre 1973 führte zur Identifizierung von μ-, δ-, κ- und σ- Subrezeptoren, die – je nach Spezies – im ZNS und peripheren Geweben in unterschiedlicher Dichte und Verteilung an der Außenseite der Membranen sensitiver Zellen nachweisbar sind. Die makromolekulare Struktur der Rezeptoren ist bisher noch nicht sequenziert worden, so daß deren Charakterisierung weitgehend auf experimentell-pharmakologischen Daten beruht [1, 11, 16].

Für die μ-Rezeptoren ist eine Beteiligung an der supraspinalen und spinalen Analgesie, der Atemdepression, der Bradykardie, der Miosis sowie der Entstehung von Toleranz, Entzugssymptomatik und Euphorie gesichert. Die Verteilung der μ-Rezeptoren entspricht ihrer Funktion bei der Schmerzregulation und der sensomotorischen Integration. δ-Rezeptoren spielen bei Analgesie, Atemdepression, Toleranzentwicklung, der motorischen Integration, dem Riechen sowie bei kognitiven Funktionen eine Rolle. κ-Rezeptoren sind bei der Steuerung des Wasserhaushalts, der Nahrungsaufnahme, der neuroendokrinen Regulation impliziert und vermitteln spinale Analgesie, Sedierung, Dysphorie und Miosis. σ-Rezeptoren sind an Dysphorie und psychotomimetischen Effekten beteiligt [1, 11, 13, 16].

Die Liganden der Opiatrezeptoren sind die Opioidagonisten, d.h. Opioidpeptide oder Opiate sowie die Opiatantagonisten. Die meisten endogenen und exogenen Agonisten interagieren dosisabhängig mit mehr als einer Rezeptorpopulation. Für die verschiedenen Rezeptorklassen gibt es repräsentative endogene und exogene Agonisten: Morphin, Fentanyl, Alfentanil, β-Endorphin und DAGO für den μ-Rezeptor, Enkephaline und DADL für den δ-Rezeptor sowie Dynorphin, Ketocyclazocin oder Bremazocin für den κ-Rezeptor. Bei den Bindungsarealen des Opiatrezeptors unterscheidet man eine T- und eine P-Bindungsstelle sowie das für die intrinsische Aktivität verantwortliche Stickstoffareal. Die Aktivierung führt zu entsprechenden Konfigurationänderungen des Opiatrezeptors. Morphin bindet sich an die T-Bindungsstelle und das Stickstoffareal [1, 11, 13, 16].

Für μ-, δ- und κ-Receptoren gibt es selektive Antagonisten wie Naloxonacin, ICI 129 oder Win 44. Durch Substitution der N-Methylgruppe von Opiaten durch größere Allyl- oder Methylcyclopropylgruppen gelingt es, die sterische Molekülstruktur so zu verändern, daß Opiatantagonisten entstehen. Eine solche Substitution transformiert z.B. Morphin in Nalorphin, Levorphanol in Levallorphan und Oxymorphon in Naloxon oder Naltrexon. Reine Opiatantagonisten ohne agonistische Eigenschaften wie Naloxon, Naltrexon oder Nalmefen überbrücken das Stickstoffareal und heben dadurch die intrinsische Opiatwirkung auf. Reine Opiatantagonisten wirken auf alle Rezeptorklassen antagonistisch ein, wobei die dosisabhängige Wirkung für die μ-Rezeptoren am größten ist [11, 13].

Opiatagonisten bewirken eine Herabsetzung des Entladungsverhaltens sensitiver, exzitabler Zellen, sei es durch eine kaliumvermittelte Hyperpolarisation, eine kalziumvermittelte Reduktion der synaptischen Transmitterfreisetzung, eine Hemmung langsamer Natriumkanäle und eine postsynaptische, modulatorische Wirkung auf exzitatorische Transmitter. Die Wirkung beschränkt sich allerdings nicht nur auf die Außenseite der Zellmembran. Bei der Aktivierung von Rezeptoren kommt es auch zu einer Signaltransduktion. Eine transmembranöse Assoziierung des Rezeptorkomplexes mit sog. G-Proteinen unter Beteiligung von GDP führt einerseits zu einer Aktivierung des Rezeptorproteins, andererseits kommt es zu einer Dissoziation aktiver G-Proteinbestandteile, die z.B. im Falle von Opiaten die Kaliumkanäle beeinflussen. Ferner erfolgt eine Hemmung der Adenylatzyklase. Durch die Adenylatzyklase wird zyklisches AMP gebildet, welches in den zellulären Eiweißstoffwechsel eingreift. Diese Veränderungen spielen wahrscheinlich bei Toleranz, Abhängigkeit und Entzug eine Rolle [16, 34].

Reine Opiatantagonisten verdrängen die agonistischen Liganden vom Rezeptor. Die Wechselwirkung von agonistischen und antagonistischen Opioidliganden am Rezeptor unterliegen den Gesetzen der kompetitiven Antagonisierung. Es sind also die Mengenverhältnisse zwischen den Liganden von Bedeutung. Modifiziert werden die Interaktionen ferner durch unterschiedliche Affinitäten der Liganden zum Rezeptor. Zudem spielen unterschiedliche pharmakologische Daten in bezug auf Plasmahalbwertszeit, Lipophilität, Umverteilung, Abbau und Ausscheidung eine Rolle [1, 11, 13, 16].

Opioidliganden und Nozizeption

An schmerzleitenden, aufsteigenden Neuronen im Rückenmark wird durch Opioide wie Morphin oder Metenkephalin die schmerzinduzierte Entladungstätigkeit gehemmt. Naloxon führt zu einer Wiederherstellung der Entladungstätigkeit mit einer sogar überschießenden Komponente. Dies kann als neurophysiologischer Hinweis auf eine sog. hyperalgetische Wirkung von Naloxon gewertet werden. Injektion von Morphin in das periaquäduktale Grau bewirkt eine Hemmung der durch Hitzestrahlung induzierten neuronalen Entladungstätigkeit im Rückenmark. Antagonisierung mit Naloxon, intravenös oder auch direkt in den 3. Ventrikel, stellt sie wieder her. Die Antagonisierungsmöglichkeiten durch Naloxon betreffen somit die spinale und supraspinale Schmerzleitung [16, 34].

Beim Menschen lassen sich endogene und exogene analgetische Opioideffekte und deren Antagonisierung durch die Messung der Wahrnehmungsschmerzschwellen, z.B. durch kutane, standardisierte Hitzestrahlstimulation („graded heat stimulation“) nachweisen. Exogene Opiatzufuhr bewirkt eine Anhebung der Schmerzschwelle, und Opiatantagonisten führen dieselbe in den Normalbereich zurück. Bei gesunden Probanden führt Naloxon (z.B. 1,2 mg) zu keiner meßbaren Veränderung der Schmerzschwelle, wogegen bei Schwangeren am Termin sich endogen erhöhte Schmerzschwellen durch Naloxon senken lassen [25, 34]. Naloxoneffekte sind also immer dann eindeutig nachweisbar, wenn die Rezeptoren zuvor durch exogene oder endogene Opioide aktiviert wurden.

Bei postoperativen Schmerzzuständen wurde ein solcher Naloxonantagonismus im Sinne der Begünstigung hyperalgetischer Zustände beschrieben [14]. Durch starke Schmerzreize kommt es zu einer Freisetzung von Neurotransmittern und Neuromodulatoren an spinalen Synapsen. Kalzium strömt in die Zelle ein oder wird dort freigesetzt. Dadurch werden Protoonkogene, z.B. c-fos, aktiviert und veranlassen ihre Zielgene, beispielsweise Rezeptoren neu zu bilden. Dies führt zu einer erhöhten Exzitabilität der schmerzleitenden Nervenzellen. Morphingabe supprimiert diese zellulären Lernvorgänge und reduziert in hohem Maße die Anzahl der c-fos-positiven Neurone. Diese Effekte sind dosisabhängig und naloxonreversibel. Eine Naloxonantagonisierung von analgetischen Opiateffekten begünstigt somit das Wiederauftreten und die Perpetuierung schmerzhaften Geschehens [32].

Beim Menschen führen sehr hohe intravenöse Dosen von Opiatantagonisten paradoxerweise zu Sedierungszuständen und Amnesie („conscious sedation“), die therapeutisch genutzt werden können. Es ist bisher ungeklärt, ob hierbei spezifische agonistische oder unspezifische Membraneffeffekte beteiligt sind.

Pharmakokinetische Daten von Naloxon und Nalmefen

Der reine kurzwirkende Opiatantagonist Naloxon ist in die klinische Praxis eingeführt, wogegen Nalmefen sich noch in der klinischen Erprobung befindet. Naloxon und Nalmefen sind nach oraler, intravenöser und intramuskulärer Gabe wirksam.

Naloxon hat eine Serumhalbwertszeit von 60 ± 12 min und ist damit nur kurz wirksam. Es penetriert sehr schnell ins Gehirngewebe. Der hohe Gehirngewebe-Serum-Konzentrationsquotient erklärt den schnellen Wirkungsbeginn und die gute antagonistische Wirksamkeit. Im Gegensatz zu Morphin kommt es zu einem schnellen Abfall der Konzentrationen im Hirngewebe, der parallel zum Abfall der Serumspiegel verläuft. Dies erklärt die nur kurze Wirkdauer von Naloxon. Morphineffekte auf Pupillengröße, Atemzug- und Minutenvolumen werden durch intravenöse Gabe von 0,4 mg Naloxon für ca. 45 min wirksam antagonisiert. Naloxon wird hauptsächlich in der Leber durch Glukuronidierung metabolisiert und überwiegend biliär ausgeschieden [1, 2, 11, 18].

Nalmefen ist mit Naloxon und Naltrexon strukturell verwandt. Nalmefen besitzt wie Naloxon und Naltrexon eine höhere Affinität zum μ-Rezeptor als zum δ- oder κ-Rezeptor. Seine Wirkdauer übertrifft die von Naloxon oder Naltrexon um das Dreifache. Nalmefen ist nach oraler und parenteraler Gabe wirksam. Es hat eine etwas größere Affinität zum Opiatrezeptor als Naloxon oder Naltrexon und damit ein stärkere antagonistische Potenz. Die Serumhalbwertszeit beträgt 8,8 h. Die Wirkdauer ist dosisabhängig und beträgt bei Dosen von 0,5 mg bzw. 2 mg zwischen 4 und 8 h. Auch Nalmefen wird in der Leber glukuronidiert und biliär ausgeschieden [1, 5, 9].

Wirkungen und Nebenwirkungen von Opiatantagonisten in höheren Dosen

Die pharmakologische Wirkung der Opiatantagonisten hängt hauptsächlich davon ab, ob zuvor Opioidagonisten zugeführt oder endogen mobilisiert wurden. Ferner ist das dosisabhängige pharmakologische Profil der Agonisten von Bedeutung. Auch ist entscheidend, über welchen Zeitraum diese exogenen oder endogenen Agonisten Rezeptoren besetzt haben.

Im Rahmen der Anästhesie ist für eine suffiziente Analgesie eine ausreichende μ-Rezeptorwirkung notwendig, die sich bei der Verwendung reiner μ-Agonisten durch freie Dosissteigerung ohne Ceilingeffekt erreichen läßt. Die zur Anästhesie verwendeten Opiatagonisten Fentanyl, Alfentanil oder Morphin bewirken allerdings neben der erwünschten Analgesie eine eng damit gekoppelte Atemdepression, deren Weiterbestehen oder Wiederauftreten postoperativ normalerweise unerwünscht bzw. gefürchtet ist. Der klinisch angestrebte Effekt bei der Anwendung von Opiatantagonisten ist die Wiederherstellung einer suffizienten postoperativen Spontanatmung. Nalmefen ist diesbezüglich im Vergleich zu Naloxon wegen seiner längeren Wirkdauer von Vorteil [9, 26].

Der Wirkungseintritt von Naloxon und Nalmefen 0,5 mg intravenös zur Antagonisierung von kürzeren Fentanylanästhesien (8–10 μg/kg KG i.v.) oder von Morphin beim wachen Probanden oder Patienten ist schnell und zuverlässig [2, 7, 26]. Opiatinduzierte Komazustände werden nach ca. 1–2 min schnell und plötzlich aufgehoben. In manchen Fällen geht die Wiederherstellung der Vigilanz mit einem Erscheinungsbild einher, das auf Englisch zutreffend als "clearheadedness" bezeichnet wird. Gleichzeitig wird die opiatinduzierte Miosis durch die Antagonisten aufgehoben. Es treten bei beiden Antagonisten in ca. 40% der Fälle Übelkeit, Erbrechen, Kopfweh oder Schwindel allein oder in Kombination auf. Nach Intubation klagen die Patienten häufig über unangenehme, brennende Halsschmerzen, die sich auch durch eine Oberflächenanästhesie im Kehlkopfbereich nicht verhindern lassen [26]. Das Auftreten dieser Nebenwirkungen ist aber dosisabhängig und wird bei Anwendung sogenannter Titrationsdosen auf ca. 20% reduziert [29].

Die opiatinduzierte Atemdepression läßt sich ebenfalls schnell und wirkungsvoll aufheben, wobei Atemfrequenzen zwischen 16 und 18/min mit Normalisierung von Atemzug- und Minutenvolumen und normalem Atemmuster die Regel sind. Nalmefen weist dabei eine stärkere Wirkung als Naloxon auf. Dies setzt allerdings voraus, daß ein operativer Eingriff nur geringe postoperative

Schmerzen verursacht. Arterielle O_2-Sättigung, arterielle pO_2 und pCO_2-Werte, transkutaner O_2- und CO_2-Partialdruck und endexspiratorischer pCO_2 liegen bei diesen Atemfrequenzen über mehrere Stunden im Normbereich [26].

Eine Abnahme der Atemfrequenz unter 12/min weist auf ein Wiedereintreten von Opiatwirkungen hin und macht die erneute Gabe des Antagonisten oder eine exakte Überwachung erforderlich. Dies ist aber eher bei der Antagonisierung sehr hoher Dosen von Fentanyl oder langwirkender Opiate wie Morphin zu erwarten [2]. Nach Gabe von 2–4 mg Fentanyl scheint eine initiale Gabe von 4mal 0,1 mg Naloxon und eine intramuskuläre Gabe von 0,4 mg nach 30–40 min zuverlässig das Wiederauftreten einer Atemdepression zu verhindern [10]. Sollte bei Alfentanil eine Antagonisierung erforderlich sein, so genügen meist geringere Dosen von Naloxon [3, 33].

Bezüglich des Kreislaufverhaltens ergeben sich nach Antagonisierung mit je 0,5 mg Naloxon bzw. Nalmefen deutliche Reaktionen, wobei systolischer und diastolischer Blutdruck bis 20 min und die Pulsfrequenz bis zu 40 min gegenüber den präoperativen Werten erhöht bleiben. Nalmefen ist dabei stärker wirksam als Naloxon [26]. Das Kreislaufverhalten ist allerdings abhängig von der Art, der Lokalisation und der Ausdehnung des operativen Eingriffs. Bei kleineren gynäkologischen Eingriffen ist die Schmerzsymptomatik schwach ausgeprägt, sodaß hyperalgetische Zustände mit begleitender überschießender Kreislaufreaktion nicht zu erwarten sind [4]. Bei absehbar starken postoperativen Schmerzen kann die intravenöse Gabe von „normal" dosiertem Naloxon jedoch zu starker Schmerzmanifestation mit begleitender Kreislaufstimulation führen. Die wiederholte Gabe von 0,1 mg Naloxon in 3minütigem Abstand z.B. nach großen Gefäßoperationen führt in allen Fällen zu starken Schmerzen [10].

Nach herzchirurgischen Eingriffen führte die Antagonisierung mit 3mal 0,1 mg Naloxon in 3minütigem Abstand nach hohen Dosen von Fentanyl (10,3 µg/kg/h) bei Weiterbeatmung mit Lachgas/Sauerstoff zu deutlichen Veränderungen der Hämodynamik. Bei nur geringem Herzfrequenzanstieg kommt es zu gefährlichen Anstiegen von arteriellem Blutdruck, Pulmonalarteriendruck, rechts- und linksatrialem Druck, rechts- und linksventrikulärem Arbeitsindex und peripherem Gefäßwiderstand mit Maximalwerten nach 10–15 min. Auch geht dies mit einer Steigerung des myokardialen O_2-Verbrauchs einher [22].

Bei vorbelasteten Patienten wurden daher bei Verwendung von Bolusgaben zwischen 0,08 mg und 0,4 mg Naloxon schwerwiegende Kreislaufkomplikationen beschrieben [1]. Fallberichte über Rhythmusstörungen, hypertensive Krisen, Lungenödem, Kammertachykardie und -flimmern, Herzinfarkt und -stillstand sind publiziert und haben zur Zurückhaltung bei der Anwendung von Opiatantagonisten geführt. Die Zwischenfallberichte betreffen nicht nur Patienten mit vorbestehenden Kreislauferkrankungen, sondern auch junge, gesunde Patienten [23, 31] oder Gebärende [28].

Neben der plötzlichen Schmerzreaktion und der plötzlichen Wiederherstellung der Vigilanz wird bei der hämodynamischen Naloxonwirkung auch eine schmerzunabhängige sympathische Aktivierung diskutiert. Gesunde Probanden reagieren erst bei Dosen von über 0,3 mg Naloxon/kg KG intravenös mit einem Anstieg des systolischen Blutdrucks [11]. Bei normo- und hypertensiven

Probanden und bei normo- und hypertensiven Patienten mit Halothananästhesien bewirkt die intravenöse Gabe von 0,4 mg Naloxon keine Veränderungen von mittlerem arteriellem Druck, Herzfrequenz und Plasmakatecholaminen [6]. Opioide hemmen die sympathische Aktivität im Rückenmark und Hirnstamm, und Opiatantagonisten scheinen diese Effekte somit zu reaktivieren [11]. Naloxon führt bei Phäochromozytom in einer Dosis von 10 mg, nicht aber von 0,4 mg zu einer Freisetzung von Noradrenalin und Adrenalin mit begleitender Kreislaufreaktion [15]. Bei Patienten mit Phäochromozytom oder chromaffinen Tumoren sollte deshalb wegen der Gefahr hypertensiver Krisen auf Naloxon verzichtet werden [1]. Im Tierversuch am Hund ruft Naloxon zur Antagonisierung einer Halothan-Morphin-Anästhesie dieselben hämodynamischen Veränderungen hervor wie beim nichtanästhesierten Tier. Somit können die Anstiege von Herzfrequenz und Blutdruck, von LvdP/dt, von O_2-Verbrauch und koronarem Blutfluß nicht allein Folge von Schmerz und raschem Erwachen sein [21]. Ferner begünstigen Erhöhungen der arteriellen CO_2-Spannung die Intensität hämodynamischer Reaktionen nach Opiatantagonisierung [17]. Vorsicht ist auch bei neurochirurgischen Eingriffen geboten, da signifikante Anstiege des zerebralen Blutflusses und des Hirnmetabolismus nach Naloxongabe bekannt sind [12] und auch zerebrovaskuläre Komplikationen (z.B. Aneurysmablutungen) infolge naloxoninduzierter Hypertension beschrieben wurden [1].

Eine weitere hämodynamische Komplikationsmöglichkeit betrifft die Interaktion mit Clonidin. Eine spinale und supraspinale präganglionäre Hemmung des sympathischen Tonus wird durch Opiate, aber auch durch α-adrenerge Agonisten wie Clonidin bewirkt [11]. Beide Liganden aktivieren über ihre Rezeptoren gemeinsame G-Proteine, die an der Innenmembran den Kaliumausstrom aus der Zelle beeinflussen. Clonidin kann die durch Naloxonantagonisierung ausgelöste Kreislaufstimulation hemmen [24]. Andererseits können hypertensive Patienten mit einer Clonidindauermedikation auf eine Naloxongabe mit Anstieg des Blutdrucks, des Pulses, des peripheren Widerstands, der Plasmareninaktivität und des plasmatischen Adrenalin- und Noradrenalinspiegels reagieren [8]. Dies ist wohl im Sinne der Induktion einer akuten Entzugssymptomatik zu interpretieren.

Bei chronischer Opiateinnahme bei Drogenabhängigen, aber auch nach längerer Schmerztherapie mit Opiaten kann Naloxon eine akute Entzugssymptomatik hervorrufen. Typische Symptome sind Blutdruckanstieg und Tachykardie, Schwitzen, Mydriasis, Nasenträufeln, Gänsehaut, Bauchschmerzen und psychomotorische Unruhe. Auch die Gabe kleiner Dosen von Naloxon, z.B. 0,5 mg subkutan, kann eine solche Entzugssymptomatik induzieren. Die Dauer und der Schweregrad der Symptomatik ist abhängig von Art und Dauer der Drogeneinnahme und der Dosis des Opiatantagonisten [1, 11]. Bei Verdacht auf Drogenabhängigkeit oder unklaren oder bewußt falschen Angaben des Patienten sollte daher zur Vermeidung von Zwischenfällen präoperativ eine Urinuntersuchung mit Drogenscreening veranlaßt werden.

Wirkungen und Nebenwirkungen von niedrigdosiertem Naloxon

Der routinemäßige Einsatz von „normal" dosiertem Naloxon zur Ausleitung von Opiatanästhesien ist somit in bezug auf die postoperative Schmerzsymptomatik und das Auftreten hämodynamischer Komplikationen eher fraglich. Alternativ bietet sich zur Antagonisierung die sog. Titrationsmethode mit kleinen repetitiven Dosen von 0,5–1 μg Naloxon/kg KG im Abstand von 2–3 min an [4, 10, 20, 22, 29]. Bei diesem Verfahren wird die Gefährdung der Patienten durch überschießende Kreislaufreaktionen vermindert, gleichzeitig aber die Gefahr einer manifesten oder drohenden Atemdepression erhöht.

Die Wiederkehr der Vigilanz erfolgt dabei allmählich über mehrere Minuten. Das Auftreten unangenehmer Nebenwirkungen wie Übelkeit und Erbrechen ist reduziert [5, 10, 29]. Das Auftreten postoperativer Schmerzen – von der Schwere des operativen Eingriffs abhängig – wird hinausgezögert und ist initial in seiner Intensität weniger stark ausgeprägt [4, 10, 29]. Dieses Vorgehen erfordert aber eine engmaschige Überwachung von Vigilanz, Atemfrequenz und arterieller O_2-Sättigung.

Die Atemdepression wird durch Titrationsdosen von Naloxon nicht schlagartig, sondern langsam aufgehoben. Dabei ist von Bedeutung, wieviel Opiat zuvor zugeführt wurde [4, 10]. Die Atmung ist anfänglich oft unregelmäßig, die Atemfrequenz und das Atemzugvolumen sind erniedrigt. Bei Atemfrequenzen unterhalb von 12/min ist eine Nachinjektion erforderlich. Bei Atemfrequenzen zwischen 12/min und 16/min ist eine erneute Gabe von Naloxon vom Zustand des Patienten abhängig. Die arterielle CO_2-Spannung ist nach hohen Fentanylgaben und langen Eingriffen mit durchschnittlich 50–55 mm Hg längere Zeit erhöht. Es sind aber bei ungenügender Nachinjektion auch schwere Atemdepressionen mit hohen arteriellen pCO_2-Werten von 75 mm Hg bzw. 98 mm Hg möglich [10]. Eine Normalisierung der arteriellen und endexspiratorischen CO_2-Spannung kann nach normal dosierten Opiatanästhesien bis zu 2 h betragen. Nach kürzeren Eingriffen, z. B. anläßlich kleiner gynäkologischer Operationen, normalisiert sich die arterielle CO_2-Spannung nach ca. 30 min [4]. Das Wiederauftreten einer Atemdepression beruht auf der kurzen Wirkdauer von Naloxon im Vergleich zur Wirkdauer des Opiates. Es kommt zu einer Wiederbesetzung von Rezeptoren bei pharmakologisch ausreichenden Opiatwirkspiegeln. Bei längerem Abstand zur letzten Opiatgabe muß auch an ein „Re-uptake" aus peripheren Geweben wie z. B. der Muskulatur und dem Gastrointestinaltrakt gedacht werden [1, 11]. Die gleichzeitige Gabe anderer atemdepressiver Anästhetika wie z. B. langwirkender Benzodiazepine kann das Auftreten einer persistierenden oder erneut auftretenden Atemdepression begünstigen [27].

Eine starke Kreislaufstimulation wird mit Titrationsdosen im allgemeinen vermieden [4]. Es ist aber auch bei diesem Vorgehen eine Komplikation, nämlich das Auftreten eines akuten Lungenödems, beschrieben worden [19].

Auch bei rückenmarknahen Analgesieverfahren mit Opiaten ist mit spezifischen Nebenwirkungen zu rechnen. Da die Atemdepression nach 3–6 h oder noch später auftreten kann, ist die bettseitige Verfügbarkeit von Naloxon zur Krisenintervention unabdingbar. Auch ist eine prophylaktische und entsprechend dokumentierte Patientenüberwachung empfehlenswert. Andere Nebenwirkungen der spinalen Opiatanalgesie wie Pruritus und Harnretention können ggf. durch niedrig dosierte Dauerinfusion von Naloxon behoben werden [1].

Empfehlungen zur Anwendung von Opiatantagonisten

Aufgrund der vorliegenden Erfahrungen zur Anwendung von Opiatantagonisten in der Anästhesie können somit zusammenfassend folgende Empfehlungen gegeben werden [1, 30]:

Beim Gebrauch von Opiaten sollten diese in zeitlich gerechten und bedarfsadaptierten Dosen angewendet werden, die eine Antagonisierung erübrigen. Der Patient sollte in der Aufwachphase engmaschig überwacht werden. Bei Anwendung von Antagonisten sollten kleinere Repetitionsdosen, z.B. 0,5–1 μg/kg KG in 3minütigem Abstand, bis zur Herstellung einer ausreichenden Atmung mit Atemfrequenzen über 12/min verabreicht werden. Bis zum Zeitpunkt der Antagonisierung sollte bei manifester Atemdepression eine Hyperkarbie, aber auch Hypokarbie durch Fortsetzung der Beatmung vermieden werden. Der Patient ist im Hinblick auf Vigilanz, Schmerzintensität, Atemfrequenz, arterielle O_2-Sättigung und ggf. arterielle CO_2-Spannung zu überwachen. Naloxon sollte bei Patienten mit Hochdruck, Herzerkrankungen, Phäochromozytom oder chromaffinen Tumoren, zerebrovaskulären Erkrankungen, erhöhtem intrakraniellem Druck, chronischer Einnahme von Clonidin, Schwangerschaft und Drogenabhängigkeit vermieden werden.

Literatur

1. Bailey PL, Stanley TH (1990) Narcotic intravenous anesthetics. In: Miller RD (ed) Anesthesia, 3rd edn. Churchill Livingstone, New York Edinburgh London Melbourne, pp 331–34
2. Bailey PL, Clark NJ, Pace NL (1986) Failure of nalbuphine to antagonize morphine. Anaesth Analg 65: 605–611
3. Brown JH, Pleuvry BJ (1981) Antagonism of the respiratory effects of alfentanyl and fentanyl by naloxone in the conscious rabbit. Br J Anaesth 53: 1033–1036
4. Dick W, Milewski P, Knoche E, Traub E (1978) Zur klinischen Anwendung von Naloxon nach Kurznarkosen mit Opiatanalgetika. Anaesthesist 27: 272–279
5. Dixon R, Howes J, Gentile J et al (1986) Nalmefene: Intravenous safety and kinetics of a new opioid antagonist. Clin Pharmacol Ther 39: 49–53
6. Estilo AE, Cottrel JE (1982) Hemodynamic changes and catecholamine changes after administration of naloxone. Anaesth Analg 61: 349–353
7. Evans JM, Hogg MJ, Lunn JN (1974) Degree and duration of reversal by naloxone of effects of morphine in conscious subjects. Br Med J 1 589–591
8. Farsang J, Kaposci L, Vajda L (1984) Reversal of naloxone of the antihypertensive action of clonidine. Circulation 69: 461–463
9. Gal TJ, DiFazio CA (1986) Prolonged antagonism of opioid action with intravenous nalmefene in man. Anesthesiolgy 64: 175–180
10. Gattiker R, Dimai W, Berlin J, Hossli G (1978) Aufhebung der Atemdämpfung durch Naloxone nach hochdosierter Fentanyl-Anaesthesie in der Gefäßchirurgie. Anaesthesist 27: 267–271

11. Jaffe JH, Martin WR (1987) Opioid analgesics and their antagonists In: Goodman A (ed) The pharmacological basis of therapeutics. Macmillan, London
12. Keykhah BJ, Smith DS, Englebach I, Harp JR (1983) Effects of naloxone on cerebral blood flow and metabolism. Anesthesiolgy 59: A 309
13. Latasch L, Christ R (1986) Opiatrezeporen. Anaesthesist 35: 55–65
14. Levine JD, Gordon NC, Jones RT, Fields HL (1978) The narcotic antagonist naloxone enhances clinical pain. Nature 272: 826–827
15. Mannelli M, Maggi M, De Feo ML (1982) Naloxone administration releases catecholamines. N Engl J Med 308: 654–655
16. Millan MJ (1986) Multiple opioid systems and pain. Pain 27: 303–347
17. Mills CA, Flacke JW, Miller JD, Davis LJ, Bloor BC, Flacke WE (1988) Cardiovascular effects of fentanyl reversal by naloxone at varying arterial carbon dioxide tensions in dogs. Anaesth Analg 67: 730–736
18. Ngai SH, Berkowitz BA, Yang JC, Hempstead J, Spector S (1976) Pharmacocinetics of naloxone in rats and in man. Anesthesiolgy 44: 398–401
19. Partridge BL (1986) Pulmonary edema following low-dose naloxone administration. Anesthesiology 65: 709–710
20. Patschke D (1987) Naloxon. Prakt Anästh 13: 127–134
21. Patschke D, Eberlein HJ, Tarnow J (1977) Antagonism of morphine with naloxone in dogs. Br J Anaesth 49: 525–533
22. Piepenbrock S, Hempelmann G, Peters H (1977) Veränderungen der Hämodynamik, der Herzinotropie und des myokardialen Sauerstoffverbrauchs nach Antagonisierung von hohen Dosen Fentanyl. Prakt Anaesth 12: 275–287
23. Prough DS, Roy R, Burmgartner J, Shonnon G (1984) Acute pulmonary edema in healthy teenagers following conservative doses of intravenous naloxone. Anesthesiolgy 60: 485
24. Raybould D, Bloor BC, Mcintee DF, Flacke WE (1987) Naloxone reverses the potentiation of inhalational anesthesia and hemodynamic changes induced by the acute administration of clonidine. Anaesthesiolgy 67: A 392
25. Rust M (1989) Schmerzempfindung bei Schwangerschaft und Geburt. Springer, Berlin Heidelberg New York Tokyo (Anaesthesiologie und Intensivmedizin, Bd 209)
26. Rust M, Egbert R, Weiss C, Raba M, Kolb E (1988) Efficacy of nalmefene in comparison with naloxone for reversal of opiate effects. IX. World Congress of Anaesthesiologists, Washington (Abstr A 0701)
27. Schaer H, Baasch K, Reist F (1978) Die Atemdepression nach Fentanyl und ihre Antagonisierung mit Naloxon. Anaesthesist 27: 259–266
28. Schoenfeld A, Friedmann S, Stein LB, Hirsch M, Ovadia J (1987) Severe hypertensive reaction after naloxone injection during labor Arch Gyn 240: 45–47
29. Silva JM, Naspolini H, Garcia ZE, Saraiva RA (1986) Microdoses of naloxone to reverse postnarcotic respiratory depression. Curr Ther Res 39: 778–788
30. Smith G, Pinnock C (1985) Naloxone – paradox or panacea? Br J Anaesth 57: 547–549
31. Taff RH (1983) Pulmonary edema following naloxone administration in a patient without heart disease. Anesthesiology 59: 576–577
32. Tölle TR, Castro-Lopes JM, Coimbra A, Zieglgänsberger W (1990) Opiates modify induction of c-fos proto-oncogene in the spinal cord of the rat following noxious stimulation. Neurosci Letters 11: 46–51
33. Valgardsson A, Werner O, Svenson G (1985) Antagonism of fentanyl and alfentanyl by intravenous plus subcutaneous naloxone. Anesthesia 40: 772–776
34. Zieglgänsberger W (1986) Central control of nociception. In: Mountcastle VB, Bloom FE, Geiger SR (eds) In: Handbook of physiology, vol IV. Williams & Wilkins, Baltimore

Vermeidung succinylcholinbedingter Zwischenfälle

J. Plötz

Das depolarisierende Muskelrelaxans Succinylcholin (SCH) besteht aus 2 Acetylcholinmolekülen. In Konkurrenz mit der physiologischen Überträgersubstanz besetzt es die cholinergen Rezeptoren der neuromuskulären Endplatte [26]. Nach anfänglicher Erregung der Muskelfaser unterbricht es die Impulsübertragung vom Nerv auf die Muskelzelle und führt zur neuromuskulären Blockade (NMB; [121]). Diese ist quantifizierbar anhand der Reaktion ausgewählter Muskeln auf indirekte Reizung mit dem Nervenstimulator [117]. Die Wirkdauer wird wesentlich bestimmt durch die pseudocholinesteraseabhängige Hydrolyse von SCH [70]. Im Regelfall, d.h. bei intakter Enzymfunktion, führt die intravenöse Injektion von 1 mg/kg KG zur 100 %igen NMB mit kurzer Anschlagzeit (< 1 min) und Wirkdauer (10–12 min; [19, 37, 95]. Neben diesem erwünschten Effekt lassen sich mit unterschiedlicher Häufigkeit unerwünschte Effekte beobachten [87]. Sie betreffen nicht nur die Skelettmuskulatur, sondern auch weitere Organe. Teilweise stehen sie im Zusammenhang mit den pharmakologischen Eigenarten von SCH (Tabelle 1), teilweise sind sie allgemeiner Natur (z.B. Anaphylaxie). Im klinischen Kontext können sie sich ausweiten zu Komplikationen und lebensbedrohlichen Zwischenfällen. Im folgenden wird die Frage von deren Vermeidbarkeit behandelt.

Verlängerte neuromuskuläre Blockade

Die NMB schließt die Atemmuskulatur ein. Deren Funktionsausfall muß kompensiert werden durch künstliche Beatmung. Voraussetzungen für den

Tabelle 1. Unerwünschte Phänomene im Zusammenhang mit Succinylcholin (*NMB* neuromuskuläre Blockade)

Ursachen	*Folgen*
Pseudocholinesterasedefizite	Verzögerter Abbau
Überdosierung	Phase-II-Block
Initiale Stimulation der Muskelfaser	Faszikulationen Austritt von Muskelzellbestandteilen Erhöhung physiologischer Drücke Erhöhte CO_2-Produktion
Kontraktur der Muskelfaser	Myotonie mit/ohne NMB
Strukturelle Ähnlichkeit mit Acetylcholin	Reaktion mit autonomen Rezeptoren

Umgang mit SCH sind daher Beherrschung der künstlichen Beatmung und Verzicht auf SCH-Einsatz bei Patienten, die aufgrund morphologischer oder funktioneller Defekte nicht künstlich beatmet werden können. Hinsichtlich der Dauer der NMB läßt sich bereits unter normalen Bedingungen eine große individuelle Streubreite beobachten [57]. Abnorm verlängerte NMB kann Folge einer atypischen bzw. mangelhaften Pseudocholinesterase [9, 124] oder der Entwicklung eines Phase-II-Blocks sein [62, 63]. Dieser tritt im Zusammenhang mit relativer (bei Pseudocholinesterasedefekten [52]) oder absoluter Überdosierung in Erscheinung, etwa bei repetitiven und kontinuierlichen Anwendungstechniken. Eine abnorm verlängerte NMB ist vermeidbar durch intraoperatives Monitoring der neuromuskulären Funktion mittels Nervenstimulators. Hiermit kann die Dosis den individuellen Erfordernissen angepaßt werden, und Überdosierung bzw. Phase-II-Block lassen sich vermeiden. Bei Repetitionsgaben ist eine Dosisreduktion auf 50 % der zuerst verabreichten Menge angebracht. Eine Reduktion der Erstdosis ist bereits erforderlich bei erhöhter Empfindlichkeit, z.B. bei bestimmten Erkrankungen des neuromuskulären Systems. Auf die neuromuskulären Störungen wird im übrigen nicht näher eingegangen; es sei auf die Literatur verwiesen [3, 4, 35, 89].

Freisetzung von Muskelzellbestandteilen

Im Zusammenhang mit den initialen Erregungsvorgängen der Muskelzelle nach SCH-Gabe treten Kalium, Kreatinphosphokinase (CK) und Myoglobin aus dem Zellinneren in den Extrazellulärraum über und gelangen von dort in die Blutbahn. Es resultieren Anstiege der Serumkonzentrationen und ggf. Myoglobinurie. Die Hyperkaliämie ist von potentieller Bedeutung für die Herz-Kreislauf-Funktion, Hyper-CK-ämie und Hypermyoglobinämie sind primär Indikatoren einer Schädigung der Muskelzellmembran. Dem Muskelfarbstoff werden seit langem nephrotoxische Eigenschaften zugesprochen [41].

Abnorme Hyperkaliämie

Mit abnormer Hyperkaliämie wird im folgenden eine Zunahme der Serumkaliumkonzentration verstanden, die das übliche Ausmaß klar überschreitet. Bei normalen Individuen führt SCH zum Anstieg der Serumspiegel um durchschnittlich 0,5 mmol/l mit einem Maximum nach 1–7 min [69, 123]. Abnorme Zunahmen belaufen sich auf 1–10 mmol/l und mehr, so daß 2–5 min nach SCH aktuelle Serumkonzentrationen von 8 mmol/l und mehr gemessen werden, bevor das Ausgangsniveau nach 15–20 min wieder erreicht wird [42]. Herz-Kreislauf-Störungen bis hin zum Herzstillstand sind die größte Gefahr. Typische EKG-Befunde mit zunehmender Hyperkaliämie sind Verbreiterung des QRS-Komplexes, erhöhte T-Welle, Tachykardie und Kammerflimmern [23]. Ein Herzstillstand tritt i. allg. erst bei Serumkonzentrationen von $\geq$ 8 mmol/l ein, wenngleich über Werte von $\geq$ 11 mmol/l ohne kardiovaskuläre Komplikationen berichtet wurde [42].

Pathomechanismen der Hyperkaliämie

Der Ausstrom von Kalium aus der Skelettmuskulatur ist Folge einer Permeabilitätssteigerung der Zellmembran aufgrund der Reaktion von SCH mit den chemosensiblen Rezeptoren [46, 121]. Während sich deren Verteilung im Normalfall auf die postsynaptische Region beschränkt, proliferieren sie nach experimenteller Denervation über die gesamte Zellmembran und führen zu Überempfindlichkeit gegenüber SCH mit gesteigertem Kaliumefflux [45]. Die Überempfindlichkeit setzt nach Denervation mit einer Latenzzeit von einigen Tagen ein, nimmt zunächst zu und später wieder ab, weil die Rezeptoren für ihre Bildung Zeit benötigen und schließlich mit dem bindegewebigen Umbau des Muskels untergehen [110]. In der Klinik wird ein vergleichbarer Pathomechanismus angenommen nicht nur für Denervationen, sondern auch für Erkrankungen ohne unmittelbare Nervenverletzung, beispielsweise Verbrennungen. Indirekte Unterstützung für die Gültigkeit dieser Annahme ergibt sich aus der Resistenz von Verbrennungspatienten gegenüber nichtdepolarisierenden Muskelrelaxanzien [43].

Prävention

Im Experiment schwächte Curare den abnormen K-Efflux dosisabhängig ab bis hin zur kompletten Unterdrückung nach Vollrelaxierung [46]. Klinisch getestete Verfahren betreffen verständlicherweise allein die normale Hyperkaliämie. Dabei zeigte Präkurarisierung inkonstante und uneinheitliche Effekte in Abhängigkeit von der Substanz, dem Injektionszeitpunkt und der Dosis [5, 11]. Magnesium verhinderte die Hyperkaliämie, zeigt aber Nebeneffekte und Interaktionen [51]. Lidocain und Propanidid in Kombination wurden zur Einleitung empfohlen [40], die Methode ist heute obsolet. Dantrolen führte zur Abschwächung der Anstiege, zugleich aber zur signifikanten Zunahme des Ausgangsniveaus von Kalium [21]. Valium wurde vorgeschlagen [34] und verworfen, ebenso Hexafluorenium [93], das Histamin freisetzt. Selftaming erwies sich nur in einer ersten Studie als wirksam [71], nicht aber bei späterer Überprüfung [88]. Über die Beeinflussung der extrazellulären K-Homöostase durch Stimulation der β_2-Rezeptoren mit Salbutamol ließ sich eine Hyperkaliämie experimentell [49] und klinisch [104] weitgehend unterdrücken. Die stufenweise Verlangsamung der Injektionsgeschwindigkeit von SCH schließlich zeigte keinen Einfluß [92]. Die angesprochenen Methoden sind nur inkonstant oder unzureichend wirksam bzw. belastet mit der Gefahr ernster Nebenwirkungen. Modifizierte Anwendungstechniken wie Selftaming und verlangsamte Injektionsgeschwindigkeit sollten angesichts gesteigerter Chemosensibilität überhaupt nicht praktiziert werden. Anstelle eines „pharmakologischen Roulettes" [56] sollte bei dem gefährdeten Personenkreis gänzlich auf SCH verzichtet werden zugunsten alternativer Pharmaka bzw. Techniken [42, 56] – etwa der neueren nichtdepolarisierenden Relaxanzien vom mittellang wirkenden Typ und fiberendoskopischer Intubation.

Die Identifizierung Gefährdeter ist nicht einfach. Allgemein gelten thermische Verletzung aller Art und jeden Ausmaßes, Läsionen oberer und unterer

Motoneurone, schwere Traumata und protrahierte septische Zustandsbilder als belastend. Die Tücke liegt jedoch im Detail, weil nicht alle Bedingungen unumstritten sind, diskrepante Befunde erhoben wurden und die Dauer der Hypervulnerabilität gegenüber SCH im Einzelfall unbekannt ist. Unbedenklich ist SCH aus heutiger Sicht bei renaler Insuffizienz, soweit der Kaliumausgangswert im Normbereich liegt [9, 58]. Ohne abnorme Folgen blieb SCH auch bei Patienten mit Hirntumoren [80], Meningomyelozelen [29], Epilepsie [28] sowie bei solchen, die mit β_1- bzw. $\beta_{1,2}$-Blockern behandelt wurden [39]. Diskrepante Befunde wurden bei Patienten erhoben, die wegen rupturierter zerebraler Gefäßaneurysmen operiert werden mußten. Eine Arbeitsgruppe [73] fand bei 43 Patienten keine nennenswerten Anstiege, auch nicht bei Betrachtung unter dem Gesichtspunkt des Intervalls zwischen Gefäßruptur und Operation.

Andere Autoren [50] hingegen sahen bei 8 von 22 Fällen Konzentrationszunahmen zwischen 1 und > 6 mmol/l, bei den übrigen 14 keine Veränderungen. Zusammenhänge zwischen dem Verhalten von Kalium und dem Ausmaß des neurologischen Defizits waren nicht erkennbar. Möglicherweise ist selbst das Fehlen jeglicher neurologischer Symptomatik ohne Belang, wie sich anhand der Beobachtung einer Hyperkaliämie mit Herzstillstand 3 Wochen nach klinischer Heilung eines Guillain-Barré-Syndroms spekulieren läßt [36]. Die vulnerable Phase beginnt einige Tage nach der kausalen Störung und endet (Kasuistiken von Verbrennungspatienten zufolge) Wochen bis Monate später. Im Interesse der Sicherheit ist im individuellen Fall zur großzügigen Einschätzung der vulnerablen Phase zu raten, selbst wenn klinische Heilung eingetreten ist. An der Shrinerschen Verbrennungsklinik in Boston beispielsweise wird SCH bei thermisch Verletzten nach Möglichkeit 2 Jahre lang nach dem Trauma vermieden [42].

Hyper-CK-ämie, Hypermyoglobinämie, Myoglobinurie

Hyper-CK-ämie und Hypermyoglobinämie nach SCH werden nahezu regelmäßig bei Muskelgesunden beobachtet [88]. Die Anstiege der Serumspiegel beider Zellproteine sind größer nach repetitiver Anwendung als nach Einzelgabe [1, 88]. Die maximalen mittleren Anstiege betrugen bei Kindern nach Injektion von 1 mg/kg KG SCH das 10- bzw. das 20fache der Ausgangsspiegel von CK bzw. Myoglobin [88]; nach 2 Einzelgaben à 1 mg/kg im Abstand von 8 min belief sich der Anstieg des Muskelfarbstoffs sogar auf das 100fache [91]. Eine visuell erkannte und laborchemisch gesicherte „anästhesieinduzierte Myoglobinämie" (AIM) wurde bei 1 von 250 Kindern (4–16 Jahre) nach einer Einzelgabe SCH beobachtet [8]. Konzentrationen von mehr als 300 ng/ml Urin werden gemessen, wenn die Serumspiegel 3000 ng/ml überschreiten [47]. Die Grenzen zum Pathologischen sind unscharf, dürften aber dann als erreicht gelten, wenn Organmanifestationen beobachtet werden, beispielsweise Rhabdomyolyse und Nierenfunktionsstörungen [7, 64]. Definitiv ist der Nachweis ursächlicher Zusammenhänge zwischen SCH-induziertem Ausstrom von Myoglobin und renalen Funktionsstörungen durch systematische Untersuchungen allerdings noch nicht erbracht.

Eine Reihe prophylaktischer Maßnahmen einschließlich Präkurarisierung waren nur unzureichend wirksam bzw. klinisch nicht praktikabel [89]. Der Einsatz von SCH muß im Einzelfall abgewogen werden unter dem Gesichtspunkt von Vor- und Nachteilen. Soweit eine massive Myoglobinfreisetzung erwartet werden kann, beispielsweise bei anamnestischer AIM und fraglich bei Myopathien, erscheint es ratsam, SCH – besonders aber repetitive Anwendungstechniken – nach Möglichkeit zu vermeiden [91].

Erhöhte physiologische Drücke

Intragastraler Druck

SCH führt passager zum Anstieg des intragastralen Drucks, dessen Ausmaß in direkter Beziehung steht zu den Faszikulationen [2, 96]. Es wurden erhöhte Regurgitations- und Aspirationsgefahr für den nicht nüchternen Patienten postuliert und die prophylaktische Präkurarisierung empfohlen [78, 81]. Trotz weiter Verbreitung gibt es Einwände gegen dieses Konzept, weil es nicht die Barrierenfunktion des kardianahen Ösophagussphinkters (Hochdruckzone, HDZ) und den entscheidenden gastroösophagealen Druckgradienten berücksichtigt. SCH führt nämlich zum Druckanstieg nicht nur im Magen, sondern auch in der HDZ und bewirkt daher keine Abnahme des gastroösophagealen Barrierendrucks – dies unter Nüchternheitsbedingungen bei Mensch und Tier [59, 107] und „vollem“ Magen im Experiment [22]. Atropin und andere Anticholinergika – evtl. auch nichtdepolarisierende Relaxanzien mit vagolytischen Eigenschaften [55] – führen zur Abnahme des Drucks in der HDZ [24]. Einzelne Autoren stellen daher die prophylaktische Präkurarisierung in Frage [15, 55] bzw. verneinen sie für den speziellen Fall der Kaiserschnittnarkose unter Betonung der Notwendigkeit des Krikoiddrucks [119].

Intraokularer Druck

SCH führt zum Anstieg des intraokularen Drucks um 5–15 mm Hg (0,7–2 kPa) für etwa 8 min [112]. Ursächlich kommen Effekte auf die quergestreifte Augenmuskulatur und die chorioidealen Gefäße in Frage [53]. Andere Faktoren spielen eine Rolle; beispielsweise können weiterreichende Druckanstiege Folge von Laryngoskopie und Intubation unter unzureichender Narkosetiefe und ungenügender Muskelerschlaffung sein [127]. Erhöhte Vis a tergo kann im Fall penetrierender Augenverletzungen das Risiko des Austritts intraokularer Bestandteile vergrößern. Für die Prävention raten zahlreiche Autoren zur Präkurarisierung, die zumindest teilwirksam ist, während andere Verfahren unwirksam oder umstritten sind (Zusammenstellung bei [54]). Ersatzweise wurden anstelle von SCH Atracurium und Vecuronium empfohlen [100], die allerdings eine längere Anschlagzeit aufweisen. Bis zur Verfügbarkeit einer alternativen Substanz mit vergleichbarer Anschlagzeit muß der Einsatz von SCH (plus Krikoiddruck) zumindest bei nicht nüchternen Patienten mit penetrierenden Augenverletzungen in individueller Abwägung erfolgen – unter dem Gesichtspunkt von Nutzen und Risiko.

Intrazerebraler Druck

Ein SCH-induzierter Anstieg des intrazerebralen Drucks wurde von einigen Autoren nicht [6, 10, 111], von anderen jedoch definitiv gemessen [25, 74]. Er wurde in Verbindung gebracht mit erhöhter CO_2-Produktion und zentralvenöser Aktivität als Folge der initialen Muskelstimulation [60, 76]. Der Anstieg kann klinische Relevanz gewinnen im Zusammenhang mit flacher Anästhesie und Hyperkapnie [9]. Er ließ sich verhüten durch Präkurarisierung mit Metocurin [109] und Vecuronium [79].

Maligne Hyperthermie und Masseterspasmus

Maligne Hyperthermie (MH) ist eine pharmakogenetische, fulminant verlaufende hypermetabole Erkrankung der Skelettmuskulatur. Betroffen werden Träger der MHS-Anlage („MH-susceptibility"), die nachweisbar ist anhand des pharmakologischen Kontrakturtests (KT) am bioptisch entnommenen Muskelgewebe. Der Erbmodus ist autosomal-dominant. Triggersubstanzen sind neben potenten volatilen Narkotika die depolarisierenden Muskelrelaxanzien, insbesondere SCH. Die Ausbildung der akuten Krise wird begünstigt durch erhöhte sympathoadrenerge Reaktionslage. MH wird einmal auf 7000 bis 250000 Anästhesien diagnostiziert [13, 85]. Unbehandelt liegt die Letalität bei 80% und mehr. Die Vermeidbarkeit von Letalverläufen wird erschwert durch die Seltenheit der MH, die zeitliche Begrenzung ihrer Therapierbarkeit und Unklarheiten bezüglich der diagnostischen Verwertung einzelner klinischer Befunde, insbesondere des Masseterspasmus (MS). MS nach SCH ist einer der häufigsten Zuweisungsgründe für die Durchführung eines KT [94].

Ätiologie, Pathophysiologie, Therapie der malignen Hyperthermie

Entstehungsort ist die Skelettmuskelzelle zwischen Endplatte und kontraktilem Apparat. Es liegt ein Membrandefekt zugrunde mit erhöhter myoplasmatischer Ca^{2+}-Konzentration bereits unter Ruhebedingungen und verstärkt nach experimenteller Triggerung. Die abnorme Zunahme der Ca^{2+}-Ionenkonzentration zieht kontraktile, aerobe und anaerobe hyperkatabole intrazelluläre Vorgänge, charakteristische biochemische und klinische Veränderungen einschließlich Fieber nach sich. Die Wärmeproduktion steht im Zusammenhang mit Glykolyse und ATP-Verbrauch. Der Zeitpunkt der Therapieresistenz ist möglicherweise erreicht, wenn der myoplasmatische ATP-Gehalt auf 50% der Ruhekonzentration gesunken ist [48]. Der Tod in der Akutphase ist kardialer Ursache, später spielen akutes Nierenversagen, Hirnödem und Verbrauchskoagulopathie eine entscheidende Rolle für die Letalität. Das einzig kausal wirksame

Therapeutikum ist Dantrolen, das zur Sicherung therapeutischer und prophylaktischer Spiegel überwiegend intravenös angewendet wird. Nebenwirkungen bestehen in Muskelschwäche, Schwindel, Abgeschlagenheit, Übelkeit teilweise noch 24–48 h nach Gabe von 2,4 mg/kg KG [38]. Es gibt Hinweiszeichen auf Hypoventilation [84], Verlängerung der neuromuskulären Blockade [33] und postpartale Uterusatonie [122]. Dantrolen passiert die Plazentaschranke [32, 77].

Masseterspasmus

MS wird klinisch diagnostiziert anhand erschwerter Mundöffnung infolge erhöhter Spannung der Kaumuskulatur nach Gabe von SCH. Die übrige Muskulatur kann derweil rigide oder schlaff reagieren. MS kann wenige bis etwa 20 min lang andauern und ist immer selbstlimitiert [77]. Es handelt sich um eine ernstzunehmende Erscheinung, die die Atempassage bedroht und lange Zeit in Verbindung mit der MH gebracht wurde [31, 86, 97]. Dieser Bewertung lagen Ergebnisse zugrunde, nach denen der KT bei 50 % und mehr aller Kinder mit MS positiv ausfiel [98]. Andererseits wurden bei 1 % aller mit SCH und Halothan eingeleiteten pädiatrischen Patienten MS beobachtet [18, 103], in der Untergruppe der Strabismuspatienten betrug der Anteil sogar 2,8 % [18]. Es ist offensichtlich, daß der MH-Status nicht dermaßen häufig vorliegen kann [77]. Unter kritischem Hinweis auf methodische Schwächen der Voruntersuchungen und den subjektiven Charakter der klinischen Diagnosestellung MS wurden prospektive Untersuchungen mit objektiver Erfassung der Muskelspannung in Gang gesetzt. Danach ist erhöhter Tonus der Kaumuskulatur eine normale Reaktion auf SCH sowohl bei Kindern [61] als auch bei Erwachsenen [105], sowohl in Halothan- [113] als auch in Enfluranänasthesie [114]. Die Spannungszunahme wird vermutlich über Effekte auf die postsynaptischen Rezeptoren vermittelt [106] und scheint Ausdruck einer spezifischen Eigenart der Kaumuskulatur zu sein [115, 116]. Hinsichtlich des Umfangs der Tonuszunahme ergibt sich ein normales Verteilungsmuster mit einem Spektrum von wenig bis viel [61, 114]. Es ist vorstellbar, daß MS bei Patienten mit der stärksten Zunahme diagnostiziert wird, und es ist nicht unwahrscheinlich, daß einige dieser Patienten massive CK-Anstiege aufweisen und den Biopsielabors zugewiesen werden [20, 61].

Prävention

Zur Vermeidung einer MH empfiehlt sich ein situationsgerechtes Vorgehen, das vorläufigen Charakter hat und dem jeweiligen aktuellen Erkenntnisstand anzupassen ist.

– Beim Vorliegen klinischer Zeichen einer MH ist SCH absolut kontraindiziert – ebenso wie alle weiteren Trigger. Ohne Zeitverzug sind differentialdiagnostische Überlegungen abzuschließen, intensives zielgerichtetes Monitoring (obligat: EKG, RR, Puls, Temperatur, S_aO_2, $CO_{2\,endtidal}$), und Laboruntersuchungen zu veranlassen sowie aggressive Maßnahmen einzuleiten. Sie zielen ab auf Elimination der Trigger, Adaptation der Ventilation, Dantrolenzufuhr, unspezifische Behandlungen und Dokumentation; bezüglich Einzelheiten wird verwiesen auf Mauritz et al. [75] sowie Schulte-Sasse u. Eberlein [102].

– Bei bekannter MH-Anlage (positivem MHS-Status) ist SCH absolut kontraindiziert – ebenso wie alle anderen Trigger. Zu diesem Kreis gehören Individuen mit dem anamnestischen Vollbild einer MH bzw. der Klassifikation MHS oder MHE im KT, direkte Blutsverwandte, mit großer Wahrscheinlichkeit auch Patienten mit „central core disease" [17]. Relative Kontraindikationen ergeben sich für entfernte Blutsverwandte und bei Erkrankungen mit fraglicher Beziehung zur MH – unter anderem Duchenne-Muskeldystrophie und andere Myopathien [17]. Während streßfreies und triggerfreies Vorgehen, engmaschiges zielgerichtetes Monitoring und die Verfügbarkeit von Dantrolen (zur Therapie) obligatorisch sind, ist die zusätzliche Prophylaxe mit Dantrolen im Normalfall nicht zwingend erforderlich [27, 108]. Sie kann aber nach persönlichem Dafürhalten aus besonderem Grund durchgeführt werden, Britt zufolge etwa bei besonders ängstlichen Patienten, unerfahrenen Anästhesisten, ausgedehntem Muskeltrauma und weiteren Bedingungen [14].

– Nach MS sind weitere SCH-Gaben kontraindiziert, auf Frühzeichen hypermetaboler Entgleisung ist zu achten. Aus Gründen der Sicherheit wurde bisher empfohlen, MS wie MH zu betrachten [77]. Bezüglich der Aggressivität der Maßnahmen wurden kontroverse Standpunkte vertreten ([44, 97]; Tabelle 2). Im Licht der neueren Befunde zum MS ist eher der liberalen Empfehlung von Gronert [44] beizupflichten. Voraussetzung bleibt jedoch zielgerichtetes Monitoring und die Verfügbarkeit von Dantrolen.

– Patienten mit negativem KT können SCH erhalten. Ob diese Individuen absolut ungefährdet sind, ist auf der Basis unumstößlicher Befunde noch nicht geklärt. Die begrenzte bisherige Erfahrung spricht jedoch dafür, daß sie sicher betäubt werden können mit den Triggersubstanzen einschließlich SCH [16, 77].

Tabelle 2. Vorgehen bei succinylcholininduziertem Masseterspasmus (*MH* maligne Hyperthermie; *KT* Kontrakturtest)

Nach Rosenberg [97]	*Nach Gronert [44]*
1. Abbruch der Anästhesie	1. Kein unmittelbarer Abbruch
2. Wahlweise Dantrolen oder	2. Wahlweise Dantrolen
a) Fortführung mit sicheren Pharmaka und gezieltes Monitoring	$CO_{2\ endtidal}$, Blutgase, RR, Puls, Temperatur, Urinfarbe, Muskeltonus
b) Postoperative Überwachung 24 h	3. Falls keine Auffälligkeiten: Fortführung
c) Wünschenswert: KT	4. Falls MH-Zeichen erscheinen:
Ausnahme: perioperative CK	Abbruch und aggressive Therapie
≥ 20000 U/l	Wünschenswert: KT

Anaphylaktische Reaktionen

SCH hat eine 100fach schwächere histaminfreisetzende Wirkung als Tubocurarin [12]. Anaphylaktische Reaktionen bronchospastischer, kardiovaskulärer und kutaner Art sind verschiedenen Autoren zufolge selten [9, 68], nach Erfahrungen eines einzelnen Zentrums möglicherweise aber häufiger als früher angenommen [120]. Unerwünschte Reaktionen lassen sich durch langsame Injektion von SCH in großkalibrige Venen unter enger Überwachung abschwächen oder vermeiden; eine Prophylaxe mit H_1- und H_2-Rezeptorblockern sollte im Einzelfall erwogen werden [99].

Herz-Kreislauf-Störungen

Aufgrund der strukturellen Ähnlichkeit mit Acetylcholin entfaltet SCH eine Reihe von Kreislaufeffekten, die über das parasympathische und sympathische Nervensystem vermittelt werden [26, 126]. Sinusbradykardie, Knotenrhythmus und Extrasystolie sind Folge der Stimulation muskarinartiger Rezeptoren im Sinusknoten [101, 125]. Bradykarde Rhythmusstörungen treten gehäuft nach einer Bolusgabe bei Kindern ohne Atropinvorgabe [65, 67] und bei Erwachsenen nach repetitiven Injektionen auf [125]. Selftaming führt zur Häufung von Bradydysrhythmien [72]. Zur Prävention und Behandlung sollte Atropin in einer Spritze aufgezogen bereitgehalten werden [118].

SCH setzt Katecholamine frei [83] und kann zu sympathoadrenerger Überaktivität, Arrhythmien und Tachykardien führen, insbesondere bei Patienten mit pharmakologischer Blockade des Parasympathikus [126]. Hypoxie und Hyperkapnie begünstigen die Herzrhythmusstörungen [66]. Normalerweise verhindert ein Gleichgewicht zwischen SCH-induzierter Katecholaminfreisetzung und muskarinerger Stimulation schwerwiegende kardiovaskuläre Störungen [82]. Sie werden im übrigen seltener beobachtet bei kontinuierlicher Anwendung als bei Bolusgabe von SCH, selbst ohne Vorgabe von Atropin [30].

Schlußbemerkungen

SCH zeichnet sich durch seine einzigartig kurze Anschlagzeit und Wirkdauer aus. Nicht zuletzt auf diesen Eigenschaften beruht seine anhaltende klinische Wertschätzung. Diese findet ihren Niederschlag unter anderem in Schätzungen aus dem Jahre 1987, nach denen es bei 75% aller Narkosen in den USA eingesetzt wurde [42] und in unveränderten Umsatz- bzw. Nutzungszahlen aus Deutschland ([90]; Tabelle 3). Angesichts der großen Anwendungshäufigkeit sind schwerwiegende Zwischenfälle selten. Dennoch wird der Anästhesist mit der Frage ihrer Vermeidbarkeit solange konfrontiert bleiben, wie SCH angewendet wird. Kenntnisse der komplexen Pharmakologie von SCH, genaue Anamnese- und Befunderhebung, Beachtung der Kontraindikationen (s. unten) und umsichtige perioperative Überwachung sind wichtige Schritte auf

Tabelle 3. Succinylcholinumsätze in den alten Bundesländern der BRD und relative Anwendungshäufigkeit unter allen Muskelrelaxanzien zum Zwecke der Intubation in den klinischen Arbeiten der Zeitschrift „Anaesthesist“

	1983	*1984*	*1985*	*1986*	*1987*	*1988*
Umsatz (kg)	373	369	369	408	410	402
Anteil (%)	65	55	45	40	50	60

dem Weg der Prävention. Selbst wenn die Vermeidung von Zwischenfällen nicht in jedem einzelnen Fall möglich ist, ist keinesfalls therapeutischer Nihilismus angebracht. Vielmehr sind eine ganze Reihe von Störungen auch durch symptomatische und organunterstützende Maßnahmen einschließlich Wiederbelebung eminent behandelbar und damit überlebbar.

Kontraindikationen für Succinylcholin

a) Absolut

Nicht gegebene Ventilierbarkeit
Maligne Hyperthermiedisposition

b) Relativ

Pseudocholinesterasedefizite
Neuromuskuläre Störungen
Allergische Überempfindlichkeit
Anästhesieinduzierte Myoglobinurie
Penetrierende Augenverletzungen
Thermische Verletzungen
Läsionen oberer und unterer Motoneurone
Schwere Weichteil- und Knochenverletzungen
Protrahierte septische Zustandsbilder

Literatur

1. Airaksinen MM, Tammisto T (1966) Myoglobinuria after intermittent administration of succhinylcholine during halothane anesthesia. Clin Pharmacol Ther 7: 583–587
2. Andersen N (1962) Changes in intragastric pressure following the administration of suxamethonium. Br J Anaesth 34: 363–367
3. Azar I (1984) The response of patients with neuromuscular disorders to muscle relaxants: A review. Anesthesiology 61: 173–187
4. Azar I (1987) Muscle relaxants in patients with neuromuscular disorders. In: Azar I (ed) Muscle relaxants. Side effects and a rational approach to selection. Clinical Pharmacology Vol. 7. Dekker, New York Basel pp 57–92
5. Bali IM, Dundee JW, Doggart JR (1975) The source of increased plasma potassium following succinylcholine. Anesth Analg 54: 680–686
6. Barrington KJ, Finer NN, Etches PC (1989) Succinylcholine and atropine for premedication of the newborn infant before nasotracheal intubation: a randomized, controlled trial. Crit Care Med 17: 1293–1296
7. Bennike KA, Jarnum S (1964) Myoglobinuria with acute renal failure possibly induced by suxamethonium. Br J Anaesth 36: 730–736
8. Bernhardt D, Hoerder MH (1981) CK-Isoenzyme bei anaesthesie-induzierter Myoglobinurie (AIM). Anaesthesist 30: 131–133

9. Bevan DR, Bevan JC, Donati F (1988) Muscle relaxants in clinical anesthesia. Year Book Medical Publ Chicago London Boca Raton
10. Bormann BE, Smith RB, Bunegin L, Albin MS (1980) Does succinylcholine raise intracranial pressure? Anesthesiology 53: S 262
11. Bourke DL, Rosenberg M (1978) Changes in total serum Ca^{++}, Na^{+} and K^{+} with administration of succinylcholine. Anesthesiology 49: 361–363
12. Bourne JG, Collier HOJ, Somers GF (1952) Succinylcholine (succinoylcholine) muscle relaxant of short duration. Lancet II: 1225–1229
13. Britt BA (1985) Malignant hyperthermia. Can Anaesth Soc J 32: 666–677
14. Britt BA (1989) Elective and emergency treatment of malignant hyperthermicc susceptible patients. In: Nalda Felipe MA, Gottmann S, Khambatta HJ (eds) Malignant Hyperthermia Current Concepts. Normed, Bad Homburg Madrid, pp 108–132
15. Brodsky JB (1982) Why rountinely pretreat? (letter) Anesthesiology 56: 488–489
16. Brownell AKW (1987) Counselling of malignant hyperthermic susceptible individuals: In: Britt BA (ed) Malignant hyperthermia, Chap 13, Nijhoff, Boston Dordrecht Lancaster pp 309–323
17. Brownell AKW (1988) Malignant hyperthermia: relationship to other diseases. Br J Anaesth 60: 303–308
18. Carroll JB (1987) Increased incidence of masseter spasm in children with strabismus anesthetized with halothane and succinylcholine. Anesthesiology 67: 559–561
19. Chestnut RJ, Healy TEJ, Harper NJN, Faragher EB (1989) Suxamethonium – the relation between dose and response. Anaesthesia 44: 14–18
20. Christian AS, Ellis FR, Halsall FR (1989) Is there a relationship between masseteric muscle spasm and malignant hyperpyrexia? Br J Anaesth 62: 540–544
21. Collier CB (1979) Dantrolene and suxamethonium. The effect of preoperative dantrolene on the action of suxamethonium. Anaesthesia 34: 152–158
22. Cook WP, Schultetus R (1990) Lower esophageal sphincter integrity is maintained during succinylcholine-induced fasciculations in dogs with "full" stomach. Anesth Analg 70: 420–423
23. Cooperman LH (1970) Succinylcholine-induced hyperkalemia in neuromuscular diseases. JAMA 213: 1867–1871
24. Cotton BR, Smith G (1981) Comparison of the effects of atropine and glycopyrrolate on the lower oesophageal sphincter. Br J Anaesth 53: 875–879
25. Cottrell JE, Hartung J, Girrin JP, Shwiry B (1983) Intracranial and hemodynamic changes after succinylcholine administration in cats. Anesth Analg 62: 1006–1009
26. Crul JF (1988) Pharmacology of muscle relaxants. 9 World Congress of Anaesthesiologists May 22–28, 1988 Washington/DC, USA
27. Cunliffe M, Lerman J, Britt BA (1987) Is prophylactic dantrolene indicated for MHS patients undergoing elective surgery? Anesth Analg 66: S 35
28. Dierdorf SF, McNiece WL, Rao CC, Wolfe TM, Krishna G, Means LZ, Haselby KA (1985) Effect of succinylcholine on plasma potassium in children with cerebral palsy. Anesthesiology 62: 88–90
29. Dierdorf SF, McNiece WL, Rao CC, Wolfe TM, Means LJ (1986) Failure of succinylcholine to alter plasma potassium in children with myelomeningocoele. Anesthesiology 64: 272–273
30. Donati F, Bevan DR (1983) Long-term succinylcholine infusion during isoflurane anesthesia. Anesthesiology 58: 6–10
31. Donlon JV, Newfield P, Streter I, Ryan JF (1978) Implication of masseter spasm after succinylcholine. Anesthesiology 49: 298–301
32. Douglas MJ, McMorland GH (1986) The anaesthetic management of the malignant hyperthermia susceptible parturient. Can Anaesth J 33: 371–375
33. Driessen JJ, Wuis EV, Gielen MJM (1985) Prolonged vecuronium neuromuscular blockade in a patient receiving orally administered dantrolene. Anesthesiology 62: 523–524
34. Eisenberg M, Balsley S, Katz RL (1979) Effects of diazepam on succinylcholine-induced myalgia, potassium increase, creatine phosphokinase elevation and relaxation. Anesth Analg 58: 314–317

35. Ellis FR (1980) Inherited muscle disease. Br J Anaesth 52: 153–164
36. Feldman JM (1990) Cardiac arrest after succinylcholine administration in a pregnant patient recovered from Guillain-Barré-Syndrome. Anesthesiology 72: 942–944
37. Ferguson A, Bevan DR (1981) Mixed neuromuscular block: the effect of precurarization. Anaesthesia 36: 661–666
38. Flewellen EH, Nelson TE, Jones WP, Arens JF, Wagner DL (1983) Dantrolene dose response in awake man: implications for management of malignant hyperthermia. Anesthesiology 59: 275–280
39. From RP, Mehta MP, Pathak D (1989) Serum potassium concentrations following succinylcholine in patients undergoing beta-adrenoceptor blocking therapy. J Clin Anesth 1: 350–353
40. Fry ENS (1978) Use of propanidid and lignocaine to modify the increase in serum potassium concentration following injection of suxamethonium. Br J Anaesth 58: 841–843
41. Gessler U, Loreth K, Schröder K, Steinhausen M (1966) Experimentelle Untersuchungen über die glomeruläre Filtration anurischer Ratten nach Hämatinvergiftung. Klin Wochenschr 44: 628–633
42. Goldhill DR, Martyn JAJ (1987) Succinylcholine-induced hyperkalemia. In: Azar I (ed) Muscle relaxants. Side effects and a rational approach to selection. Dekker, New York Basel, pp 93–113
43. Gronert GA (1980) A possible mechanism of succinylcholine-induced hyperkalemia (corr). Anesthesiology 53: 356
44. Gronert GA (1988) Management of patients in whom trismus occurs following succinylcholine (corr). Anesthesiology 68: 653–654
45. Gronert GA, Theye RA (1965) Effect of succinylcholine on skeletal muscle with immobilization atrophy. Anesthesiology 40: 268–271
46. Gronert GA, Theye RA (1975) Pathophysiology of hyperkalemia induced by succinylcholine. Anesthesiology 43: 89–99
47. Harrington JF, Ford DJ, Striker TW (1983) Myoglobinemia and myoglobinuria after succinylcholine in children. Anesthesiology 59: A 439
48. Heffron JJA (1988) Malignant hyperthermia: biochemical aspects of the acute episode. Br J Anaesth 60: 274–278
49. Inaba H, Ohwada T, Sato J, Mizuguchi T, Hirasawa H (1987) Effects of salbutamol and hyperventilation on the rise in serum potassium after succinylcholine administration. Acta Anaesth Scand 31: 524–528
50. Iwatsuki N, Kuroda N, Amaha K, Iwatsuki K (1980) Succinylcholine-induced hyperkalemia in patients with ruptured cerebral aneurysms. Anesthesiology 53: 64–67
51. James MFM, Cork RC, Dennett JE (1986) Succinylcholine pretreatment with magnesium sulfate. Anesth Analg 65: 373–376
52. James MFM, Howe HC (1990) Prolonged paralysis following suxamethonium and the use of neostigmine. Br J Anaesth 65: 430–432
53. Jantzen J-P, Kleemann PP (1988) Zur Wirkung von Muskelrelaxantien auf den intraocularen Druck. Klin Mbl Augenheilkd 193: 1–7
54. Jantzen J-P, Rochels R, Wallenfang T (1989) Wirkung von Narkosebeatmung, Anästhetika und Muskelrelaxanzien auf den intraocularen Druck. In: Piepenbrock S, Schäffer J (Hrsg) Anästhesie in der Augenheilkunde. Symposium Hannover. Thieme, Stuttgart New York S 14–34
55. Jenkins JG (1984) Pretreatment and "crush"-induction (corr). Anesthesiology 61: 346–347
56. Katz RL, Katz LE (1983) Complications associated with the use of muscle relaxants. In: Orkin FK, Cooperman LH (eds) Complications in Anesthesiology. Lippincott, Philadelphia pp 557–579
57. Katz RL, Ryan JF (1969) The neuromuscular effects of suxamethonium in man. Br J Anaesth 41: 381–390
58. Koide M, Waud BE (1972) Serum potassium concentrations after succinylcholine in patients with renal failure. Anesthesiology 142–145

59. Laitinen S, Mokka REM, Valanne JVI, Larmi TKI (1978) Anaesthesia induction and lower oesophageal sphincter pressure. Acta Anaesthesiol Scand 22: 16–20
60. Lanier WL, Milde JH, Michenfelder JD (1986) Cerebral stimulation following succinylcholine in dogs. Anesthesiology 64: 551–559
61. Leary NP, Ellis FR (1990) Masseteric muscle spasm as a normal response to suxamethonium. Br J Anaesth 64: 488–492
62. Lee C (1975) Dose relationships of phase II, tachyphylaxis and train-of-four fade in suxamethonium-induced dual neuromuscular block in man. Br J Anaesth 47: 841–845
63. Lee C, Barnes A, Katz RL (1978) Magnitude, dose requirement and mode of development of tachyphylaxis to suxamethonium in nan. Br J Anaesth 50: 189–194
64. Lee SC, Abe T, Sato T (1987) Rhabdomyolysis and acute renal failure following use of succinylcholine and enflurane: report of a case. J Oral Maxillofac Surg 45: 789–792
65. Leigh MD, McCoy DD, Belton KM (1957) Bradycardia following intravenous administration of succinylcholine chloride to infants and children. Anesthesiology 18: 698–702
66. Leiman BC, Katz J, Butler BD (1987) Mechanisms of succinylcholine-induced arrhythmias in hypoxic or hypoxic: hypercarbic dogs. Anesth Analg 66: 1292–1297
67. Lerman J, Chinyanga HM (1983) The heart rate response to succinylcholine in children: a comparison of atropine and glycopyrrolate. Can Anaesth Soc J 30: 377–381
68. Lim M, Churchill-Davidson HC (1981) Adverse effects of neuromuscular blocking drugs. In: Thornton JA (ed) Adverse reactions of anaesthetic drugs. Elsevier/North Holland Biomed Press, pp 65–136
69. List (1967) Serum potassium changes during induction of anaesthesia. Br J Anaesth 39: 480–484
70. Litwiller RW (1969) Succinylcholine hydrolysis: a review. Anesthesiology 29: 1014–1024
71. Magee DA, Gallagher EG (1984) "Self-taming" of suxamethonium and serum potassium concentration. Br J Anaesth 56: 977–980
72. Magee DA, Sweet PT, Holland AJC (1982) Cardiac effects of self-taming of succinylcholine and repeated succinylcholine administration. Can Anaesth Soc J 29: 577–580
73. Manninen PH, Mahendran B, Gelb AW, Merchant RN (1990) Succinylcholine does not increase serum potassium levels in patients with acutely ruptured cerebral aneurysms. Anesth Analg 70: 172–175
74. Marsh ML, Dunlop BJ, Shapiro HM, Gagnon RL, Rockoff MA (1980) Succinylcholine-intracranial pressure effects in neurosurgical patients. Anesth Analg 59: 550–551
75. Mauritz W, Hackl W, Steinbereithner K (1989) Therapie der malignen Hyperthermie (MH). Beitr Anaesth Intensivmed 27: 173–182
76. Milde LN (1990) Anesthetic management of the patient with increased intracranial pressure. IARS Review Course Lectures 1990 pp 139–145
77. Miller JD, Lee C (1990) Malignant hyperthermia and drug-induced trismus. In: Katz J, Benumof JL, Kadis LB (eds) Anesthesia and uncommon diseases. WB Saunders Co, Philadelphia London Toronto Montreal Sydney Tokyo pp 626–637
78. Miller RD, Way WL (1971) Inhibition of succinylcholine-induced increased intragastric pressure by nondepolarizing muscle relaxants and lidocaine. Anesthesiology 34: 185–188
79. Minton MD, Grosslight K, Stirt JA, Bedford RF (1986) Increases in intracranial pressure from succinylcholine: prevention by prior non-depolarizing blockade. Anesthesiology 65: 165–169
80. Minton MD, Stirt JA, Bedford RF (1986) Serum potassium following succinylcholine in patients with braintumors. Can Anaesth Soc J 33: 328–331
81. Muravchick S, Burkett L, Gold MI (1981) Succinylcholine-induced fasciculations and intragastric pressure during induction of anesthesia. Anesthesiology 55: 180–183
82. Nigrovic V (1984) Succinylcholine, cholinoceptors and catecholamines: proposed mechanism of early adverse haemodynamic reactions. Can Anaesth Soc J 31: 381–394
83. Nigrovic V, McCullough LS, Wajskol A, Levin JA, Martin JT (1983) Succinylcholine-induced increases in plasma catecholamine levels in humans. Anesth Analg 62: 627–632

84. Oliven A, Chandler Deal E, Kelsen SG (1990) Effect of dantrolene on ventilation and respiratory muscle activity in anaesthetized dogs. Br J Anaesth 64: 207–213
85. Ording H (1985) Incidence of malignant hyperthermia in Denmark. Anesth Analg 64: 700–704
86. Ording H, Nielsen VG (1986) Atracurium and its antagonism by neostigmine (plus glycopyrrolate) in patients susceptible to malignant hyperthermia. Br J Anaesth 58: 1001–1004
87. Paton WDM (1959) The effects of muscle relaxants other than muscular relaxation. Anesthesiology 20: 453–463
88. Plötz J (1984) Nebenwirkungen von Succinylcholin auf die Skelettmuskulatur in Halothannarkose bei Kindern. Prophylaxe mit Diallylnortoxiferin, "self-taming" und Dantrolen. Therapiewoche 34: 3168–3184
89. Plötz J (1988) Risikoerfassung und optimierende Therapie bei muskulären und neuromuskulären Störungen. In: Rügheimer E, Pasch T (Hrsg) Vorbereitung des Patienten zu Anästhesie und Operation. Risikoerfassung, optimierende Therapie, Prämedikation. Springer, Berlin Heidelberg New York Toikyo, S 119–130
90. Plötz J (1989) Succinylcholin – Stellenwert unter den Muskelrelaxanzien. Symposion Anaesthesie und Intensivbehandlung 5. und 6. Juni 1989, Moskau/UdSSR
91. Plötz J, Braun J (1987) Serummyoglobin nach Wiederholungsgabe von Succinylcholin und der Einfluß von Dantrolen. Anaesthesist 34: 513–515
92. Plötz J, Kutz N, Sommerburg C, Braun J (1989) Injektionsgeschwindigkeit von Succinylcholin und neuromuskulärer Wirkungseintritt, Serumkalium- bzw. -myoglobinkonzentration. Untersuchungen bei Männern in Halothannarkose. Anaesthesist 38: 408–412
93. Radnay PA, Badola RP, Dalsania A, El-Gaweet EI, Duncalf D (1979) Prevention of suxamethonium-induced changes in serum potassium concentration by hexafluorenium. Is their combined use justified? Br J Anaesth 51: 447–451
94. Ranklev E, Islander G (1989) Test results in different types of MH reactions. Beitr Anaesth Intensivmed 27: 104–107
95. Ritter DM, Rettke SR, Ilstrup DM, Burritt MF (1988) Effect of plasma cholinesterase activity on the duration of action of succinylcholine in patients with genotypically normal enzyme. Anesth Analg 67: 1123–1126
96. Roe RB (1962) The effect of suxamethonium on intragastric pressure. Anaesthesia 17: 179–181
97. Rosenberg H (1987) Trismus is not trivial (editorial). Anesthesiology 67: 453–455
98. Rosenberg H, Fletcher Je (1986) Masseter muscle rigidity and malignant hyperthermia susceptibility. Anesth Analg 65: 161–164
99. Salo M, Clarke RSJ (1988) Practical management of the immediate reaction. In: Watkins J, Levin CJ (eds) Guide to immediate anaesthetic reactions. Butterworths, London Boston Washington, pp 41–57
100. Schneider MJ, Stirt Ja, Finholt DA (1986) Atracurium, vecuronium and intraocular pressure in humans. Anesth Analg 65: 877–882
101. Schoenstadt DA, Witcher CE (1963) Observations on the mechanism of succinyldicholine-induced cardiac arrhythmia. Anesthesiology 24: 358–362
102. Schulte-Sasse U, Eberlein HJ (1986) Neue Erkenntnisse und Erfahrungen auf dem Gebiet der malignen Hyperthermie, Anaesthesist 35: 1–9
103. Schwartz L, Rockoff MA, Koka BV (1984) Masseter spasm with anesthesia: incidence and implications. Anesthesiology 61: 772–775
104. Slater RM, McLaren ID (1987) Effect of salbutamol and suxamethonium on the plasma potassium concentration. Br J Anaesth 59: 602–605
105. Smith CE, Donati F, Bevan DR (1989) Effects of succinylcholine at the masseter and adductor pollicis muscles in adults. Anesth Analg 69: 158–162
106. Smith CE, Saddler JM, Bevan JC, Donati F, Bevan DR (1990) Pretreatment with non-depolarizing neuromuscular blocking agents and suxamethonium-induced increases in resting jaw tension in children. Br J Anaesth 64: 577–581

107. Smith G, Dalling R, Williams TIR (1978) Gastro-oesophageal pressure gradient changes produced by induction of anaesthesia and suxamethonium. Br J Anaesth 50: 1137–1143
108. Steinbereithner K, Sporn P, Hackl W, Mauritz W (1989) Narkoseführung bei bekannter MH-Anlage. Beitr Anaesth Intensivmed 27: 156–165
109. Stirt JA, Grosslight KR, Bedford RF, Vollmer D (1987) "Defasciculation" with metocurine prevents succinylcholine-induced increases in intracranial pressure. Anesthesiology 67: 50–53
110. Stone WA, Beach TP, Hamelberg W (1970) Succinylcholine-induced hyperkalemia in dogs with transsected sciatic nerves or spinal cords. Anesthesiology 32: 515–520
111. Stullken EH Jr, Sokoll MD (1975) Anesthesia and subarachnoid intracranial pressure. Anesth Analg 54: 494–498
112. Sweeney J, Underhill S, Dowo T, Mostafa SM (1989) Modification by fentanyl and alfentanil of the intraocular pressure response to suxamethonium and tracheal intubation. Br J Anaesth 63: 688–691
113. Van der Spek AFL, Fang WB, Ashton-Miller JA, Stohler CS, Carlson DS, Schork MA (1987) The effects of succinylcholine on mouth opening. Anesthesiology 67: 459–464
114. Van der Spek AFL, Fang WB, Ashton-Miller JA, Stohler CS, Carlson DS, Schork MA (1988) Increased masticatory muscle stiffness during limb muscle flaccidity associated with succinylcholine administration. Anesthesiology 69: 11–16
115. Van der Spek AFL, Fang WB, Ashton-Miller JA, Stohler CS, Reynolds PI (1988) Mouthopening reduction associated with succinylcholine during enflurane anesthesia. Anesth Analg 67: S 243
116. Van der Spek AFL, Reynolds PI, Fang WB, Ashton-Miller JA, Stohler CS, Schork MA (1990) Changes in resistance to mouth opening induced by depolarizing and nondepolarizing neuromuscular relaxants. Br J Anaesth 64: 21–27
117. Viby-Mogensen J (1985) Clinical measurement of neuromuscular function. An up date. Clinics in Anesthesiology 3: 467–482
118. Viby-Mogensen J, Wisberg K, Sorensen O (1980) Cardiac effects of atropine and gallamine in patients receiving suxamethonium. Br J Anaesth 52: 1137–1142
119. Warren TM (1986) Anesthetic management for cesarean section. IARS Review Course Lectures pp 121–126
120. Watkins J (1988) Anesthetic reactions. In: Watkins J, Lewy CJ (eds) Guide to immediate anesthetic reactions. Butterworths, London Boston Singapore Sydney Toronto Washington pp 13–31
121. Waud DR (1968) The nature of "depolarization block". Anesthesiology 29: 1014–1024
122. Weingarten AE, Korsh JI, Neuman GG, Stern SB (1987) Postpartum uterine atony after intravenous dantrolene. Anesth Analg 66: 269–270
123. Weintraub HD, Heisterkamp DV, Cooperman LH (1969) Changes in plasma potassium concentration after depolarzing blockers in anaesthetized man. Br J Anaesth 41: 1048–1052
124. Whittacker M (1980) Plasma cholinesterase variants and the anaesthesist. Anaesthesia 35: 174–197
125. Williams CH, Deutsch S, Linde HW, Bullough JW, Dripps RD (1961) Effects of intravenously administered succinylcholine on cardiac rate, rhythm and arterial blood pressure in anesthetized man. Anesthesiology 22: 945–947
126. Wong KC, Schultz JR (1989) Autonomic receptors. IARS Review Course Lectures, pp 126–130
127. Wynands JE, Crowell DE (1960) Intraocular tension in association with succinylcholine and endotracheal intubation: a preliminary report. Can Anaesth Soc J 7: 39–43

Vermeidung unerwünschter Wirkungen bei der Anwendung nichtdepolarisierender Muskelrelaxanzien

C. Diefenbach, W. Buzello

Etwa 10 Jahre nach der Einführung der künstlichen Muskelerschlaffung in die Anästhesie ergab eine Analyse von fast 600 000 Narkosen, daß die Verwendung von Curare die postoperative Mortalität auf das 5- bis 6fache erhöht [7]. Obwohl dieser Untersuchung zahlreiche methodische Mängel vorgeworfen wurden, zeigt sie, daß bei der Anwendung von Muskelrelaxanzien mit unerwünschten Wirkungen zu rechnen ist, die im Einzelfall zu schwerwiegenden Komplikationen führen können.

Mögliche Ursachen solcher Komplikationen sind anaphylaktoide Reaktionen, unerwünschte kardiovaskuläre Effekte, oder die neuromuskulär blockierenden Wirkungen selbst:

Unerwünschte Wirkungen nichtdepolarisierender Muskelrelaxanzien

1. Anaphylaktoide Reaktionen
2. Direkte kardiovaskuläre Wirkungen
   - Blockade sympathischer Ganglien
   - Blockade muskarinartiger Rezeptoren
   - sympathomimetische Wirkung
3. Neuromuskuläre Blockade

Priming:	Apnoe, Aspiration
Intraoperativ:	unzureichende Relaxation
	unerkannter Wachzustand
Postoperativ:	Überhang

Anaphylaktoide Reaktionen

Fast alle Medikamente können nach intravenöser Gabe Reaktionen auslösen, die von Rötungen in der Umgebung der Injektionsstelle bis zu lebensbedrohlichen Zuständen mit generalisierter Flushbildung, Bronchospasmus und kardiovaskulärem Kollaps reichen. Die Ursache ist eine Freisetzung von Histamin und anderen vasoaktiven Substanzen aus Mastzellen, basophilen Granulozyten und Thrombozyten. Die wichtigsten Mechanismen dieser Freisetzungsreaktion sind antikörpervermittelte Immunreaktionen vom Soforttyp sowie direkte Wechselwirkungen mit Oberflächenrezeptoren der genannten Zellen [3].

Da das klinische Bild keine Differenzierung erlaubt, ob ein immunologisches Geschehen oder eine unspezifische Histaminfreisetzung zugrundeliegt, wird in der Literatur häufig rein deskripitiv von „anaphylaktoiden" Reaktionen gesprochen. Diesem Sprachgebrauch wollen wir uns in den weiteren Ausführungen anschließen.

Häufigkeit

Die Angaben bezüglich der Inzidenz anaphylaktoider Reaktionen während Narkosen sind in Abhängigkeit der jeweils gewählten Bewertungsmaßstäbe sehr variabel. Französischen Untersuchungen zufolge treten sie mit einer Häufigkeit von 1:250 [22] bis 1:4500 auf [50]. Englische Autoren geben Zahlen von 1:300 [123] bis 1:1000 [17] an. Schwere anaphylaktoide Zwischenfälle, die allein auf Muskelrelaxanzien zurückzuführen sind, unterstellt Leynadier [68] mit einer Häufigkeit von 1:2000 bis 1:40000 Anästhesien.

Anteil der Muskelrelaxanzien

Sehr viele Zwischenfälle ereignen sich während oder nach der Narkoseeinleitung [12, 33] in unmittelbarem zeitlichen Zusammenhang mit der intravenösen Applikation verschiedener Medikamente. Leicht gerät das zuletzt gegebene Medikament in den Verdacht, der Verursacher zu sein. Es ist jedoch oft schwierig und aufwendigen Untersuchungen vorbehalten, die auslösende Substanz mit ausreichender Sicherheit zu identifizieren. Fälle von simultaner Anaphylaxie gegen 2 verschiedene Substanzen wurden beschrieben [81]. Verläßliche Zahlen über die Verursachung anaphylaktoider Zwischenfälle durch Muskelrelaxanzien erhält man nur aus Literaturberichten, in denen eine Kausalität belegt werden konnte.

Boileau [12] recherchierte 975 Fallberichte anaphylaktoider Sofortreaktionen nach der intravenösen Gabe von Narkosemedikamenten aus den Jahren 1964–1984. In 235 Fällen (24 %) war ein nicht depolarisierendes Muskelrelaxans beteiligt. Die weitergehende Diagnostik bei 161 der betroffenen Patienten ergab davon in 75 % das Vorliegen einer anaphylaktischen Reaktion auf das Relaxans.

Fisher [33] untersuchte 134 Patienten, die während einer Narkose eine schwere anaphylaktoide Reaktion erlitten hatten. Bei 46 Patienten (34 %) wurde das nichtdepolarisierende Muskelrelaxans als Auslöser identifiziert. Ein echtes allergisches Geschehen konnte bei 65 % dieser Patienten gesichert werden.

In einer aktuelleren Analyse erstellte Watkins [123] eine Häufigkeitsverteilung schwerer, lebensbedrohlicher Zwischenfälle im Zusammenhang mit der Anwendung nicht depolarisierender Muskelrelaxanzien (Abb. 1). Als Zahlenmaterial liegen 239 Fälle zugrunde, die im Zeitraum von 1984 bis 1986 dem englischen National Adverse Anaesthetic Reactions Advisory Service gemeldet und weitergehend diagnostiziert worden waren. Die tatsächliche Häufigkeit

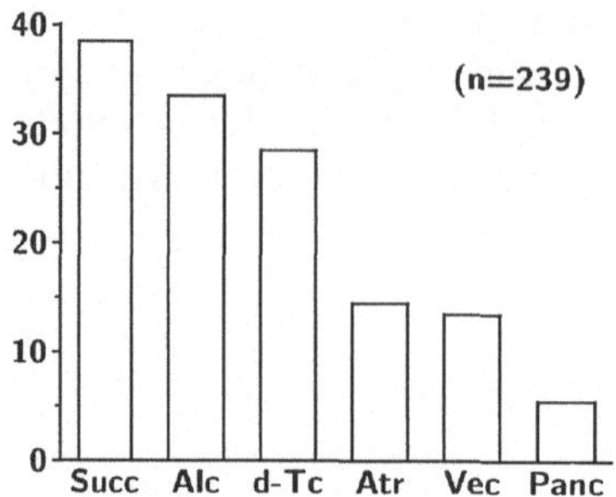

Abb. 1. Gemeldete Fälle anaphylaktoider Reaktionen nach Muskelrelaxanzien pro 1 Mio. Anwendungen der jeweiligen Substanz. Die tatsächliche Häufigkeit wird auf das 10fache geschätzt. (Nach [123])

solcher Zwischenfälle wird von Watkins etwa 10mal höher vermutet. Die Zahlen sind auf 1 Mio. Anwendungen des jeweiligen Relaxans umgerechnet, um die unterschiedliche Häufigkeit im Gebrauch der Substanzen auszugleichen.

In Übereinstimmung mit den zitierten Arbeiten von Boileau [12] und Fisher [33] sind Alcuronium und Tubocurarin unter den nichtdepolarisierenden Relaxanzien am häufigsten für anaphylaktoide Komplikationen verantwortlich. Die Inzidenz von Zwischenfällen nach Vecuronium und Atracurium ist sehr viel geringer, es überrascht jedoch, daß die beiden Substanzen sich diesbezüglich untereinander nicht unterscheiden. Nach Pancuronium wurden die wenigsten Zwischenfälle beobachtet.

Risikofaktoren

Als Risikofaktoren für die Möglichkeit, einen anaphylaktoiden Zwischenfall zu erleiden, wurden weibliches Geschlecht, Alter 30±10 Jahre, anamnestische Atopie und vorbestehende Medikamentenallergien herausgestellt [33, 61, 63, 64]. Vegetative Faktoren wie ausgeprägte präoperative Streßreaktionen beeinflussen die Schwere der klinischen Symptomatik in ungünstiger Weise [107]. Eine vorausgegangene Exposition, beispielsweise im Rahmen früherer Allgemeinanästhesien, wurde in 15 % [33] bis 82 % [64] der Fälle beobachtet. Es muß jedoch darauf hingewiesen werden, daß antikörpervermittelte Anaphylaxien auch bei erster Exposition gegenüber einem Muskelrelaxans auftreten [4, 5, 19, 33, 34].

Baldo [4, 5] und Harle [45] identifizierten IgE-Antikörper gegen Muskelrelaxanzien im Serum betroffener Patienten. Dabei wurden die tertiären und quaternären Stickstoffgruppen der Muskelrelaxanzien als bindende Determinanten für diese Antikörper charakterisiert. Zahlreiche andere Medikamente und Substanzen wie Kosmetika, Konservierungsstoffe in Nahrungsmitteln oder Desinfektionsmittel enthalten ihrerseits tertiäre und quaternäre Stickstoffgruppen, die die Bildung kreuzreagierender Antikörper und damit die Reaktionen bei erster Exposition gegenüber dem Muskelrelaxans erklären können. Kreuzsensibilisierungen gegen verschiedene Muskelrelaxanzien sind entsprechend häufig; Moneret-Vautrin [81] fand sie bei 84 % der betroffenen Patienten.

Diagnostik

Jeder Betroffene weist für weitere Anästhesien ein unkalkulierbares Risiko auf, wenn die verantwortliche Substanz nicht ausfindig gemacht wird. Die Diagnostik sollte daher so früh wie möglich einsetzen, im Idealfall noch während des Zwischenfalls. Die Serumverläufe von Histamin, Komplement (C3, C4), IgE, und basophilen Granulozyten geben bereits im akuten Stadium wertvolle Hinweise auf den Pathomechanismus [122].

Im Fall einer Wiederholungsnarkose sollte die immunologische Diagnostik – wegen der häufigen Kreuzallergien – die Testung aller gebräuchlichen Muskelrelaxanzien einbeziehen, wenn auf eine Muskelrelaxation nicht verzichtet werden kann. Dazu stehen verschiedene In-vivo- (Hauttest) wie In-vitro-Verfahren (Antikörpernachweis, In-vitro-Leukozytendegranulation) zur Verfügung, deren jeweilige Aussagekraft kontrovers diskutiert wird. Ausführliche Darstellung zu den Problemen der Diagnostik finden sich bei Stoelting [107], Watkins [122] und Maria [74].

Unspezifische Histaminfreisetzung

Seit der Einführung von Curare gilt die unspezifische Histaminfreisetzung als eine der klassischen Nebenwirkungen der Muskelrelaxanzien. Eine Fülle von Untersuchungen befaßt sich mit dem Ziel, die histaminliberierende Wirkung der einzelnen Muskelrelaxanzien zu definieren und zu klassifizieren [3, 23, 36, 62, 87, 119].

So wurde gezeigt, daß die Histaminfreisetzung ein wesentlicher Aspekt der hämodynamischen Nebenwirkungen der Benzylisochinolinmuskelrelaxanzien (d-Tubocurarin, Atracurium) ist und innerhalb gewisser Streubreiten mit der applizierten Dosis korreliert [21, 83].

Es bestehen jedoch große individuelle Unterschiede sowohl bezüglich der Menge freigesetzten Histamins nach einem Medikament als auch bezüglich der Reaktion auf eine bestimmte Änderung des Plasmahistaminspiegels [69].

Wood [128], Lavery [62] und Maria [74] zeigten, daß die Hautreaktion nach intradermaler Testung bei Patienten, die bisher keinen Kontakt mit Muskelrelaxanzien hatten, nicht mit der Reaktion (RR, HF, Erythem) nach späterer i.v.-Gabe korreliert. Entsprechend sind die relativ häufig zu beobachtenden Hautreaktionen nach Atracurium kein Indiz für einen gleichzeitigen Anstieg des Plasmahistaminspiegels [41, 95] und korrelieren nicht mit einer hämodynamischen Wirkung [9]. Andererseits ist nach Vecuronium (0,1 mg/kg), das im Ruf steht, kein Histamin freizusetzen, im Einzelfall eine Verdreifachung des Ausgangshistaminspiegels gemessen worden, die sich klinisch nur in einem vorübergehenden Absinken des arteriellen Mitteldruckes äußerte [15]. Ein anderer Patient reagierte bereits auf die Präkurarisierungsdosis von Vecuronium mit einer klinisch apparenten Histaminausschüttung [26].

Verminderung der Histaminfreisetzung

Es stellt sich somit die Frage nach Maßnahmen, um die unspezifische Histaminfreisetzung zu reduzieren.

Da hohe Relaxanskonzentrationen, wie sie bei schneller Injektion und hoher Dosierung erreicht werden, mit einem verstärkten Effekt auf die Mastzellen einhergehen, sind Dosisreduktion und langsame Injektion, etwa über einen Zeitraum von 75s–120s, die effektivsten Maßnahmen zur Verminderung der Histaminfreisetzung [100].

Eine Antihistaminikaprophylaxe reduziert ebenfalls die Menge freigesetzten Histamins und mildert die Histaminwirkung nach Maßgabe der Kreislaufparameter (Herzfrequenz, arterieller Blutdruck). Sie ist nach Scott [100] den vorher genannten Maßnahmen jedoch unterlegen und kann daher nicht als generelle Empfehlung ausgesprochen werden. Echte allergische Reaktionen werden durch diese Maßnahmen nicht beeinflußt.

Schwere anaphylaktoide Zwischenfälle sind wahrscheinlich durch Präzipitatbildung von Atracurium bei gleichzeitiger Gabe von Thiopental aufgetreten. Gelangen diese Präzipitate in die Lungenkapillaren, kann sich ein schwerer Bronchospasmus entwickeln [123]. Es ist daher grundsätzlich darauf zu achten, daß bei Injektion eines Muskelrelaxans keine Reste des Barbiturats mehr im Infusionssystem enthalten sind.

Autonome Wirkungen

Als Acetylcholinantagonisten entfalten nichtdepolarisierende Muskelrelaxanzien auch an den cholinergen Überträgersystemen des autonomen Nervensystems blockierende Effekte. Treten diese Wechselwirkungen bereits bei klinisch gebräuchlicher Dosierung auf, so äußern sie sich als kardiovaskuläre Wirkungen.

Die Blockade autonomer Ganglien betrifft vorwiegend den Sympathikus und führt über eine Verminderung des peripheren Gefäßwiderstands zu einem Blutdruckabfall. Wechselwirkungen mit muskarinartigen Rezeptoren des Parasympathikus betreffen überwiegend den Herzvagus und sind atropinartig.

Im Tiermodell, insbesondere an der Katze, läßt sich die Funktion bzw. Blockade der cholinergen Übertragung an der motorischen Endplatte, des Parasympathikus und der sympathischen Ganglien simultan messen. Ein Index für die Rezeptorspezifität und damit für die therapeutische Breite ist die Relation zwischen neuromuskulär blockierender ED 50 und vagolytischer bzw. sympatholytischer ED 50 eines Muskelrelaxans [46].

Gallamin ist danach unter den Muskelrelaxanzien das stärkste Vagolytikum und Tubocurarin der stärkste Ganglienblocker. Vecuronium und Atracurium haben die höchste Wirkungsspezifität an der motorischen Endplatte. Erst die 84fache Menge der 50 % neuromuskulär blockierenden Dosis von Vecuronium bewirkt im Tierversuch einen 50 %igen vagalen Block ([25, 47]; Tabelle 1).

In klinischen Studien blieben Herzfrequenz und arterieller Blutdruck bis zur 8- bis 10fachen ED 95 (0,4 mg/kg) von Vecuronium stabil [38, 111]. Die

Tabelle 1. Autonome Sicherheitsbreite nichtdepolarisierender Muskelrelaxanzien im Tierexperiment. (Nach [25, 46, 47])

	$\frac{ED_{50vagolyt}}{ED_{50nm}}$	$\frac{ED_{50sympatholyt}}{ED_{50nm}}$
Tubocurarin	1,5	5
Gallamin	0,6	>100
Alcuronium	5	10
Pancuronium	5	200
Atracurium	24	200
Vecuronium	63	500
Doxacurium	> 50	> 50

autonomen Wirkungen von Atracurium liegen ebenfalls weit außerhalb klinischer Dosierungen. Das Fehlen vagolytischer Eigenschaften von Atracurium und Vecuronium erlaubt andererseits vagotonen Effekten, seien sie durch Anästhetika (Opiate) oder chirurgische Stimuli verursacht, eine bessere Ausprägung, als man dies beispielsweise von Pancuronium gewohnt ist [51]. Auf diesem Hintergrund sind Berichte zu bewerten, in denen Bradykardien nach Vecuronium und Atracurium beschrieben wurden [48, 52, 77, 80, 94].

Nebenwirkungen der neuromuskulären Blockade

Komplikationen der Präkurarisierung und des Priming

Dem Einsatz depolarisierender Muskelrelaxanzien geht häufig die Gabe einer „Präkurarisierungsdosis“ eines nicht depolarisierenden Muskelrelaxans voraus. Damit wird einerseits die Häufigkeit succinylcholinbedingter Muskelfaszikulationen und Muskelschmerzen vermindert [53, 76, 91], andererseits läßt sich mit der Primingtechnik nach den Ergebnissen von Schwarz [98], Foldes [35], Pollard [93] und Storella [108] eine Verkürzung der Anschlagzeit erzielen. Andere Autoren konnten diese Ergebnisse nicht reproduzieren [13, 104]. Unabhängig von dieser Kontroverse wurde bei allen Studien deutlich, daß Muskelrelaxanzien auch in einer Präkurarisierungsdosis im Einzelfall eine Beeinträchtigung der neuromuskulären Funktion hervorrufen können. Hohe Präkurarisierungsdosen (0,02 mg/kg Vecuronium) haben zu akuter Atemnot und Aspiration geführt [85].

Motsch [84] untersuchte die neuromuskulär blockierende Wirkung fester Präkurarisierungsdosen, wie sie in der klinischen Routine vielfach üblich sind. Insgesamt 160 Patienten erhielten Alcuronium (2 mg), Pancuronium (1 mg) oder Vecuronium (1 mg). Als häufigste Nebenwirkung wurde eine Ptosis (70–90 %) beobachtet. In der Vecuroniumgruppe wurde eine Reduktion der FEV 1 im Mittel um 19 % des Ausgangswertes gemessen; 3 der 160 Patienten konnten infolge Kurarisierung die Lungenfunktionstests nicht mehr ausführen. Glass [39] ermittelte eine hinsichtlich der Anschlagzeitverkürzung optimale

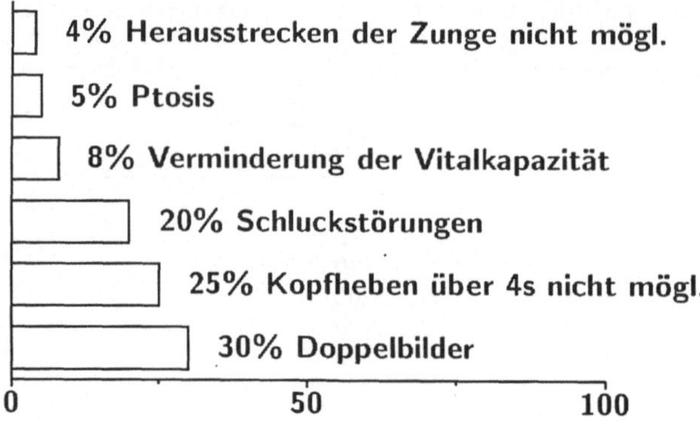

Abb. 2. Klinisch faßbare Einschränkungen der neuromuskulären Funktion 4 min nach einer Präkurarisierungsdosis von 12 µg Vecuronium/kg KG bei wachen Patienten. (Nach [39])

Präkurarisierungsdosis von 0,012 mg/kg für Vecuronium. Etwa 4 min nach Injektion dieser Dosis waren 25 % der Patienten soweit beeinträchtigt, daß ein Anheben des Kopfes länger als 4 s unmöglich wurde (Abb. 2).

Für die Praxis ergeben sich daraus drei Konsequenzen: Zunächst sollten die Patienten über die zu erwartenden Effekte der Präkurarisierung aufgeklärt sein. Zweitens empfiehlt es sich, die von Glass ermittelten Präkurarisierungsdosen nicht zu überschreiten (Tabelle 2). Höhere Dosierungen führen in Übereinstimmung mit den Ergebnissen anderer Autoren [75] zu keiner Verbesserung der Primingwirkung. Schließlich muß bereits vor der Präkurarisierung die gesamte anästhesiologische Ausrüstung vorbereitet sein, um die unverzügliche Einleitung der Narkose zu gewährleisten. Im Fall einer bisher nicht bekannten Myasthenie oder eines myasthenischen Syndroms kann die Präkurarisierung eine überraschende vollständige neuromuskuläre Blockade bewirken [14, 31].

Klinisch viel bedeutsamere Komplikationen aufgrund der neuromuskulär blockierenden Wirkungen entstehen durch eine unerwünscht lange Relaxationszeit.

Tabelle 2. Empfohlene Präcurarisierungsdosen nach Glass et al. [39] und deren Einfluß auf die neuromuskuläre Übertragung nach Maßgabe der mechanomyographisch gemessenen Einzelreizantwort bei der Nervenstimulation

	Dosis	T1 [%]	
	[µg/kg]	X	Streubreite
Vecuronium	12	94	84–100
Atracurium	90	93	77–100
Pancuronium	15	92	65–100

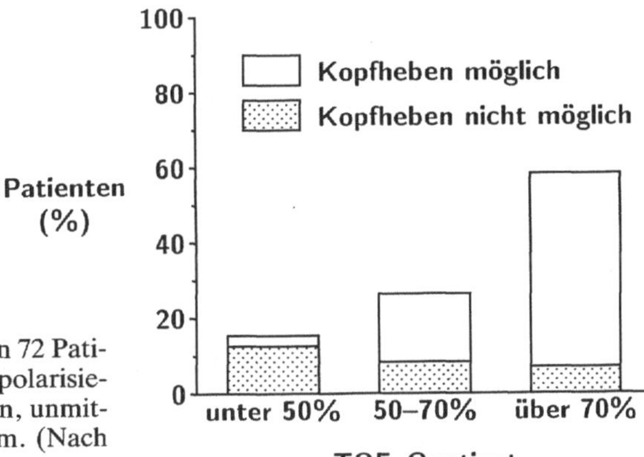

Abb. 3. Train-of-four-Quotienten von 72 Patienten, die intraoperativ ein nichtdepolarisierendes Muskelrelaxans erhalten hatten, unmittelbar nach Ankunft im Aufwachraum. (Nach [116])

Postoperativer Relaxansüberhang

Befunde im Aufwachraum

Viby-Mogensen [116] zeigte, daß 42 % der Patienten, die intraoperativ ein nichtdepolarisierendes Muskelrelaxans erhalten hatten, mit einem Train-of-four-Quotienten unter 70 % in den Aufwachraum gebracht wurden. 25 % der Patienten waren, obwohl wach und ansprechbar, nicht in der Lage, den Kopf über 5 s lang anzuheben, wiesen somit auch nach klinischen Kriterien Zeichen einer Restkurarisierung auf (Abb. 3). Die verwendeten Muskelrelaxanzien waren ausschließlich langwirksame Substanzen (Pancuronium, Gallamin und- Tubocurarin), die intraoperative Dosierung erfolgte ohne apparative Überwachung der neuromuskulären Blockade. Lennmarken [67] und Beemer [8] fanden in analogen Untersuchungen einen Anteil von 25 % bzw. 20 % der Patienten, die mit einem TOF-Quotienten unter 70 % aus der Aufsicht des jeweiligen Anästhesisten entlassen worden waren. Die Tatsache, daß fast 20 % aller anästhesiebedingten Todesfälle auf eine postoperative Ateminsuffizienz infolge Restkurarisierung zurückzuführen sind, verleiht diesen Beobachtungen ein besonderes Gewicht [72].

Welche Gründe gibt es dafür, daß die Wirkdauer der Muskelrelaxanzien offensichtlich so oft unterschätzt wird?

Variabilität der Pharmakokinetik/-dynamik

Physiologische Streubreite

Abbildung 4 zeigt bei 27 Patienten die Wirkzeiten der 1,5- bzw. 2,5fachen ED 95 von Doxacurium, einem langwirksamen nichtdepolarisierenden Benzylisochinolinrelaxans. Die große Variationsbreite der individuellen Relaxationszeiten verdeutlicht die Schwierigkeit einer adäquaten intraoperativen Gabe und die damit verbundene Gefahr einer Überdosierung. Katz publizierte ähnliche Resultate für d-Tubocurarin [56] und Pancuronium [57]. Bei einem langwirkenden Muskelrelaxans fällt diese Streubreite besonders ins Gewicht, da die

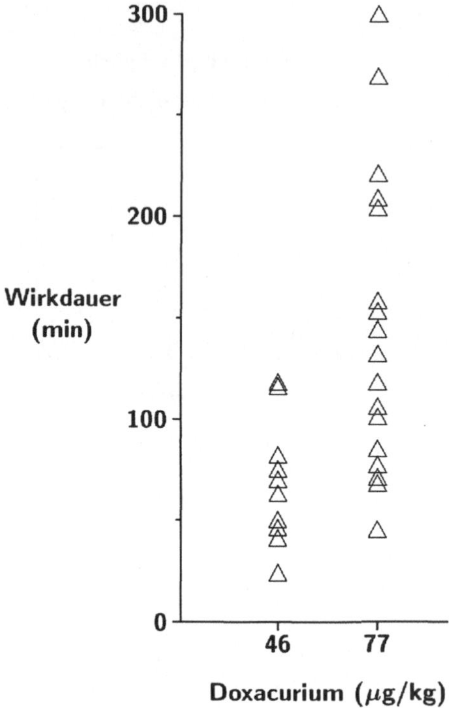

Abb. 4. Streubreite der Wirkdauer (Zeit von Injektion bis 25 % Erholung) von Doxacurium bei 27 Patienten nach i.v.-Gabe der 1,5- bzw. 2,5fachen ED 95 (eigene unveröffentlichte Daten)

möglichst präzise Steuerung der Wirkdauer, wie sie bei operativen Eingriffen erwünscht ist, im Einzelfall unmöglich werden kann. Sogar nach einer Gesamtdosis von 0,12 mg/kg Vecuronium beobachtete Shanks [101] eine Wirkdauer von 8 h, ohne daß besondere pathophysiologische Umstände als Erklärung gefunden wurden.

Eine Vielzahl weiterer Faktoren beeinflußt die Pharmakokinetik und Pharmakodynamik der Muskelrelaxanzien dergestalt, daß diese Streubreite noch größer wird und im einzelnen Fall eine deutlich verlängerte Wirkdauer einkalkuliert werden muß. Dazu gehören Wirkungsverstärkungen durch andere Medikamente sowie Erkrankungen der Eliminationsorgane Niere und Leber.

Medikamenteninteraktionen

Die häufigste Interaktion mit anderen Pharmaka betrifft die Inhalationsanästhetika. Halothan, Isofluran und Enfluran verstärken in dieser aufsteigenden Reihenfolge die neuromuskulär blockierenden Wirkungen aller nichtdepolarisierenden Muskelrelaxanzien. Eine Dosisreduktion um 30–50 % der bei Fentanyl/N_2O-Narkosen ermittelten ED-Werte der Muskelrelaxanzien kann erforderlich sein, um die Blockadezeiten entsprechend anzupassen [58, 59, 60, 96, 109]. So sollte beachtet werden, daß während einer Isoflurannarkose (1,2 MAC) 2 mg Vecuronium bei 65 kg Körpergewicht bereits die ED 95 darstellen [86].

Zahlreiche Antibiotika verstärken die Wirkung nichtdepolarisierender Muskelrelaxanzien durch Interaktion an prä- und postsynaptischen Rezeptoren der motorischen Endplatte. In erster Linie sind hier Aminoglykosid- und Polymyxinantibiotika zu nennen [66, 92]. Jedeikin [54] beschreibt eine Wirkdauer (Zeit bis 25 % Erholung) von 3 h nach 0,08 mg Vecuronium/kg KG und gleichzeitiger intravenöser Gabe von Gentamycin und Klindamycin. Für zahlreiche andere Medikamente wurde eine Wirkungsverlängerung der Muskelrelaxanzien gezeigt; am besten dokumentiert ist die synergistische Wirkung von Verapramil [1, 55], Cimetidin [112, 113] und Lidocain [130, 131].

Störungen der Eliminationswege

Muskelrelaxanzien haben nur kleine Verteilungskompartimente, die sich vorwiegend auf die Leber und das Binde- und Stützgewebe beschränken [121]. Nach deren Aufsättigung kann die Wirkungsbeendigung nicht mehr durch Umverteilungsvorgänge erfolgen, sondern hängt in zunehmenden Maße von der Elimination über Leber oder Niere ab. Je höher die Gesamtdosis ist bzw. je häufiger Repetitionsdosen gegeben werden, desto größer ist die Gefahr der Kumulation [11, 40]. Im Fall des früher häufiger verwendeten Gallamin sind bei niereninsuffizienten Patienten tagelange Relaxierungen aufgetreten, da dieses Muskelrelaxans ausschließlich über die Niere eliminiert wird [70].

Niereninsuffizienz

In vielen Studien sind die pharmakologischen Eigenschaften von Vecuronium und Atracurium bei Störungen der Nierenfunktion untersucht worden; dabei kam es zu widersprüchlichen Ergebnissen.

Miller [78] ermittelte bei dialysepflichtigen Patienten zwar die gleiche mittlere Wirkdauer einer Einzeldosis von 0,14 mg Vecuronium/kg KG wie bei einem gesunden Kollektiv, auffallend war jedoch die extreme Streuung der Meßwerte bei den niereninsuffizienten Patienten. Lynam [73] fand hingegen bei wesentlich geringeren Dosierungen (0,1 mg/kg) eine Verdoppelung der Wirkdauer bei dialysepflichtigen Patienten. Daneben gibt es mehrere Fallberichte, die prothrahierte Wirkzeiten von Vecuronium bei bestehender Niereninsuffizienz beschreiben [18, 44, 103].

Entsprechend der nierenunabhängigen Elimination führte Atracurium bei Patienten ohne Nierenfunktion in bisher vorliegenden Arbeiten zu keiner Wirkungsverlängerung, unabhängig von der applizierten Dosis [10, 114, 115, 120].

Leberinsuffizienz

Sowohl die Reduktion funktionsfähiger Hepatozyten (Leberzirrhose, Hepatitis) als auch ein biliäre Obstruktion vermindern die Plasmaclearance der Muskelrelaxanzien; beides kann damit die neuromuskuläre Blockadezeit verlängern.

Typischerweise zeigen Patienten mit Leberzirrhose eine Resistenz gegenüber nichtdepolarisierenden Muskelrelaxanzien [24], die zunächst mit einer vermehrten Bindung an die erhöhte γ-Globulinfraktion dieser Patienten erklärt wurde [6]. Weitere pharmakologische Untersuchungen ergaben jedoch, daß das deutlich erhöhte Verteilungsvolumen dieser Patienten als Ursache dieses Phänomens anzusehen ist [27, 29]. Gleichzeitig führt die verminderte Stoffwechselfunktion der Leber zu längeren Eliminationszeiten, insbesondere der teilweise biliär eliminierten Relaxanzien Pancuronium und Vecuronium. Letzteres trifft insbesondere bei Cholestase zu [127]. Die Gefahr besteht also darin, daß nach initial hoher Dosierung eine deutlich verlängerte Wirkdauer resultiert, wie Duvaldestin [28] und Lebrault [65] für eine Dosis von 0,2 mg Vecuronium/kg KG demonstrierten. Bei geringeren Dosierungen (um 0,1 mg/kg) war hingegen eine nur unwesentliche Wirkungsverlängerung zu beobachten [2, 88]. Die Anwendung von Atracurium ist nach Maßgabe des neuromuskulären Blockadeverlaufes und bisher vorliegenden Arbeiten unproblematisch [20, 49].

Muskelrelaxanzien in der Intensivtherapie

Innerhalb der Komplexität intensivtherapeutischer Maßnahmen wird einem gleichzeitig verabreichtem Muskelrelaxans zumeist wenig Beachtung geschenkt. Dabei beeinflussen gerade im intensivmedizinischen Bereich Störungen der Nieren- und Leberfunktion und Wechselwirkungen mit anderen Medikamenten die Pharmakodynamik und -kinetik der Muskelrelaxanzien in unkalkulierbarer Weise.

Die Tatsache, daß eine möglichst präzise Begrenzung der Wirkdauer, wie sie bei operativen Eingriffen häufig erforderlich ist, auf der Intensivstation keine Rolle spielt, scheint darüber hinaus zu einer gewissen Sorglosigkeit bei der Dosierung der Muskelrelaxanzien zu führen.

Nach einem 1988 erschienenen Buch intensivmedizinischer Praxis soll ein 70 kg schwerer Patient initial 56–70 mg Pancuronium erhalten, gefolgt von stündlich 5–10 mg (Repetitionsdosen) [71]. Nach Maßgabe der für ASA-I-II-Patienten im operativen Bereich ermittelten ED 95-Werte, ist diese Dosierungsempfehlung etwa um das 10- bis 20fache überhöht [37, 42].

Smith [106] berichtet über einen Patienten, der bei nicht rechtzeitig erkannter Niereninsuffizienz, gleichzeitiger hochdosierter Aminoglykosidtherapie über 4,5 Tage kontinuierlich 10 mg/kg/h (insgesamt 1 g) Alcuronium zur Relaxierung erhielt (Kreatininclearance < 3ml/min). Trotz mehrfacher Hämodialysen und schließlich kontinuierlicher Hämofiltration, erholte sich die neuromuskuläre Übertragung erst im Laufe des 9. Tages nach Beendigung der Relaxanszufuhr.

Die kontinuierliche Gabe von langwirksamen und überwiegend renal eliminierten Muskelrelaxanzien (Alcuronium, Pancuronium) sollte daher im intensivmedizinischen Bereich grundsätzlich vermieden werden. Unter kontrollierten Bedingungen sind nach Infusionen selbst des mittellangwirkenden und nur teilweise renal eliminierten Vecuroniums bei anurischen Patienten unerwartet lange Erholungszeiten beobachtet worden. Die Infusionsraten zur Konstanthaltung eines TOF-Quotienten von 20 % streuten von 0,01 bis 0,065 mg/kg/h. Trotz der kontrollierten Bedingungen benötigte die Erholung nach Infusionszeiten von 7–30 h zwischen 6 und 37 h [87, 105]. Fallberichte anderer Autoren belegen, daß bei gleichzeitigem Nierenversagen die Infusion von Vecuronium zu erheblich prolongierten Blockadezeiten führen kann [103].

Bei vergleichbarer Variabilität bezüglich der Dosiserfordernisse, erwies sich das neuromuskuläre Wirkprofil von Atracurium auch bei Nierenversagen als stabil [43]. Die Erholungszeiten nach 10–37 h Infusion bewegten sich zwischen 60 und 80 min. Der hinsichtlich des neuromuskulären Wirkprofils vorteilhafte Spontanzerfall und Metabolismus des Atracuriums wirft jedoch bei Dialysepatienten die Frage des Laudanosins auf. Das Problem der im Tierexperiment apparent gewordenen zerebralen Erregungszustände nach Laudanosininfusionen [16] beschränkt sich beim Menschen bisher auf gemessene Laudanosinspiegel, nicht auf klinisch in Erscheinung getretene Komplikationen. Während Yate [129] und Parker [90] auch nach mehrtägiger Atracuriuminfusion weder bei nierengesunden noch bei niereninsuffizienten Patienten eine Kumulation von Laudanosin messen konnten, fand Schwarz [99] nach mehrstündiger Atracuriuminfusion bei Dialysepatienten signifikant höhere Plasmalaudanosinspiegel als bei gesunden Patienten. Zu vergleichbaren Ergebnissen gelangten Ward [120], van den Brom [115] und Fahey [32]. Damit wäre eine überwiegend renale Elimination des Laudanosins anzunehmen. Shearer [102] fand jedoch bei nierengesunden Patienten nur einen Anteil von 9 % renal eliminierten Laudanosins, so daß diese Frage weiterer Abklärung bedarf.

Überwachung der nm-Blockade

Für die tägliche Routine ist eine Überwachung der neuromuskulären Übertragung dringend zu empfehlen. Der wesentliche Grund besteht in der Variabilität des Wirkprofils von Muskelrelaxanzien bei verschiedenen Individuen. Während bei den langwirkenden Substanzen die zu tiefe und zu lange Relaxation infolge Kumulationsneigung und träger Erholung zu vermeiden ist, gilt es bei künftigen, kurzwirkenden Muskelrelaxanzien, das Abklingen der Blockade rechtzeitig zu erfassen um eine ausreichende Relaxationstiefe zu erhalten. Dazu sind keine aufwendigen Meßapparaturen nötig; es ist ausreichend, mit Hilfe eines Nervenstimulators den N. ulnaris elektrisch zu stimulieren und die ausgelösten Kontraktionen des Daumens visuell oder taktil zu erfassen [97, 117].

Viele chirurgische Eingriffe erfordern keine kontinuierliche Vollblockade, so daß eine Reduktion der neuromuskulären Überleitung auf ca. 10–20 % des Ausgangswertes ausreicht. Meßtechnisch entspricht diese Blockadetiefe einer Viererserie, bei der die Reizantwort des 4. Stimulus eben noch fühlbar ist. Darüber hinaus ist es möglich, die Relaxationstiefe rechtzeitig der jeweiligen operativen Situation anzupassen und zwischenzeitlich eine partielle Erholung abzuwarten. Auf diese Weise können die individuelle Sensibilität eingeschätzt sowie Zeitpunkt und Dosis von Repetitionsgaben angepaßt werden. Damit bewegt sich die Blockadetiefe in einem Bereich, der jederzeit eine zuverlässige Antagonisierung gewährleistet:

Maßnahmen zur Vermeidung unerwünschter Wirkungen nichtdepolarisierender Muskelrelaxanzien

1. Langsame Injektion
2. Verwendung von Muskelrelaxanzien mittellanger Wirkdauer
3. Apparative Überwachung der neuromuskulären Blockade
   - Titration der Relaxation nach individueller Sensibilität
   - situationsangepaße Relaxationstiefe
   - Vermeidung einer kontinuierlichen Vollblockade

Für ihre vollständige Elimination benötigen die Relaxanzien mehr als 24 h, also ein Vielfaches ihrer jeweiligen Wirkdauer [30]. Unmittelbar nach Wiedererlangung der neuromuskulären Funktion ist ein großer Anteil der Dosis in aktiver Form im Organismus vorhanden, zu einem hohen Prozentsatz noch an der neuromuskulären Endplatte.

Die neuromuskuläre Übertragung verfügt jedoch über eine sehr hohe Sicherheitsbreite: erst die Blockade von mehr als etwa 75 % aller an der neuromuskulären Endplatte verfügbaren Rezeptoren schränkt die Muskelkraft erkennbar ein [89, 124, 125]. Die meßbare Muskelrelaxation findet also erst nach Blockade der letzten 20–25 % des Gesamtbestands an Rezeptoren statt. Sowohl mit den meßtechnischen Verfahren als auch mit den klinischen Kriterien zur Beurteilung der Muskelrelaxation erfaßt man nur die Spitze eines Eisbergs [126]. Wenn dies auch kein genaues Abbild der tatsächlichen Vorgänge an der motorischen Endplatte sondern nur ein Modell ist, ergeben sich für die klinische Routine 2 wichtige Konsequenzen:

1. Wegen der erheblichen Diskrepanz zwischen klinisch oder meßtechnisch faßbarer Muskelentspannung und dem zugehörigen Anteil der blockierten Rezeptoren werden Repetitionsdosen oft zu hoch dosiert. Wenn die Reizantwort bei der Nervenstimulation wieder erkennbar wird, sind noch über 80 % der Endplattenrezeptoren belegt. Eine Repetitionsdosis braucht also kaum mehr als 10 % des Gesamtbestands an Rezeptoren zu besetzen.
2. Werden Patienten zum Zeitpunkt der eben eingesetzten Vollerholung in den Aufwachraum oder auf die Station entlassen, so ist davon auszugehen, daß noch etwa 70 % der Rezeptoren blockiert sind. Schon geringe zusätzliche Beeinträchtigungen der neuromuskulären Funktion (Azidose, Medikamente, indirekt: Sedativa, Analgetika) können postoperativ die Atmung nachteilig beeinflussen.

Zusammenfassung

Unerwünschte Wirkungen der Anwendung von Muskelrelaxanzien entstehen aufgrund anaphylaktoider Reaktionen, autonomer Wirkungen oder als Folge der neuromuskulär blockierenden Wirkung selbst. Etwa 25 % aller anaphylaktoiden Zwischenfälle durch Narkosemedikamente werden von nichtdepolarisierenden Muskelrelaxanzien verursacht. Mögliche Mechanismen sind antikörpervermittelte Immunreaktionen sowie eine unspezifische Histaminfreisetzung.

Während Kreislaufnebenwirkungen durch Blockade autonomer Rezeptoren bei den neueren Muskelrelaxanzien (Atracurium, Vecuronium) in den Hintergrund getreten sind, kommt der postoperativen Ateminsuffizienz als Ursache von Zwischenfällen weiterhin eine große Bedeutung zu. Einer Untersuchung zufolge wiesen 40% der Patienten, die intraoperativ ein Relaxans erhalten hatten, unmittelbar nach ihrer Entlassung in den Aufwachraum eine neuromuskuläre Restblockade auf (TOF-Quotient unter 0,7). Die normalerweise schon große Variabilität der Pharmakodynamik und -kinetik der Muskelrelaxanzien erlaubt keine zuverlässige Vorausschätzung der individuellen Wirkdauer. Interaktionen mit anderen Medikamenten (Inhalationsanästhetika, Ca-Antagonisten, Aminoglykosidantibiotika) und Funktionsstörungen der Eliminationswege (Leber, Niere) können darüber hinaus zu einer nicht kalkulierbaren Verlängerung der Wirkdauer führen. Bei Patienten auf Intensivstationen wurden ohne Anpassung der Dosis an den individuellen Bedarf tage- bis wochenlange Erholungszeiten nach Muskelrelaxation beobachtet.

Die Verwendung von Muskelrelaxanzien mittellanger Wirkdauer (Atracurium, Vecuronium), die Vermeidung unnötig hoher Dosen und langsame Injektion sind die wirkungsvollsten Maßnahmen, um Komplikationen infolge Histaminausschüttung, autonomer Wirkungen und postoperativer Relaxansüberhänge zu verhindern.

Die taktile und visuelle Überwachung der Vierfachreizantwort ist für die intraoperative Steuerung der Muskelrelaxation ausreichend. Die Sensibilität dieser Methode ist jedoch im Hinblick auf die Erholungsphase begrenzt, da das Ermüdungsphänomen in Abfolge der 4 Reize bei einem Train-of-four-Quotient über 40% nicht mehr zu erfassen ist [110, 116]. Das Abklingen der neuromuskulären Blockade ist nach klinischen Kriterien zu überwachen [79].

Wenn mit Hilfe des Nervenstimulators auch grobe Überdosierungen vermeidbar sind, schützt er im Einzelfall nicht vor einer unerwartet langen Muskelrelaxation. Unerwartete Relaxationsverläufe können jedoch bemerkt werden, bevor sie den Patienten gefährden.

Literatur

1. Anderson KA, Marshall RJ (1985) Interactions between calcium entry blockers and vecuronium bromide in anaesthetized cats.Br J Anaesth 57: 775–781
2. Arden JR, Cannon JC, Lynam DP, Castagnoli KP, Canfell PC, Miller RD (1987) Vecuronium pharmacokinetics and pharmacodynamics in hepatocellular disease. Anesth Analg 66: S3
3. Assem ESK (1984) Characteristics of basophil histamine release by neuromuscular blocking drugs in patients with anaphylactoid reactions. Agents Actions 14: 435–440
4. Baldo BA, Fisher MM (1983) Substituted ammonium ions as allergenic determinants in drug allergy. Nature 306: 262–264
5. Baldo BA, Harle DG, Fisher MM (1985) In vitro diagnosis and studies on the mechanism(s) of a naphylactoid reactions to muscle relaxant drugs. Ann Fr Anesth Réanim 4: 139–145

6. Baraka A, Gabali F (1968) Correlation between tubocurarine requirements and plasma protein pattern. Br J Anaesth 40: 89–93
7. Beecher KH, Todd DP (1954) A study of the death associated with anaesthesia and surgery. Ann Surg 140: 2–34
8. Beemer GH, Rozental P (1986) Postoperative neuromuscular function. Anaesth Intens Care 14: 41–45
9. Beemer GH, Dennis WL, Platt PR, Bjorksten AR, Carr AB (1988) Adverse reactions to atracurium and alcuronium. Br J Anaesth 61: 680–684
10. Berntman L, Rosenberg B, Shweikh I, Yousef H (1989) Atracurium and pancuronium in renal insufficiency. Acta Anaesthesiol Scand 33: 48–52
11. Bevan DR, Donati F, Gyasi H, Williams A (1984) Cumulation of vecuronium in renal failure. Anesthesiology 61: A296
12. Boileau S, Hummer-Sigiel M, Moeller R, Drouet N (1985) Réévaluation des risques respectifs d'anaphylaxie et d'histaminolibération avec les substances anaesthésiologiques. Ann Fr Anesth Réanim 4: 195–204
13. Brady MM, Mirakhur RK, Clarke RSJ (1988) Administration of vecuronium, atracurium and pancuronium in divided doses: effect on onset and duration of action. Eur J Anaesthesiol 5: 243–249
14. Buzello W, Noeldge G, Krieg N, Brobmann GF (1986) Vecuronium for muscle relaxation in patients with myasthenia gravis. Anesthesiology 64: 507–509
15. Cannon JE, Fahey MR, Moss J, Miller RD (1988) Large doses of vecuronium and plasma histamine concentrations. Can J Anaesth 35: 350–353
16. Chapple DJ, Miller AA, Ward JB, Wheatley PL (1987) Cardiovascular and neurological effects of laudanosine. Studies in mice and rats, and in conscious and anaesthetized dogs. Br J Anaesth 59: 218–225
17. Clarke RSJ (1982) Epidemiology of adverse reactions in anaesthesia in the United Kingdom. Klin Wochenschr 60: 1003–1005
18. Cody MW, Dormon FM (1987) Recurarisation after vecuronium in a patient with renal failure. Anaesthesia 42: 993–995
19. Conil C, Bornet JL, Jean-Noel JM, Brouchet A (1985) Choc anaphylactique au pancuronium et au vécuronium. Ann Fr Anesth Réanim 4: 241–243
20. Cook DR, Brandom BW, Stiller RL, Woelfel MD, Lai A, Slater J (1984) Pharmacokinetics of atracurium in normal and liver failure patients. Anesthesiology 61: A433
21. Cork RC, Gallo JA, Puchi P (1987) Histamine and hemodynamic response after atracurium vs. vecuronium. Anesth Analg 66: S32
22. Descotes J, Benoit Y, Bertrix L, Chadenson O, Miellet CC, Fanton H, Evreux JCl, Motin J (1982) Anesthésie et réactions de type anaphylactique: étude épidemiologique portant sur 4452 observations. Therapie 37: 451–454
23. Doenicke A, Ennis M, Lorenz W (1985) Histamine release in anesthesia and surgery: A systematic approach to risk in the perioperative period. In: Sage DJ (ed) Anaphylactoid reactions in anaesthesia. International Anesthesiology Clinics vol 23 no 3 Boston, Little, Brown pp 41–66
24. Dundee JW, Gray TC (1953) Resistance to d-tubocurarine chloride in the presence of liver damage. Lancet 2: 16–17
25. Durant NN, Marshall IG, Savage DS, Nelson DJ, Sleigh T, Carlyle IC (1979) The neuromuscular and autonomic blocking activities of pancuronium, ORG 45 NC and other pancuronium analogues in the cat. J Pharm Pharmacol 31: 831–836
26. Durrani Z, O'Hara J (1987) Histaminoid reaction from vecuronium priming: a case report. Anesthesiology 67: 130–132
27. Duvaldestin P, Agoston S, Henzel D, Kersten UW, Desmonts JM (1978) Pancuronium pharmacokinetics in patients with liver failure. Br J Anaesth 50: 1131–1136
28. Duvaldestin P, Berger JL Videcoq M, Desmonts JM (1982a) Pharmacokinetics and pharmacodynamics of Org NC 45 in patients with cirrhosis. Anesthesiology 57: A 238
29. Duvaldestin P, Henzel D (1982b) Binding of d-tubocurarine, fazadinium, pancuronium and Org NC 45 to serum protein in normal man and patients with cirrhosis. Br J Anaesth 54: 513–516

30. Duvaldestin P (1989) Les myorelaxants. In: Duvaldestin P Pharmacologie en pratique anesthésique. Masson, Paris, pp 110
31. Enoki T, Naito Y, Hirokawa Y, Nomura R, Hatano Y, Mori K (1989) Marked sensitivity to pancuronium in a patient without clinical manifestations of myasthenia gravis. Anesth Analg 69: 840–842
32. Fahey MR, Rupp SM, Canfell C et al (1985) Effect of renal failure on laudanosine excretion in man. Br J Anaesth 57: 1049–1051
33. Fisher MM, Munro I (1983) Life-threatening anaphylactoid reactions to muscle relaxants. Anesth Analg 62: 559–564
34. Fisher MM (1985) Skin testing in the preoperative diagnosis of anaesthetic allergy. Ann Fr Anesth Réanim 4: 192–194
35. Foldes FF (1985) The priming principle. In: Agoston S, Bergmann H, Schwarz S, Steinbereithner K (Hrsg) Muskelrelaxantien-Therapeutische Grenzen. Maudrich, Wien München Bern, S 113–120
36. Galletly DC (1986) Comparative cutaneous histamine release by neuromuscular blocking agents. Anaesth Intens Care 14: 365–369
37. Gibson FM, Mirakhur RK (1987) Dose-response curves for pancuronium and tubocurarine: cmparison of single and cumulative dose techniques. Eur J Anaesthesiol 4: 143–147
38. Ginsberg B, Glass PSA, Shafron D, Mace J, Quill T, Mardekian J (1987) Onset, duration and recovery following high dose vecuronium. Anesthesiology 67: A 341
39. Glass PSA, Wilson W, Mace JA, Wagoner R (1989) Is the priming principle both effective and save? Anesth Analg 68: 127–134
40. Goldberg ME, Marr AT, Starsnic MA, Ritter DE, Sosis M, Larijani GE (1987) Does vecuronium accumulate in renal transplant patients? Anesth Analg 66: S 68
41. Goudsouzian N, DiBiase P, Gelb C (1990) Histamin release from short and intermediate acting muscle relaxants in adolescents. Anesth Analg 70: S 133
42. Gramstad L, Lilleaasen P, Minsaas B (1983) Comparative study of atracurium, vecuronium (ORG NC 45) and pancuronium. Br J Anaesth 55: 95 S–96 S
43. Griffiths RB, Hunter JM, Jones RS (1986) Atracurium infusions in patients with renal failure on an ITU. Anaesthesia 41: 375–381
44. Hackl W, Plainer B, Mauritz W (1988) Protrahierte Vecuroniumwirkung bei einem Patienten mit dialysepflichtiger chronischer Niereninsuffizienz. Anaesthesist 37: 598–600
45. Harle DG, Baldo BA, Fisher MM (1985) Assays for, and cross-reactivities of, IgE antibodies to the muscle relaxants gallamine, decamethonium and succinylcholine (suxamethonium). J Immunol Methods 78: 293–305
46. Hughes R, Chapple DJ (1976) Effects of non-depolarizing neuromuscular blocking agents on peripheral autonomic mechanisms in cats. Br J Anaesth 48: 59–67
47. Hughes R, Chapple DJ (1981) The pharmacology of atracurium: a new competitive neuromuscular blocking agent. Br J Anaesth 53: 31–44
48. Hunter JM (1983) Bradycardia after the use of atracurium. Brit Med J 287: 759–760
49. Hunter JM (1985) The use of atracurium in anephric patients and in patients with hepatic cirrhosis. In: Agoston S, Bergmann H, Schwarz S, Steinbereithner K (Hrsg.) Muskelrelaxantien, Therapeutische Grenzen. Maudrich, Wien München Bern. S 64–67
50. INSERM (1983) Enquête épidémiologique sur les anesthésies. Ann Fr Anesth Réanim 2: 333–385
51. Inoue K, Reichelt W (1987) Combination of fentanyl, etomidate and vecuronium may cause severe vagotonic state. Br J Anaesth 59: 1475
52. Inoue K, El-Banayosy A, Stolarsky L, Reichelt W (1988) Vecuronium induced bradycardia following induction of anaesthesia with etomidate or thiopentone, with or without fentanyl. Br J Anaesth 60: 10–17
53. Jansen EC, Hansen PH (1979) Objective measurement of succinylcholine-induced fasciculations and the effect of pretreatment with pancuronium or gallamine. Anesthesiology 51: 159–160
54. Jedeikin R, Dolgunski E, Kaplan R, Hoffman S (1987) Prolongation of neuromuscular blocking effect of vecuronium by antibiotics. Anaesthesia 42: 858–860

55. Jones RM, Cashman JN, Casson WR, Broadbent MP (1985) Verapamil potentiation of neuromuscular blockade: Failure of reversal with neostigmine but prompt reversal with edrophonium. Anesth Analg 64: 1021–1025
56. Katz RL (1967) Neuromuscular effects of d-tubocurarine, edrophonium and neostigmine in man. Anesthesiology 28: 327–336
57. Katz RL (1971) Clinical neuromuscular pharmacology of pancuronium. Anesthesiology 34: 550–556
58. Katz J, Fragen R, Shanks C, Dunn K, McNulty B, Williams T (1987) The cumulative dose-response relationships of BW A938U during four anesthetic techniques. Anesthesiology 67: A 361
59. Keens SJ, Hunter JM, Snowdon SL, Utting JE (1987) Potentiation of the neuromuscular blockade produced by alcuronium with halothane, enflurane and isoflurane. Br J Anaesth 59: 1011–1016
60. Krieg N, Kopp K-H, Crul JF (1983) Die Wirkungsverstärkung von Vecuronium (Norcuron) durch Halothan und Ethrane. Anaesthesist 32: 221 (Suppl.)
61. Langrehr D, Newton D, Agoston S (1982) Epidemiology of adverse reactions in anaesthesia in Germany and the Netherlands. Klin Wochenschr 60: 1010–1016
62. Lavery GG, Clarke RSJ, Watkins J (1986) Histaminoid response after intradermal and intravenous administration of atracurium, vecuronium and tubocurarine: a comparative study. Eur J Anaesthesiol 3: 439–447
63. Laxenaire MC, Manel J, Borgo J, Moneret-Vautrin DA (1985a) Facteurs de risque d'histaminolibération: étude prospective dans une population anesthésiée. Ann Fr Anesth Réanim 4: 158–166
64. Laxenaire MC, Moneret DA, Vervolet D (1985b) The french experience of anaphylactoid reactions. In: Sage D (ed) Anaphylactoid reactions in anesthesia International Anesthesiology Clinics vol 23 no 3, Boston: Little, Brown, 145–160
65. Lebrault C, Berger JL, d'Holander AA, Gomeni R, Henzel D, Duvaldestin P (1985) Pharmacokinetics and pharmacodynamics of vecuronium (ORG NC 45) in patients with cirrhosis. Anesthesiology 62: 601–605
66. Lee C, Durant NN (1979) Mechanism of neomycin-induced neuromuscular block. Anesthesiology 51: S 273
67. Lennmarken C, Löfstöm JB (1984) Partial curarisation in the postoperative period. Acta Anaesthesiol Scand 28: 260–262
68. Leynadier F, Sansariq M, Dry J (1987) Reproductibilité des tests cutanés intradermiques après anaphylaxie aux myorelaxants. Presse Médicale 16: 523–525
69. Lorenz W, Doenicke A, Schöning B, Ohmann H, Grote B, Neugebauer E (1982) Definition and classification of the histamin-release response to drugs in anaesthesia and surgery: Studies in the conscious human subject. Klin Wochenschr 60: 896–913
70. Lowenstein E, Goldfine C, Flacke WE (1970) Administration of gallamine in the presence of renal failure Reversal of neuromuscular blockade by peritoneal dialysis. Anesthesiology 30: 556–558
71. Luce JM (1988) Neuromuscular blockade. In: Luce JM, Pierson DJ (eds) Critical care medicine. Saunders, Philadelphia. p 474
72. Lunn JN, Hunter AR, Scott DB (1983) Anesthesia-related surgical mortality. Anaesthesia 38: 1090–1096
73. Lynam DL, Cronnelly R, Arden J, Castagnoli K, Canfell C, Miller RD (1986) The pharmacodynamics and pharmacokinetics of vecuronium in patients with an without renal failure. Anesthesiology 65: A 296
74. Maria Y, Grosdidier R, Haberer JP, Moneret-Vautrin DA (1989) Enquête prospective préopératoire chez 300 patients par prick-test aux myorelaxants. Ann Fr Anesth Réanim 8: 301–305
75. Martin C, Bonneru J-J, Brun J-P, Albanese J, Gouin F (1987) Vecuronium or suxamethonium for rapid sequence intubation: which is better? Br J Anaesth 59: 1240–1244
76. Mayrhofer O (1959) Die Wirksamkeit von d-Tubocurarin zur Verhütung der Muskelschmerzen nach Succinylcholin. Anaesthesist 8: 313–315

77. McHutchon A, Lawler PG (1983) Bradycardia following atracurium. Anaesthesia 38: 597–598
78. Miller RD, Rupp SM, Fahey MR, Morris RB, Gencarelli PJ, Sohn YJ (1983) Pharmacokinetics of vecuronium in patients with kidney disease. In: Agoston S, Bowman WC, Miller RD, Viby-Mogensen J (eds) Clinical Experience with Norcuron. Symposium Geneva 1983, Current Clinical Practice Series 11 Excerpta Medica, pp 124–126
79. Miller RD (1989) How should residual neuromuscular blockade be detected? Anesthesiology 70: 379
80. Milligan KR, Beers HT (1985) Vecuronium associated cardiac arrest. Anaesthesia 40: 385
81. Moneret-Vautrin DA, Mouton C, Widmer S (1985) Anaphylaxie aux myorelexants. Valeur prédictive des intradermoréactions et recherche de l'anaphylaxie croisée. Ann Fr Anesth Réanim 4: 186–191
82. Moneret-Vautrin DA, Widmer S, Gueant J-L, Kamel L, Laxenaire MC, Mouton C, Gerard H (1990) Simultaneous anaphylaxis to thiopentone and a neuromuscular blocker: a study of two cases. Br J Anaesth 64: 743–745
83. Moss J, Philbin DM, Rosow CE, Basta SJ, Gelb C, Savarese JJ (1982) Histamine release by neuromuscular blocking agents in man. Klin Wochenschr 60: 891–895
84. Motsch J, Fuchs W, Hoch P, Kaas V, Hutschenreuter K (1987) Side effects and changes in pulmonary function after fixed dose precurarisation with alcuronium, pancuronium or vecuronium. Br J Anaesth 59: 1528–1532
85. Musich J, Waltz LF (1986) Pulmonary aspiration after a priming dose of vecuronium. Anesthesiology 64: 517–519
86. Nöldge G, Krieg N, Bauman B, Scholler KL (1985) Der Einfluß von Isofluran auf die Wirkungsstärke und den Wirkungsablauf von Vecuronium. Anaesthesist 34: 71 (Suppl.)
87. North FC, Kettelkamp N, Hirshman CA (1987) Comparison of cutaneous and in vitro histamine release by muscle relaxants. Anesthesiology 66: 543–546
88. Orko R, Alila A, Rosenberg PH (1988) Effect of biliary obstruction on muscle relaxation with vecuronium. Eur J Anaesthesiol 5: 9–14
89. Paton WDM, Waud DR (1967) The margin of safety of neuromuscular transmission. J Physiol 191: 59–90
90. Parker CJR, Jones JE, Hunter JM (1988) Disposition of infusions of atracurium and its metabolite, laudanosine, in patients in renal and respiratory failure in an ITU. Br J Anaesth 61: 531–540
91. Pinchak AC, Shepard LS, Patterson L, Hagen J (1990) Atracurium vs pancuronium inhibition of succinylcholine fasciculations. Anesth Analg 70: S 450
92. Pittinger CB. Adamson R (1972) Antibiotic blockade of neuromuscular function. Ann Rev Pharmacol 12: 169–184
93. Pollard BJ (1989) Priming with alcuronium and tubocurarine accelerates the onset of neuromuscular block. Br J. Anaesth 63: 7–11
94. Priddy R (1984) Bradycardia after atracurium. Anesth Intens Care 12: 175
95. Rowlands DE (1987) Harmless cutaneous reactions associated with the use of atracurium. Br J Anaesth 59: 693–696
96. Rupp SM, Miller RD, Gencarelli P (1984) Vecuronium-induced neuromuscular blockade during enflurane, isoflurane and halothane anesthesia in humans. Anesthesiology 60: 102–105
97. Schuh FT (1977) Zur Überwachung der Muskelrelaxation während der Narkose. Anaesthesist 26: 107–115
98. Schwarz S, Ilias W, Lackner F, Mayrhofer O, Foldes FF (1985) Rapid tracheal intubation with vecuronium: the priming principle. Anesthesiology 62: 388–391
99. Schwarz S, Lackner FX, Hrska F, Weindlmayr-Goettel M, Tüchy G, Steinbereithner (1990) Metabolism of atracurium in patients with renal failure. Anesthesiology 72: A 917
100. Scott RPF, Savarese JJ, Basta SJ, Sunder N, Ali HH, Gargarian M, Gionfriddo M, Batson AG (1985) Atracurium: clinical strategies for preventing histamine release and attenuating the haemodynamic response. Br J Anaesth 57: 550–553

101. Shanks AB, Long T, Aitkenhead AR (1985) Prolonged neuromuscular blockade following vecuronium. Br J Anaesth 57: 807–810
102. Shearer ES, O'Sullivan EP, Hunter JM (1990) Urinary clearance of atracurium, laudanosine and monoquaternary alcohol in the intensive care patient with normal renal function. Br J Anaesth 65: 586 P
103. Slater RM, Pollard BJ, Doran BRH (1988) Prolonged neuromuscular blockade with vecuronium in renal failure. Anesthesia 43: 250
104. Sosis M, Stiner A, Larijani GE, Marr AT (1987) An evaluation of priming with vecuronium. Br J Anaesth 59: 1236–1239
105. Smith CL, Hunter JM, Jones RS (1987a) Vecuronium infusions in patients with renal failure in an ITU. Anaesthesia 42: 387–393
106. Smith CL, Hunter JM, Jones RS (1987b) Prolonged paralysis following an infusion of alcuronium in a patient with renal dysfunction. Anaesthesia 42: 552–525
107. Stoelting RK (1983) Allergic reactions during anesthesia. Anesth Analg 62: 314–356
108. Storella RJ, Jaffe J, Mehr E, Rosenberg H (1989) In vitro investigations of the priming principle for rapid neuromuscular block. Br J Anaesth 62: 478–482
109. Swen J, Rashkovsky OM, Ket JM, Koot HWJ, Hermans J, Agoston S (1989) Interaction between nondepolarizing neuromuscular blocking agents and inhalational anesthetics. Anesth Analg 69: 752–755
110. Thomas PD, Worthley LIG, Russell WJ (1984) How useful is visual and tactile assessment of neuromuscular blockade using a peripheral nerve stimulator? Anaesth Intens Care 12: 68–69
111. Tullock WC, Diana P, Cook DR, Wilks DH, Brandon BW, Stiller RL, Beach CA (1990) Neuromuscular and cardiovascular effects of high-dose vecuronium. Anesth Analg 70: 86–90
112. Ulsamer B (1988) Vecuroniumbromid: Beeinflussung der Pharmakodynamik durch Etomidat, Cimetidin und Ranitidin. Anaesthesist 37: 504–509
113. Ulsamer B, Markreiter M, Taeger K, Doenicke A (1990) Einfluß von Antihistaminika auf die Wirkdauer von Atracurium und Vecuronium. Anaesthesist 39: S 102
114. Utting JE, Hunter JM, Jones RS (1982) Atracurium in patients with no renal function. Anesthesiology 57: A 252
115. van den Brom RH, Wierda JMKH, Agoston S (1987) Pharmacokinetics of atracurium and metabolites in normal and renal failure patients. Anesthesiology 67: A 606
116. Viby-Mogensen J, Jorgensen BC, Ording H (1979) Residual curarisation in the recovery room. Anesthesiology 50: 539–541
117. Viby-Mogensen J (1982) Clinical assessment of neuromuscular blockade. Br J Anaesth 54: 209–223
118. Viby-Mogensen J, Jensen NH, Engbaek J, Ording H, Skovgaard LT, Chraemmer-Jorgensen B (1985) Tactile and visual evaluation of the response to train of four nerve stimulation. Anesthesiology 63: 440–443
119. Wali FA, Hayter A, Greenidge E, Makinde V (1988) Histamine release by some new skeletal muscle relaxants studied at the rat ileum. Acta Physiol Hung 71: 435–444
120. Ward S, Boheimer N, Weatherley BC, Simmonds RJ, Dopson TA (1987) Pharmacokinetics of atracurium and its metabolites in patients with normal renal function and in patients in renal failure. Br J Anaesth 59: 697–706
121. Waser PG (1973) Localisation of C14-Pancuronium by histo- and whole body-autoradiography in normal and pregnant mice. Naunyn Schmiedebergs Arch Pharmacol 279: 399–412
122. Watkins J (1987) Investigation of allergic and hypersensitivity reactions to anaesthetic agents. Br J Anaesth 59: 104–111
123. Watkins J (1988) Anaphylactoid response to neuromuscular blockers: atracurium in perspective In: Jones RM, Payne JP (eds) Recent developments in muscle relaxation: Atracurium in perspective. Royal Soc Med Serv International Congress and Symposium Series No. 131, London, pp 13–20
124. Waud BE, Waud DR (1971) The relation between the response to train-of-four stimulation and receptor occlusion during competitive neuromuscular block. Anesthesiology 35: 456–464

125. Waud BE (1972) The margin of safety of neuromuscular transmission in the muscle of the diaphragm. Anesthesiology 37: 417–422
126. Waud BE (1981) Was sollte der Kliniker über das Konzept der relativen Rezeptorblokkade wissen? In: Buzello W (Hrsg) Muskelrelaxantien INA Bd. 30, Thieme Verlag, Stuttgart, New York, S 48–57
127. Westra P, Vermeer GA, deLange AR, Scaf AHJ, Meijer DKF, Wesseling H (1981) Hepatic and renal disposition of pancuronium and gallamine in patients with extrahepatic cholestasis. Br J Anaesth 53: 331–338
128. Wood M, Watkins J, Wild G, Levy CJ, Harrington C (1985) Skin testing in the investigation of reactions to intravenous anaesthetic drugs. A prospective trial of atracurium and tubocurarine. Ann Fr Anesth Réanim 4: 176–179
129. Yate PM, Flynn PJ, Arnold RW, Weatherly BC, Simmonds RJ, Dopson T (1987) Clinical experience and plasma laudanosine concentrations during the infusion of atracurium in the intensive therapy unit. Br J Anaesth 59: 211–217
130. Zahl K, Eisenkraft JB, Sampson IH, Miller R (1989) Lidocaine potentiates vecuronium: a dose-response neuromuscular study. Anesthesiology 71: A 789
131. Zukaitis MG, Hoech GP (1979) Train of four measurement of potentiation of curare by lidocaine. Anesthesiology 51: A 288

Vermeidung von Zwischenfällen bei der Anwendung von Anticholinergika und bei der Antagonisierung einer Muskelrelaxation mit Cholinesteraseantagonisten

G. G. Braun

Die Vermeidung von Zwischenfällen bei der Anwendung von Anticholinergika und Cholinesteraseantagonisten bedeutet, sich mit den Wirkungsprinzipien, den Nebenwirkungen und den Risiken beider Substanzgruppen auseinanderzusetzen.

Lange bekannt ist die Toxizität natürlich vorkommender Stoffe aus beiden Gruppen. Die Tollkirsche enthält Atropin, delirante Zustände nach dem Genuß der Früchte verhalfen der Pflanze zu ihrem Namen. Carl von Linné nannte die Pflanze Atropa Belladonna nach Atropos, der ältesten der drei Parzen in der griechischen Mythologie, die die Lebensfäden abschnitt. Calabarbohnen, die Samen von Physostigma venenosum, einer westafrikanischen Schlingpflanze, enthalten Physostigmin. Sie wurden bei rituellen Handlungen und für Gottesurteile verwendet.

Acetylcholin als Transmitter

Pharmaka beider Gruppen beeinflussen die Übertragung an cholinergen Rezeptoren, indem sie entweder die Acetylcholinkonzentration am Rezeptor erhöhen (Cholinesteraseantagonisten) oder cholinerge Rezeptoren blockieren (Anticholinergika). Cholinerge Rezeptoren finden sich an den autonomen Ganglien des Parasympathikus, des Sympathikus und der Nebennieren (nikotinische Rezeptoren). Cholinerge Rezeptoren finden sich weiter am Parasympathikus postganglionär (muskarinische Rezeptoren) sowie an der neuromuskulären Synapse (nikotinische Rezeptoren, Abb. 1 [4]). Dementsprechend komplex und scheinbar verwirrend werden Eingriffe in das Zusammenspiel von Acetylcholin und cholinergem Rezeptor sein [14].

Anticholinergika

Anticholinergika im weitesten Sinne sind Substanzen, die nikotinische und muskarinische Rezeptoren blockieren. Im klinischen Sprachgebrauch werden lediglich Substanzen, die die muskarinischen Rezeptoren besetzen, als Anticholinergika bezeichnet. Ganglienblocker und nichtdepolarisierende Relaxanzien fallen demnach nicht unter diesen Begriff.

Acetylcholin entfaltet seine peripheren muskarinischen Wirkungen am Herzen, an der glatten Muskulatur und an den Drüsen. Klinisch wirkt sich eine

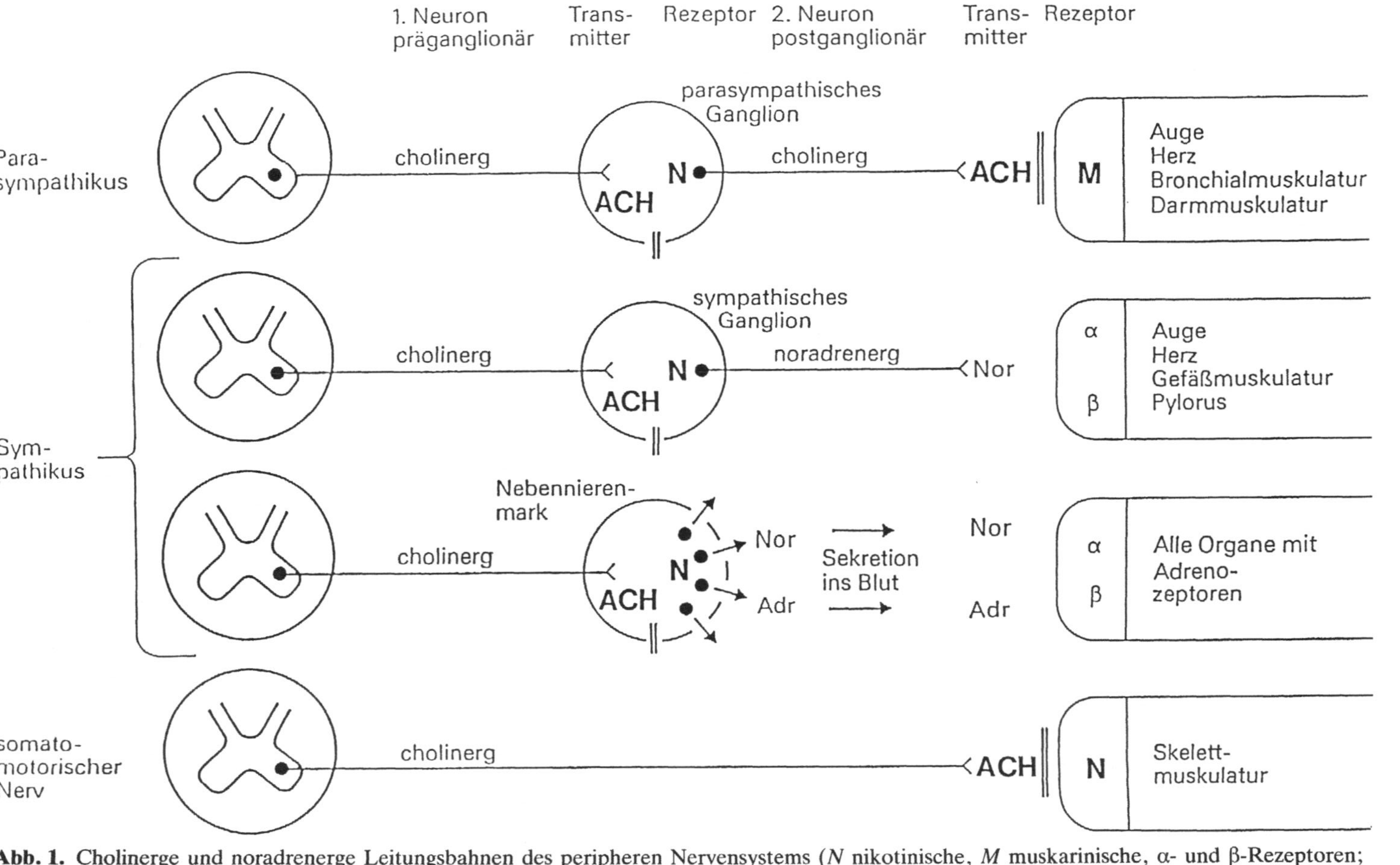

Abb. 1. Cholinerge und noradrenerge Leitungsbahnen des peripheren Nervensystems (*N* nikotinische, *M* muskarinische, α- und β-Rezeptoren; Neurotransmitter: *ACH* Acetylcholin, *Nor* Noradrenalin, *A* Adrenalin). (Nach [4])

Die muskarinischen Wirkungen (+ = Erhöhung, – = Verminderung) des Acetylcholins sind [7]:

• Herz:	
Frequenz	– – –
Kontraktilität	–
Leitung	– –
• glatte Muskulatur:	
Gefäße	–
Bronchialsystem	++
Gastrointestinalsystem	
Motilität	++
Sphinkter	– –
Galle	++
Iris	++
Urogenitaltrakt	
Motilität	++
Sphinkter	– –
• Drüsensekretion:	
Atmung	+++
Schweiß	++
Speichel	++
gastrointestinal	++

Blockade der muskarinischen Rezeptoren demnach am Herzen, an den Verdauungsorganen, an den Gallenwegen, an der Harnblase, am Bronchialsystem, am Auge sowie an den genannten Drüsen aus [4, 6, 16, 19].

Für die Praxis kommen vor allem 3 Substanzen in Betracht. Atropin und Scopolamin kommen natürlich in zahlreichen Nachtschattengewächsen vor. Glycopyrrolat, eine halbsynthetische Substanz, kann aufgrund einer 4-wertigen Ammoniumgruppe im Gegensatz zu den beiden genannten Pharmaka nicht die Blut-Hirn-Schranke passieren. Abgesehen von ihren Wirkungen auf das zentrale Nervensystem unterscheiden sich die 3 Pharmaka lediglich quantitativ, jedoch nicht qualitativ in ihren Wirkungen (Tabelle 1).

Anticholinergika

- beeinflussen in niedriger Dosierung Speichel-, Schweiß- und Bronchialdrüsensekretion,
- in mittlerer Dosierung wirken sie vor allem auf die Herzfrequenz und in geringem Umfang auf das Auge,
- in höherer Dosis vermindern sie Volumen und pH-Wert des Magensaftes,
- und in hohen bzw. bereits toxischen Dosen üben sie eine geringe ganglienblockierende Wirkung sowie an der neuromuskulären Synapse eine curariforme Wirkung aus.

Erwünschte und unerwünschte Wirkungen der Anticholinergika sind [4]:

- Herz/Kreislauf:
  - Tachykardie,
  - Verkürzung der a.v.-Überleitung,
  - Erweiterung der Hautgefäße.

- Verdauungsorgane:
  - Hemmung der Speichelsekretion,
  - Hemmung der Magensaftsekretion,
  - Dämpfung der Motilität,
  - Beseitigung von Spasmen.
- Harnblase:
  - Atonie.

- Gallenwege:
  - Hemmung der Muskulatur der Gallenblase,
  - Beseitigung eines Spasmus des sphincter Oddi.

- Bronchien:
  - Beseitigung parasympathisch bedingter Spasmen,
  - Hemmung der Bronchialsekretion,
  - Hemmung der Aktivität des Flimmerepithels.

- Auge:
  - Erschlaffung des Ziliarmuskels,
  - Erschlaffung des m. sphincter pupillae.

- Schweißdrüsen:
  - Hemmung der Sekretion,

- Zentralnervensystem:
  - motorische Erregung, motorische Dämpfung,
  - Delirien, Halluzinationen.

Tabelle 1. Anticholinergika: Vergleich der Wirkungen. (Nach [16])

	Atropin	Glycopyrrolat	Scopolamin
Herzfrequenz	+++	++	+
Drüsensekretion	+	++	+++
Glatte Muskulatur	++	++	+
Auge	+	0	+++
Magensekretion	±	±	±
ZNS	++	0	+++

Kardiovaskuläres System

Der Schutz vor vagalen Reflexbradykardien und die Hebung der Herzfrequenz stellen die Hauptindikationen für die Gabe von Anticholinergika dar.

Alle 3 Substanzen heben dosisabhängig die Herzfrequenz. Atropin zeigt die ausgeprägtesten Effekte, Scopolamin wirkt geringer und kürzer, die Wirkungen von Glycopyrrolat sind ebenfalls geringer als die von Atropin. In niedriger Dosierung oder nach i.m.-Gabe führen alle 3 Substanzen initial zu einer Senkung der Herzfrequenz. Als Ursache wird eine Stimulation zentraler kardioinhibitorischer Zentren diskutiert. Da jedoch auch nach Glycopyrrolat, das aufgrund seiner Struktur nicht die Blut-Hirn-Schranke überwinden kann, diese Bradykardien auftreten, scheinen periphere Ursachen wahrscheinlicher. Biphasische Reaktionen des Sinusknotens oder cholinerge Eigenaktivitäten der Anticholinergika kommen dafür in Frage. Bei Scopolamin i.m. sowie nach Atropin i.m. in der üblichen niedrigen Prämedikationsdosis sind diese Bradykardien regelmäßig zu beobachten. Nach höheren Dosen oder nach i.v.-Gabe werden die Bradykardien überdeckt.

Intravenöse Dosen der Anticholinergika, die sicher vor vagalen Reflexen schützen, führen regelmäßig zu Arrhythmien auf Vorhof-, AV-Knoten- und Ventrikelebene. Unter Halothan ist eine weitere Zunahme der Rhythmusstörungen zu beobachten. Die Wirkungen der Anticholinergika auf den Blutdruck sind geringfügig und inkonstant, lediglich toxische Dosen verursachen eine Depression zentraler Vasomotorenzentren. Besondere Vorsicht ist nach Verabreichung von Anticholinergika bei solchen Erkrankungen des kardiovaskulären Systems geboten, bei denen Tachykardien zu einer akuten Dekompensation führen können (z.B. Mitralstenose, ggf. Aortenstenose).

Gastrointestinalsystem

Die Hemmung der Speichelsekretion ist nach Scopolamin und Glycopyrrolat ausgeprägt bzw. langanhaltend. Der Magensaft wird erst nach hohen Dosen in Volumen und pH reduziert. Der Tonus des unteren Ösophagusspinkters ist vermindert und die Motilität, besonders des Kolons, wird reduziert. Erst hohe Dosen, die aber bereits okuläre und kardiale Effekte zeigen, beeinflussen die Motilität nachhaltig. Ein relevanter antiemetischer Effekt ist lediglich dem Scopolamin zuzuschreiben. Aufgrund ihrer geringen Wirkungen auf den Magensaft, der nachteiligen Wirkungen auf den Ösophagusspinkter sowie ihrer geringen antiemetischen Potenz sind Anticholinergika unter dem Gesichtspunkt einer Aspirationsvermeidung präoperativ nicht indiziert [1].

Urogenitaltrakt

Uretheren und Blase werden durch Anticholinergika dilatiert, die Kontraktionen vermindert. Eine Harnretention kann auftreten; Vorsicht ist bei Patienten mit Prostatahypertrophie geboten.

Atmung

Die Drüsentätigkeit im Mund, Pharynx und in den Bronchien wird reduziert. Eine Erweiterung der glatten Muskulatur in den Bronchien und Bronchiolen führt zu einer Verminderung der „resistance“. Demgegenüber stehen die Sekreteintrocknung sowie eine reduzierte Motilität des Zilienapparates und eine Zunahme des Totraums. Dadurch können Anticholinergika beim Asthmatiker durchaus zu einer Verschlechterung der Symptomatik führen.

Auge

Anticholinergika verursachen eine Erschlaffung des M. ciliaris und des M. sphincter pupillae. Die Wirkung niedriger bis mittlerer Dosen ist i. allg. zu vernachlässigen, lediglich beim untherapierten Engwinkelglaukom kann ein Anfall ausgelöst werden. Topisch aufgebrachte Pharmaka (z.B. Cholinesterasehemmer) antagonisieren jederzeit und sicher die Wirkung der systemisch verabreichten Anticholinergika. Sie können unter der lokalen Therapie gefahrlos bei Glaukompatienten verabreicht werden.

Thermoregulation

Unter mittleren Dosen wird bei Erwachsenen die Thermoregulation durch Hemmung der Schweißdrüsen nicht gestört. Höhere Dosen können einen „flush“ im Gesicht- und Halsbereich verursachen. Kinder hingegen sind außerordentlich empfindlich und reagieren mit hyperthermen Zuständen (Atropinfieber). Insbesondere sind Kinder bei Fieber oder bei erhöhten Außentemperaturen gefährdet. Wird Atropin i.v. nach Narkoseeinleitung zur Dämpfung vagaler Reflexe für die Intubation verabreicht (dies sollte bei Kindern bis zum 1. Lebensjahr geschehen), sind hypertherme Zustände nicht beschrieben [15].

Zentralnervensystem

Scopolamin und Atropin, nicht jedoch Glycopyrrolat, können die Blut-Hirn-Schranke passieren und zentrale muskarinische und nikotinische Rezeptoren besetzen [18]. Das klinische Bild reicht von Ruhelosigkeit und Halluzinationen bis zu Sonmolenz und Koma. Die sedierende Wirkung von Scopolamin, die z.T. mit einer Anmesie einherging, wurde zur Prämedikation genutzt. Da das neurologische Bild nach Anticholinergika jedoch so vielschichtig und auch unberechenbar sein kann, sollten diese Symptome eindeutig als unerwünschte Nebenwirkungen eingestuft werden. Lediglich bei Kindern, die sich einem HNO-ärztlichen Eingriff unterziehen und bei denen eine Sekretionsminderung erwünscht ist, besitzt Scopolamin in der Prämedikation wegen seiner zusätzlichen sedierenden Wirkungen noch eine gewisse Berechtigung.

Pharmaka mit anticholinerger Aktivität:

- Anticholinergika:
  - Ipratropiumbromid,
  - Scopolaminbutylbromid,
  - Pirenzepin;
- trizyklische Antidepressiva:
  - Amitriptylin,
  - Desimipramin,
  - Imipramin,
  - Doxepin;
- Antipsychotika:
  - Chlorpromazin,
  - Butyrophenone,
  - Thioridazin;
- Antihistaminika:
  - Diphenhydramin,
  - Promethazin;
- Anti-Parkinson-Mittel:
  - Anticholinergika,
  - dopaminerge Substanzen.

Wechselwirkungen mit anderen Pharmaka

Pirenzepin, Ipratropriumbromid, und Butylscopolamin sind Anticholinergika mit speziellen Indikationen und können die Nebenwirkungen zusätzlich verabreichter Anticholinergika verstärken. Trizyklische Antidepressiva, Antipsychotika und Antihistaminika haben ebenfalls anticholinerge Wirkung und können in Kombination mit Atropin oder Scopolamin zu zentralanticholinergen Syndromen führen. Anti-Parkinson-Substanzen haben entweder selbst anticholinerge Wirkung oder sind als dopaminerge Substanzen (L-Dopa, Adamantin) auf ein Gleichgewicht der cholinergen und dopaminergen Zentren angewiesen.

Indikationen für Anticholinergika

Bei kritischer Betrachtung der Nebenwirkungen bzw. bei Abwägung der Vor- und Nachteile bleiben wenige Indikationen für die perioperative Gabe von Anticholinergika übrig. Anxiolyse, Sedierung und der antiemetische Effekt in der Prämedikation, die Sekretionsminderung, die Broncholyse, die Spasmolyse sowie die Wirkungen auf den Magensaft gehören nicht dazu. Als sichere Indikationen gelten der Schutz vor vagalen Reflexen, die Antagonisierung der cholinergen Nebenwirkungen der Cholinesteraseantagonisten sowie die Therapie von Frequenzabfällen [9]. Bradykardien werden am besten mit Atropin i.v. behandelt, Scopolamin hat eine geringe Wirkung auf die Frequenz, der Wirkungsbeginn von Glycopyrrolat tritt erst nach 3–5 min ein.

Erwünschte und unerwünschte Wirkungen Cholinesteraseantagonisten [nach 4]:

- Herz/Kreislauf:
  Bradykardie, a.v.-Block,
  Gefäßerweiterung,
  Blutdrucksenkung;
- Verdauungsorgane:
  Anregung der Speichelsekretion,
  Anregung der Magensaftsekretion,
  Kontraktion der glatten Muskulatur,
  Erschlaffung der Sphinkteren;
- Harnblase:
  Kontraktion des M. detrusor;
- Gallenwege:
  Kontraktion des Oddi-Sphinkters;
- Bronchien:
  Spasmen der Bronchialmuskulatur,
  Steigerung der Sekretion;
- Auge:
  Kontraktion des M. ciliaris,
  Kontraktion des M. sphincter iridis;
- Schweißdrüsen:
  Steigerung der Sekretion.

Cholinesteraseantagonisten

Nebenwirkungen und Komplikationen bei der Antagonisierung einer Muskelrelaxation mit Cholinesteraseantagonisten können vielfältige Ursachen haben [17, 18]. Es sind Nebenwirkungen,
- die durch die Erhöhung von Acetylcholin an den nikotinischen und muskarinischen Rezeptoren entstehen [4],
- die ihre Ursache in der Kombination von Cholinesteraseantagonisten und Anticholinergika haben,
- die mit der Antagonisierung der Muskelrelaxation selbst einhergehen.

Nebenwirkungen der Cholinesteraseantagonisten

Die pharmakologischen Effekte der Cholinesteraseantagonisten werden durch die Anhäufung von Acetylcholin an den muskarinischen und nikotinischen Rezeptoren ausgelöst. Dies betrifft die Rezeptoren der neuromuskulären Endplatte, die Rezeptoren der ganglionären sympathischen und parasympathischen Übertragung sowie die postganglionären parasympathischen (muskarinischen) Rezeptoren. Für die Effekte an den parasympathischen, muskarinischen Rezeptoren sind geringere Konzentrationen von Acetylcholin erforderlich als für die Effekte an der neuromuskulären Endplatte.

Kardiovaskuläre Nebenwirkungen

Die kardiovaskulären Wirkungen der Cholinesteraseantagonisten sind komplex. Sie werden sowohl durch die postganglionären parasympathischen Effekte als auch durch die Wirkung auf die autonomen Ganglien verursacht [13]. Hypotonie und Bradykardie sind die Folge. Bei gleichzeitiger Verabreichung von Anticholinergika können umgekehrt Tachykardien und Hypertonien auftreten. Die Ursache der letzteren Reaktionen liegt in der Ausschaltung von Strukturen, die dämpfend auf den Sympathikus wirken. Aus den genannten Gründen ist besondere Vorsicht bei der Anwendung von Cholinesteraseantagonisten bei Patienten mit Erkrankungen des kardiovaskulären Systems geboten. Insgesamt sind die muskarinischen Wirkungen von Pyridostigmin und Edrophonium geringer als von Neostigmin [12].

Bronchialsystem

Bei prädisponierten Patienten können Bronchokonstriktionen bis zu Asthmaanfällen nach Cholinesteraseantagonisten auftreten. Die deutliche Zunahme der Sekretion kann diese Symptomatik weiter verstärken.

Gastrointestinaltrakt

Cholinesteraseantagonisten erhöhen die Menge und den pH-Wert des Magensaftes durch Stimulation der Parietalzellen. Sie führen zu einer erhöhten Motilität des gesamten Gastrointestinaltraktes. Dies betrifft im besonderen den unteren Ösophagus mit einer Erhöhung des Tonus und die Motilität des Kolons. Trotz der Motilitätssteigerung führt die Gabe dieser Substanzen postoperativ nicht zu einer erhöhten Rate von Anastomoseninsuffizienzen. Die motilitätssteigernde Wirkung kann durch Anticholinergika reduziert werden.

Cholinesteraseantagonisten und Anticholinergika

Aufgrund der ausgeprägten muskarinischen Nebenwirkungen der Cholinesteraseantagonisten bei der Antagonisierung einer Muskelrelaxation ist die Gabe von Anticholinergika obligat. Wirkungsbeginn und Wirkungsdauer der zu

Tabelle 2. Cholinesteraseantagonisten: Wirkungseintritt und Wirkungsdauer äquipotenter Dosen. (Nach [2])

	Edrophonium (0,5 mg/kg)	Neostigmin (0,04 mg/kg)	Pyridostigmin (0,21 mg/kg)
Beginn [min]	1,2 ± 0,2	7,1 ± 0,6	12,2 ± 1,8
Dauer [min]	66 ± 7,0	76 ± 6,0	130 ± 7,0

Tabelle 3. Anticholinergika: Wirkungsbeginn und Wirkungsdauer äquipotenter Dosen. (Nach [7])

	Atropin (10 µg/kg)	Glycopyrrolat (5 µg/kg)
Beginn [min]	1	4
Dauer [min]	15–30	120–240

verabreichenden Pharmaka sollten aufeinander abgestimmt sein (Tabelle 2 [2] und 3 [7]). Diesbezüglich entsprechen sich Edrophonium und Atropin sowie Neostigmin bzw. Pyridostigmin und Glycopyrrolat im Wirkungsverlauf [3]. Das sozusagen spiegelbildliche Verhalten der beiden Substanzen auf die Herzfrequenz führt zu einer bemerkenswerten Stabilität im Frequenzverhalten [5, 10].

Komplikationen bei der Antagonisierung der Muskelrelaxation

Ist in der frühen postoperativen Phase eine Beeinträchtigung der Atmung durch Narkotika und Analgetika in einem gewissen Umfang nicht zu vermeiden, so ist in jedem Fall die Beeinträchtigung der Atmung durch eine Restparalyse auszuschließen. Die Antagonisierung einer Relaxation ist bei Relaxanzien mit langer Wirkungsdauer (z.B. Alcuronium, Pancuronium, Doxacurium, Pipecuronium) indiziert, bei Relaxanzien mit mittellanger Wirkungsdauer (Atracurium, Vecuronium) wird sie v.a. nach der Gabe von repetitiven Dosen u.U. auch notwendig sein.

Zwischenfälle können nun sowohl durch eine zu niedrige Dosierung der Antagonisten aus der nachfolgenden Restrelaxierung als auch durch eine Überdosierung mit den genannten vegetativen Symptomen auftreten.

In der Tabelle 4 sind je nach Blocktiefe entsprechende Dosen der Antagonisten angegeben. Durch intraoperativen Einsatz der Relaxometrie sollte jedoch immer zu Operationsende eine ausreichende Wiederherstellung einer neuromuskulären Übertragung angestrebt werden, um die Dosis der Antagonisten möglichst niedrig zu halten. Der Trend geht sogar dahin, bei weitgehender Erholung der neuromuskulären Blockade lediglich geringe Dosen der Cholinesteraseantagonisten (z.B. Neostigmin 0,5 mg i.v. oder Pyridostigmin 2,5 mg i.v.) zu verabreichen. Bei dieser niedrigen Dosierung ist die gleichzeitige Gabe von

Tabelle 4. Antagonisierung einer neuromuskulären Blockade. Empfohlene Dosen der Cholinesteraseinhibitoren Neostigmin, Pyridostigmin und Edrophonium sowie der Anticholinergika Glycopyrrolat und Atropin bei den verschiedenen Blocktiefen (*T_4-Zahl*). (Nach [11])

Blocktiefe	T_4	Neostigmin (Glycopyrrolat) [µ/kg]	Pyridostigmin (Glycopyrrolat) [µg/kg]	Edrophonium (Atropin) [µg/kg]
Gering	4	25 (5)	100 (5)	500 (10)
Mittel	2–3	50 (10)	200 (10)	1000 (10)
Tief	0–1	keine Antagonisierung!!		

Anticholinergika aufgrund der minimalen muskarinischen Nebenwirkungen vermutlich nicht erforderlich.

Ist nach Verabreichung der Antagonisten keine ausreichende Erholung der neuromuskulären Übertragung eingetreten, so sollte nach den Ursachen geforscht und eine weitere Dosiserhöhung der Antagonisten nicht in Erwägung gezogen werden [8]:

- Ist genug Zeit nach Verabreichung der Antagonisten verstrichen?
  Bei einer mittleren Blocktiefe schwankt die Zeit von der Verabreichung der Antagonisten bis zur Wiederherstellung der neuromuskulären Übertragung von 5–15 min.
- War die neuromuskuläre Blockade zu tief?
  Zeigt die Nervenstimulation zu Operationsende eine nahezu 100%ige Blockade an, so ist auch nach Antagonisierung in aller Regel keine ausreichende Erholung zu erzielen. Bei einer weiteren Verabreichung der Antagonisten nehmen lediglich die Nebenwirkungen zu.
- Wie ist der Elektrolyt- und Säure-Basen-Status?
  Eine respiratorische Azidose kann einen neuromuskulären Block verstärken und eine Antagonisierung abschwächen. Zu beachten ist hier der Circulus vitiosus: Hypoxie, Verstärkung der neuromuskulären Blockade, Hypoventilation usw.. Elektrolytentgleisungen (Kalium, Kalzium) vermindern die Wirkung von Cholinesteraseantagonisten.
- Wie ist die Körpertemperatur?
  Hypothermie kann ebenfalls einen neuromuskulären Block durch depolarisierende Relaxanzien verstärken.
- Erhält der Patient Medikamente, die eine Antagonsierung erschweren?
  Zahlreiche Substanzen können einen neuromuskulären Block verstärken. Von gewisser klinischer Bedeutung sind Antibiotika.
- War die Elimination des Relaxans vermindert?
  Je nach Ausscheidungs- oder Metabolisierungsrate können Leber- und Niereninsuffizienz zu einer protrahierten Relaxanswirkung führen. Auch hier bewahrt die Überwachung der Relaxation mittels Nervenstimulation vor einer Überdosierung.

Eine richtige Indikationsstellung, die richtige Wahl des Medikamentes bzw. der Medikamentenkombination, die Wahl der richtigen Dosierung sowie die Vertrautheit mit den Wirkprinzipien und den Nebenwirkungen der genannten Medikamente werden helfen, Zwischenfälle zu vermeiden.

Literatur

1. Cotton BR, Smith G (1981) Anticholinergic premedication and regurgitation. Br J Anaesth 53: 445
2. Cronnelly R, Morris RB (1982) Antagonism of neuromuscular blockade. Br J Anaesth 54: 183
3. Cronnelly R, Morris RB, Miller RD (1982) Edrophonium: duration of action and Atropine requirement in humans during Halothane anesthesia. Anesthesiology 57: 261
4. Greeff K, Palm D (1987) Einführung in die Pharmakologie des peripheren Nervensystems. In: Forth W, Henschler D, Rummel W (Hrsg) Allgemeine und spezielle Pharmakologie und Toxikologie. Wissenschaftsverlag, Mannheim Wien Zürich, p 103
5. Gyermek L (1978) The Glycopyrrolate-Pyridostigmine combination. Anesthesiol Rev, p 19
6. Innes IR, Nickerson M (1975) Atropine, Scopolamine, and related antimuscarinic drugs In: Goodmann LS, Gilman A (eds) The pharmacological basis of therapeutics. Macmillan, New York, p 514
7. Merin RG (1990) Parasympathetic drugs. In: Miller RD (ed) Anesthesia. Churchill Livingstone, New York, Edinburgh London Melbourne, p 485
8. Miller RD (1988) Antagonists in anaesthesia and intensive care In: Lawin PH, Aken H v., Mollmann M (eds) Antagonists in anaesthesia and intensive care. INA Bd 66. Thieme, Stuttgart New York, p 44
9. Mirakhur RK (1973) Anticholinergic drugs. Br J Anaesth 51: 671
10. Mirakhur RK (1985) Antagonism of the muscarinic effects of edrophonium with atropine or glycopyrrolate. Br J Anaesth 57: 1213
11. Ramsey F (1988) Reversal of neuromuscular blockade. Am Soc Anesth: 39th Annual refresher course lecture, San Francisco, p 254
12. Ravin MB (1979) Pyridostigmine as an antagonist of d-Tubocurarine-induced and Pancuronium-induced neuromuscular blockade. Anesth Analg 54: 317
13. Taylor P (1980) Anticholinesterase agents In: Goodman Gilman A, Goodman LS, Gilman A (eds) The pharmacological basis of therapeutics. Macmillan, New York, p 100
14. Taylor P (1980) Cholinergic agonists. In: Goodmann Gilman A, Goodman LS, Gilman A (eds) The pharmacological basis of therapeutics. Macmillan, New York, p 91
15. Steward DJ (1989) Psychological preparation and In: Gregory GA (ed) premedication Pediatric anesthesia. Churchill Livingstone, New York Edinburgh London Melbourne, p 523
16. Stoelting RK (1987) Anticholinergic drugs. In: Stoelting RK (ed) Pharmacology and physiology in anesthetic practice. Lippincott, Philadelphia, p 232
17. Stoelting RK (1987) Anticholinesterase drugs and cholinergic agonists. In: Stoelting RK (ed) Pharmacology and physiology in anesthetic practice. Lippincott, Philadelphia, p 217
18. Wood M (1982) Anticholinergic drugs; anesthetic premedication. In: Wood M, Wood AJJ (eds) Drugs and anesthesia. Williams & Wilkins, Baltimore London, p 141
19. Wood M (1982) Cholinergic and parasympathomimetic drugs. Cholinesterases and anticholinesterases In: Wod M, Wood AJJ (eds) Drugs and Anesthesia. Williams & Wilkings, Baltimore London, p 111

Vermeidung von Zwischenfällen bei der Anwendung von Katecholaminen, Phosphodiesterasehemmern und β-Adrenozeptorantagonisten während der Anästhesie

L. Brandt

Anästhesie und Operation beeinflussen das Herz-Kreislauf-System auf vielfältige Art, wobei sowohl funktionsverbessernde als auch funktionsverschlechternde Faktoren eine Rolle spielen können. Aber schon allein aufgrund des pharmakologischen Wirkprofils der Anästhetika überwiegen normalerweise die kreislaufdepressiven Ereignisse. Bei Abweichung der kardiovaskulären Leistung von einem situationsangepaßten Normbereich kann eine Therapie mit kreislaufwirksamen Pharmaka notwendig werden. Folgende Gruppen von Medikamenten stehen zur Verfügung:

- Katecholamine,
- Phosphodiesterasehemmer,
- Kalzium
- Vasodilatatoren
- Kalziumantagonisten,
- β-Adrenozeptorantagonisten
- Antiarrhythmika.

Der vorliegende Beitrag befaßt sich mit dem intra- und perioperativen Einsatz der sog. Inotropika und Vasopressoren sowie der β-Adrenozeptorantagonisten. Die anderen Substanzgruppen werden in separaten Kapiteln abgehandelt.

Kreislaufstimulierende Pharmaka (Inotropika)

Zu dieser Gruppe zählen die biologischen Katecholamine (Adrenalin, Noradrenalin, Dopamin), die synthetischen Katecholamine (Isoprenalin, Orciprenalin, Dobutamin, Dopexamin, Fenoldopam, Etilefrin), die Phosphodiesterasehemmer (Amrinon, Milrinon, Enoximon, Piroximon), sowie das Kalzium und das Mischpräparat Akrinor. Der Vollständigkeit halber wären hier noch das Histamin, das Glukagon und das Insulin zu nennen, die für die klinische Praxis jedoch nur eine unbedeutende Rolle spielen.

Wirkung der Katecholamine

Die globale Wirkung der Katecholamine erklärt sich am anschaulichsten aus ihrer phylogenetischen Bedeutung als Flucht- und Kampfhormone (W. B. Cannon 1939: „fight-or-flight reaction“). Ihre Synthese erfolgt in den dopami-

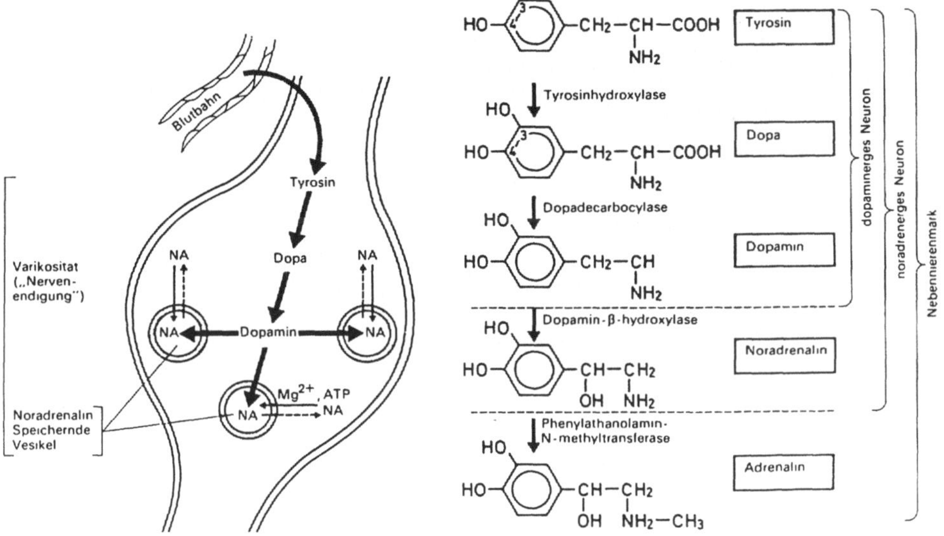

Abb. 1. Syntheseweg der biologischen Katecholamine. (Aus [11])

nergen oder noradrenergen Neuronen bzw. im Nebennierenmark aus der Aminosäure Tyrosin (s. Abb. 1).

Die Wirkung aller Katecholamine wird über unterschiedliche Rezeptoren, sog. Adrenozeptoren, vermittelt, wobei das Wirkprofil der einzelnen Substanz auf ihrer individuellen Rezeptorspezifität beruht. Man unterscheidet

- peripher exzitatorische,
- peripher inhibitorische,
- kardial exzitatorische,
- metabolische,
- endokrine und
- zentralnervöse Wirkungen.

Die Basis für die heute gültige Vorstellung der Katecholaminrezeptoren schuf H. H. Dale bereits am Beginn unseres Jahrhunderts mit seinen Untersuchungen zur „Adrenalinumkehr" bei Vorbehandlung mit Ergotoxin. Die Existenz verschiedener Adrenozeptoren wurde dann schließlich 1948 von Ahlquist postuliert. Heute unterscheidet man die in Tabelle 1 zusammengefaßten Adrenozeptorhaupt- und -subtypen.

Neben der unterschiedlichen Rezeptorspezifität der einzelnen Katecholamine ist deren Wirkung auch vom aktuellen Aktivitätszustand des Rezeptorsystems abhängig. So kommt es z. B. bei chronischer (endogener oder exogener) Stimulation durch Agonisten zu einer Abnahme der Rezeptorendichte und einer Beeinträchtigung der Rezeptor-/Effektorsystemkopplung. Diesen Effekt bezeichnet man als *Down-Regulation.*

Downregulation: Zeitabhängige zelluläre Gewöhnung an eine Stimulation durch Agonisten, d.h. verringerte Ansprechbarkeit der Zelle auf adrenerge Stimulation nach einer Langzeiteinwirkung eines α- oder β-Adrenozeptoragonisten.

Tabelle 1. Einteilung der Adrenozeptoren

Rezeptor	Kardiovaskuläre Antwort
α_1	Vasokonstriktion (Blutdruckanstieg)
α_2	Vasokonstriktion (Blutdruckanstieg); Hemmung der Noradrenalinfreisetzung an der adrenergen Synapse (Bludruck- und Herzfrequenzabfall ?)
β_1	Positive Inotropie, Chronotropie, Dromotropie
β_2	Vasodilation, vorwiegend im mesenterialen Gefäßbett und in der Skelettmuskulatur (Blutdruckabfall), evtl. auch positiv-inotrope und chronotrope Wirkung
$Dopamin_1$	Vasodilatation, vorwiegend im renalen, mesenterialen, koronaren und zerebralen Gefäßbett (Blutdruckabfall)
$Dopamin_2$	Hemmung der Noradrenalinfreisetzung an der adrenergen Synapse (Blutdruck- und Herzfrequenzabfall)

Entsprechend findet man nach z. B. einer Langzeitapplikation von β-Adrenozeptorantagonisten eine Zunahme der Dichte und eine Intensivierung der Rezeptor-Effektor-Systemkopplung der β-Adrenozeptoren. Diesen Effekt bezeichnet man als *Upregulation.*

Up-Regulation: „Supersensitivität" von Adrenozeptoren nach Langzeitapplikation von Adrenozeptorantagonisten.

Mit dem Effekt der Down-Regulation läßt sich die relative Katecholaminresistenz bei Patienten mit chronischer Herzinsuffizienz erklären (chronische Erhöhung der endogenen Katecholamine als Kompensationsversuch des Organismus auf eine erniedrigte Pumpleistung des Herzens). Der Effekt der Up-Regulation wiederum dürfte eine Mitursache für die erhöhte Infarktgefährdung bei akutem β-Rezeptorenblockerentzug sein (bei normalen endogenen Katecholaminspiegeln).

Die Erregung der β-Adrenozeptoren führt zu einer Aktivierung der Adenylcyclase und dadurch zu einem Anstieg des intrazellulären Gehalts an zyklischem 3'5'-Adenosinmonophosphat (cAMP), das dann als sog. „second messenger" der eigentliche Wirkungsvermittler ist (s. auch S. 195, Abb. 3). Hingegen sind die α-adrenozeptorvermittelten Effekte entweder cAMP-unabhängig (α_1) oder sie führen sogar, zumindest in einigen Geweben, zu einer Hemmung der Adenylzyklaseaktivität (α_2) [8].

Wirkung der Phosphodiesterasehemmer

Bei den heute bereits in der Klinik angewandten Phosphodiesterasehemmern unterscheidet man Substanzen vom Imidazoltyp (z. B. Enoximon) und Substanzen vom Bipyridintyp (z. B. Amrinon; Abb. 2).

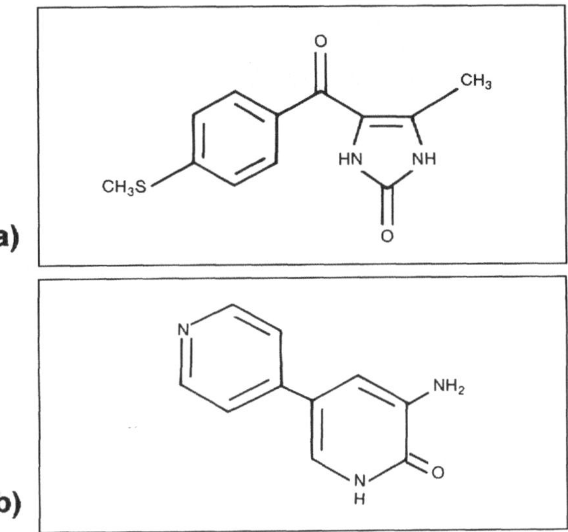

Abb. 2. Strukturformeln des Imidazolderivats Enoximon (*a*) und eines PDE-Hemmers vom Bipyridintyp: Amrinon (*b*)

Die Wirkung der Phosphodiesterasehemmer (PDE-Hemmer) ist nicht rezeptorvermittelt, sondern beruht auf einer Hemmung des intrazellulären, membrangebundenen Enzyms Phosphodiesterase III. Dadurch kommt es zu einer intrazellulären Anreicherung von zyklischem 3'5' AMP. Der Kalziumeinstrom über die langsamen Kanäle wird verstärkt und der Gehalt an freien Ca^{2+}-Ionen im sarkoplasmatischen Retikulum vermehrt (s. Abb. 3). Man kann kardial exzitatorische (positive Inotropie) und peripher inhibitorische (Vasodi-

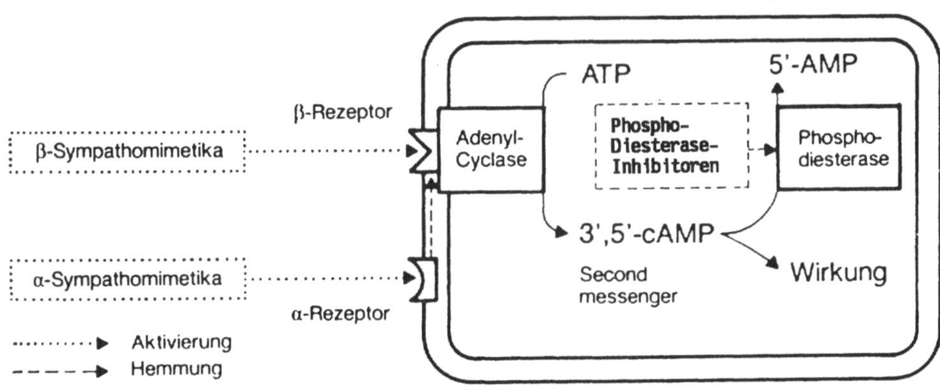

Abb. 3. Wirkmechanismen der Inotropika. Die α- und β-Rezeptoren befinden sich an der Außenseite der Zellmembran. Der Effektor ist die Adenylcyclase. Über die β-Rezeptorenstimulation wird die Adenylcylase durch Bindung von GTP aktiviert und mehr zyklisches AMP gebildet, das dann als „second messenger" die unterschiedlichen physiologischen oder pharmakologischen Wirkungen auslöst. Durch die α-Rezeptoren wird die Adenylcyclase durch Hydrolyse des gebundenen GTP zu GDP + P inaktiviert. Dadurch kommt es zu einer Senkung des intrazellulären cAMP. Das 3',5'-cAMP wird durch eine Phosphodiesterase, die durch PDE-Hemmer gehemmt werden kann, zu 5'-AMP hydrolisiert. (Nach [11])

latation) Wirkungen unterscheiden. Da sich beide Wirkungen bei den momentan verfügbaren PDE-Hemmern nicht trennen lassen, nennt man diese Stoffgruppe im angloamerikanischen Schrifttum auch „inodilators" [17].

Die direkte inotrope Wirkung der Katecholamine und der Phosphodiesterasehemmer beruht auf unterschiedlichen Wirkungsmechanismen: Durch die Katecholamine wird das Enzym Adenylatcyclase aktiviert und so eine verstärkte Synthese von cAMP induziert. Durch die Phosphodiesterasehemmer wird das Enzym Phosphodiesterase gehemmt und so der Abbau von cAMP verlangsamt.

Indikationen zur Therapie mit Inotropika

Die Indikationen zur perioperativen Therapie mit Katecholaminen und PDE-Hemmern lassen sich wie folgt zusammenfassen:
- linksventrikuläre, rechtsventrikuläre oder biventrikuläre Myokardinsuffizienz unterschiedlicher Genese (Anästhetika, extrakorporale Zirkulation, „cross-clamping" der Aorta, Hypervolämie, perioperativer Herzinfarkt, mechanische Kompromittierung des Herzens, „inflow occlusion");
- unerwünschter Abfall des peripheren Gefäßwiderstands (allergisch-anaphylaktische Reaktionen, extrakorporale Zirkulation, Hypothermie, Therapie mit Vasodilatoren zur Vorlastsenkung);
- Diuresesteigerung.

Dabei ist allerdings zu beachten, daß eine gezielte Auswahl der einzusetzenden Substanz entsprechend ihrem Wirkprofil erfolgen muß. Zum anderen sollte die Therapie v. a. der akuten Herzinsuffizienz immer primär mit Vasodilatatoren und erst bei ungenügender Wirkung dieser Substanzgruppe sekundär als Kombinationstherapie mit Katecholaminen erfolgen (näheres s. bei [22], S. 203). Allerdings gibt es auch Autoren, die den Einsatz von Inotropika als Mittel der ersten Wahl propagieren [14].

Die Anwendung von Inotropika ist dann zu erwägen, wenn einer oder mehrere der unten genannten Parameter unter Berücksichtigung der aktuellen Situation pathologisch verändert sind. Vor dem Einsatz ist dafür Sorge zu tragen, daß die Homöostase erhalten oder so gut wie möglich wiederhergestellt ist. Dazu gehören eine korrigierte Volumensituation, ein ausgeglichener Säure-Basen-Status, ein normaler Elektrolythaushalt, eine Normoventilation und ein bedarfsgerechter O_2-Status bzw. eine ausreichende Hb-Konzentration. Allein durch eine Normalisierung der Randbedingungen kann so nicht selten auf den geplanten Einsatz von Inotropika wieder verzichtet werden. Zu beachten ist allerdings auch, daß Katecholamine in azidotischem Milieu einen Teil ihrer Wirksamkeit einbüßen und katecholamininduzierte Rhythmusstörungen z. B. durch Elektroytimbalanzen aggraviert werden können [19].

Kriterien für den Einsatz von Inotropika

- arterieller Druck (Hypotension),
- Herzfrequenz (Tachykardie),
- Herzindex (< 2,5 l/min · m^2 KOF),
- pulmonalkapillärer Verschlußdruck PCWP (> 12 mm Hg),
- Zentralvenendruck ZVD (> 8 mm Hg),
- zentralvenöse (SvO_2) oder gemischtvenöse ($S\bar{v}O_2$) O_2-Sättigung (< 70 %),
- arteriogemischtvenöse O_2-Gehaltsdifferenz $a\bar{v}DO_2$ (> 5 ml/dl),
- Systemkreislaufwiderstand TPR (< 800 dyn · s · cm^{-5}),
- Diureseleistung (< 1 ml/kg KG · h).

Allgemeine Regeln zur Applikation

Die Applikation von Inotropika sollte nach Möglichkeit immer über einen separaten Zugang erfolgen (Ausnahmen: Bolusgaben). Um eine sichere und kontinuierliche Zufuhr zu gewährleisten (kurze Halbwertszeit der meisten Substanzen), ist die zentralvenöse einer periphervenösen Applikation vorzuziehen. Da bei den therapiebedürftigen Patienten in der Mehrzahl mehrere Substanzen gleichzeitig zum Einsatz kommen müssen, bieten die neuen mehrlumigen Zentralvenenkatheter bzw. die Pulmonalarterienkatheter mit zusätzlichem Infusionslumen (sog. VIP-Katheter = Venous-infusion-port-Katheter) die größte Anwendungssicherheit (*ein* Zugang für *eine* Substanz).

Eine Bolustherapie erscheint nur sinnvoll
- am Beginn einer Dauertherapie (v. a. bei PDE-Hemmern),
- bei Etilefrin, Akrinor, Kalzium,
- als „Starthilfe" nach extrakorporaler Zirkulation,

s. dazu auch Druckverlaufskurven nach Bolusapplikation verschiedener Substanzen in Abb. 4 – 7.

Auf die Verwendung von Dosierhilfen (Spritzenpumpen, peristaltische Pumpen) bei der Durchführung einer Dauertherapie sollte auf keinen Fall verzichtet werden.

Therapieziele

Als allgemeines Therapieziel kann die situationsorientierte Ansteuerung der Normalwerte der kardiovaskulären Funktion definiert werden. Definitiver Zielparameter ist die Aufrechterhaltung bzw. die Wiederherstellung einer adäquaten O_2-Versorgung der Gewebe. Entsprechend sind heute die Parameter des arteriellen und des gemischtvenösen O_2-Status die Überwachungsparameter der Wahl [5, 7]. Eine Annäherung an folgende Normwerte ist anzustreben:
- SaO_2 > 96 %,
- $S\bar{v}O_2$ 70-80 %,
- $a\bar{v}DO_2$ 4-5 ml/dl,

- Diureseleistung > 1 ml/kg KG · h,
- Füllungsdrücke ZVD 6- 8 mm Hg,
  PCWP 8-10 mm Hg,
- Herzindex > 2,5 l/m^2 KOF,
- Systemdruck- und Pulmonalisdrucknormalisierung.

Bei Patienten, die z. B. mit höheren endexspiratorischen Drücken beatmet werden, sind die Normalwerte der Füllungsdrücke entsprechend zu korrigieren. Der arterielle Blutdruck allein ist kein ausreichendes Therapiekriterium, da er auch bei manifester Linksherzinsuffizienz noch lange Zeit normal bleiben kann. Gleiches gilt für den Zentralvenendruck. Ebenso ist der Herzindex als Absolutwert nur im Kontext mit den Daten des O_2-Status aussagekräftig [5].

Auch das Verhalten der Kohlendioxydpartialdrücke (p_aCO_2, p_vCO_2, $p_{et}CO_2$), v. a. aber auch deren Relation zueinander, kann zur Kontrolle und Steuerung der Therapie mit Inotropika dienen. So ist eine zunehmende arteriogemischtvenöse pCO_2-Differenz ($a\overline{v}DpCO_2$), möglicherweise noch in Kombination mit einem erniedrigten $p_{et}CO_2$, ein zuverlässiger Hinweis auf ein inadäquates Herzzeitvolumen und kann in seiner Aussagekraft nicht hoch genug eingeschätzt werden.

Patientenmonitoring

Die Überwachung der Patienten während der Therapie mit Inotropika unter Zuhilfenahme der oben genannten Parameter macht ein erweitertes invasives Monitoring unumgänglich. An erster Stelle der Überwachungsmaßnahmen stehen jedoch die noninvasiven Verfahren der Pulsoxymetrie und der Kapnometrie. Zum Basismonitoring gehören aber auch die Kontrolle der Diurese, die invasive Überwachung des arteriellen Drucks und die kontinuierliche oder diskontinuierliche Kontrolle zentralvenöser Parameter (s. Tabelle 2). Aufgrund der zunehmenden Diskordanz zentralvenöser und gemischtvenöser Daten bei kritisch kranken Patienten ist die Indikation zur Pulmonalarterienkatheterisie-

Tabelle 2. Parameter der Patientenüberwachung während Inotropikatherapie

Methode	Parameter
Kapnometrie	$p_{et}CO_2$
Pulsoxymetrie	$pSaO_2$
Blasenkatheter	Urinproduktion
Arterielle Kanüle	p_{art}, artierieller O_2-Status, p_aCO_2, pHa
Zentralvenenkatheter	p_{CV}, zentralvenöser O_2-Status, p_vCO_2, pHv
Swan-Ganz-Katheter	p_{PA}, PCWP, Herzzeitvolumen, gemischtvenöser O_2-Status, $p_{\overline{v}}CO_2$, $pH\overline{v}$
Errechnete Daten	$a\overline{v}DO_2$, $a\overline{v}DpCO_2$, Herzindex

rung großzügig zu stellen. Bei aufkommenden Zweifeln über die Effizienz der eingeschlagenen Therapie ist der Pulmonalarterienkatheter nach wie vor die zuverlässigste Entscheidungshilfe.

Substanzen

Im folgenden sollen die einzelnen Substanzen kurz charakterisiert, sowie ihre Dosierung, Wirkung und Nebenwirkungen zusammengefaßt werden.

Katecholamine

Adrenalin (Epinephrin, Suprarenin)

Die Synthese des Adrenalin erfolgt im Nebennierenmark aus der Aminosäure Tyrosin über die Zwischenstufen Dopamin und Noradrenalin (s. S. 165, Abb. 1), der physiologische Adrenalinspiegel beträgt < 50 ng/l (< 50 pg/ml) [2]. Im Rahmen der Therapie einer perioperativen Herzinsuffizienz nach herzchirurgischen Eingriffen gilt Adrenalin bei einer Reihe von Autoren als das Katecholamin der 1. Wahl (z. B. [14]).

Wirkung: In niedriger Dosierung überwiegende β-Stimulation, Zunahme der α-Stimulation mit steigender Dosierung. Dosisabhängig machen sich ein deutlich positiv chronotroper Effekt und eine Tonisierung des kapazitiven Gefäßsystems mit Anstieg der rechtsventrikulären Vorlast bemerkbar. Die Halbwertszeit des Adrenalin beträgt 1-3 min (s. auch Abb. 4 a, b).

Dosierung: 10-200 ng/kg KG · min.

Beachte:
1. Bei Dosissteigerung zunehmende α-Stimulation,
2. Überwiegen der α-Stimulation unter chronischer β-Adrenozeptorblockade,
3. Rezeptoren-Down-Regulation bei Herzinsuffizienz,
4. Rezeptoren-Up-Regulation bei chronischer β-Adrenozeptorblockade,
5. Wirkungsminderung bei Azidose,
6. Wirkungsverstärkung durch Kortikosteroide,
7. verstärkte Arrhythmogenität in Kombination mit Halothan, Hypokaliämie, Hypoxämie, Hyperkapnie, Hypothermie,
8. eine Ampulle Suprarenin 1:1000 enthält 1 mg Adrenalin! Deshalb vor Anwendung unbedingt verdünnen (auf 1:10 000 oder gar 1:100 000).

Erfahrungen bei kardiochirurgischen Patienten haben gezeigt, daß Adrenalin in einem Dosierungsbereich mit überwiegender β-Stimulation (s. empfohlenen Dosierungsbereich) zur Therapie einer perioperativen Herzinsuffizienz allen anderen Katecholaminen – auch den synthetischen – überlegen sein kann [14, 16, 22].

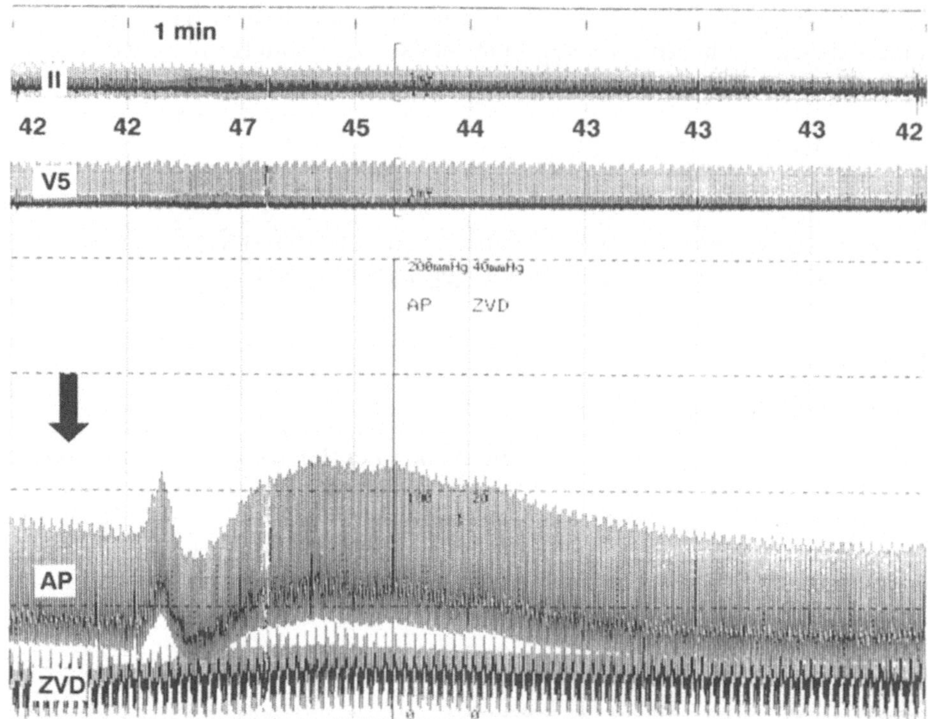

Abb. 4a. Verhalten des arteriellen Drucks *(AP)*, des Zentralvenendrucks (*ZVD*) und der Herzfrequenz (numerische Angaben) nach periphervenöser Gabe eines Bolus von 5 μg Adrenalin (*Pfeil*). Nach einem kurzen Druckanstieg (β_1-Wirkung am Herzen?) erfolgt zunächst noch einmal ein Druckabfall bis unter das Niveau vor Injektion (β_2-Effekt?). Gleichzeitig steigt die Herzfrequenz um 10 % von 42/min auf 47/min (reflektorisch bedingt und/oder positive Chronotropie?). Erst dann erfolgt der endgültige Blutdruckanstieg, begleitet von einem Rückgang der Herzfrequenz. Bereits nach 4 min ist die Wirkung auf den arteriellen Druck wieder vollständig abgeklungen, ja der systolische und der diastolische Wert liegen nun deutlich unter den Ausgangswerten vor Injektion (protrahierter β_2-Effekt?). Auch die Herzfrequenz hat sich wieder normalisiert. Der Zentralvenendruck steigt nach Injektion von 3 mm Hg auf 4 mm Hg an und bleibt dort bis zum Ende des Beobachtungszeitraums (tonisierender Effekt auf die kapazitiven Gefäße?), vgl. auch Druckkurvenverlauf nach Bolusinjektion von Etilefrin (S. 177, Abb. 6)

Noradrenalin (Norepinephrin, Arterenol)

Noradrenalin ist die Transmittersubstanz der postganglionären adrenergen Synapse und im Syntheseweg der biologischen Katecholamine die unmittelbare Vorstufe des Adrenalins (s. S. 165, Abb. 1). Sein Anteil am Katecholaminpool des Nebennierenmarks beträgt 10-20 %, kann jedoch bei einigen Phäochromocytomformen bis auf > 95 % ansteigen. Der physiologische Noradrenalinspiegel beträgt < 320 ng/l (< 320 pg/ml) [2].

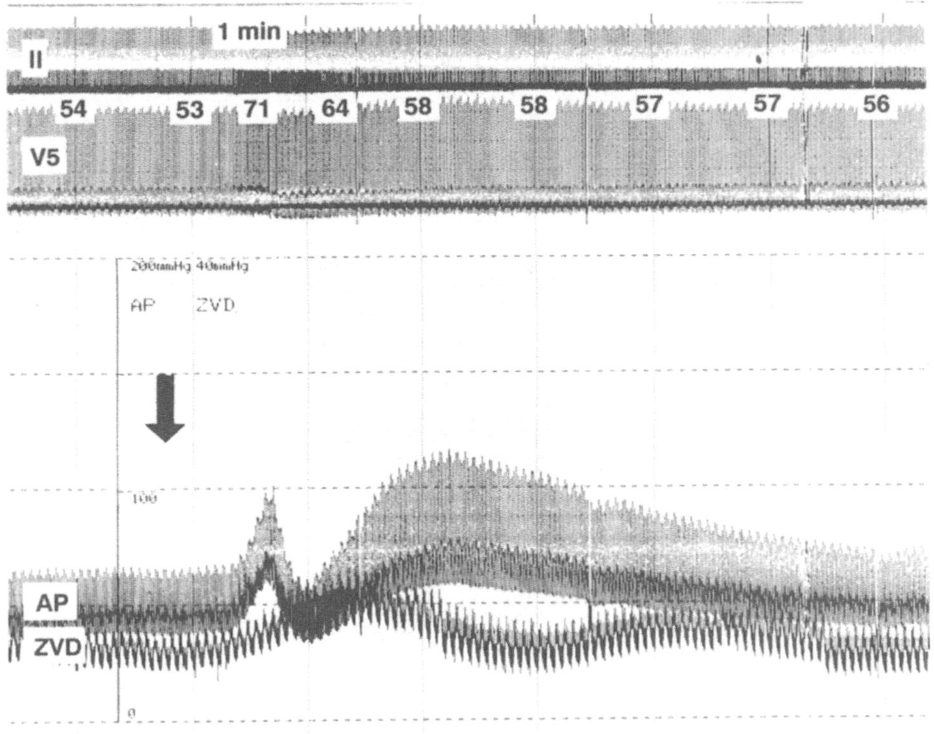

Abb. 4b. Wie Abb. 4a, hier jedoch Bolusinjektion von 10 μg Adrenalin. Auch hier deutlicher biphasischer Verlauf der Wirkung auf den arteriellen Blutdruck. Der positiv-chronotrope Effekt ist zwar auch nur kurzfristig, aber wesentlich deutlicher ausgeprägt als nach 5 μg Adrenalin: Zunahme der Herzfrequenz um 33 % von 54/min auf 71/min, das Ausgangsniveau wird aber bereits wieder 3 min nach Injektion erreicht. Die rechtsventrikuläre Vorlast steigt vorübergehend von 6 mm Hg auf 9 mm Hg an

Wirkung: Bereits in niedriger Dosierung überwiegt die Stimualtion der α_1-Rezeptoren, wobei jedoch gleichzeitig ein dem Adrenalin vergleichbarer β_1-stimulierender Effekt vorhanden ist. Positiv-chronotrope Effekte und Anstieg der rechtsventrikulären Vorlast sind nicht so stark ausgeprägt wie nach Gabe von Adrenalin (s. Abb. 5 a, b). Die Indikation für Noradrenalin ist im wesentlichen auf eine isolierte Erhöhung des TPR beschränkt, wie es z. B. unter Therapie mit Vorlastsenkern, bei Sepsis, Anaphylaxie und während EKZ (extrakorporale Zirkulation) notwendig werden kann. die Halbwertszeit des Noradrenalins beträgt 1-3 min (s. auch Abb. 5 a, b).

Dosierung: 10-200 ng/kg KG · min.

Beachte: Siehe S. 171, „Adrenalin“, Punkte 1-7.

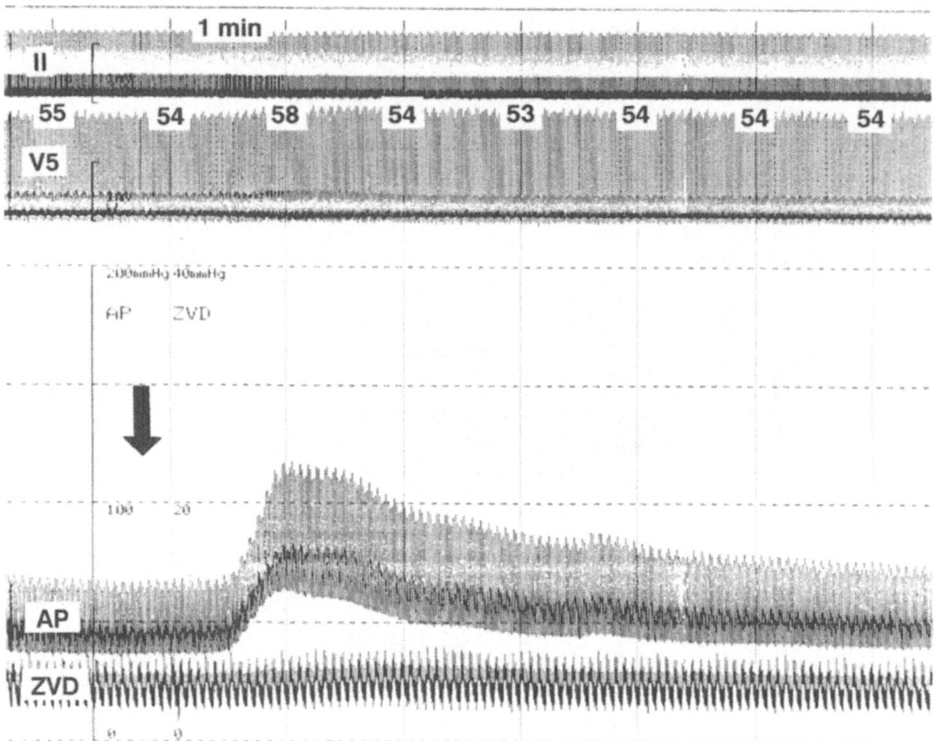

Abb. 5a. Verhalten des arteriellen Drucks (*AP*), des Zentralvenendrucks (*ZVD*) und der Herzfrequenz (numerische Angaben) nach periphervenöser Gabe eines Bolus von 5 μg Noradrenalin (*Pfeil*). Schneller, aber sehr kurzfristiger Druckanstieg bei nahezu gleichbleibender Frequenz und unveränderter rechtsventrikulärer Vorlast

Dopamin

Dopamin ist die biochemische Vorstufe des Noradrenalin und des Adrenalin. Neben seiner Funktion als Neurotransmitter im Zentralnervensystem zeigt es eine dosisabhängige adrenozeptorstimulierende Wirkung. Eine Komponente der Dopaminwirkung beruht auf einer vermehrten Noradrenalinfreisetzung aus den präsynaptischen Vesikeln.

Wirkung: In niedriger Dosierung (< 2 μg/kg KG · min) werden überwiegend die Dopaminrezeptoren (DA_1 und DA_2) stimuliert. Die Folge ist eine Steigerung des renalen und mesenterialen Blutflusses (DA_1) und eine leichte Blutdrucksenkung (Hemmung der Noradrenalinfreisetzung durch DA_2-Stimulation) bei gleichbleibender oder sinkender Herzfrequenz. In einem Dosierungsbereich von 2-6 μg/kg KG · min werden zusätzlich β-Adrenozeptoren erregt, was eine HZV-Steigerung zur Folge hat. Aber bereits in dieser Dosierung kann es zu unvorhersehbaren dopamininduzierten Tachykardien und Tachyarrhythmien kommen. Jenseits von 6 μg/kg KG · min erfolgt die Rekrutierung aller

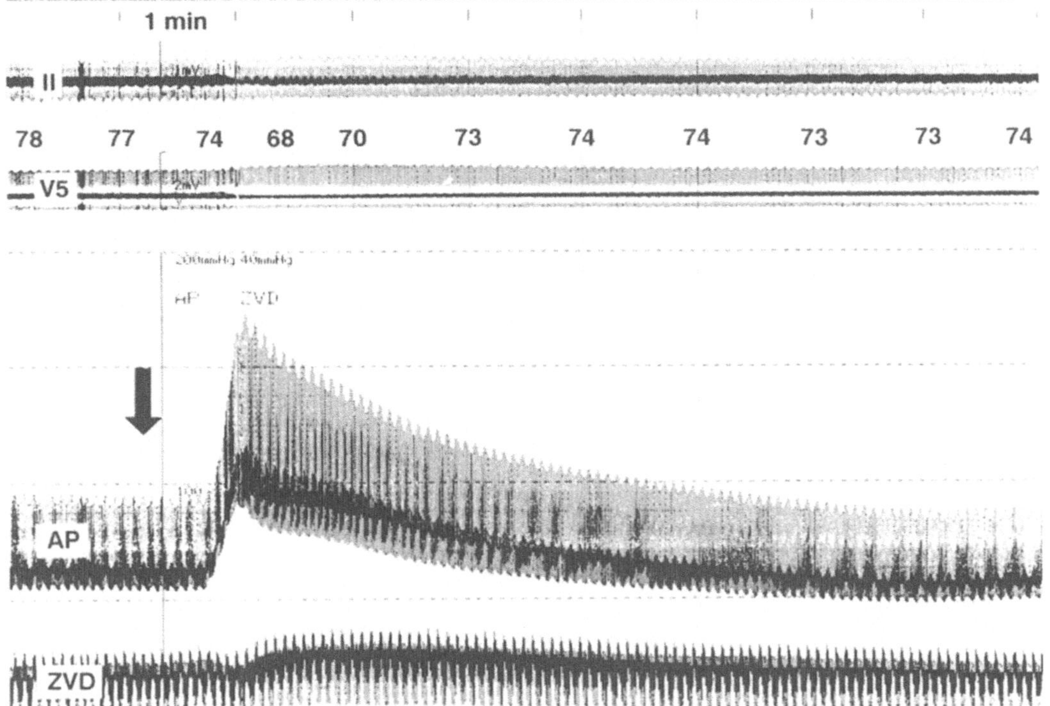

Abb. 5b. Wie Abb. 5a, hier jedoch Bolusinjektion von 10 µg Noradrenalin. Starker, aber sehr kurzfristiger Druckanstieg, begleitet von einer Frequenzabnahme um 10 % (von 77/min auf 68/min). In dieser Dosierung auch kurzfristiger Anstieg der rechtsventrikulären Vorlast von 3 auf 5 mm Hg (tonisierender Effekt auf das kapazitive Gefäßsystem?)

Adrenozeptoren (außer β_2). Die Halbwertszeit des Dopamin beträgt 1-3 min.

Dosierung: 1-4 µg/kg KG · min.

Wegen der mit der Dosierung zunehmenden gravierenden Nebenwirkungen sollten kardial wirksame Dosierungen nicht mehr zur Anwendung kommen, sondern anderen Katecholaminen (z. B. Adrenalin, Dobutamin) der Vorzug gegeben werden.

Beachte: Siehe S. 171, „Adrenalin“, Punkt 1-7,

8. Vorlastanhebung durch Venentonussteigerung, deshalb bei koronaren Risikopatienten nur in Kombination mit Vorlastsenkern (NTG) anwenden,
9. vermehrte Neigung zu Tachyarrhythmien,
10. Zunahme des intrapulmonalen Rechts-links-Shunts,
11. Verringerung der Ansprechbarkeit der peripheren (O_2-sensitiven) Chemorezeptoren bei O_2-Mangel.

Dobutamin (Dobutrex)

Dobutamin ist ein synthetisches Katecholamin, das sich von den biologischen Katecholaminen durch einen 2. Benzolring unterscheidet.

Wirkung: Dobutamin besitzt eine überwiegend kardioselektive (β_1-adrenerge) Wirkung. Unter Dobutamintherapie beobachtet man eine Hemmung der Thrombozytenaggregation, wohingegen alle anderen Katecholamine die Thrombozytenaggregation fördern (phylogenetisch sinnvoll). Dieser Effekt könnte jedoch bei der Behandlung von koronarchirurgischen Patienten mit Inotropika durchaus begrüßenswert sein [19]. Die Halbwertszeit des Dobutamin beträgt 2 min.

Dosierung: 2-10 µg/kg KG · min.

Beachte: Siehe S. 171, „Adrenalin", Punkte 1-7,

8. Zunahme des intrapulmonalen Rechts-links-Shunts (z. B. von 7 % auf 12 % unter 10 µg/kg KG · min).

Dopexamin

Dopexamin ist ein neues synthetisches Dopaminanalogon, das noch nicht für die Klinik zugelassen ist.

Wirkung: Überwiegende β_2-Adrenozeptorenstimulation [10] mit zusätzlicher fraglicher DA_1-Stimulation [20]. Ähnlich wie die trizyklischen Antidepressiva blockiert es zusätzlich die Aufnahme exogenen und endogenen Noradrenalins am sympathischen Nervenende.

Dosierung: 1-6 µg/kg KG · min.

Beachte: Die beobachtete herzminutenvolumensteigernde Wirkung wird möglicherweise nur durch Frequenzerhöhung und Nachlastreduzierung bewirkt [20].

Fenoldopam

Fenoldopam ist ein selektiver DA_1-Agonist, der sich noch in der experimentellen Erprobung befindet [10].

Etilefrin (Effortil)

Wegen seiner häufigen Anwendung in der perioperativen Phase soll auch kurz auf das Etilefrin eingegangen werden. Es ist das N-Äthylanalogon des Phenylephrins (nahezu reiner α-Agonist), wobei letzteres in Deutschland ausschließlich zur lokalen Vasokonstriktion (Nasenschleimhaut) und in der Ophthalmologie als Mydriatikum eingesetzt wird.

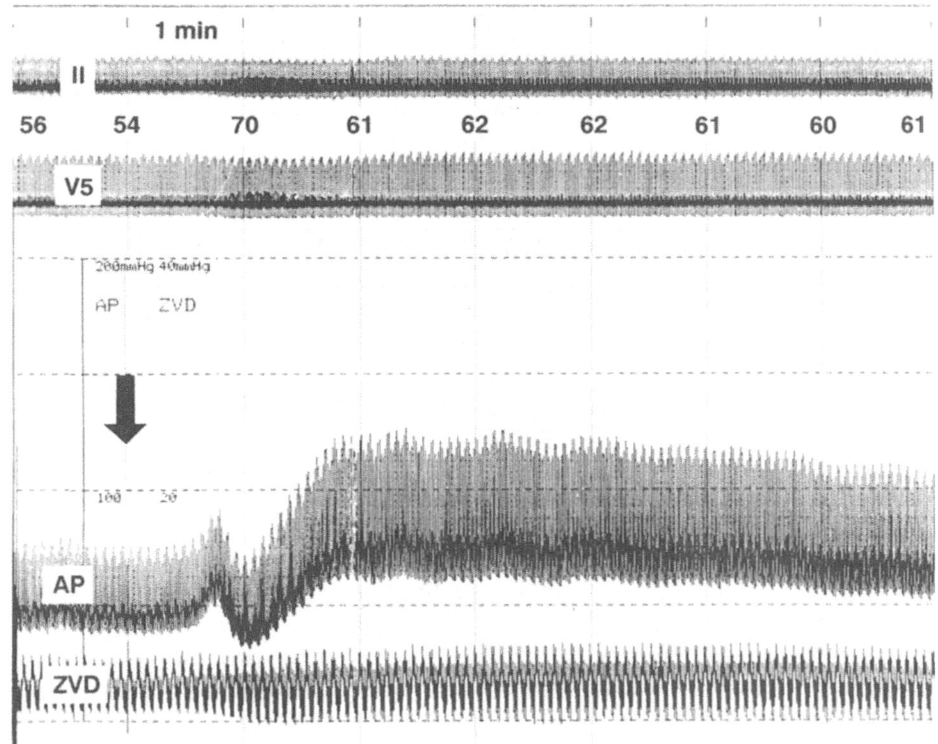

Abb. 6. Verhalten des arteriellen Drucks (*AP*), des Zentralvenendrucks (*ZVD*) und der Herzfrequenz (numerische Angaben) nach peripherveöser Gabe eines Bolus von 2,0 mg Effortil (*Pfeil*). Der Druckkurvenverlauf ähnelt dem nach Injektion eines Bolus Adrenalin, die drucksteigernde Wirkung ist jedoch wesentlich länger anhaltend: nach einem kurzen Druckanstieg erfolgt zunächst noch einmal ein Druckabfall bis unter das Niveau vor Injektion (β_2-Effekt?). Gleichzeitig steigt die Herzfrequenz um 30 % von 54/min auf 70/min an (reflektorisch bedingt und/oder positive Chronotropie?). Erst dann erfolgt der endgültige Blutdruckanstieg, begleitet von einem Rückgang der Herzfrequenz auf 60-62/min. Erst 5 min nach Injektion beginnt die Wirkung auf den arteriellen Druck allmählich wieder abzuklingen. Der Zentralvenendruck bleibt über den gesamten Beobachtungszeitraum konstant bei 3 mm Hg

Wirkung: Überwiegende β_1-Stimulation mit ähnlichem dosisabhängigem Wirkungsprofil wie Adrenalin. die Halbwertszeit des Etilefrin beträgt 2-3 min (s. auch Abb. 6).

Dosierung: Bolusapplikation 1-2 mg.

Beachte:
1. Biphasischer Verlauf des Blutdrucks (wie nach Bolusgabe von Adrenalin): initial kurzfristiger Blutdruckanstieg, danach kurzer Abfall, evtl. bis unter das Niveau vor Injektion, erst dann endgültiger Blutdruckanstieg (s. auch Abb. 6),

2. kurzfristiger deutlicher positiv-chronotroper Effekt (s. Abb. 6),
3. eine Ampulle Effortil 1 ml enthält 10 mg Etilefrin, deshalb vor Anwendung verdünnen auf 1 mg/ml (mit 9 ml NaCl 0,9 %).

Isoprenalin

In Deutschland ist Isoprenalin nur als Dosieraerosol zur Bronchospasmolyse und als Bestandteil von Lokaltherapeutika (Ingelan Gel bzw. Salbe) verfügbar.

Orciprenalin (Alupent)

Orciprenalin ist das 3,5-Dihydroxyanalogon des Isoprenalin.

Wirkung: Es handelt sich um einen β_1- und β_2-Stimulator und weist damit neben seiner positiv-inotropen, -chronotropen und -dromotropen Wirkung auch einen deutlichen Effekt auf den peripheren Widerstand auf. Die durch den β_1-Effekt bewirkte Zunahme des myokardialen O_2-Verbrauchs ist also kombiniert mit einer Abnahme der myokardialen Durchblutung als Folge des sinkenden diastolischen Druckes. Orciprenalin wird deshalb nur bei Erregungsausbreitungsstörungen (erwünschter positiv-chronotroper und -dromotroper Effekt) und zur Bronchospasmolyse eingesetzt. Als Inotropikum könnte es allenfalls bei einer Linksherzinsuffizienz mit gleichzeitig stark erhöhtem TPR Verwendung finden.

Phosphodiesterasehemmer

Bei den heute bereits verwendeten PDE-Hemmern handelt es sich um eine pharmakologisch uneinheitliche Klasse von Substanzen. Neben den beiden Bipyridinderivaten Amrinon und Milrinon und dem Imidazolderivat Enoximon gehören in diese Gruppe das Papaverin, das Dipyridamol, das Theophyllin und das Piroximon. Die Wirkung von PDE-Hemmern ist an einen ausreichenden Vorrat von cAMP gebunden, weswegen ihre Wirkung bei aktuer Myokardinsuffizienz deutlich besser ist als bei chronischen Formen (cAMP-verarmtes Myokard).

Amrinon (Wincoram)

Die Grundstruktur dieses PDE-Hemmers vom Bipyridintyp bilden 2 Sechserringe (s. S. 167, Abb. 2b). Amrinon war einer der ersten PDE-Hemmer, die zur Therapie der schweren, gegenüber anderen Substanzen refraktären Herzinsuffizienz eingesetzt wurden („last resort substance“).

Wirkung: Der vasodilatierende Effekt ist erheblich stärker ausgeprägt als der inotrope. Therapeutisch nutzbar scheint der positive Effekt auf den pulmonalvaskulären Widerstand zu sein. So beschrieb Hess [12] eine durch Amrinon induzierte Senkung des TPR bei Patienten mit Aorten- oder Mitralvitium, wohingegen die Anwendung von Natriumnitroprussid keinen Effekt zeigte.

Dosierung: Initial 250 μg/kg KG über 2-3 min, danach Reduzierung auf eine Erhaltungsdosis von 5-10 μg/kg KG · min; eine Tagesmaximaldosis von 10 mg/kg KG soll nicht überschritten werden.

Beachte:
1. Induzierung von Arrhythmien,
2. Aggravierung einer Thrombozytopenie,
3. Abfall der Hämoglobinkonzentration und der Erythrozytenzahl,
4. Leber- und Nierenfunktionsstörungen,
5. abdominale Schmerzsymptomatik.

Auf eine Therapie mit Amrinon sollte deshalb zugunsten der neueren PDE-Hemmer verzichtet werden.

Milrinon

Milrinon unterscheidet sich vom Amrinon nur in 2 kurzen Seitenketten ($-CH_3$ und $-C \equiv N$). Seine therapeutische Wirkung ist gegenüber dem Amrinon um den Faktor 15 größer, die Nebenwirkungen scheinen etwas geringer ausgeprägt zu sein. Milrinon ist für den klinischen Gebrauch nicht verfügbar.

Enoximon (Perfan)

Enoximon ist ein PDE-Hemmer der 2. Generation, bei denen die inotropen Effekte ausgeprägter sein sollen als die vasodilatierenden Eigenschaften. Die Grundstruktur dieses Imidazolderivats bilden ein Sechser- und ein Fünferring (s. S. 167, Abb. 2a).

Wirkung: Enoximon hemmt weitgehend selektiv den PDE-III-Subtyp, der überwiegend im Herzen und in den Blutgefäßen vorkommt. Dadurch wird eine positive Inotropie bei gleichzeitiger arterieller (Arteriolendilatation) und venöser Vasodilatation (Erhöhung der venösen Kapazität) erreicht.

Dosierung: Initial 0,5-1,0 mg/kg KG über 5 min, danach Dauertherapie mit 5-20 μg/kg KG · min.

Beachte: Siehe S. 178, „Amrinon", Punkte 1-5,
6. nur zentralvenöse Applikation,
7. Lösung enthält 9,8 Vol.-% Alkohol,
8. Verdünnung nur mit NaCl 0,9 % oder H_2O.

Piroximon

Hier handelt es sich ebenfalls um einen PDE-Hemmer der 2. Generation, der jedoch für die klinische Anwendung noch nicht verfügbar ist.

Andere Substanzen

Kalzium

Wirkung: Das Wirkungsprofil des Kalzium ist von der aktuellen Plasmakalziumkonzentration abhängig [22]: bei normaler Ca^{2+}-Konzentration (2,3-2,5 mmol/l, davon 50 % in ionisierter Form) beruht der blutdrucksteigernde Effekt überwiegend auf einer Erhöhung des peripheren Widerstandes, bei Vorliegen einer Hypokalzämie überwiegt die positiv-inotrope Wirkung.

Dosierung: Nach Bedarf; dabei ist zu beachten, daß eine Ampulle (10 ml) Ca-Chlorid 10 % 0,68 mmol/ml Ca^{2+} enthält, eine Ampulle (10 ml) Ca-Glukonat 10 % hingegen nur 0,225 mmol/ml Ca^{2+}.

Beachte: Eine Therapie mit Kalzium ist nur bei einer Hypokalzämie als Mitursache einer Myokarddepression sinnvoll, z. B. nach extrakorporaler Zirkulation. Der Effekt ist sehr kurzfristig, ähnlich dem nach einer Bolusgabe von Katecholaminen („Strohfeuer").

Akrinor

Bei dem Mischpräparat Akrinor handelt es sich um eine Kombination aus 200 mg Cafedrinhydrochlorid (Verbindung aus Theophyllin und Norephedrin) und 10 mg Theodrenalin (Verbindung aus Theophyllin und Noradrenalin). Theophyllin ist ein Methylxanthin (Grundstruktur ist ein Sechser- und ein Fünferring), Norephedrin ist ein Abkömmling des indirekt wirkenden, präsynaptisch angreifenden Sympathomimetikums Ephedrin (als Monosubstanz in Deutschland nur als Endrine-Nasentropfen zur Schleimhautabschwellung im Handel).

Wirkung: Nach Sternitzke et al. [21] entspricht die Beeinflussung der Herz-Kreislauf-Dynamik durch Akrinor im wesentlichen der Wirkung von Theodrenalin, nicht aber von Cafedrin. Der Wirkungseintritt wird innerhalb 1 min nach Injektion beobachtet, die Wirkungsdauer ist jedoch verlängert und das Ausmaß der Blutdrucksteierung vermindert. Nach i. v.-Gabe von 1,0 ml Akrinor fand sich eine Zunahme des Schlagvolumens um 52 %, eine Zunahme des Herzzeitvolumens um 23 % und eine Frequenzabnahme von 18 %. Die Wirkdauer lag im Bereich von > 20 min. Bei gleichbleibendem peripherem Widerstand nahm der Venentonus zu, so daß es zu einer Erhöhung des venösen Rückstroms kam.

Im Vordergrund der Wirkung steht also offenbar eine β_1- und β_2-Rezeptorenstimulation, so daß in Verbindung mit der positiven Inotropie ein Blutdruckanstieg durch Zunahme des Schlag- und Minutenvolumens ohne Zunahme des peripheren Gefäßwiderstands resultiert. Die Abnahme der Herzfrequenz bei höherer Dosierung ist durch Reflexe aus dem Karotissinus sowie über eine vagale Reizung infolge Wirkung auf zentrale Anteile des vegetativen Nervensystems im Rahmen einer allgemeinen zerebralen Stimulierung zurückzuführen [21]. Zur Akutwirkung einer Bolusinjektion siehe auch Abb. 7a, b.

Dosierung: 0,2-0,5 (−1,0) ml als Bolus.

Beachte:
1. Akrinor ist ein potentieller Histaminliberator (Lorenz, persönliche Mitteilung),
2. anhaltender, deutlicher negativ-chronotroper Effekt, jedoch nur bei höherer Dosierung, in niedriger Dosierung frequenzneutral oder positiv-chronotroper Effekt (s. Abb. 7a, b).

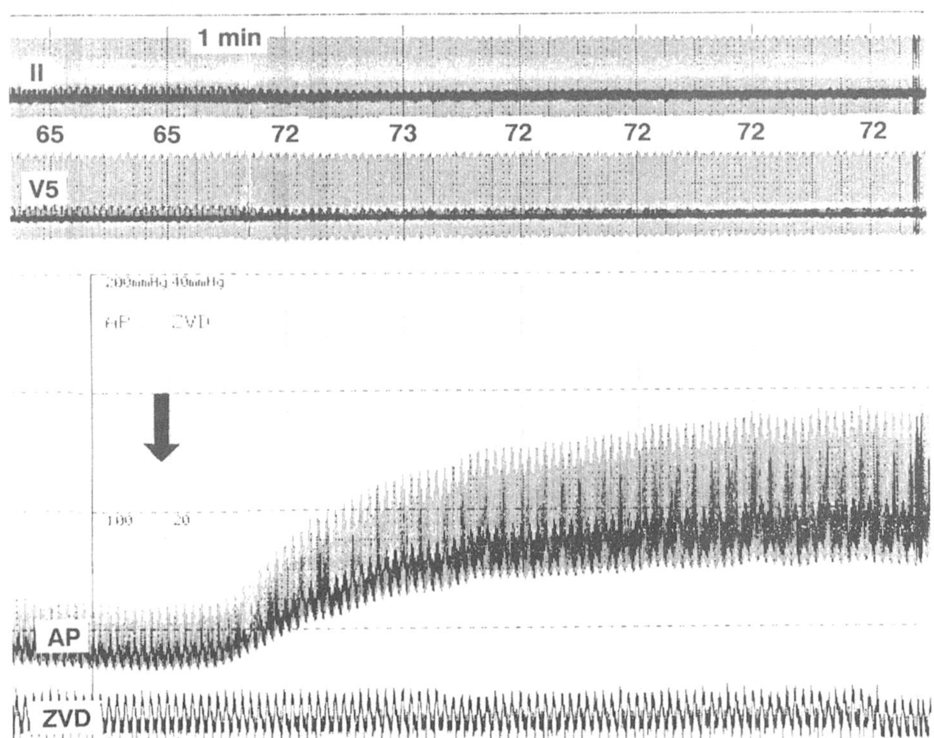

Abb. 7a. Verhalten des arteriellen Drucks (*AP*), des Zentralvenendrucks (*ZVD*) und der Herzfrequenz (numerische Angaben) nach periphervenöser Gabe eines Bolus von 0,5 ml Akrinor (*Pfeil*). Der Blutdruck steigt langsam, aber kontinuierlich an, die Herzfrequenz nimmt ebenfalls zu (um 10 % von 65/min auf 72/min). Beide Effekte bleiben über den Beobachtungszeitraum hinaus konstant, der Zentralvenendruck ändert sich nicht (konstant bei 3 mm Hg)

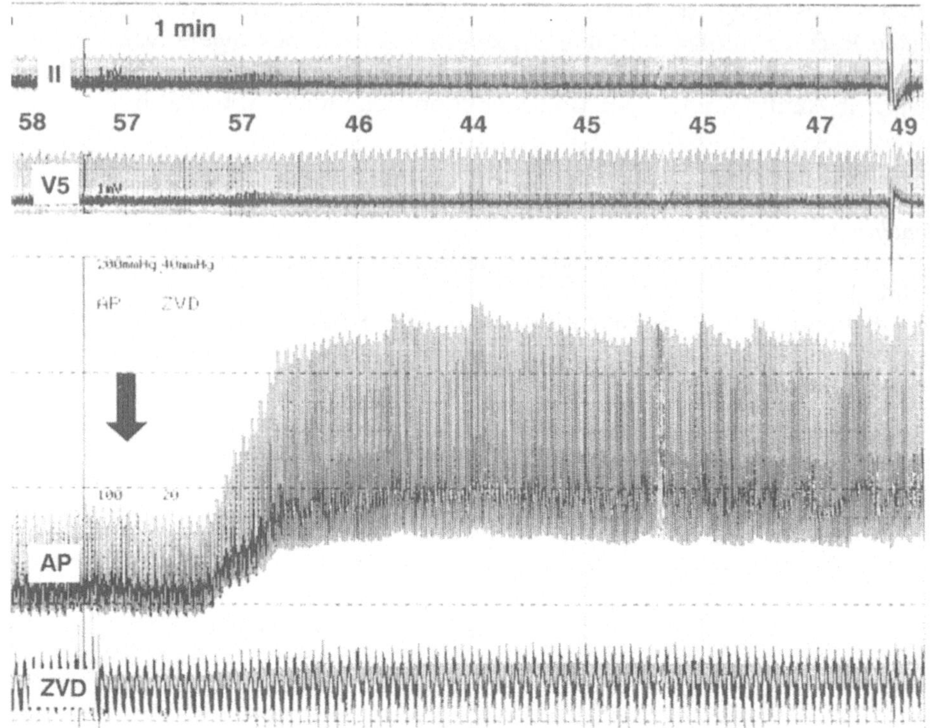

Abb. 7b. Verhalten des arteriellen Drucks (*AP*), des Zentralvenendrucks (*ZVD*) und der Herzfrequenz (numerische Angaben) nach periphervenöser Gabe eines Bolus von 1,0 ml Akrinor (*Pfeil*). Der Blutdruck steigt schnell und kontinuierlich an, parallel dazu nimmt die Herzfreqeunz um 20 % von 57/min auf 46/min ab, im Gegensatz zum Verhalten nach Injektion von nur 0,5 ml Akrinor. Das Druckniveau bleibt noch lange über den Beobachtungszeitraum hinaus konstant erhöht, die Herzfrequenz erreicht langsam wieder das Ausgangsniveau (z. B. 20 min nach Injektion RR 140/70 mm Hg, Herzfrequenz 54/min); s. dazu auch [21]. Bei den nach Blutdruckanstieg auftretenden langsamen (1-2/min) Druckschwankungen dürfte es sich um Blutdruckwellen 3. Ordnung (Traube-Hering-Meyer-Wellen) handeln; vgl. hierzu auch [6]. Der Zentralvenendruck bleibt über den gesamten Beobachtungszeitraum konstant bei 3 mm Hg

Kombinations- und Intervalltherapie

Häufig werden in der Klinik Kombinationen von Inotropika unter der Vorstellung eingesetzt, daß damit deren positive Effekte unter Vermeidung ihrer unerwünschten Nebeneffekte ausgenützt werden können. Sinnvoll erscheint unter pharmakologischen Gesichtspunkten die Kombination von Dopamin mit einem anderen Katecholamin, z. B. Dobutamin oder Adrenalin, da hier der isolierte diuretische Effekt des Dopamin gezielt durch den β_1-mimetischen Effekt der anderen Substanz ergänzt wird. Inwieweit eine Kombination von z. B. Adrenalin und Dobutamin sinnvoll ist, bleibt fraglich. Gleiches gilt für die Kombination beider Substanzen mit Noradrenalin.

Eine Kombination von Katecholaminen und PDE-Hemmern erscheint aufgrund der unterschiedlichen Angriffspunkte nicht nur pharmakologisch sinnvoll, sondern dieses Therapieprinzip scheint sich auch in der Praxis zunehmend zu bewähren [32, 9, 13, 17].

Eine Intervalltherapie z. B. mit PDE-Hemmern erscheint nach einer längeren Katecholamintherapie dann sinnvoll, wenn Anzeichen einer Down-Regulation der β_1-Adrenozeptoren sichtbar werden (Dosissteigerung zur Erzielung des angestrebten Effektes), um so den Katecholaminrezeptoren die Möglichkeit zu geben, sich wieder zu regenerieren [4, 23]. Fraglich erscheint im Augenblick noch, ob die therapeutische Effektivität der PDE-Hemmer groß genug ist, um allein als Substitutionstherapie für eine Katecholamintherapie auszureichen, v. a. bei Vorliegen einer chronischen Herzinsuffizienz.

β-Adrenozeptorenantagonisten

Die β-Adrenozeptorantagonisten oder β-Rezeptorenblocker hemmen kompetitiv endogene oder exogene β-adrenerge Impulse. Einige der in dieser Klasse zusammengefaßten Substanzen weisen dabei eine eigene β-mimetische Aktivität auf (intrinsische sympathomimetische Aktivität, ISA), die v. a. bei Pindolol (z. B. Visken) erheblich ausgeprägt sein kann, weniger stark bei Acebutolol (z. B. Prent). Überwiegt die Blockade der β_1-Rezeptoren die β_2-Rezeptorenblockade, so spricht man von einer „Kardioselektivität", bzw. von „kardioselektiven β-Rezeptorenblockern" wie z. B. dem Metoprolol (z. B. Beloc, Lopresor) oder dem Atenolol (Tenormin). Diese Wirkungsqualitäten sind jedoch dosisabhängig. Bei höherer Dosierung verschwindet die Kardioselektivität, und die intrinsische Aktivität wird größer [1].

Indikationen: Der intra- und perioperative Einsatz von β-Rezeptorenblockern sollte unter strengster Indikation erfolgen, da sie die Herz-Kreislauf-dämpfenden Wirkungen der Anästhetika verstärken. Die Indikationen in der Anästhesie sind:
- tachykarde Herzrhythmusstörungen, die nicht durch mangelnde Anästhesie bedingt sind,
- intraoperative Tachykardien, die nicht Ausdruck einer Herzinsuffizienz sind, d. h. mit normalen Füllungsdrücken einhergehen, und
- hyperzirkulatorische Situationen, die nicht durch Anästhetika behoben werden können/sollen.

Die Entscheidung für eine bestimmte Substanz zum intraoperativen Einsatz sollte weniger von ihren intrinsischen oder kardioselektiven Eigenschaften abhängig gemacht werden als vielmehr von ihrer Halbwertszeit und von der persönlichen Erfahrung im Umgang mit dieser Substanz. Kriterien für den Einsatz sind:
- eine Herzfrequenz von > 90/min,
- ein inadäquat hohes Herzzeitvolumen,

- eine gemischtvenöse bzw. zentralvenöse O_2-Sättigung von > 80 %,
- eine $a\bar{v}DO_2$ von < 4 ml/dl.

Auch hier sind die Parameter des arteriellen und gemischtvenösen O_2-Status die Überwachungsparameter der Wahl [5, 7]. Allerdings ist zu berücksichtigen, daß eine $a\bar{v}DO_2$ < 4 ml/dl nicht zwangsläufig als Zeichen einer Luxusperfusion der Peripherie aufgefaßt werden kann (periphere av-Shunts z. B. im Schock). Immer ist die niedrige $a\bar{v}DO_2$ jedoch ein Hinweis auf ein Mißverhältnis zwischen O_2-Angebot und O_2-Bedarf. Endgültig erklärt werden darf sie jedoch nur im Kontext der klinischen Situation des Patienten. Als Parameter einer inadäquaten Kreislaufsituation ist sie, wie bereits früher angedeutet, der alleinigen Bestimmung des Herzzeitvolumens überlegen. Ein Beispiel möge dies erläutern (nach [5]):

Allein durch Einleitung der Narkose sank bei einem kardiochirurgischen Patientenkollektiv der Herzindex von 2,47 l/min · m^2 KOF auf 2,03 l/min · m^2 KOF ab, die $a\bar{v}DO_2$ hingegen blieb mit 4,22 ml/dl bzw. 4,27 ml/dl nahezu konstant. Dies bedeutet, daß der O_2-Verbrauch (narkosebedingt) ebenfalls zurückging und die O_2-Versorgung bei unveränderter peripherer Perfusion trotz des abgefallenen Herzzeitvolumens (HZV) immer noch adäquat war. Der durch Narkose induzierte HZV-Abfall hat also keine pathologische Bedeutung für die O_2-Versorgung. Die $a\bar{v}DO_2$ zeigt in dieser Situation eine „bedarfsadaptierte" HZV-Änderung besser an als das HZV selbst, dessen Absolutwert per se für die Beurteilung der O_2-Versorgung ohne Bedeutung ist.

Dosierung: Als Vergleichssubstanz für die Potenz der β-Rezeptorenblocker dient das Propranolol (Dociton). In Tabelle 3 sind die relative Potenz und einige weitere Kenndaten für eine Auswahl von β-Rezeptorenblockern angegeben.

Wegen seines eher schnellen Wirkungseintritts (< 1 min) und seiner kurzen Wirkdauer von nur 10 Min scheint das Esmolol (Brevibloc) die vielversprechendste Neuentwicklung unter den β-Rezeptorenblockern zu sein [18].

Das Labetalol nimmt in der Gruppe insofern eine Sonderstellung ein, als es neben seinen β-antagonistischen auch gewissen α-antagonistische Effekte aufweist. Labetalol ist jedoch nicht mehr im Handel.

Tabelle 3. Kenndaten einiger β-Adrenozeptorantagonisten. (Nach [16] und [18])

Generikum	Potenz	β_1-Selektivität	Intrinsische Aktivität	Halbwertszeit [h]
Propranolol (Dociton)	1	–	–	2-4
Acebutolol (Prent)	0,3	?	+	8
Atenolol (Tenormin)	1	++	+	6–9
Metoprolol (Beloc)	1	++	–	2–4
Pindolol (Visken)	6	–	++	3–4
Esmolol (Brevibloc)	0,1	++	–	0,1
Labetalol (Trandate)	0,3	–	–	5–6

Beachte:
1. Kontraindikation bei manifester Herzinsuffizienz, höhergradigen AV-Blokkierungen und Asthma bronchiale,
2. Aggravierung einer Prinzmetal-Angina, da unter β-Blockade auftretende adrenerge Impulse dann nur noch auf freie α-Rezeptoren treffen,
3. β-Blocker hemmen die Glukosefreisetzung aus den Glykogendepots der Skelettmuskulatur, wodurch es bei Diabetikern zu unerkannten Hypoglykämien kommen kann.

Es soll auch hier noch einmal betont werden, daß eine chronische β-Rezeptorenblockertherapie trotz aller Nebenwirkungen der Substanzen und ihrer Interaktionen mit den Anästhetika perioperativ auf keinen Fall unterbrochen werden soll (Hypersensitivität der β-Rezeptoren bei chronischer Blockade, Up-Regulation).

Literatur

1. Bader H (Hrsg) (1985) Lehrbuch der Pharmakologie und Toxikologie, 2. Aufl. Edition Medizin, Weinheim, S 411-412
2. Baumann G, Buschauer A, Permanetter B, Schunack W (1989) Wiederherstellung der beta-1-adrenergen Ansprechbarkeit bei Patienten mit Myokardinsuffizienz. In: Löllgen H (Hrsg) Katecholamine in der Notfall- und Intensivmedizin. Perimed, Erlangen, S 28-42
3. Boldt J, Kling D, Moosdorf R, Hempelmann G (1990) Enoximone treatment of impaired myocardial function during cardiac surgery: Combined effects with Epinephrine. J Cardiothorac Anesth 4:462-468
4. Boldt J, Kling D, Zickmann B, Dapper F, Hempelmann G (1990) Haemodynamic effects of the phosphodiesterase inhibitor Enoximone in comparison with Dobutamine in Esmolol-treated cardiac surgery patients. Br J Anaesth 64:611-616
5. Brandt L (1988) Bedeutung des gemischtvenösen O_2-Status als Ergänzung zum arteriellen O_2-Status. In: Zander R, Mertzlufft F (Hrsg) Der Sauerstoff-Status des arteriellen Blutes. Karger, Basel, S 238-235
6. Brandt L, Dick W (1987) Klinische Erfahrungen mit einem neuen mehrfach wiederverwendbaren Druckaufnehmer. Anaesthesist 36:450-454
7. Brandt L, Mertzlufft F (1991) Zur Aussagekraft „zentralvenöser" Blutproben – „zentralvenöser" versus gemischtvenösen O_2-Status. Anaesthesist 40/3:131-145
8. Brodde OE (1988) Die Rolle adrenerger alpha- und beta-Rezeptoren in der Pathogenese von Hypertonie und Herzerkrankungen. Internist 29:397-413
9. Goenen M (1989) Historical perspectives and update of Amrinone. J Cardiothorac Anesth 3 (Suppl 2):15-23
10. Goldberg LI (1988) Dopamine and New Dopamine Analogs: Receptors and Clinical Applications. J Clin Anesth 1:66-74
11. Grobecker H, Hellenbrecht D, Palm D, Quirin K (1977) Adrenalin und Noradrenalin; Sympathomimetika, Rezeptorenblocker, Antisympathotonika. In: Forth W, Henschler D, Rummel W (Hrsg) Allgemeine und spezielle Pharmakologie und Toxikologie, 2. Aufl. Bibliographisches Institut, Mannheim, S 99-131
12. Hess W (1989) Effects of Amrinone on the right side of the heart. J Cardiothorac Anesth 3 (Suppl 2):38-44
13. Hines R (1989) Clinical applications of Amrinone. J Cardiothorac Anesth 3 (Suppl 2):24-32
14. Hug CC (1990) Making a choice of inotropes and vasodilators in clinical situations. J Card Surg 5 (Suppl):272-277
15. Kaplan JA (1989) Amrinone: contemporary management of the low cardiac output syndrome. J Cardiothorac Anesth 3 (Suppl 2):1

16. Larsen R (1990) Anästhesie und Intensivmedizin in Herz-, Thorax- und Gefäßchirurgie, 2. Aufl. Springer, Berlin Heidelberg New York Tokyo
17. Levy JH, Bailey JM (1989) Amrinone: Pharmacokinetics and Pharmacodynamics. J Cardiothorac Anesth 3 (Suppl 2):10-14
18. Merin RG (1990) Basic physiology and pharmacology of cardiovascular function. J Card Surg 5 (Suppl):266-271
19. Schmid ER (1987) Inotrope Substanzen und Vasodilatatoren in der Intensivtherapie. In: DAAF (Hrsg) Refresher Course Aktuelles Wissen für Anästhesisten Nr 13, S 135-143
20. Stephan H, Sonntag H, Henning H, Yoshimine K (1990) Cardiovascular and renal haemodynamic effects of Dopexamine: comparison with Dopamine. Br J Anaesth 65:380-87
21. Sternitzke H, Schieffer H, Rettig G, Bette L (1984) Die Beeinflussung der Herz-Kreislauf-Dynamik durch die Theophyllin-Verbindungen Cafedrin und Theodrenalin sowie durch ihre Kombination. Herz/Kreislauf 8:401-412
22. Tarnow J (1983) Anästhesie und Kardiologie in der Herzchirurgie. Springer, Berlin Heidelberg New York
23. Wynands JE (1989) Amrinone: is it the iontropic of choice? J Cardiothorac Anesth 3 (Suppl 2):45-57

Vermeidung von Zwischenfällen bei der Anwendung von Vasodilatatoren

T. Pasch

Als wichtigste *Indikationen* für den Einsatz von Vasodilatatoren gelten: akutes Pumpversagen des linken oder rechten Ventrikels; Verbesserung der myokardialen O_2-Bilanz durch Senkung des O_2-Bedarfs bzw. durch Erhöhung der O_2-Zufuhr; hypertensive Krisen einschließlich intra- oder postoperativer hypertensiver Reaktionen; pulmonale Hypertension; kontrollierte Hypotension. Wichtigste Voraussetzung, um das angestrebte Therapieziel ohne Zwischenfälle oder unerwünschte Nebenwirkungen zu erreichen, ist die Auswahl der geeigneten Substanz und ihre korrekte Dosierung. Nicht jedes Pharmakon mit vasodilatierenden Eigenschaften ist für jede der genannten Indikationen gleich gut geeignet.

Eine pharmakologische Gefäßerweiterung kann über verschiedene *Wirkungsmechanismen* erzielt werden. In der operativen Medizin stehen kurzwirksame, also gut steuerbare Substanzen im Vordergrund. Am häufigsten werden folgende Pharmaka eingesetzt: als reine Vasodilatatoren Nitroglyzerin (NTG), der Hauptvertreter der sog. Nitrate, und Natriumnitroprussid (NNP); als α-Rezeptorenblocker Regitin, Urapidil und neuerdings das zumindest partiell durch α-Blockade wirkende Ketanserin; als Kalziumantagonisten v. a. Nifedipin, auch Nimodipin, Nicardipin, weniger Verapamil oder Diltiazem; für spezielle Indikationen zunehmend Prostanoide, v. a. das Prostaglandin E_1 zur Senkung der rechtsventrikulären Nachlast, sowie die Adeninabkömmlinge (Adenosin, seltener ATP). Ganglienblocker (z. B. Trimethaphan) und PDE-Inhibitoren wie das Papaverin sind heute ungebräuchlich. Längerwirkende Substanzen haben eher für die Intensivmedizin als intraoperativ eine Bedeutung. Wichtigste Vertreter dieser Gruppe – mit unterschiedlichen Wirkungsmechanismen – sind ACE-Hemmer, Clonidin, Dihydralazin, Diazoxid und Phenoxybenzamin.

Die Ursachen für Zwischenfälle, Komplikationen und unerwünschte Nebenwirkungen von Vasodilatatoren und die Maßnahmen zu deren Vermeidung werden im folgenden systematisch beschrieben.

Globale Kreislaufwirkungen

Vasodilatatoren erweitern arterielle und venöse Gefäße. Dementsprechend senken sie den peripheren Gefäßwiderstand und die ventrikulären Füllungsdrücke. Bei zu hoher Dosierung besteht die Gefahr eines gefährlichen Abfalls des arteriellen Blutdrucks und/oder des Herzminutenvolumens (HMV). Hierbei ist jedoch die *hämodynamische Ausgangssituation* und der *Angriffsort* des verwendeten Vasodilatators zu berücksichtigen. Der Einfluß von Vasodilatatoren auf arterielle und venöse Gefäße darf nicht als uniform angesehen werden. So greifen Phentolamin und Dihydralazin überwiegend an der arteriellen, Nitrate wie das NTG überwiegend an der venösen Seite des Gefäßsystems an. NNP, Nifedipin und ACE-Hemmer dilatieren arteriell und venös. Die durch NNP hervorgerufene Nachlastsenkung bewirkt, daß das HMV bei nicht zu hoher Dosierung konstant bleibt oder sogar ansteigt, auch wenn der arterielle Druck gesenkt wird. Demgegenüber sieht man unter NTG, das bei niedrigen Dosierungen mehr die Vor- als die Nachlast senkt, wegen der abnehmenden Ventrikelfüllung häufiger Abfälle des HMV, dafür jedoch eine nicht so ausgeprägte arterielle Hypotension. Zusätzlich ist zu berücksichtigen, daß die *NTG-Effekte dosisabhängig* sind. Niedrige Dosen wirken bevorzugt venodilatierend, hohe relaxieren zunehmend große Arterien und schließlich auch die arteriolären Widerstandsgefäße.

Unter veränderten hämodynamischen Voraussetzungen kann sich das Bild ändern. Bei *Herzinsuffizienz* führt NTG in geringer Dosis zu einer Erhöhung des Schlagvolumens, wenn der Füllungsdruck sehr hoch ist. Je niedriger dieser

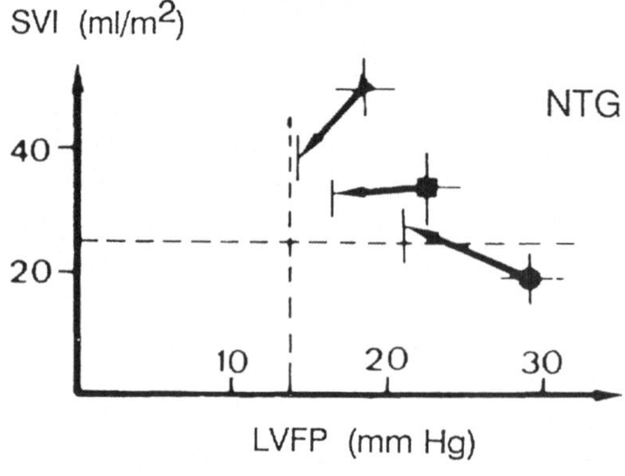

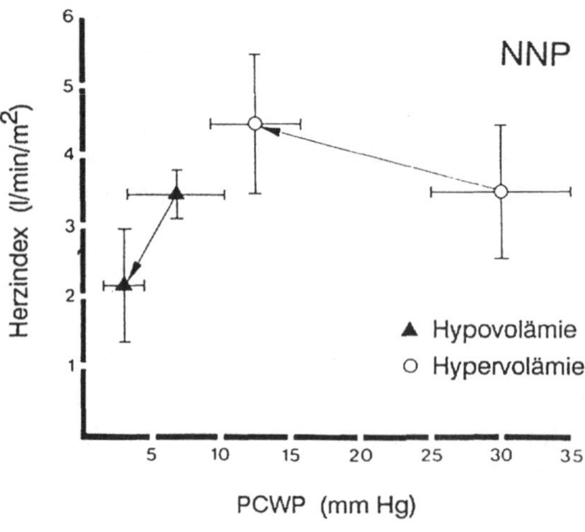

Abb. 1. Wirkung von Vasodilatatoren auf die myokardiale Pumpfunktion in Abhängigkeit von der hämodynamischen Ausgangssituation. Unter 20-50 μg/min Nitroglyzerin (*oben*) nimmt der Schlagvolumenindex (*SVI*) bei sehr hohen linksventrikulären Füllungsdrükken (*LVFP*) zu, demgegenüber bei mittelhohen LVFP-Werten entsprechend der Frank-Starling-Kurve des insuffizienten Herzens ab. Ähnliche Befunde werden bei der Therapie hypertensiver Krisen mit Natriumnitroprussid (*unten*) erhoben. Bei hohen Werten des pulmonalkapillären Verschlußdrucks (*PCWP*) führt die Vor- und Nachlastsenkung zu einer Zunahme des Herzindex, während es bei einer Hypovolämie trotz Senkung der Nachlast zu einer unzureichenden linksventrikulären Füllung und damit zu einer Abnahme des Herzindex kommt. (Nach [3, 4]).

ist, also je weniger deutlich die Stauung ist, um so weniger wird das Schlagvolumen beeinflußt, oder es sinkt sogar ab, da die Füllung des insuffizienten Ventrikels zu gering wird (Abb. 1 oben). Ebenso sinkt unter NNP das Schlagvolumen bzw. HMV bei zu geringem Füllungsvolumen, steigt dagegen an, wenn durch Venodilatation die Stauung beseitigt wird (Abb. 1 unten).

Grundregel für den sicheren Einsatz von Vasodilatatoren ist deshalb, daß sie gezielt ausgewählt und so dosiert werden, daß sie je nach Situation mehr eine periphere Widerstandssenkung oder mehr ein venöses Pooling bewirken. Um gefährliche Überdosierungen dieser sehr wirksamen Substanz zu verhindern, ist ein *adäquates hämodynamisches Monitoring* [10] und ein geeignetes, sicheres Applikationsverfahren (Perfusionspumpe) notwendig.

Organperfusion

Myokard

Voraussetzung zur Erhaltung der Myokardfunktion ist ein ausreichender *myokardialer Perfusionsdruck*. Dieser entspricht der Differenz von diastolischem Aortendruck und enddiastolischem Ventrikeldruck und beträgt beim Gesunden 60-70 mm Hg. Der untere tolerable Grenzwert liegt im Bereich von 40-50 mm Hg beim Gesunden, ist bei Vorliegen einer koronaren Herzkrankheit jedoch höher anzusetzen. Hier können schon kleine Durckabfälle zur poststenotischen Ischämie führen. Dies ist nicht nur für die globale Perfusion des gesamten Herzmuskels, sondern auch für die regionale Durchblutung in Arealen, die von stenosierten Koronargefäßen versorgt werden, zu bedenken. Hier sind Substanzen, die mehr die großen Koronararterien erweitern (z. B. NTG) vorteilhafter als mehr auf die kleinen Widerstandsgefäße wirkende (z. B. NNP). Unter NNP kann ein *Steal-Effekt* entstehen, d. h. es kommt zur schädlichen Umverteilung des Blutes aus poststenotischen, also ischämisch gefährdeten Gebieten in normal durchblutete, während Nitrate die Kollateralversorgung ischämischer Areale eher verbessern [2, 12, 18]. Wie hoch der koronare Perfusionsdruck bei einem koronarkranken Patienten sein muß, ist im Einzelfall schwer festzulegen [10]. Deshalb soll der diastolische Blutdruck möglichst nah am sonst üblichen, vom Patienten gut tolerierten Wert gehalten werden. Mit der Vasodilatation häufig einhergehende Tachykardien (s. unten) sind sorgfältig zu vermeiden.

Gehirn

Der untere Grenzwert des *zerebralen Perfusionsdrucks* (Differenz von mittlerem arteriellem Druck und intrakraniellem Druck) ist 50 mm Hg, wenn keine Stenosen der Hirnarterien vorliegen. Wie beim Myokard kann ein poststenotischer Druckabfall zu bedrohlichen Ischämien führen. Zerebrale Komplikationen der kontrollierten Hypotension mit Vasodilatatoren sind bei präoperativ nicht bekannten Stenosen oder Mißbildungen der Hirngefäße oder dann, wenn

Zu- und Abfluß des Blutes durch unsachgemäße Lagerung oder operative Manöver behindert wurden, beschrieben worden [16].

Da alle Vasodilatatoren mit Ausnahme der α-adrenergen Antagonisten die Hirngefäße erweitern, erhöhen sie das intrakranielle Volumen. Wenn die sog. intrakranielle Compliance durch eine Raumforderung eingeschränkt ist, kann es hierdurch zu bedrohlichen *Hirndrucksteigerungen* kommen. Deshalb sind nicht nur NTG, NNP und Dihydralazin, sondern auch Kalziumantagonisten und volatile Anästhetika kontraindiziert, wenn mit einer Raumforderung im Schädelinneren gerechnet werden muß.

Der Vollständigkeit halber ist zu erwähnen, daß eine Reihe von Vasodilatatoren im Tierexperiment bei hoher Dosierung negative Folgen für den zerebralen Metabolismus haben können. Solche Effekte konnten für NNP, Trimethaphan, Adenosin und Halothan nachgewiesen werden [22].

Leber und Niere

Für diese Organe sind keine Schädigungen bekannt, die durch die Anwendung von Vasodilatatoren ausgelöst werden. Die nutritive Durchblutung der Leber bleibt, anders als unter Inhalationsanästhetika, gewährleistet. Die glomeruläre Filtration nimmt ab, wenn der arterielle Druck unter die Autoregulationsgrenze sinkt, kenntlich an einer Oligurie, die aber in der Regel leicht reversibel ist.

Lunge

Hier sind 2 Effekte zu beachten. Unter Vasodilatatoren nimmt die *Totraumventilation* zu, wobei höher liegende Lungenbezirke bevorzugt betroffen sind. Bedeutsamer ist die *Beeinträchtigung der Oxygenierung* durch Verstärkung von funktionellen Rechts-links-Shunts. Die als Schutzmechanismus vor einer arteriellen Hypoxämie dienende hypoxische pulmonale Vasokonstriktion wird dosisabhängig gehemmt. Dem ist im Rahmen einer akuten respiratorischen Insuffizienz durch Überwachung und Dosisanpassung Rechnung zu tragen, wenn der Gasaustausch grenzwertig ist.

Alle Versuche, mit gefäßerweiternden Pharmaka den Pulmonalkreislauf selektiv zu beeinflussen, sind bisher erfolglos geblieben. Es gibt keinen selektiv am Lungengefäßsystem angreifenden und deshalb zur Behandlung einer pulmonalen Hypertonie eindeutig zu bevorzugenden Vasodilatator. Mit jeder pharmakologisch induzierten pulmonalen Gefäßerweiterung ist zugleich eine Senkung des peripheren Widerstandes bzw. des arteriellen Drucks verknüpft [9]. Das gilt grundsätzlich auch für Prostaglandine wie das gegenwärtig vielerorts bevorzugte PGE_1 und das Prostazyklin (PGI_2).

Mikrozirkulation

Vasodilatatoren können substanzspezifisch zu Umverteilungen des Herzzeitvolumens führen [11, 13]. Mit einer markanten Minderperfusion bestimmter

Organsysteme ist allerdings nicht zu rechnen, sofern der Globalwert des HMV hoch genug bleibt und keine pathologischen Bedingungen wie beispielsweise Stenosen in den Koronar- oder Zerebralgefäßen vorliegen. Eine Aufrechterhaltung der Organperfusion ist jedoch nicht mit einer intakten *nutritiven Durchblutung* im Bereich der Mikrozirkulation gleichzusetzen. Mehrere Arbeitsgruppen haben gezeigt, daß im Gegensatz zu NTG oder Adenosin das NNP in der Haut, der Muskulatur, wahrscheinlich auch in der Leber und im Myokard eine *Linksverschiebung der Gewebe-pO_2-Histogramme* verursacht. Die relative Häufigkeit von als hypoxisch einzustufenden pO_2-Werten nimmt zu [8, 21].

Ursache hierfür ist wahrscheinlich eine Abnahme des arteriolovenolären Druckgradienten unter NNP, welches die Arteriolen markant, die Venolen kaum erweitert. Infolgedessen nimmt die Zahl der nutritiv perfundierten Kapillaren ab, und mehr als 50 % des Blutes können durch arteriovenöse Shunts geleitet werden. Unter NTG werden sowohl Arteriolen als auch Venolen erweitert, der arteriolovenoläre Druckgradient ändert sich praktisch nicht, und die nutritive Kapillarperfusion bleibt erhalten [6]. Für Gehirn und Lunge sind solche Effekte bisher nicht nachgewiesen worden. Die Bedeutung dieser Mechanismen für die Integrität des Myokards ist noch nicht genau bekannt. Dennoch haben diese Befunde dazu beigetragen, daß das NNP gegenüber dem NTG an Bedeutung verloren hat.

Regulationsphänomene

Setzen Vasodilatatoren den peripheren Widerstand und den venösen Gefäßtonus herab, werden Kompensationsmechanismen ausgelöst. Der Sympathikus wird aktiviert, die Katecholamine, die Reninaktivität und das Arginin-Vasopressin im Plasma steigen an. Diese Umstellungen werden zu einem großen Teil über das Barorezeptorensystem ausgelöst. Es kommt zu einer *Tachykardie*, die bei NNP und NTG besonders ausgeprägt sein kann. Starke Zunahmen der Herzfrequenz verkürzen die Diastolendauer und können so die bevorzugt diastolisch erfolgende Koronarperfusion des linken Ventrikels gefährden sowie den myokardialen O_2-Bedarf erhöhen. Ausgeprägte Tachykardien sind deshalb bei einer therapeutisch indizierten Vasodilatation insbesondere dann strikt zu vermeiden, wenn eine koronare Herzkrankheit vorliegt. Das gilt gleichermaßen für die Herzinsuffizienz, bei der die diastolische Ventrikelfüllung zu stark absinken kann.

Die erwähnten Gegenregulationsmechanismen sind auch die Ursache, daß es nach Absetzen von Vasodilatatoren zu überschießenden Blutdruckanstiegen (posthypotensielle Hypertension, „rebound hypertension") kommen kann. Diese können postoperativ den Patienten akut gefährden, v. a. nach neuro- und gefäßchirurgischen Eingriffen. Verhindern oder dämpfen lassen sich solche unerwünschten Gegenregulationsphänomene durch die niedrigdosierte Kombination von Vasodilatatoren mit unterschiedlichem Wirkungsmechanismus sowie durch den gezielten Einsatz von β-Blockern, ACE-Hemmern und wahrscheinlich auch Clonidin [17, 20]. Bei den Purinderivaten Adenosin und ATP spielen Tachykardie oder Blutdruckrebound keine wesentliche Rolle [22].

Zumindest partiell sind Gegenregulationsvorgänge auch für die akute Ausbildung einer *Resistenz* gegen die Wirkung von NNP oder NTG verantwortlich. Die Grenzen zur Tachyphylaxie sind hier, zumindest für das NTG, fließend. Zweifellos gibt es aber große individuelle Unterschiede in der Effektivität dieser Substanzen. Mit NTG läßt sich der arterielle Druck in 15-30 % aller Fälle trotz sehr hoher Dosen nicht im gewünschten Maße senken. Deshalb sollte zur Vermeidung von Zwischenfällen die Dosis eines Vasodilatators nicht unbegrenzt erhöht werden, wenn die angestrebte Wirkung nicht erzielt wird. Die durch die Hämodynamik (Tachykardie) oder die Toxizität der Substanz (z. B. beim NNP) gegebenen oberen Dosisgrenzen sind immer zu beachten, und es muß bei unzureichender Wirkung auf andere Verfahren oder Substanzen übergegangen werden.

Toxizität

NNP wird in der Blutbahn sehr schnell metabolisiert, und dabei entstehen in Abhängigkeit von der NNP-Zufuhr Zyanidionen. Über Todesfälle durch dieses Zellgift ist in der Anfangszeit der NNP-Anwendung berichtet worden. Die quantitativen Beziehungen zwischen NNP-Dosis und Zyanidkonzentrationen sind in Abbildung 2 dargestellt. Deshalb gibt es Dosierungsgrenzen, die für die

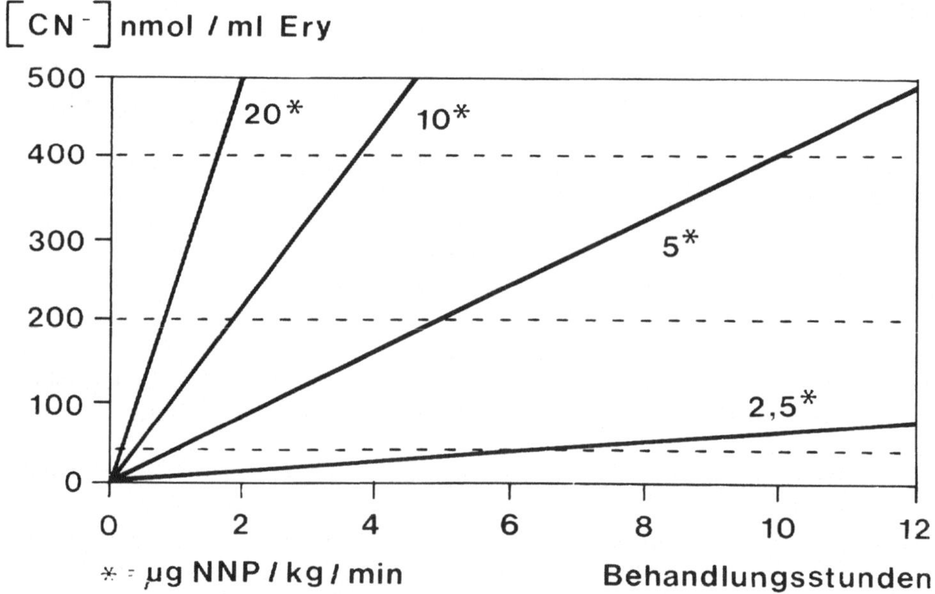

Abb. 2. Mittlere Werte der erythrozytären Zyanidspiegel (CN^-, entsprechend > 90 % der Gesamtblutspiegel) bei 4 verschiedenen Dosisströmen von NNP. Bei 40 nmol/ml sind erste Störungen biochemisch nachweisbar, bei 200 nmol/ml treten klinisch erkennbare Symptome auf, bei 400 nmol/ml besteht Lebensgefahr. (Nach [19]).

Kurzzeitanwendung über einige Stunden bei 8 μg/kg/min bzw. bei 0,5 mg/kg (Tagesgesamtdosis) liegen. Äußerst gering ist die Gefahr einer *Zyanidintoxikation*, wenn Natriumthiosulfat zusammen mit dem NNP verabreicht wird. Durch die exogene Zufuhr dieses Schwefeldonators wird die endogene Entgiftung von Zyanid zu Thiozyanat so beschleunigt, daß nicht mehr mit einer gefährlichen Zyanidakkumulation gerechnet werden muß (Abb. 3). Sogar längerfristige Anwendungen sind dann unter der Voraussetzung vertretbar, daß an die Möglichkeit der (wesentlich ungefährlicheren) Thiozyanattoxizität gedacht wird [19].

Purinderivate können zur Anhäufung von Harnsäure und Nitroglyzerin zu Methämoglobinbildung führen. Obwohl es eine Reihe von Fallberichten über deutliche Anstiege der Methämoglobinkonzentrationen unter NTG-Therapie gibt, spielt dieser Effekt nach systematischen Untersuchungen zumindest für die Anwendung über einige Stunden auch bei sehr hohen Dosisströmen keine klinisch wichtige Rolle [15].

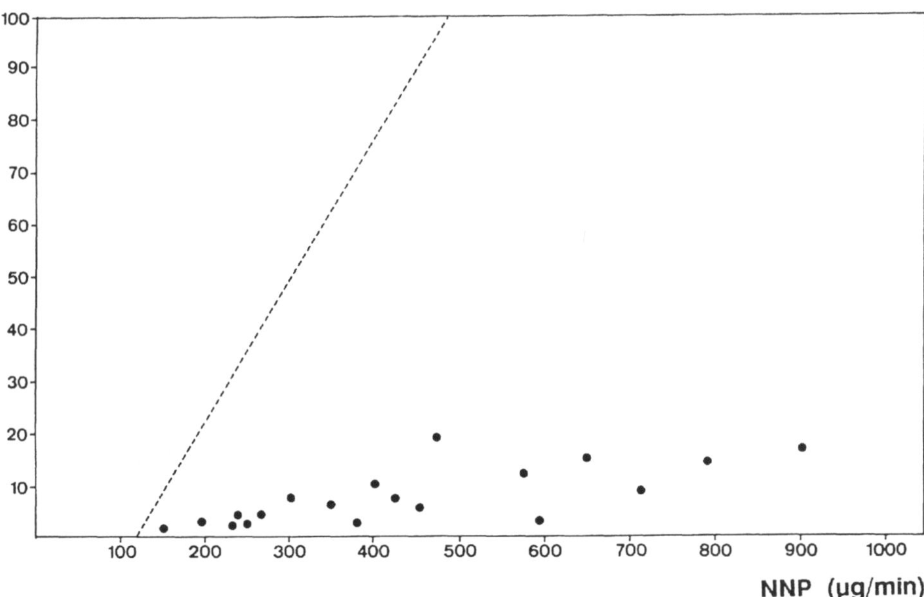

Abb. 3. Maximale erythrozytäre Zyanidspiegel (*CN*) bei gleichzeitiger Infusion von NNP und Natriumthiosulfat in Abhängigkeit von den maximalen Dosisströmen. In allen Fällen wurden länger als 80 min mehr als 2 μg NNP/kg/min infundiert. Die *gestrichelte* Linie zeigt die berechnete mittlere Zyanidkumulation an, die nach 80minütiger Monoinfusion von NNP zu erwarten gewesen wäre. (Nach [19]).

Interaktionen

Grundsätzlich ist zu beachten, daß sich die Effekte aller vasodilatatorisch wirkenden Pharmaka addieren. Hierbei sind auch immer die Anästhetika (halogenierte Kohlenwasserstoffe, Droperidol, Propofol u. a.) zu berücksichtigen, welche selbst vasodilatierende und/oder kardiodepressive Wirkungen haben. Spezielles Augenmerk sollte den *Kalziumantagonisten* gewidmet werden, weil sie nicht nur an den Gefäßen, sondern auch am Herzmuskel hemmend wirken und mit der Reizbildung und -leitung interagieren [14]. Auch Lokalanästhetika können die kardiodepressiven Wirkungen von Kalziumantagonisten verstärken. Bupivacain soll diesbezüglich potenter als Lidocain sein [5].

Für viele Vasodilatatoren ist beschrieben, daß sie zu einer *Störung der Thrombozytenaggregation* führen (u. a. NNP, Nimodipin, Isosorbiddinitrat und -mononitrat). Teilweise ist zusätzlich eine Verlängerung der Blutungszeit nachgewiesen worden (NTG, Nifedipin). Ob dies allein eine erhöhte Blutungsgefahr impliziert, ist noch ungeklärt [7].

Eine weitere Interaktion, deren Bedeutung für die klinische Praxis noch nicht genau abzusehen ist, besteht darin, daß NTG die gerinnungshemmende Wirkung von i. v. verabreichtem *Heparin inhibiert.* Nach Absetzen von NTG soll es möglicherweise zu überschießenden Heparineffekten kommen. Eine solche Wirkung ist natürlich bei der Antikoagulation für die extrakorporale Zirkulation mit der Herzlungenmaschine in Betracht zu ziehen. Deshalb wird empfohlen, in diesen Fällen die Heparinwirkung engmaschig mittels ACT oder besser noch mittels aPTT zu überwachen [1].

Zusammenfassung

Mit Zwischenfällen durch die Anwendung von Vasodilatatoren muß i. allg. nur dann gerechnet werden, wenn die dem angestrebten Therapieziel und der hämodynamischen Situation angemessene Dosierung überschritten wird, so daß es zur globalen Minderdurchblutung, zur regionalen Ischämie oder zu einer Behinderung der myokardialen Auswurffunktion kommt. Exakte Kenntnisse der Wirkungsweise des jeweils eingesetzten Pharmakons und der pathophysiologischen und pharmakologischen Grundlagen seines Einsatzes sind deshalb unabdingbar. Augenmerk ist selbstverständlich der Vermeidung technisch bedingter Fehldosierungen, etwa durch zu hohe Konzentrationen der Lösungen oder durch zu hohe Dosisströme, zu schenken. Daß ein adäquates hämodynamisches Monitoring erforderlich ist, ist bereits eingangs hervorgehoben worden.

Literatur

1. Barnette RE, Brister NW (1989) Heparin nitroglycerin interaction. Anesthesiology 71:991
2. Chiariello M, Gold HK, Leinach RC et al (1976) Comparison between the effects of nitroprusside and nitroglycerin on ischemic injury during acute myocardial infarction. Circulation 54:766

3. Cyran J, Hellwig H, Bolte HD et al (1978) Einfluß von Nitroglyzerin auf die myokardiale Pumpfunktion bei Linksherzinsuffizienz. Herz/Kreislauf 10:116
4. Domenighetti G, Perret C (1982) Variable hemodynamic response to sodium nitroprusside in hypertensive crisis. Intensive Care Med 8:187
5. Edouard AR, Berdeaux A, Ahmad R, Samii K (1991) Cardiovascular interactions of local anesthetics and calcium entry blockers in conscious dogs. Reg Anesth 16:95
6. Endrich B, Franke N, Peter K, Messmer K (1987) Induced hypotension: action of sodium nitroprusside and nitroglycerin on the microcirculation. Anesthesiology 66:605
7. George JN, Shattil SJ (1991) The clinical importance of acquired abnormalities of platelet function. New Engl J Med 324:27
8. Hauss J, Schönleben K, Spiegel HU, Themann H (1982) Nitroprusside- and nitroglycerin-induced hypotension: effects on hemodynamics and on the microcirculation. World J Surg 6:241
9. Hyman AL, Kadowitz J (1984) Vasodilator therapy for pulmonary hypertensive disorders. Chest 85:145
10. Kinkor RD, Warner RS (1991) Unexpected myocardial complications after controlled hypotension. J Neurosurg Anesthesiol 3:136
11. Leier CV, Bambach D, Thompson MJ et al (1981) Central and regional hemodynamic effects of intravenous isosorbide dinitrate, nitroglycerin and nitroprusside in patients with congestive heart failure. Circulation 48:1115
12. Mann T, Cohn PF, Holman L et al (1978) Effect of nitroprusside on regional myocardial blood flow in coronary artery disease. Circulation 57:732
13. Norlén K (1988) Central and regional haemodynamics during controlled hypotension produced by adenosine, sodium nitroprusside and nitroglycerin. Br J Anaesth 61:186
14. Opie LH (1990) Clinical use of calcium channel antagonist drugs, 2nd edn, pt 4. Kluwer, London p 193
15. Pasch T, Hoppelshäuser G (1983) Methaemoglobin levels during nitroglycerin infusion for the intraoperative induction of controlled hypotension. Arzneimittelforschung (Drug Res) 33:879
16. Pasch T, Huk W (1986) Cerebral complications following induced hypotension. Eur J Anaesthesiol 3:299
17. Pasch T, Kleierl-Lindner C, Götz M, Pichl J (1986) Untersuchungen über den überschießenden Blutdruckanstieg nach kontrollierter Hypotension und seine Verhütung durch Captopril. Anaesthesist 35:66
18. Priebe HJ (1991) Coronary circulation and factors affecting coronary „steal". Eur J Anaesthesiol 8:177
19. Schulz V, Gross R, Pasch T et al (1982) Cyanide toxicity of sodium nitroprusside in therapeutic use with and without sodium thiosulfate. Klin Wochenschr 60:1393
20. Toivonen J, Kaukinen S (1990) Clonidine premedication: a useful adjunct in producing deliberate hypotension. Acta Anaesthesiol Scand 34:662
21. Torssell L, Sollevi A, Thorberg P, Lund N (1986) Skeletal muscle oxygen pressure fields during controlled hypotension with adenosine and sodium nitroprusside. Acta Anaesthesiol Scand 30:93
22. Van Aken H, Cottrell J (1986) Hypotensive anesthesia and its effects on the cardiovascular system. In: Altura BM, Halevy S (eds) Cardiovascular actions of anesthetics and drugs used in anesthesia, vol 2. Karger, Basel p 260

Zwischenfälle bei der Anwendung von Lokalanästhetika

K. A. Lehmann

Lokalanästhetika sind Medikamente, deren Wirkungsmechanismus auf einer reversiblen Blockade elektrisch erregbarer Gewebe beruht. In der klinischen Anwendung zählen hierzu vornehmlich freie Nervenendigungen und Nervenfasern in der Körperperipherie bzw. im Rückenmark. Andere exzitable Strukturen im Herzen sowie im Gehirn werden natürlich ebenfalls beeinflußt; Lokalanästhetika werden deshalb auch als Antiarrhythmika bzw. Antikonvulsiva eingesetzt. Für die therapeutische Lokalanästhesie ist damit das Spektrum der wichtigsten Nebenwirkungen vorgezeichnet.

Für die Beschreibung der Wirkungen von Lokalanästhetika und insbesondere einiger fataler Zwischenfälle müssen neben der systemischen Pharmakokinetik auch Erkenntnisse über die Neurokinetik und -dynamik herangezogen werden. Der vorliegende Aufsatz versucht, die wichtigsten Befunde der Schlußfolgerungen für Lokalanästhetika zusammenzutragen. Zwischenfälle durch die Lokal- oder Leitungsanästhesie selbst werden nur am Rande behandelt. Um die Literaturliste zu begrenzen, muß ich häufig auf Reviews verweisen, aus denen der interessierte Leser vielfältige Hinweise auf Originalarbeiten entnehmen kann.

Physiologische und pharmakologische Vorüberlegungen

Periphere Nerven enthalten sowohl sensibel/sensorische (afferente) als auch motorische und vegetative (efferente) Fasern. Durch Fett- und Bindegewebe, in denen auch die Vasa und Nervi nervorum verlaufen, werden einzelne Kabel voneinander getrennt, die jeweils vom Perineurium umhüllt werden. Das sog. Endoneurium enthält die Einzelfasern, deren Zellkerne in der Regel in Ganglien lokalisiert sind. Die langen Zellausläufer, die Neuriten, sind durch spezielle Isolierschichten von ihrer Umgebung abgetrennt. Diese stammen von den Schwann-Zellen, in deren Zytoplasma entweder mehrere (unmyelinisierte) dünne Nervenfasern verlaufen oder von denen ein mehrschichtiger, elektrisch isolierender Myelinbelag gebildet wird. Myelinisierten Fasern, deren Isolierungsschicht nur an den Ranvier-Knoten unterbrochen ist, besitzen in der Regel einen größeren Durchmesser und leiten die Nervenimpulse schneller; zu ihnen gehören z. B. die motorischen A_α-, die mechanorezeptiven A_β- und die den schnellen Schmerz leitenden A_δ-Fasern, während die nichtmyelinisierten, langsamen C-Fasern vornehmlich für vegetative Informationen inkl. der Leitung des langsamen, protopathischen Schmerzes benutzt werden.

Die Anatomie und Histologie der verschiedenen Nerven(fasern) ist für die praktische Lokalanästhesie von erheblicher Bedeutung, bestimmt sie doch die Diffusionsbarriere, die zunächst überwunden werden muß, bevor eine Wirkung einsetzen kann. Hieraus erklärt sich auch, warum üblicherweise dünne Nervenfasern früher blockiert werden als dicke, wenngleich bei größeren Nervenstämmen auch Unterschiede in der Topographie zu beachten sind (distale Versorgungsgebiete sind mehr im Inneren eines Nervenstammes repräsentiert als proximale).

Um elektrisch erregbar zu sein, ist in allen exzitablen Geweben eine transmembranale Spannungsdifferenz notwendig. Bei den Nervenzellen ist die entscheidende Membran das Axolemma, eine aus Lipoproteiden aufgebaute Schicht, die das innere Axoplasma umhüllt. Im Axoplasma herrscht eine hohe Konzentration von zellulären Proteinen, die vornehmlich negative Oberflächenladungen tragen und die wegen ihrer Größe nicht durch die Poren in der Zellmembran entweichen können. Ferner ist die intrazelluläre Kaliumkonzentration beträchtlich höher als die extrazelluläre. Entsprechend diesem Konzentrationsgradienten versuchen Kaliumionen, nach extrazellulär zu diffundieren; sie werden jedoch durch die intrazelluläre negative Überschußladung an der äußeren Seite des Axolemmas zurückgehalten. Hieraus erklärt sich das transmembranale *Ruhepotential* von etwa -90 mV als Kaliumdiffusionspotential.

Die Membranporen sind für Natriumionen normalerweise nicht permeabel. Somit entsteht auch ein Natriumgradient, da Natrium extrazellulär in wesentlich größeren Konzentrationen vorliegt als im Axoplasma. Ein *Aktionspotential* wird nun dadurch ausgelöst, daß (nach elektrischer oder chemischer Reizung der Membran) die Permeabilität für Natriumionen zunimmt (Abb. 1).

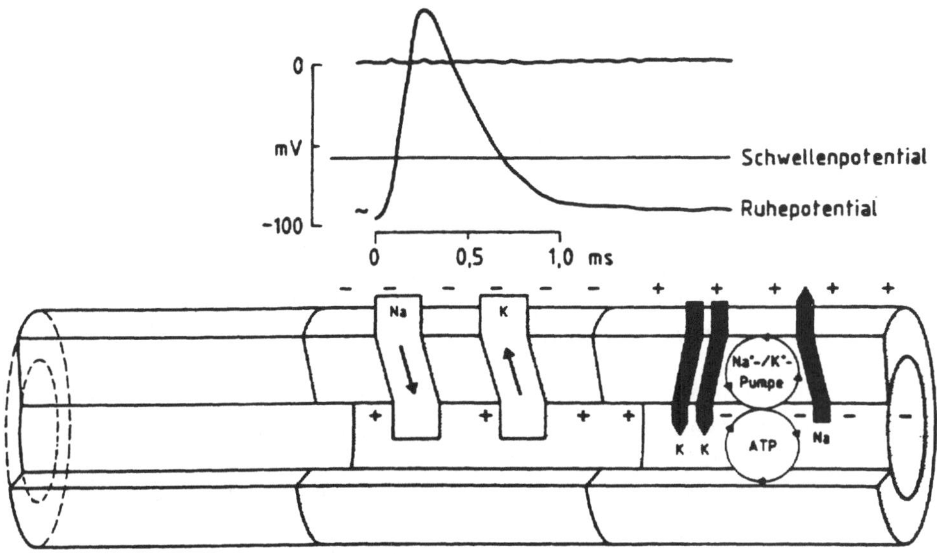

Abb. 1. Elektrophysiologische Vorgänge beim Aktionspotential. (Aus [31])

Durch den Einstrom positiver Ladungsträger kommt es zur Verminderung der Spannungsdifferenz. Sobald eine Schwellendepolarisation erreicht ist, erfolgt ein explosionsartiger Einstrom von weiteren Natriumionen. Um die ursprünglichen Spannungsverhältnisse wieder herzustellen, fließt kompensatorisch Kalium nach außen. Schon kurz vor dem Maximum der Depolarisation („overshoot") schließen sich die Natriumkanäle wieder (Repolarisationsphase). Eine membranständige, ATP-abhängige Natrium-Kalium-Pumpe transportiert schließlich Natriumionen im Austausch gegen Kalium nach außen. Die Depolarisation erfaßt nachbarständige Membranbezirke bzw. den nächsten Ranvier-Knoten. Weil ein repolarisierender Membranabschnitt für eine erneute Erregung zunächst refraktär bleibt, führt es zu einer gerichteten Weiterleitung des Aktionspotentials.

Alle Lokalanästhetika besitzen eine gemeinsame chemische Grundstruktur [73]. Ein apolarer (lipophiler) Ring wird über eine Ester- bzw. Amidgruppe mit einer kurzen Kette an eine polare (hydrophile) Aminogruppe gebunden. Letztere verleiht den Molekülen einen basischen Charakter; sie werden im physiologischen Milieu protonisiert. Die dadurch erzeugte Polarität ermöglicht eine optimale Orientierung an biologischen Membranen, die ebenfalls aus einem lipo- und einem hydrophilen Anteil bestehen. Es wurde daher schon früh vermutet, daß sich Lokalanästhetika in solche Membranen einlagern, sie expandieren und damit ihre Eigenschaften (also auch die Poren und Ionenkanäle) sterisch verändern. Auf der anderen Seite legten die strukturellen Gemeinsamkeiten nahe, spezifische Bindungsstellen zu postulieren. Für Toxine mit lokalanästhetischen Wirkungen (z. B. Tetrodotoxin) wurden solche Rezeptoren an der äußeren Schicht des Axolemmas gefunden. Deren Besetzung führt zu einem langdauernden Verschluß des äußeren Eingangs der Natriumkanäle; die elektrochemischen Vorgänge, die für eine Depolarisation notwendig sind, können somit nicht mehr ablaufen.

Für die klinisch eingesetzten Präparate konnte dagegen ein Verschluß der *inneren Kanalöffnung* nachgewiesen werden. Hierzu müssen die Lokalanästhetika zunächst ins Axoplasma diffundieren. Durch die Kanäle selbst passen sie aufgrund ihres Molekularvolumens nicht hindurch – es bleibt also nur die Penetration des Axolemmas. Eine lipophile Zellmembran zu durchdringen, gelingt polaren Stoffen nur mit Mühe, elektrisch geladenen praktisch gar nicht. Aus diesem Grund ist nur derjenige Anteil des Lokalanästhetikums penetrationsfähig, der nicht protonisiert ist; er ergibt sich rechnerisch aus dem pK_a-Wert. Der Anteil ist um so geringer, je basischer das entsprechende Lokalanästhetikum ist, bzw. je mehr Protonen am Penetrationsort vorliegen. In entzündeten Geweben herrscht üblicherweise ein niedriger pH-Wert; somit wird ein hier injiziertes Lokalanästhetikum stark protonisiert und kann nicht zu seinem Wirkort vordringen. Auf der anderen Seite weiß man, daß für die Bindung eines Lokalanästhetikums an die Rezeptoren in der Nähe der inneren Kanalöffnung eine hohe Polarität erforderlich ist; als pharmakologisch aktive Form wird hier die protonisierte angesehen (Abb. 2). Daraus ergeben sich praktische Konsequenzen für Anschlagzeit, Wirkdauer, Potenz und Toxizität.

Die innere Kanalöffnung ist an der sog. Gatingfunktion beteiligt, einer Struktur, die den Kanal nach Maßgabe eines Spannungssensors öffnet oder

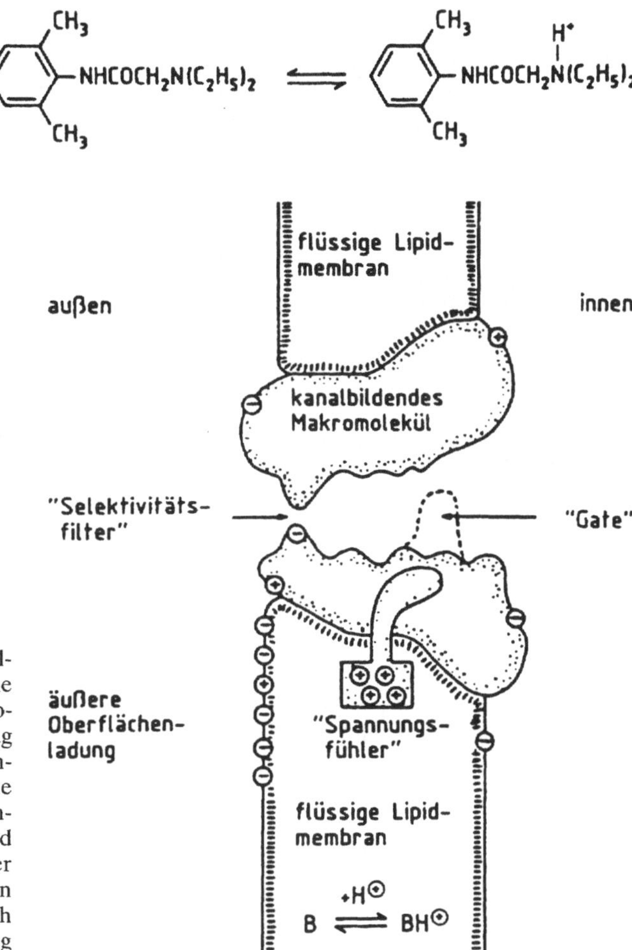

Abb. 2. Diffusion von Lokalanästhetikamolekülen in eine Nervenfaser. Nur die nichtprotonisierte Form (*B*) vermag durch das Axolemma zu diffundieren. Die pharmakologische Wirkung der klinisch verwendeten Lokalanästhetika wird jedoch durch Bindung der protonisierten Form (BH^+) an Rezeptoren ausgelöst, die sich an der inneren Kanalöffnung befinden. (Mod. nach [62]).

schließt. In der Regel öffnen sich die Tore bei beginnender Depolarisation initial sehr schnell, um den explosionsartigen Natriumeinstrom zu ermöglichen (*Öffnungsphase*). Kurz darauf beginnen sie sich (deutlich langsamer) zu schließen: während dieser sog. *Inaktivierungsphase* kommt es zur spontanen Abnahme der Natriumpermeabilität. Nach einer gewissen Zeit verharren die Kanäle geschlossen bis zur nächsten Depolarisation (*Ruhephase*). Überall in erregbaren Geweben durchlaufen die Natriumkanäle während eines Aktionspotentials diese (mindestens) 3 Funktionszustände, die außer durch unterschiedliche Natriumpermeabilitäten auch durch definierte Affinitäten für Lokalanästhetika ausgezeichnet sind (Tabelle 1, Abb. 3). Der lokalanästhetische Block entwickelt sich demnach während der Depolarisation („open", „inactivated": während des schnellen Aufstrichs und des Plateaus des Aktionspotentials), die Abdissoziation (Rückbildung des Blocks) erfolgt in der Ruhephase („closed", „resting"; diastolisches Intervall beim Myokard). Dies

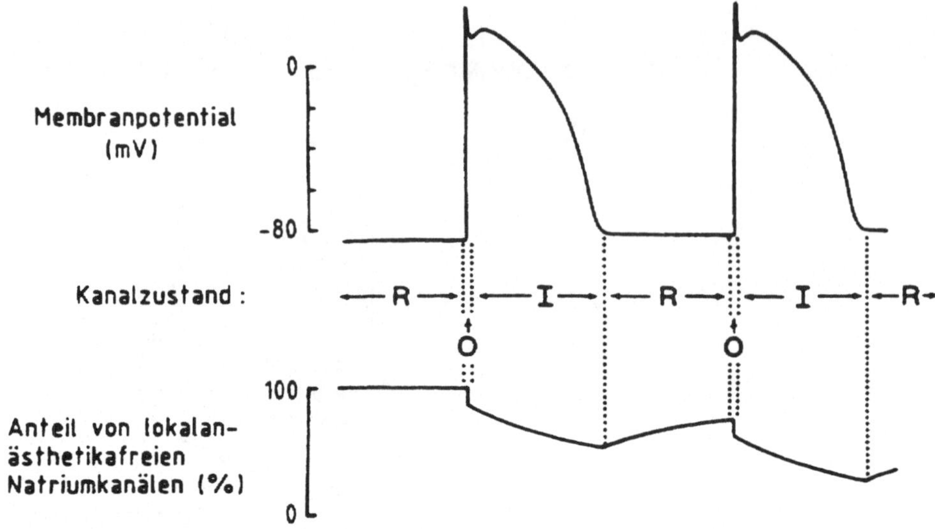

Abb. 3. Erklärung des „use-“ oder „frequency-dependentblock“ durch den Zusammenhang zwischen (myokardialem) Aktionspotential und der Besetzung der Natriumkanäle mit Lokalanästhetika. (Aus [28]).

Tabelle 1. Zusammenhang zwischen Kanalzuständen, Natriumpermeabilität und Affinität von Lokalanästhetika zu den Rezeptoren an der inneren Kanalöffnung (Modulated-receptor-Hypothese)

Zeitpunkt im Aktionspotential	Kanalzustand	Natrium-permeabilität	Affinität für Lokalanästhetika
Ruhepotential	„closed“ „resting“		
Beginnende Depolarisation	„open“	+++	++/+++
Repolarisation	„inacticated“	+	+++/++

erklärt ein aus der Neurophysiologie seit langem bekanntes Phänomen, daß nämlich die Intensität eines Blockes frequenzabhängig ist: je mehr Aktionspotentiale in der Zeiteinheit ausgelöst werden, desto mehr Kanäle sind offen und dem Angriff der Lokalanästhetika ausgesetzt (*„use-“ oder „frequency-dependent block“*). Je länger das Ruheintervall ist, desto leichter kann sich der Block zurückbilden. Ein „use-dependent block“ wird sich also dann einstellen, wenn die Ruhephase zu kurz für eine komplette Erholung ist.

Das zeitliche Verhalten und die Intensität eines Blocks werden nach den Aussagen der sog. Modulated-receptor-Hypothese [64] bestimmt von

- der Zugänglichkeit des Lokalanästhetikums zum Kanal und
- der relativen Affinität der verschiedenen Kanalzustände für ein bestimmtes Lokalanästhetikum.

Hydrophile Substanzen erreichen die Innenseite des Axolemmas wegen der erschwerten Diffusion durch die Zellmembran nur langsam („slow in"), während die klinisch gebräuchlichen Präparate aufgrund ihrer ausreichenden Lipophilie schnell eindringen können („fast in"). Neben der Lipidlöslichkeit spielt aber auch das Molekularvolumen eine wichtige Rolle: bei großen, sterisch behinderten Molekülen sind sowohl der Zugang als auch die Abdissoziation vom Rezeptor erschwert („slow out"). Lidocain mit seinem relativ geringen Molekulargewicht, niedrigem pk_a-Wert und nur mäßiger Lipophilie bindet ebenso schnell, wie es vom Rezeptor in der Ruhephase abdissoziieren kann (Tabelle 2).

Auch bei hohen (Herzfrequenzen) kommt es deshalb unter Lidocain zu einer ausreichenden Erholung. Das größere, sperrige Bupivacainmolekül mit höherem pk_a und deutlich höherer Lipophilie vermag ebenfalls schnell im Natriumkanal zu binden, dissoziiert wegen der hohen Affinität aber nur langsam ab. Die Erholungsphase des Blocks ist deshalb schon bei normaler Herzfrequenz grenzwertig und verschlechtert sich noch, wenn diese zunimmt: der Block kumuliert außerordentlich leicht [28].

Die Berichte über fatale Zwischenfälle bei Verwendung von Bupivacain (s. unten) lassen sich somit theoretisch begründen: die Kombination einer sehr hohen Affinität für inaktive Natriumkanäle und einer sehr langsamen Abdissoziationsrate scheint für die größere Kardiotoxizität von Bupivacain (und Etidocain, das sich ähnlich verhalten dürfte) verantwortlich zu sein. Auch daß die Reanimation bei derartigen Zwischenfällen erschwert ist, findet eine Erklärung angesichts der pathophysiologischen Veränderungen im Umfeld der Rezeptorbindung. Eine kompensatorische Tachykardie im Beginn des Kreislaufversagens führt speziell bei den Fast-in/slow-out-Substanzen zu einem „use-dependent block". Bei einer begleitenden Azidose nimmt der Anteil des besonders fest bindenden, protonisierten Lokalanästhetikums (BH^+) zu und erschwert die Abdissoziation vom Rezeptor weiter. Kommt es schließlich zu einer Erschöpfungsdepolarisation der Reizleitungszellen, verlängert sich auch noch die relative Dauer des inaktivierten Funktionszustandes im Natriumkanal mit seiner hohen Affinität für das Lokalanästhetikum. Da die Kumulation vornehmlich in der Plateauphase erfolgt, könnte eine Verkürzung des Aktionspotentials den negativen Einfluß mindern, während eine Verlängerung (Hyperkaliämie, Chinidin) ihn verstärken sollte.

Tabelle 2. Charakterisierung von Lokalanästhetika anhand der Modulated-receptor-Hypothese

	Lidocain	Bupivacain
Molekulargewicht	234	288
pk_a	7,9	8,1
Lipophilie[a]	2,9	27,5
Charakterisierung	„fast in/fast out"	„fast in/slow out"

[a] Ausgedrückt durch den Heptan-Wasser-Verteilungskoeffizienten.

Klinische Pharmakologie

Das älteste Lokalanästhetikum ist das Kokain, das Hauptalkaloid des Kokastrauches. Akute und chronische Nebenwirkungen (systemische Toxizität, Abhängigkeit) schränken jedoch die klinische Verwendung ein.

Durch Abwandlung der Kokaingrundstruktur (Benzoesäureester) kamen zunächst esterartige Lokalanästhetika auf den Markt. *Benzocain* (Anaesthesin) besitzt nur eine geringe Wasserlöslichkeit, stellt aber ein sehr gutes Oberflächenanästhetikum bei der Anwendung auf Schleimhäuten dar. Es ist in Form nicht verschreibungspflichtiger Salben oder Tabletten sowie als Spray im Handel. Der p-Aminobenzoesäureester *Procain* (Novocain) zeichnet sich durch eine geringe Toxizität aus, die durch seinen raschen enzymatischen Abbau erklärt wird. Es wird heute praktisch nur noch zur Infiltrationsanästhesie verwendet. *Tetracain* (Pantocain) ist der potenteste und toxischste Vertreter aus der Esterreihe; es spielt in Deutschland kaum eine Rolle, stellt aber in den USA immer noch die am häufigsten angewandte Substanz zur Spinalanästhesie dar. Das neueste Esterlokalanästhetikum, *Chloroprocain (USA: Nesacain)* gilt wegen seiner raschen Verstoffwechselung als das Präparat mit der geringsten Toxizität und kürzesten Wirkdauer, weswegen es als besonders sicher bei versehentlicher Überdosierung in der Geburtshilfe gilt. Alle esterartigen Lokalanästhetika werden im Blut durch die Serum-(Pseudo-)cholinesterase zu Derivaten der p-Aminobenzoesäure abgebaut, die ein potentielles Allergen darstellt. Kreuzallergien untereinander und zu chemisch ähnlich gebauten Sulfonamiden sind bekannt. Bei angeborenem oder erworbenem Cholinesterasedefizit ist die Biotransformation folglich verlangsamt, wie ein eindrucksvoller Fallbericht über Krämpfe nach geburtshilflicher Periduralanästhesie (PDA) mit Chloroprocain bei einer Patientin mit Cholinesterasedefekt belegt [123]. Gleiches gilt bei der Anwendung von Cholinesterasehemmstoffen. Bei gleichzeitiger Verwendung von Succinylcholin werden beide Medikamente verlangsamt eliminiert. Trotz der normalerweise hohen Cholinesteraseaktivität im Blut können mit den Esterlokalanästhetika jedoch durchaus vernünftige Wirkdauern erreicht werden.

Die in der deutschen Anästhesie benutzen Lokalanästhetika gehören praktisch alle in die Amidreihe, von denen als erstes *Lidocain* (Xylocain) synthetisiert wurde. *Carticain* (Ultracain) ähnelt im wesentlichen dem Lidocain, besitzt jedoch kaum oberflächenanästhesierende Eigenschaften. Bei Verwendung zur Periduralanästhesie finden sich praktisch keine Unterschiede in Anschlagzeit, Wirkdauer, Potenz und Toxizität; auch das Kreislaufverhalten ist vergleichbar. Auch *Prilocain* (Xylonest) ähnelt in vieler Hinsicht dem Lidocain. Bei etwas längerer Wirkungsdauer und vergleichbarer Potenz ist die Toxizität ein wenig geringer ausgeprägt. Die maximalen Blutkonzentrationen nach systemischer Resorption liegen niedriger als bei Lidocain [14] oder Mepivacain [128]. Bei Gesamtdosen über 800 mg (peridural) kann sich allerdings einer seiner Metaboliten (o-Toluidin) als Methämoglobinbildner bemerkbar machen (s. unten). *Mepivacain* (Meaverin, Scandicain) ähnelt in vieler Hinsicht dem Lidocain; Anschlagzeit und Potenz sind vergleichbar. Es wird wie Prilocain relativ gut diaplazentar übertragen, weshalb man Mepivacain zur Geburtshilfe kaum verwendet (s. Tabelle 8). *Etidocain* (Duranest) ist eine wesentlich lipophilere Substanz als Lidocain und deshalb etwa 3mal stärker wirksam und doppelt so toxisch („fast in/slow out"). Es besitzt die ungewöhnliche Eigenschaft eines sehr schnellen Wirkungseintrittes und einer langen Wirkungsdauer. Etidocain ist weniger toxisch als Bupivacain, aber auch weniger potent (in äquipotenter Dosierung könnte es bei versehentlicher intravasaler Injektion sogar toxischer sein, da das zentrale Verteilungsvolumen geringer ausfällt). Eine Besonderheit von Etidocain ist die recht ausgeprägte Blockade motorischer Fasern; aus diesem Grunde wird es kaum zur Geburtshilfe eingesetzt. *Bupivacain* (Carbostesin) schließlich gehört zu den langwirkenden Lokalanästhetika mit relativ langsamem Wirkungseintritt und hoher Toxizität. Im Gegensatz zu Etidocain ermöglicht es eine selektivere Ausschaltung sensibler Fasern bei erhaltener Motorik. Bupivacain hat sich weltweit zum Standardpräparat für mittlere und lange Eingriffe, zur repetitiven bzw. kontinuierlichen postoperativen Schmerztherapie und für viele Indikationen bei chronischen Schmerzen entwickelt. Durch amerikanische Berichte, Bupivacain habe zu besonders schwerwiegenden kardialen Komplikationen geführt, entstand eine gewisse Verunsicherung [5]. Nach kritischer Abwägung aller Argumente darf man aber wohl annehmen, daß bei sachgemäßem Gebrauch die Toxizität der der anderen Lokalanästhetika vergleichbar ist [95]. Daß bei versehentlicher Überdosierung das Reizleitungssystem des Herzens aber besonders empfindlich reagiert („fast in/slow out", „use-dependent block"), wurde bereits beschrieben. *Ropivacain* ist ein neueres, in der Erprobung befindliches Präparat, dem eine noch höhere Spezifität bei der Blockade von Schmerzfasern zugeschrieben wird als dem Bupivacain; seine systemische Toxizität wird ebenfalls geringer beurteilt [120]. Die Wirkdauer scheint länger als beim Bupivacain auszufallen. Lokalanästhetika vom Amidtyp werden überwiegend hepatisch metabolisiert. Patienten mit Leberinsuffizienz vertragen deshalb Esterderivate besser (manche Autoren meinen aber angesichts des Allergiepotentials der Ester, man solle eher die Dosis des Amidlokalanästhetikums reduzieren als das Präparat wechseln.)

Die lokalanästhetische Potenz einer Substanz hängt im wesentlichen von ihrer Fettlöslichkeit und Basizität ab, die Ausmaß und Geschwindigkeit der Penetration der Nervenmembran und die Blockadedauer bestimmen (Tabelle 3). Wird Bupivacain in vitro einem isolierten Nerven zugeführt, so bewirkt es Hemmung

Tabelle 3. Physikochemische Eigenschaften von Amidlokalanästhetika. (Nach [132])

Wirkstoff	Proteinbindung bei 2µg/ml [%]	Lipophilie	pk_a
Prilocain	55	0,4	7,70
Lidocain	64	2,9	7,91
Mepivacain	78	0,8	7,76
Bupivacain	93	28	8,16
Etidocain	91	141	7,74

[a]Ausgedrückt durch den Heptan-Wasser-Verteilungskoeffizienten.

der Leitfähigkeit in einem Ausmaß, für das die 4fache Konzentration an Lidocain erforderlich wäre. Bupivacain besitzt somit die 4fache lokalanästhetische Potenz von Lidocain (Tabelle 4). Werden andererseits äquipotente Dosen eingesetzt, so ist die Dauer der Nervenblockade nach Bupivacain mehrfach länger als die nach Lidocain [31].

Bei adäquater Handhabung treten die toxischen Probleme zurück. Hierbei ist Chloroprocain am günstigsten zu bewerten, Tetracain am gefährlichsten. Beschränkt man sich auf die Amide, steigt die Toxizität in der Reihenfolge Prilocain, Lidocain, Etidocain und Bupivacain. Als Bewertungskriterium kann man ferner das Verhältnis zwischen maximal erreichten Blutspiegeln (etwa bei einer PDA) und denjenigen heranziehen, bei denen erste Intoxikationszeichen auftreten; hierbei schneidet Mepivacain etwas günstiger als Lidocain ab. Nach Reynolds ist Bupivacain bei sachgemäßer Anwendung sogar noch günstiger zu beurteilen [108].

Zur Vermeidung einer systemischen Toxizität sind sog. *Maximaldosen* zu berücksichtigen (Tabelle 5). Hierdurch soll letztlich verhindert werden, „toxische“ Blutkonzentrationen bei versehentlicher intravasaler Injektion bzw. zu rascher Resorption (etwa in entzündeten, hyperämisierten Geweben) zu erreichen [119]. Aus pharmakokinetischen Überlegungen ist bei Einzelinjektionen die Größe des zentralen Verteilungsvolumens entscheidend; bei einer repetitiven oder kontinuierlichen Applikation wird demgegenüber die

Tabelle 4. Klinische Beurteilung von Lokalanästhetika

Wirkstärke und -dauer	Präparat	Relative Potenz	Anschlagzeit	Wirkdauer [min]
Schwach/kurz	Chloroprocain	1	Schnell	30- 60
	Procain	1	Langsam	60- 90
Mittel/mittel	Licodain	2	Schnell	90-200
	Mepivacain	2	Schnell	120-240
	Prilocain	2	Schnell	120-240
Stark/lang	Etidocain	6	Schnell	180-600
	Bupivacain	8	Mittel	180-600
	Tetracain	8	Langsam	180-600

Tabelle 5. Empfehlungen für maximale Dosen von Lokalanästhetika

Wirkstoff	Einzeldosis ohne/mit Adrenalin [mg]	Erhaltungsdosis [mg/h]
Prilocain	400/600	–
Lidocain	200/500	300
Mepivacain	300/500	240
Etidocain	300/400	120
Bupivacain	150/225	30

Clearance wichtiger [72, 131] (s. unten). In der klinischen Routine müssen sich die Dosierungen natürlich am geplanten Regionalanästhesieverfahren orientieren.

Pharmakokinetik

Der zeitliche Verlauf von Lokalanästhetikablutkonzentrationen erlaubt einen Einblick in das komplexe Verhältnis von Absorption, Verteilung und Elimination und ist deshalb von gewisser Bedeutung für die Beurteilung von Wirksamkeit und Sicherheit – sowohl des benutzten Medikamentes als auch des angewandten Regionalanästhesieverfahrens. Unglücklicherweise werden die pharmakokinetischen Profile von vielen Faktoren wie Konzentration, Applikationsort, Vasokonstriktorzusatz, klinischer Zustand des Patienten usw. bestimmt und lassen sich deshalb für den Einzelfall nicht exakt voraussagen. Die notwendigen Mittelungsverfahren gestatten daher nur Hinweise auf das grundsätzliche Verhalten der verschiedenen Präparate (Tabelle 6).

Die einfachere Verteilungskinetik, z. B. nach i. v.-Bolusinjektionen oder nach Kurzinfusionen, läßt sich mit statistischen Standardverfahren beschreiben [72].

Bupivacain und Etidocain besitzen in etwa die gleichen „toxischen" Blutkonzentrationen (s. unten) – also sollten die etwa doppelt so hohen Werte für Clearance bzw. VD_{ss} von Etidocain einen klinischen Vorteil darstellen: doppelt so hohe Dosen werden verkraftet. Allerdings scheint das Äquipotenzverhältnis nicht 1:1 zu betragen, man braucht manchmal doppelt so viel Etidocain wie Bupivacain. Wird diese doppelte Dosis versehentlich i. v. injiziert, kann sie gefährlicher sein als Bupivacain; das Verteilungsvolumen für das zentrale Kompartiment (VD_c) fällt nämlich bei beiden Präparaten gleich groß aus!

Die Invasion eines Lokalanästhetikums in die systemische Zirkulation hängt entscheidend davon ab, wie stark das Medikament am Injektionsort fixiert wird. Plasmaproteinbindung oder Lipophilie spiegeln diese Fixation recht gut wieder. Beide Bindungsraten sind übrigens um so ausgeprägter, je stärker die lokalanästhetische Potenz und die Wirkdauer ist (Tabelle 3). Sowohl direkte

Tabelle 6. Mittelwerte für pharmakokinetische Parameter von Amid-Lokalanästhetika. ($t_{1/2}$ Halbwertszeiten, VD_c Verteilungsvolumen des zentralen Kompartiments, VD_{ss} Gesamtverteilungsvolumen im Steady state, Cl_{tot} totale Clearance, E_{hep} hepatische Extraktionsrate). (Nach [131])

	Lidocain	Mepivacain	Bupivacain	Etidocain
$t_{1/2}$ (α) [h]	0,016	0,012	0,045	0,036
$t_{1/2}$ (π) [h]	0,16	0,12	0,48	0,31
$t_{1/2}$ (β) [h]	1,6	1,9	2,7	2,7
VD_c [l]	8,3	8,1	14	14
VD_{ss} [l]	91	84	72	133
Cl_{tot} [l/min]	0,95	0.78	0,58	1,11
E_{hep}	0,65	0.52	0,38	0,74

Messungen im Tierexperiment als auch die rechnerische Auswertung von Konzentrationsverläufen nach peripherer (z. B. periduraler) Applikation mit Hilfe der bekannten Parameter aus der Verteilungskinetik ergeben ein exemplarisches Bild einer biphasischen Invasion (Abb. 4).

Im Vergleich zu Etidocain wird Lidocain wesentlich rascher resorbiert, was in völligem Einklang mit den physikochemischen Eigenschaften steht: je stärker die Bindung am Injektionsort ist, desto stärker wird die systemische Absorption verzögert. Vasokonstriktoren haben entsprechend einen größeren Einfluß auf die Aufnahme schnell absorbierbarer Substanzen.

Kennt man die Invasions- wie die Verteilungsfunktion, lassen sich Voraussagen über globale Konzentrationsverläufe und Kumulationsphänomene machen, vorausgesetzt, daß sich beide kinetischen Elementarprozesse bei mehrfacher Injektion nicht wesentlich ändern. Für die kurzwirksamen, weniger lipophilen Lokalanästhetika ist abzuleiten, daß relativ schnell eine *systemische* Kumulation eintritt, während bei den langwirkenden Präparaten mit einer *lokalen* Anreicherung zu rechnen ist. So fand sich eine relativ langsame Kumulation von Bupivacain im mütterlichen und fetalen Blut während repetitiver geburtshilflicher PDA; unter vergleichbaren Bedingungen zeigte sich dagegen ein rascher Anstieg von Lidocain- und Mepivacainkonzentrationen bis zum toxischen

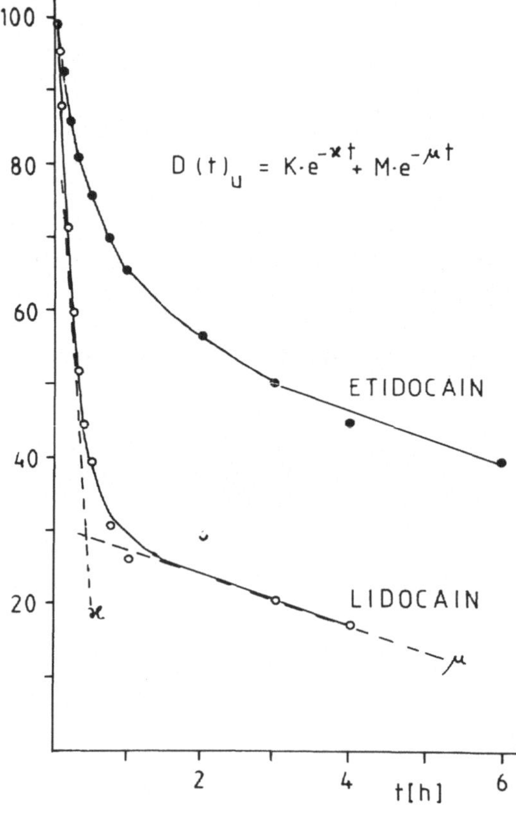

Abb. 4. Invasionskinetik, Beispiel Lidocain und Etidocain (nach [130]). Der Anteil nicht absorbierter Dosis in Abhängigkeit von der Zeit [$D(t)$] läßt sich durch eine biexponentielle Gleichung beschreiben.

Bereich [72]. Noch relativ ungeklärt ist das Phänomen der *Tachyphylaxie* bei repetitiver Gabe, das insbesondere für Lidocain und Mepivacain beschrieben wird. Ob dabei die Qualität der lokalen Bindung am Nervengewebe oder die Integrität des Applikationsorts verändert wird, bleibt offen. Ursächlich werden pH-Veränderungen, Ödeme oder Mikrothromben durch Irritation des Katheters angenommen [17, 61].

Vasokonstriktoren werden häufig verwendet, um die Toxizität der Lokalanästhetika zu mindern, d.h. um eine zu rasche systemische Resorption vom Injektionsort zu vermeiden. Gleichzeitig erhofft man sich eine Wirkungsverlängerung. Die klinische Praxis zeigt, daß diese Ziele nicht mit allen Anwendungsformen und Präparaten gleich gut zu erreichen sind. Einige Substanzen besitzen eine direkte vasodilatierende Eigenschaft (besonders hoch bei Etidocain und Bupivacain, während Mepivacain eher vasokonstriktorisch wirken soll). Lipophile Lokalanästhetika (z.B. Etidocain oder Bupivacain) werden ohnehin schnell an lokales Fettgewebe fixiert, Vasokonstriktoren helfen hier also kaum. Deutlichere Effekte sind jedoch bei relativ hydrophilen Präparaten (Lidocain, Mepivacain) zu erwarten. Natürlich spielt der Applikationsort eine bedeutende Rolle (Gefäß- und Fettanteil). Unabhängig vom Präparat gilt für die Absorptionsrate die Reihenfolge:

interkostal → kaudal → peridural → periaxillär → ilioinguinal.

Obwohl der Periduralraum stärker vaskularisiert ist als der Interkostalbereich, durchqueren ihn die meisten Gefäße, ohne ihn zu drainieren; der große Fettanteil fördert die lokale Sequestrierung. Plasmakonzentrationen nach Interkostalblockaden fallen dagegen manchmal höher aus als solche nach i.v.-Kurzinfusion, die bereits mit Toxizitätszeichen verbunden sind. Es sollte ferner bedacht werden, daß die Absorption von Lokalanästhetika nach topischer Anwendung auf Schleimhäute besonders rasch verläuft; Intoxikationen bis hin zum Tod sind nach urethraler, entoraler Applikation und solcher über verbrannte Hautbezirke berichtet worden [36, 98, 100, 125, 134].

Adrenalin sollte nur in Konzentrationen von unter 1:100000 angewandt werden. Bei der Lokalanästhesie an den Akren mit funktionellen Endarterien (Finger, Zehen, Penis) sind Vasokonstriktoren wegen der Gangrängefahr kontraindiziert. Bei der Spinal- und Periduralanästhesie könnten theoretisch ebenfalls Ischämiefolgen auftreten. Obwohl dies in der klinischen Praxis kaum beobachtet worden ist [2, 56], ist die Verwendung von adrenalinhaltigen Lokalanästhetikalösungen im Rahmen der Spinalanästhesie eher abzulehnen, zumal die Kombination kaum einen klinischen Vorteil bietet. Vom Einsatz adrenalinhaltiger Lösungen wird auch bei allen kontinuierlichen Verfahren abgeraten, weil sie infolge ihres Gehaltes an Antioxidanzien pH-Veränderungen im Gewebe verursachen können [61].

Andere Parameter, die für die Absorption von Bedeutung sein könnten, sind bisher nur relativ schlecht dokumentiert [99]. Alter und Gewicht spielen wohl nur eine untergeordnete Rolle. Bei Kindern verhält sich die Pharmakokinetik zwar etwas anders als bei Erwachsenen, und insbesondere die geringere Plasmaproteinbindung kann leichter zur systemischen Kumulation führen;

jedoch spielen diese Unterschiede in der klinischen Praxis keine allzu bedeutsame Rolle [34]. Kinder scheinen im übrigen gegen die zentralnervösen und kardivaskulären Nebenwirkungen von Lokalanästhetika geringer empfindlich zu sein als Erwachsene [136]. Auch in der Gravidität ändert sich die Absorption nicht grundlegend: daß die Dosen für eine PDA hier reduziert sind, wird sowohl auf hormonelle Einflüsse auf neurale Strukturen (hier im Sinne einer erhöhten Ansprechbarkeit) als auch auf eine Einengung des Periduralraums durch die Vergrößerung der vertebralen Venen zurückgeführt. Eine akute Hypovolämie reduziert in der Regel die Absorptionsgeschwindigkeit und verlängert den Block; Nierenerkrankungen mit hyperkinetischem Kreislauf verhalten sich oft umgekehrt. Bei gleicher Dosis, aber höherer Konzentration, nimmt die Absorption in der Regel zu, wenngleich die Unterschiede oft nicht sehr ausgeprägt sind. Der kleineren Kontaktfläche bei konzentrierten Lösungen stehen die Sättigung der lokalen Bindungsstellen und möglicherweise die Zunahme des vasodilatierenden Effektes gegenüber. Die schnellere Absorption der karbonierten Lokalanästhetika beruht vermutlich auf dem vasodilatierenden CO_2-Effekt, während der schnellere Wirkungseintritt wohl eher auf Veränderungen der Neurokinetik zurückzuführen ist („ion trapping“: CO_2 diffundiert rasch durch biologische Membranen und kann so den intrazellulären pH-Wert erniedrigen.) Eine Karbonierung ist offensichtlich dort am günstigsten, wo lange Anschlagzeiten überwunden werden sollen, also etwa beim Bupivacain. Nach eigenen Erfahrungen kann man mit einer Anwärmung der Lokalanästhetikalösung vor der Injektion (auf Körpertemperatur) einen mindestens gleich schnellen Wirkungseintritt erzielen.

Seit Anfang der 60er Jahre werden sog. *„toxische Blutkonzentrationen“* ermittelt. Auf der einen Seite stehen Probandenexperimente, bei denen Kurzinfusionen bis zu klinisch bedeutsamen (zentralnervösen) Nebenwirkungen zur Anwendung kamen, auf der anderen Einzelbefunde aus der klinischen Praxis [51, 72, 80, 109, 118].

In Abbildung 5 und Tabelle 7 (s. unten) werden für verschiedene Amidlokalanästhetika mittlere Maximalkonzentrationen im Plasma, wie sie bei verschiedenen Blockaden auftreten, dem „toxischen“ Bereich gegenübergestellt, der in der Literatur immer wieder zitiert wird. Die Daten stammen überwiegend aus dem ausführlichen Review von Tucker u. Mather [131] und wurden durch eigene Recherchen aus jüngeren Publikationen ergänzt. Man erkennt bei den Maxima übereinstimmend eine relativ breite Streuung (entsprechend der oft ganz unterschiedlichen Dosen), wobei der „toxische“ Bereich gelegentlich durchaus überschritten wird (ohne daß toxische Reaktionen aufgetreten wären). In Einzelfällen wurden z. T. deutlich höhere als „toxische“ Plasmaspiegel ohne Toxizität, daneben aber auch niedrigere mit ausgeprägten zentralen Nebenwirkungen berichtet. Bezüglich der zulässigen Maximaldosen ist eine Mitteilung von Ameer et al. interessant, die bei topischer Lidocainapplikation im Rahmen von Bronchoskopien bis zu 10 mg/kg gefahrlos anwandten, ohne daß „kritische“ Blutkonzentrationen oberhalb von 6 µg/ml auftraten [8]. Im Gegensatz hierzu verwiesen Olthoff et al. darauf, daß selbst bei relativ niedrigen Blutkonzentrationen diskrete zentralnervöse Nebenwirkungen zu beobachten sind, wenn z. B. im Rahmen einer antiarrhythmischen Therapie bei herzchirurgischen Eingriffen

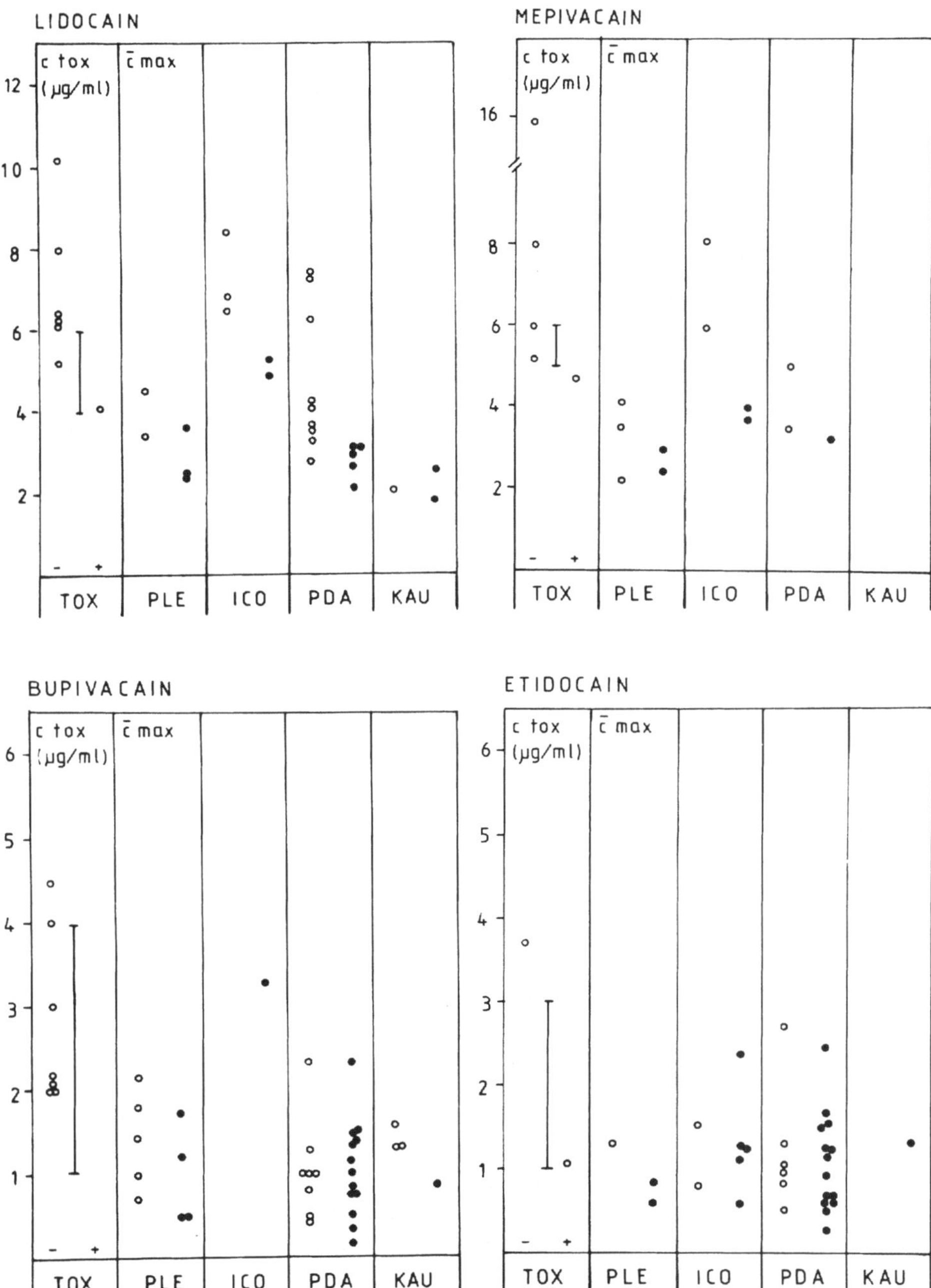

Abb. 5. Zusammenfassung von Literaturbefunden über mittlere Maximalkonzentrationen (c_{max}) von Amidlokalanästhetika bei verschiedenen Blockadeverfahren (*PLE* Plexusanästhesie, *ICO* Interkostalblock, *PDA* Periduralanästhesie, *KAU* Kaudalanästhesie, *offene Kreise* ohne, *gefüllte Kreise* mit Adrenalinzusatz, Spalte *TOX:* angegeben ist der Plasmakonzentrationsbereich, der mit zentralnervösen Toxizitätszeichen in Verbindung gebracht wird; – Einzelbeobachtungen ohne, + Einzelbeobachtungen mit Toxizitätszeichen. (Aus [72])

Tabelle 7. Übliche Serumkonzentrationen bei axillärem Plexusblock oder PDA im Vergleich zu den sog. „toxischen" Blutkonzentrationen (c_{tox}). Detailliertere Angaben über die Konzentrationsverhältnisse bei kontinuierlichen Verfahren finden sich in [72]

Wirkstoff	Dosis [mg]	Konzentration [μg/ml]	c_{tox} [μg/ml]
Pricolain	400-600	2,5	?
Lidocain	400-600	2-7	4-6
Mepivacain	400-600	2-6	5-6
Bupivacain	150-400	1,52,5	1-4
Etidocain	150-300	1-2,5	1-3

Veränderungen der Plasmaproteinbindung, Azidose und extreme Temperaturveränderungen vorkommen [97]. Zusätzlich sind natürlich auch (kinetische und dynamische) Arzneimittelinteraktionen zu beachten. Daß z. B. β-Blocker den Metabolismus von Lokalanästhetika beeinträchtigen können, zeigten Bowdle et al. am Beispiel von Propranolol und Bupivacain [19]; Howie et al. wiesen auf der anderen Seite an Hunden nach, daß eine Begleitmedikation mit dem Kalziumantagonisten Nifedipin eine Verstärkung der kardiodepressiven Bupivacainwirkungen verursacht [65]. Eine umfassende Untersuchung von solchen Wechselwirkungen, die ggf. eine klinische Bedeutung haben, liegt bisher leider noch nicht vor. Im Rahmen der geburtshilflichen Lokalanästhesie spielt zusätzlich die Plazentagängigkeit der verschiedenen Pharmaka eine Rolle (Tabelle 8).

Das Produkt aus Verteilungsvolumen und toxischer Schwelle stellt diejenige Dosis dar, die bei sofortiger idealer Verteilung zum Erreichen der toxischen Konzentration führen würde [61]. Benutzt man die Angaben von Tucker u. Mather [132], so entspricht dies im Grunde den empfohlenen maximalen Einzeldosen (s. Tabelle 5). Ist bei kontinuierlicher Zufuhr der steady state erreicht, errechnet sich die maximale Erhaltungsdosis als Produkt aus totaler Clearance, d. h. dem Blutvolumen, das pro Zeiteinheit vom Lokalanästhetikum befreit wird, und dem toxischen Plasmaspiegel (Tabelle 9).

Diese an sich plausiblen Ergebnisse müssen jedoch kritischer betrachtet werden, wenn man die beträchtliche Variabilität auch der kinetischen Parameter in Rechnung stellt (Details in [72]). Aus solchen Befunden geht hervor, daß absolut ungefährliche oder schädliche Konzentrationsbereiche nicht mit Sicherheit definiert sind; pharmakokinetisch begründbare Schlußfolgerungen über maximale Einzel- oder Erhaltungsdosen sind deshalb immer im Lichte dieser Variabilität zu diskutieren. Die an Probanden durch i. v.-Kurzinfusion ermittelten „toxischen" Spiegel können mit der klinischen Situation kaum verglichen werden, in der (bei sachgemäßer Anwendung) die Resorptionsgeschwindigkeit (und damit die Anstiegsgeschwindigkeit der Konzentrationen im Gehirn) deutlich niedriger liegt. Wenn jedoch eine größere Dosis eines Lokalanästhetikums versehentlich intravasal injiziert wird, entstehen an den kritischen Zielorganen (Gehirn, Herz) kurzfristig relativ hohe Spitzenkonzentrationen. Diese sind nicht nur von der Dosis und der Injektionsgeschwindigkeit abhängig, sondern auch von der Herzleistung. Im Normalfall beträgt z. B. die Hirn-

Tabelle 8. Blutkonzentrationen bei geburtshilflicher Regional- und Leitungsänsthesie (Nach [101]).

Wirkstoff	Mutter [μg/ml]	Umbilikalvane [μg/ml]	Verhaltnis Umbilikalvene/ mütterliches Blut
Pricolain	1,03-1,5	1,07-1,5	1,0 -1,18
Lidocain	1,23-3,5	0,8 -1,8	0,52-0,69
Mepivacain	2,91-6,9	1,9 -4,9	0,69-0,71
Bupivacain	0,26	0,08-0,11	0,31-0,44
Etidocain	0,25-1,3	0,07-0,45	0,14-0,35

Tabelle 9. Pharmakokinetische Überlegungen zur maximalen Einzel- und Erhaltungsdosis (Abkürzungen s. Tabelle 6)

	Lidocain	Mepivacain	Bupivacain	Etidocain
c_{tox} [μg/ml]	4-6	5-6	1-4	1-3
Vd_{ss} [l]	91	184	72	133
Cl_{tot} [l/h]	57	48,8	34,8	66,6
$Vd_{ss} \cdot c_{tox}$ [mg]	364-546	420-504	72-288	133-399
$Cl_{tot} \cdot c_{tox}$ [mg/h]	228-342	234-281	35-139	67-200

durchblutung etwa 15 % des Herzzeitvolumens; somit würden 15 % der Dosis das Gehirn erreichen. Da der zerebrale Blutfluß jedoch einer in weiten Bereichen stabilen Autoregulation unterliegt, während das Herzzeitvolumen starken Schwankungen unterworfen ist, kann der zum Gehirn gelangende Dosisanteil erheblich variieren. Als extrem mag der hypovoläme Patient im Schock gelten, bei dem die Hirndurchblutung 30 % des Herzzeitvolumens ausmacht.

Für die akute Toxizität von Lokalanästhetika sind schließlich arterielle Konzentrationen wesentlich bedeutsamer als venöse. Glücklicherweise sind die Lungen in der Lage, einen großen Teil einer venös applizierten Dosis abzuspeichern, so daß arterielle Spitzenkonzentrationen deutlich vermindert werden.

Nebenwirkungen und Zwischenfälle

Bei den allgemeinen Nebenwirkungen der Lokalanästhetika muß unterschieden werden zwischen Überempfindlichkeitreaktionen und solchen, die durch zu hohe Blutkonzentrationen zustande kommen (Intoxikation). Letztere entstehen bei versehentlicher intravasaler Injektion, fehlerhaft hohen Volumina oder Konzentrationen bzw. infolge einer zu raschen Resorption. Auch bei zu rascher Tourniquet-Öffnung nach intravenöser Lokalanästhesie werden häufig sehr hohe Blutkonzentrationen erreicht. Bei Langzeitblockaden ist ferner eine systemische Kumulation möglich.

In der Regel treten bei einer Intoxikation zunächst Zeichen einer zerebralen Übererregung auf, die auf eine Blockade physiologisch dämpfender Hirnzentren zurückzuführen sind. Erst bei weiterer Zunahme der Hirnkonzentrationen kommt es zu Konvulsionen und später zu komatösen Zuständen. Bei noch höheren Dosen treten Symptome der Kreislaufdepression hinzu; sie werden verstärkt durch eine direkte und indirekte (sympathikolytische) Vasodilatation [33, 57, 85].

Zusätzlich sind natürlich auch Nebenwirkungen der Lokalanästhesie zu verzeichnen, die durch den therapeutischen Effekt selbst hervorgerufen werden, also etwa eine periphere Atemdepression bei ausgedehnten Interkostalblockaden oder eine Hypotonie, die eine Folge der Lähmung von Gefäßnerven darstellt. Frerichs et al. berichteten so z. B. über einen erfolgreich reanimierbaren Herzstillstand im Verlauf einer PDA mit Bupivacain, bei der die sympathische Blockade bis Th 3 reichte, was von dem Patienten zunächst problemlos ertragen wurde; erst als sich eine zusätzliche starke psychische Erregung einstellte, kam es zum Zwischenfall [52].

Auch das Horner-Syndrom bei Blockade der Nervenwurzeln Th 1-Th 4 oder die Neigung zur Hypoglykämie bei hoher Periduralanästhesie mit Blockade präganglionärer sympathischer Fasern des Nebennierenmarks gehören hierzu [109, 111]. Ferner sollte erwähnt werden, daß manche unerwünschte Effekte einer Lokalanästhesie auf den gleichzeitig applizierten Vasokonstriktoren beruhen [104]. Wenngleich die Lokalanästhetika einen gewissen Schutz gegenüber der Stimulation durch Katecholamine bieten, sind doch Arrthythmien oder Hypertonien relativ häufig zu beobachten, wenn Adrenalin als Vasokonstriktor angewandt wurde.

Zentralnervöse Nebenwirkungen und Zwischenfälle

In der Literatur liegen zahlreiche Befunde über die zentralnervöse Toxizität von Lokalanästhetika vor. Es herrscht allgemeiner Konsens darüber, daß die Auslösung von Krämpfen am gefährlichsten ist, da sich hieraus Hypoxie und Azidose entwickeln können [88]. Bei sehr hohen Dosen ist sogar eine Lähmung des Atemzentrums möglich.

Es wurde bereits erwähnt, daß für die akute Toxizität arterielle Blutkonzentrationen aussagekräftiger als venöse sind und daß die Lunge einen effektiven Speicher für venös applizierte Lokalanästhetika darstellt. Aus diesem Grund sind schon relativ geringe Dosen hirnarteriell injizierter Lokalanästhetika (z. B. bei der Stellatumblockade oder im Rahmen von Karotisendarterektomien [102] als besonders gefährlich anzusehen. So entsprechen 100 mg Lidocain in der Vertebralarterie hinsichtlich der akuten zentralnervösen Toxizität etwa 3 g Lidocain, die in eine periphere Vene gelangen. Ähnliche Erklärungen dürften für Konvulsionen gelten, die man gelegentlich im Rahmen von Mandibularisblockaden beobachten kann, wo ein retrograder Transport in Hirnarterien möglich ist [7]. Auch bei Retrobulbärblockaden kann es in seltenen Fällen zu hohen Lokalanästhetikakonzentrationen im Hirnstamm kommen, die durch eine subarachnoidale Ausbreitung erklärt werden (s. unten).

Die klinischen Zeichen einer zentralnervösen Intoxikation sind interindividuell recht variabel. In der Regel wird zunächst eine periorale Taubheit angegeben, die genaugenommen einen lokalen Effekt darstellt, wenn nämlich das Lokalanästhetikum aus dem intravasalen Raum austritt und die freien Nervenendigungen in der Mundregion betäubt. Meist folgt danach ein Zustand, der im Englischen als „lightheadedness" beschrieben wird – eine Abnahme der Konzentrationsfähigkeit, die von einigen Patienten als angenehm, von anderen als sehr unangenehm empfunden wird. Bei weiter ansteigenden Hirnkonzentrationen stellen sich Ohrensausen (Tinnitus), Sehstörungen, verwaschene Sprache und Muskelzuckungen ein. Schließlich wird ein geordneter verbaler Kontakt zum Patienten unmöglich, bevor sich Bewußtlosigkeit einstellt, gefolgt von Grand-mal-Krämpfen und Koma. Das Finalstadium wird von einer Apnoe beherrscht.

Bei rascher intravasaler Injektion oder bei zu schnellem Öffnen des Tourniquets im Rahmen der intravenösen Lokalanästhesie können die erwähnten klinischen Symptome so zügig aufeinander folgen, daß die Konvulsionen bereits im Vordergrund stehen. Aus diesem Grund ist *immer* (auch bei Repetitionsdosen) eine langsame Injektionsgeschwindigkeit zu fordern, während der ein verbaler Kontakt zum Patienten bestehen soll. Beeby u. Jenkins vermuteten, daß die routinemäßige Anwendung von Bakterienfiltern bei Periduralanästhesien aus diesem Grund einen gewissen Schutz vor letalen Komplikationen bietet [16]. Auf die Anforderungen an eine geeignete Testdosis wird weiter unten näher eingegangen.

Bei gleichzeitiger Applikation zentral dämpfender Pharmaka (Benzodiazepine, Etomidat, Barbiturate) sind die leichteren zentralen Intoxikationssymptome meist nicht zu beobachten. Um diese frühen Warnzeichen nicht zu übersehen, ziehe ich es vor, Patienten vor Regional- und Leitungsanästhesien nur bei strenger Indikation mit sedierenden Medikamenten zu prämedizieren.

Die Erkennung einer beginnenden zentralen Intoxikation mit Lokalanästhetika ist oft nicht einfach. Patienten, die wirr reden oder sich sonst irrational verhalten, können auch neurotisch oder hysterisch sein [104]. Muskelzuckungen müssen gegen Zittern aufgrund von Unterkühlung oder Nervosität abgegrenzt werden. Üblicherweise hilft eine ausgeprägte Bradykardie, die korrekte Diagnose zu stellen. Bei langsamer Injektionsgeschwindigkeit treten Krämpfe oft erst 1-2 min nach der Applikation auf. Es empfiehlt sich, schon bei Verdacht auf eine Intoxikation eine (möglichst arterielle) Blutprobe zu entnehmen, um eine spätere Klärung des Zwischenfalls zu erleichtern.

Eine zügige Behandlung wird bei zentralnervösen Intoxikationszeichen erst erforderlich, wenn der Patient krampft. In diesem Zusammenhang ist es wichtig, darauf hinzuweisen, daß der Säure-Basen-Status eine entscheidende Rolle spielt. In Tierexperimenten verstärkten sowohl eine metabolische als auch eine respiratorische Azidose die Toxizität, während eine Alkalose sie reduzierte [46]. Weil krampfende Patienten rasch hypoxisch und azidotisch werden [88], ist eine unverzügliche Oxygenierung und CO_2-Elimination zwingend erforderlich. Falls die Konvulsionen nach 15-30 s nicht spontan aufhören, muß ein Antikonvulsivum gegeben werden (z. B. Diazepam 5-10 mg, Thiopental 150-200 mg i. v.).

Während manche Autoren Barbiturate bevorzugen, weil deren Wirkung deutlich kürzer ausfällt und deshalb der Intoxikationsverlauf besser beurteilt werden könne, ziehe ich die weniger kardiodepressiven Benzodiazepine vor. Noch ist nicht eindeutig geklärt, ob die Beendigung der Krämpfe vielleicht eher durch Muskelrelaxanzien wie Succinylcholin erfolgen soll [92]. So wurde eingewandt, daß es hierdurch zu einer das Krankheitsbild verstärkenden Hyperkaliämie kommen kann [30]. Es sei in diesem Zusammenhang daran erinnert, daß die Stimulation des vegetativen Nervensystems im Verlaufe von Konvulsionen das Myokard unterstützt [80, 104].

Respiratorische Nebenwirkungen und Zwischenfälle

Eine zentrale Atemdepression kann sich im Rahmen der zentralnervösen Intoxikation einstellen. Häufiger entsteht sie jedoch durch eine unnötig starke Sedierung vor der Leitungsanästhesie bzw. im Rahmen einer Überdosierung von Barbituraten oder Benzodiazepinen, die zur Therapie von Konvulsionen eingesetzt werden [88, 109]. Andere Ursachen können in der Ausbildung einer hohen Spinal- oder Periduralanästhesie liegen oder in einer ungewöhnlichen Ausbreitung des Lokalanästhetikums bei interskalenärer Blockade [71]. Unter 6000 Retrobulbärblocks fanden Nicoll et al. 16 Hirnstammbeteiligungen (0,27 %), meist in Form von zentralen Atemdepressionen oder Bradykardien, wobei eine Asystolie erfolgreich reanimiert werden konnte [94]. Weitere Fallberichte dieser Art, die vermutlich durch eine Ausbreitung des Lokalanästhetikums entlang der Nervenscheide des N. opticus zu erklären sind, sind bekannt [4, 59, 83, 94, 109]. Eine subdurale Ausbreitung des Lokalanästhetikums bei PDA wurde für eine verzögerte Atemdepression (3 h nach der Blockade) verantwortlich gemacht [63]. Gissen u. Leith beobachteten im Rahmen einer PDA deutlich erniedrigte Atemfrequenzen, die sie allerdings weniger auf die Wirkung des Lokalanästhetikums, sondern auf die Erhöhung des extraduralen Drucks zurückführten [54]. Ein ähnlicher Mechanismus wurde für einen Atemstillstand nach kaudaler Bupivacaininjektion bei einem Kind diskutiert [77].

Schließlich möchte ich exemplarisch einen interessanten Fallbericht erwähnen, bei dem ein 72jähriger Patient nach einer mit Morphin durchgeführten Allgemeinanästhesie postoperativ einen Interpleuralblock mit Bupivacain erhielt [110]. Die erste Bupivacaininjektion erfolgte zu einem Zeitpunkt, als der Patient zwar ausreichend atmete und orientiert war, aber noch nicht über behandlungsbedürftige Schmerzen klagte. Nachdem das Lokalanästhetikum die Balance zwischen Wundschmerz und Opiatüberhang zugunsten einer kompletten Analgesie gestört hatte, wurde der opiatbedingte atemdepressorische Effekt sofort manifest. Vermutlich sind solche pharmakodynamischen Arzneimittelinteraktionen für viele Fälle einer postoperativen Atemdepression verantwortlich zu machen, obwohl nur selten an diese Erklärungsmöglichkeit gedacht wird.

Kardiovaskuläre Nebenwirkungen und Zwischenfälle

Die direkte Wirkung von Lokalanästhetika auf die glatte Gefäßmuskulatur kann zur lokalen oder systemischen Veränderung des peripheren Gefäßwiderstandes führen, was eine Reihe von homöostatischen Veränderungen nach sich zieht. Die direkten Gefäßreaktionen variieren in Abhängigkeit vom jeweiligen Lokalanästhetikum, der angewandten Dosis und vom untersuchten Gefäß (Details in [42, 80]). Einige Studien ergaben, daß Lokalanästhetika nur regional vasodilatierend wirken. Es gibt andererseits Hinweise darauf, daß die meisten Lokalanästhetika einen direkten, konzentrationsabhängigen, vasokonstringierenden Effekt auf die pulmonale Strombahn besitzen, der unabhängig vom systemischen Gefäßwiderstand ist. Die Lokalanästhetikakonzentrationen, die sich nach sachgemäßer Anwendung im Rahmen von Regional- und Leitungsanästhesie einstellen, sind jedoch zu niedrig, um einen direkten Effekt auf die Blutgefäße auszuüben. Mögliche Ursachen für hypotone Reaktionen sind (nach [109]):

- Sympathikusblockade nach intrathekaler, periduraler oder interkostaler (intrapleuraler) Anwendung,
- Dämpfung des medullären Vasomotoren- und/oder Herz-Kreislauf-Zentrums,
- Hypoxie und/oder Azidose infolge unbehandelter zentralnervöser Intoxikation,
- Sedativa/Antikonvulsiva anstelle von Sauerstoff bei der Behandlung zentralnervöser Intoxikationen,
- Begleittherapie mit β-Blockern, Kalziumantagonisten o. ä.,
- allergische Reaktionen, Histaminfreisetzung,
- Kavasyndrom bei geburtshilflicher PDA,
- direkte kardiale Intoxikation.

Das Herz ist gegenüber Lokalanästhetika unempfindlicher als das zentrale Nervensystem. So treten hier toxische Wirkungen erst bei Dosen auf, die ungefähr 4mal höher sind als jene, die bereits zentralnervöse Reaktionen zur Folge haben [107]. Die Vorstellungen zur relativen systemischen Toxizität der verschiedenen Präparate sind allerdings jüngst in Frage gestellt worden, nachdem überproportional häufige kardiovaskuläre Probleme nach Bupivacain beschrieben wurden.

Berichte über kardiale Zwischenfälle unter Lokalanästhetika finden sich in der Literatur relativ häufig. Nach Lidocain und Mepivacain in der Geburtshilfe und im frühen Säuglingsalter beobachteten einige Autoren fetale Bradykardien oder ventrikuläre Tachykardien bis hin zum Herzstillstand [26, 39, 53]. Im Rahmen einer antiarrhythmischen Therapie traten unter Lidocain Bradykardien, Asystolien und ventrikuläre Tachykardien auf [10, 22, 38]. Unter Etidocain und Bupivacain sind Kammertachykardien bzw. -flimmern bekannt [78, 103]. Herzstillstände nach Überdosierungen mit Lidocain, Amethocain, Mepivacain, Etidocain und Bupivacain wurden ebenfalls beschrieben [3, 5, 21, 88, 91, 126].

Albright stellte 1979 klinische Berichte über die Toxizität von Lokalanästhetika zusammen, die seit 1973 in den USA erschienen waren [5]; 11 Zwischenfälle, die sich beim operativen Einsatz von Bupivacain oder Etidocain ereigneten, führten zu 5 Todesfällen sowie einem Fall von Hirnschädigung, während sie in 5 weiteren Fällen folgenlos blieben. 22 Zwischenfälle unter der Geburt hatten 15mal den Tod der Mutter zur Folge, in 2 Fällen blieb eine Hirnschädigung zurück. Bei Einsatz von Lidocain oder Mepivacain wurden demgegenüber nur 2 mütterliche Todesfälle angegeben. Als besonders gravierend muß die Beobachtung gelten, daß eine Reanimation bei den Zwischenfällen mit Bupivacain extrem schwierig war und oft erfolglos blieb. Es wurde unterstellt, daß es sich in allen Fällen um eine versehentliche intravaskuläre Injektion gehandelt habe. Bereits vor Albrights Editorial hatten andere Autoren über 21 Todesfälle nach Lidocaineinsatz berichtet [36, 58]. In seiner Zwischenfallanalyse behauptete Albright, daß es sich dabei jedoch um massive Überdosierungen gehandelt habe, während Bupivacain immer in klinisch akzeptablen Dosierungen angewandt worden sei. Kritiker der Schlußfolgerungen von Albright betonen allerdings (wohl nicht ganz zu Unrecht), daß in vielen der „nicht reanimierbaren" Patienten unter Bupivacain (oder Etidocain) insuffiziente oder zu spät einsetzende Wiederbelebungsmaßnahmen zur Anwendung gekommen seien [109]. In einer umfangreichen Untersuchung zum klinischen Einsatz von Bupivacain hatten zuvor Moore et al. ausgeführt, daß die Toxizität von Bupivacain in den meisten Fällen gering ist und daß Zwischenfälle gut auf eine Therapie mit Sauerstoff, Antikonvulsiva und Kreislaufunterstützung ansprechen [87]. Bei Moores Patienten wurden keine Herzstillstände beobachtet; Krämpfe traten mit einer Häufigkeit von 0,1 % nach Bupivacain und 0,07 % nach Etidocain auf.

Seither wurden weitere Fallbeschreibungen über Kreislaufversagen nach vermutlich versehentlicher intravaskulärer Injektion von Bupivacain publiziert, bei denen eine Reanimation jedoch möglich war. Bei einem Patienten mit chronischem Nierenversagen, der präoperativ eine metabolische Azidose und eine Hyperkaliämie aufwies, traten nach einer axillären Plexusblockade mit 250 mg Bupivacain Bradykardie und Hypotension auf [5]. Bei demselben Patienten waren früher bereits 4 vergleichbare Blockaden ohne Zwischenfall durchgeführt worden, jedoch lagen damals noch keine metabolischen Störungen vor. Die Autoren schlossen deshalb, daß Azidose und/oder Hyperkaliämie die myokardiale Empfindlichkeit für Bupivacain soweit steigern kann, daß bereits die üblichen arteriellen Blutkonzentrationen nach einem normalen Plexusblock zum Auftreten von toxischen Nebenwirkungen führen können. Eine 22 jährige Frau mit einem Mitralklappenprolaps entwickelte eine ventrikuläre Tachykardie, kurz nachdem ihr unbeabsichtigt 20 ml 0,75 %iges Bupivacain intravaskulär injiziert worden waren. Erst nach 26 min ließ sich ein normaler Herzrhythmus wiederherstellen [30]. Die versehentliche Überdosierung von 750 mg Bupivacain während einer Skalpinfiltration führte nach 6 min zu anhaltenden Krämpfen und nach 9-10 min zu einer ventrikulären Tachykardie [35]. Während der Reanimation war eine metabolische Azidose auffällig. Die Behandlung bestand im Einsatz von Kalziumchlorid sowie Phenytoin und Lidocain als Antiarrhythmika. Eine Kardioversion überführte die ventrikuläre Tachykardie in einen Sinusrhythmus. Die Autoren sahen den Einsatz von Lidocain zur Wiederherstellung des Sinusrhythmus als sinnvoll an, nachdem die Krämpfe mit einem Benzodiazepin durchbrochen worden waren. Dieser Therapievorschlag wird durch tierexperimentelle Befunde gestützt [41]. Moore u. Sculock führten 3 Fallbeispiele einer durch Bupivacain bedingten Kardiotoxizität an [91]. Unter der Vorstellung, daß der positive inotrope Effekt von Adrenalin die bekannte myokarddeprimierende Wirkung von Lokalanästhetika aufheben könnte, hielten sie den Einsatz von Lokalanästhetikalösungen mit Adrenalinzusatz (1:200 000) für sinnvoll. Auch Mallampati et al. konnten ihren durch Bupivacain intoxikierten Patienten nach Plexusanästhesie erfolgreich reanimieren, vermutlich weil sie rasch und adäquat handelten [78, 92]. Ein Fallbericht von Long et al., bei dem ein Herzstillstand nach Bupivacain im Rahmen einer axillären Plexusblockade nur nach dem Einsatz einer Herz-Lungen-Maschine behoben werden konnte, soll ganz besonders betont werden, weil an diese letzte Möglichkeit oft nicht gedacht wird [75].

Als Konsequenz solcher Zwischenfälle wurden zahlreiche experimentelle Untersuchungen durchgeführt, die die möglichen Ursachen ermitteln sollten (Details in [80, 107]). Die berichteten hämodynamischen Wirkungen müssen insofern vorsichtig interpretiert werden, als sich Spezies, Zufuhrwege und -geschwindigkeiten in den verschiedenen Untersuchungen deutlich unterschieden. Eine Reihe von Studien wurden mit isolierten Herzpräparationen durchgeführt. Hierbei zeigte sich u. a., daß Bupivacain, nicht aber Lidocain in klinisch üblichen Konzentrationen eine Myokarddepression verursacht und daß diese durch Hyperkaliämie verstärkt werden kann.

In einer Lidocaindosierung bis zu 2 mg/kg bei kardiologischen Patienten ergab sich in zahlreichen Studien keine signifikante Änderung des arteriellen Blutdrucks oder der myokardialen Kontraktilität [80]. Andererseits trat bei anästhesierten Patienten nach der Injektion von 150 mg Lidocain ein Abfall des Herzzeitvolumens um 16 % auf. Hierbei stieg auch der zentralvenöse Druck an, was als Ausdruck des negativ-intropen Effektes von Lidocain interpretiert wurde [117].

Über Bupivacain liegen in bezug auf seine kardiovaskulären Wirkungen am Menschen weitaus weniger Befunde vor. Dennoch haben eine Reihe von klinischen Untersuchungen nachgewiesen, daß bereits Blutspiegel von weniger als 2 µg/ml zu minimalen Veränderungen des Kreislaufverhaltens führen [80, 87]. Jorfeldt et al. beschrieben die systemischen Wirkungen einer intravenösen Infusion von Lidocain (5 mg/kg), Mepivacain (5 mg/kg) und Bupivacain (1,25 mg/kg) bei gesunden Freiwilligen [68]. Kardiovaskuläre Reaktionen waren entweder nicht nachweisbar oder äußerten sich als leichter Anstieg von Herzfrequenz, Herzzeitvolumen, Blutdruck und systemischem Gefäßwiderstand. In einer Studie, die die Plasmakonzentrationen von Lokalanästhetika nach größeren Nervenblockaden reproduzieren sollte, zeigten Mather et al. klinisch unbedeutende Veränderungen des Herz-Kreislauf-Systems nach Gabe von 75 mg Bupivacain oder 50-100 mg Etidocain innerhalb von 10 min, während gleichzeitig bei vielen Versuchspersonen erste Zeichen einer beginnenden zentralnervösen Toxizität auftraten [79].

Eine ganze Reihe von Fallberichten beschreiben ventrikuläre *Arrhyhtmien* als ein häufiges Ereignis nach Anwendung von Bupivacain beim Menschen [6]. Auch Tierversuche belegen, daß Bupivacain und ähnliche Substanzen ventrikuläre Rhythmusstörungen provozieren können. Wird Lidocain als Antiarrhythmikum eingesetzt, so dämpft es die Automatizität des Schrittmachers, verkürzt die Dauer des Aktionspotentials und reduziert die Exzitabilität. Von geringer Bedeutung sind hingegen die Auswirkungen auf die Depolarisationsschwelle, die AV-Überleitung oder die intraventrikuläre Leitung [80]. Die Dämpfung des Schrittmacherautomatismus unter Lidocain, d. h. der gewünschte therapeutische Effekt, basiert auf Wirkungen auf die langsame Depolarisation, während ein solcher in der Vorhofmuskulatur nicht auftritt. Diese Ergebnisse korrelieren gut mit der klinischen Beobachtung, daß sich Lidocain besser zur Therapie ventrikulärer als supraventrikulärer Arrhythmien eignet. Höhere Dosen von Lidocain besitzen jedoch auch Wirkungen auf die atrioventrikuläre und intraventrikuläre Leitung. Mit steigender Lidocaindosis kann ein kompletter AV-Block und eventuell ein Herzstillstand auftreten [40].

Im Tierexperiment erwies sich auch Bupivacain als antiarrhythmisch (Literatur in [80]). Die Wirkung auf elektrisch induzierte, frühzeitig einfallende ventrikuläre Kontraktionen beim Hund erwies sich als vergleichbar zu der von Lidocain, wenn beide Substanzen in äquianästhetischen intravenösen Bolusdosen verabreicht wurden. Andere Untersuchungen wiesen die Wirksamkeit von Bupivacain gegenüber digitalis- oder adrenalininduzierten Arrhythmien nach. Auch ein dosisabhängiger AV-Block ließ sich erzeugen, wobei sich Bupivacain als 2,5mal wirksamer als Lidocain erwies. Im Vergleich zu normokaliämischen Hunden konnte gezeigt werden, daß unter leichter Hyperkaliämie kardiovaskuläre Toxizität bereits bei der Hälfte der kumulativen Dosis auftrat. Sie manifestierte sich als plötzliches Einsetzen von ventrikulären Arrhythmien mit darauf folgendem raschem Kreislaufzusammenbruch. Frühere Experimente hatten ergeben, daß eine Hyperkaliämie die kardiovaskuläre Toxizität nach Lidocain nicht zu potenzieren vermag [12].

Wie bereits erwähnt, ist die Wirkung von Lokalanästhetika von der Frequenz der Aktionspotentiale abhängig („use-dependent block", s. oben). Nach den Vorstellungen der Modulated-receptor-Hypothese blockieren die Lokalanästhetika mit einer mittleren Fettlöslichkeit (Lidocain, Prilocain) die Natriumkanäle nur bei höheren Entladungsraten (kardiale Tachyarrhythmien), während die Leitung von Aktionspotentialen normaler Frequenz (also bei normalem Herzrhythmus) nicht beeinträchtigt ist. Bupivacain führt ebenfalls zur Entstehung eines frequenzabhängigen Leitungsblocks, aber die Geschwindigkeit seiner Entstehung ist viel geringer als die bei Lidocain, so daß sich Bupivacain als nicht wirksam für die Behandlung von Tachyarrhythmien wie Lidocain erweist.

Die wahrscheinlichste klinische Folge einer Intoxikation mit Lokalanästhetika unter verzögerter Reanimation ist die rasche Entwicklung einer kombinierten metabolischen und respiratorischen *Azidose* [88]. Erstere resultiert aus der vermehrten Bildung von Milchsäure während der Muskelkonvulsionen, letztere aus einer relativen Hypoventilation. Die Entwicklung einer solchen Azidose kann Wirkung, Gewebeverteilung und Clearance von Lokalanästhetika beeinflussen. Veränderungen des pH-Wertes modifizieren den Transport der Lokalanästhetika durch biologische Membranen und deshalb den Leitungsblock [18, 93]. Es wurde bereits erwähnt, daß nur das ungebundene und nichtionisierte Medikament in der Lage ist, Zellmembranen zu passieren, während die protonisierte Form die Natriumkanäle blockiert. Lidocain und Bupivacain liegen bei physiologischem pH-Wert vorwiegend protonisiert vor. Da Bupivacain die stärkere Base darstellt, wird es sich stärker als Lidocain auf derjenigen Membranseite anreichern, die das saurere Milieu repräsentiert. Gleichzeitig senkt eine Azidose die Plasmaproteinbindung von Lokalanästhetika und steigert somit die Konzentration des ungebundenen Anteils [80]. Ein In-vitro-Vergleich ergab eindeutig, daß die Kardiotoxizität von Bupivacain im Verhältnis zu der von Lidocain signifikant durch Azidose und Hypoxie verstärkt wird [115]. Allerdings scheint die Annahme, eine systemische Azidose habe vergleichbare Auswirkungen auf die Gewebsverteilung von Lokalanästhetika in allen Organen, zu stark vereinfacht. Der transmembranöse pH-Gradient kann in jedem Organ verschieden sein, was zu unterschiedlichen Bedingungen für die Diffusion ins Gewebe hinein und für die Clearance aus ihm heraus führt. Während eine Reduktion des *intra*zellulären pH-Wertes zu einem Anstieg der Ionisation von intrazellulären Lokalanästhetikamolekülen führt und damit eine Konzentrationszunahme der pharmakologisch aktiven Form bewirkt, muß ein Anstieg der *extra*zellulären Protonenkonzentration nicht notwendigerweise den selben Effekt hervorrufen.

Es scheint im Licht der neueren Erkenntnisse also tatsächlich zuzutreffen, daß die länger wirksamen Amidlokalanästhetika wie Bupivacain einen geringeren Sicherheitsbereich besitzen als die kürzer wirkenden Lokalanästhetika wie Lidocain, selbst wenn sie in äquianästhetischen Dosen zur Anwendung kommen. Beide Substanzen wirken auf das kardiovaskuläre System deprimierend. Das Verhältnis der Dosen, die zur Auslösung von Krampfanfällen führen, entspricht dem für die klinische Regionalanästhesie (Lidocain:Bupivacain wie 4:1). Bei relativ geringen Dosen spiegelt dieses Verhältnis auch den Schweregrad kardiovaskulärer Depressionen wieder. Wenn höhere Dosen verwendet werden oder wenn an sich zulässige Dosierungen versehentlich intravasal gelangen, verschiebt sich dieses Verhältnis: Bupivacain ist dann etwa doppelt so toxisch wie erwartet. Es soll aber ausdrücklich betont werden, daß Bupivacain bei *sachgemäßer* Anwendung durchaus auch bei Patienten mit vorbestehenden Rhythmusstörungen eingesetzt werden kann [44].

Als Konsequenz dieser Erkenntnis setzt es sich mehr und mehr durch, sinnvolle Vorsorge zu treffen. Hierzu gehört besonders in der Geburtshilfe die Forderung nach einer *adrenalinhaltigen Testdosis* unmittelbar nach einer Wehe [1, 27, 89, 137, 138], die langsame Injektion mit niedrigen Dosisanteilen und ein kontinuierliches Monitoring. Die Inzidenz einer versehentlichen Gefäßpunktion im Rahmen der geburtshilflichen PDA wird mit 1-10% angegeben [133]. Obwohl die mütterliche Herzfrequenz unter der Geburt ziemlich stark schwanken kann [24, 74], ist nach eigenen Erfahrungen eine versehentlich intravasale Injektion von Lokalanästhetika mit Adrenalinzusatz sehr häufig zu erkennen. Die Gefahr einer relevanten Verminderung der uteroplazentaren Durchblutung durch Adrenalin wird insgesamt als gering angesehen; die leichten tokolytischen

Effekte, die bei periduraler Injektion durch systemische Resorption von Adrenalin auftreten können, lassen sich in Kauf nehmen [1, 104]. In besonderen Fällen wird man zwar abwägen müssen, ob die Patienten durch den geringen Katecholaminzusatz (üblicherweise 10-15 μg) selbst gefährdet werden können (z. B. bei vorbestehenden kardiovaskulären Erkrankungen, diabetischer Angiopathie, Eklampsie), doch meine ich, daß die Risiken einer kardialen Intoxikation insbesondere mit den Fast-in/slow-out-Substanzen höher zu werten sind. Der Adrenalinzusatz kann zwar keine absolute Sicherheit versprechen [27], aber angesichts der möglicherweise vitalen Bedrohung ist jeder Zuwachs an Sicherheit ohne Zweifel erstrebenswert. In einem eindrucksvollen Fallbericht über Krämpfe nach einer geburtshilflichen PDA mit Bupivacain war auf den Adrenalinzusatz zur Testdosis übrigens verzichtet worden [69]! Nach derzeitigen Empfehlungen in der Literatur ist der Katecholaminzusatz allerdings nicht zwingend vorgeschrieben.

Wegen der möglichen Gefahr durch Bupivacain wird empfohlen, die 0,75 %ige Lösung in der Geburtshilfe überhaupt nicht mehr zu verwenden. Für die intravenöse Regionalanästhesie sollte kein Bupivacain eingesetzt werden, weil gerade hier schwere kardiale Probleme auftreten können [109, 113] bzw. keine echten Vorteile gegen z. B. Prilocain bestehen [82]; es gibt allerdings auch andere Meinungen hierzu [60].

Falls eine Reanimation erforderlich wird, ist zu bedenken, daß Bupivacain länger als Lidocain im Myokard verbleibt und ohne *langdauernde*, effektive Herzmassage nicht entfernt werden kann. Hypoxie, Azidose und Hyperkaliämie aggravieren die Kardiotoxizität und sollten deshalb so rasch wie möglich beseitigt werden. Der Einsatz einer Herz-Lungen-Maschine als ultima ratio kann lebensrettend wirken.

Überempfindlichkeitsreaktionen

Insgesamt beobachtet man allergische Reaktionen auf Lokalanästhetika extrem selten. So sollen weniger als 1 % aller Zwischenfälle mit Lokalanästhetika auf Überempfindlichkeitsreaktionen beruhen [66]. Anamnestische Angaben der Patienten, die meist auf irgendwelchen Ereignissen beim Zahnarzt beruhen, sind deshalb nicht allzu ernst zu nehmen. Nur eine verschwindend geringe Zahl solcher Patienten zeigen positive Reaktionen in Allergietests [11, 13, 25, 49]. Selbst bei nachgewiesener Kontaktallergie gegen Lokalanästhetika besteht nach Meinung von Ruzicka et al. keine harte Kontraindikation gegen eine Lokal- oder Leitungsanästhesie [114].

Esterartige Lokalanästhetika sind stärker allergen als solche vom Amidtyp. Sie können ferner Kreuzreaktionen mit bekannten Allergenen wie p-Aminobenzoesäure, p-Hydroxybenzoesäure oder Methylparaben verursachen, werden sie doch z. T. zu Derivaten dieser Stoffe abgebaut. Methylparaben oder ähnliche Substanzen sind häufig als Konservierungsstoffe den Lokalanästhetikalösungen (Estern wie Amiden) zugesetzt. Aus diesem Grund ist bei einer fraglichen Allergie also stets zu klären, gegen welche Komponente sie sich richtete [109]. In jüngster Zeit erschienen einige Warnungen, daß auch gegen das Konservierungsmittel Natriumbisulfit Allergien vorkommen können, wenn das Enzym Sulfitoxigenase nicht ausreichend wirksam ist [50]. Nachgewiesene Allergien gegen die Amide kommen extrem selten vor, Gruppenallergien sind hier eine Rarität [20, 48, 122]. In ihrem umfangreichen Review gibt Reynolds an, sie habe keinen einzigen Fall einer bestätigten Allergie nach Bupivacain im Rahmen der PDA gefunden [109].

Eine echte Allergie gegenüber Lokalanästhetika manifestiert sich in Form generalisierter Ödeme, Urtikaria, Lymphadenopathien und Bronchospasmus. Gelegentlich wird auch einmal ein anaphylaktischer Schock beschrieben. Typ I (IgE-vermittelter Soforttyp) und Typ III (Immunkomplextyp) der allergischen Reaktionen herrschen vor, aber auch Kontaktdermatitiden (Typ IV, Spättyp) sind berichtet worden. Es fällt oft schwer, rasch die richtige Diagnose zu stellen. Intradermale Tests mit 1:10000 verdünnten Lösungen werden von einigen Autoren als sicherste und gefahrloseste Methode zur Sicherung eines Verdachts angesehen [109]; andere halten Pricktests, gefolgt von subkutanen Provokationsversuchen für aussagekräftiger, weil bei den intradermalen Tests in 10-15 % falsch-positive Ergebnisse auftreten sollen [25]. Moderne in-vivo-Methoden besitzen offensichtlich eine noch größere Treffersicherheit [11].

Die Therapie schwerer allergischer Reaktionen auf Lokalanästhetika unterscheidet sich nicht von den etablierten Schemata. Volumengabe, H_1- und H_2-Antagonisten, bei Bedarf Adrenalin und ggf. Kortikosteroide stehen auch hier im Mittelpunkt [109].

Spezielle Probleme

Eine *Methämoglobinämie* wurde relativ häufig nach topischer oder oraler Applikation von Benzocain berichtet [29, 81, 96, 124, 135]. Unter den Amidlokalanästhetika spielt in dieser Hinsicht neben Lidocain [23, 37, 96] das Prilocain die wichtigste Rolle, da eines seiner Abbauprodukte (o-Toluidin) ein bekannter Methämoglobinbildner ist. Der Hersteller empfiehlt, eine Maximaldosis von 400-600 mg auch im Rahmen von repetitiven bzw. kontinuierlichen Verfahren der Regionalanästhesie nicht zu überschreiten. In der Regel sind Dosen von etwa 8 mg/kg erforderlich, um klinische Symptome hervorzurufen [70, 127], jedoch erweisen sich Neugeborene und Kleinkinder als besonders empfindlich, weil ihnen noch geeignete Reduktionsenzyme fehlen [43, 76]. Die zur Vermeidung von Punktionsschmerzen verwendete EMLA-Creme (eine Mischung aus Lidocain und Prilocain) scheint aber auch bei Kindern im Alter zwischen 3 und 12 Monaten unbedenklich zu sein [45]. Auch Patienten mit vorbestehenden Hämoglobinopathien, Glukose-6-Phosphatdehydrogenasemangel und solche, die unter dem Einfluß oxidierender Medikamente (manche Sulfonamide, Antimalariamittel) stehen, sind vermehrt gefährdet. Eine Methämoglobinkonzentration von 30 % (1,52 g %) geht mit einer deutlichen Zyanose und Zeichen zerebraler Hypoxie einher; bei kardiorespiratorisch vorgeschädigten Patienten können aber auch schon geringere Anteile gefährlich werden. Bei Konzentrationen über 60 % kommt es zum vaskulären Kollaps, Koma und Tod. Glücklicherweise verläuft die Ausbildung einer Methämoglobinämie recht langsam; klinische Symptome setzen meist erst einige Stunden nach der Dosierung ein. Aus verschiedenen Fallberichten ist ersichtlich, daß eine routinemäßige Pulsoxymetrie während Regionalanästhesien mit Prilocain recht gut geeignet ist, die Ausbildung einer Methämoglobinämie rechtzeitig zu erkennen, da die Absorption in beiden Meßwellenlängen verändert wird [9, 15]. Zur akuten Therapie wird Methylenblau 1-2 mg/kg i. v. mit unverzüglich einsetzender und sicherer Wirkung (in der Geburtshilfe bei Mutter und Kind) empfohlen; Vitamin C (500 mg/d) kann zur Sicherheit noch einige Tage nach dem Zwischenfall weiterverordnet werden [135]. Methylenblau ist übrigens bei Glukose-6-Phosphatdehydrogenasemangel unwirksam und kontraindiziert, weil es hier zu akuten Hämolysen führen kann [112].

Zum Einsatz von *Mischungen verschiedener Lokalanästhetika* liegen in der Literatur leider nicht sehr viele Untersuchungen vor [104, 116, 129]. Nach den mir verfügbaren Informationen kann jedoch kein Zweifel daran bestehen, daß durch die Kombination keine Erhöhung der (relativen) Maximaldosen der einzelnen Komponenten gerechtfertigt ist, weil man von einem additiven Effekt ausgehen muß [67]. Eine Verstärkung des toxischen Potentials in der Kombination scheint ebenfalls unwahrscheinlich [86].

Es gilt heute als sicher, daß bei adäquater Anwendung der klinisch gebräuchlichen Lokalanästhetika keine lokale *Neurotoxizität* zu befürchten ist. Vereinzelte Zwischenfallberichte bei der Verwendung hoher Dosen von Chlorprocain [32, 90, 105, 106] scheinen eher auf die Kombination großer Volumina mit niedrigem pH-Wert und dem Konservierungsmittel Natriumbisulfit zurückzuführen zu sein. In einer neueren Arbeit wird berichtet, daß nach dem Austausch der alten Konservierungsmittel gegen Na-EDTA bei 40% der Patienten, die Chloroprocain zur lumbalen PDA erhielten, Muskelschmerzen im Rücken auftraten [47], was womöglich auf eine lokale Hypokalziämie in der Muskulatur zurückzuführen ist, die durch den Chelatbildner EDTA herbeigeführt werden kann.

Sghirlanzone et al. berichteten 1989 über insgesamt 6 Fälle einer spinalen Arachnoiditis, die sich im zeitlichen (kausalen?) Zusammenhang mit zunächst ganz normalen Periduralanästhesien mit Bupivacain und/oder Mepivacain entwickelten. Auffällig war dabei die relativ lange zeitliche Latenz zwischen der Leitungsanästhesie und dem Auftreten erster Symptome, die sich übrigens nur schlecht oder gar nicht zurückbildeten. Die Autoren vermuteten, daß in allen Fällen Vasokonstriktoren bzw. Konservierungsmittel für die lokale Toxizität verantwortlich gewesen seien, obwohl eindeutige Beweise nicht vorgelegt werden konnten [121]. Offensichtlich sind zu dieser Frage weitere Untersuchungen erforderlich.

Patienten, die im Verdacht stehen, an *maligner Hyperthermie* (MH) zu erkranken, können nach den Empfehlungen der amerikanischen MH-Kommission esterartige Lokalanästhetika ohne Probleme vertragen. Aber auch für die Amide besteht nur ein verschwindend geringes Triggerrisiko, so daß solchen Kranken weder bei notwendigen Muskelbiopsien oder bei Zahnsanierungen Lokalanästhetika vorenthalten werden sollen [84].

Empfehlungen zur Vermeidung von Zwischenfällen durch Lokalanästhetika

Schwerwiegende Zwischenfälle durch Lokalanästhetika sind sehr selten. Sie sind fast immer vermeidbar, wenn die nachfolgenden Forderungen eingehalten werden:

- Vor und während jeder Injektion muß eine intravasale Fehllage von Nadel oder Katheter durch Aspirationsversuche ausgeschlossen werden. Die Abnahme des Bakterienfilters vor dem Aspirationsversuch erhöht die Trefferquote.
- Die Testdosis sollte geringe Mengen Adrenalin enthalten, um eine intravasale Fehllage möglichst auszuschließen, selbst wenn keine Aspiration von Blut möglich war. Hierzu ist natürlich ein kontinuierliches Puls- oder EKG-Monitoring erforderlich.
- Die empfohlene Maximaldosis für ein bestimmtes Regionalanästhesieverfahren sollte nicht überschritten werden.
- Die Injektionsgeschwindigkeit sollte nicht rascher als 10 ml/min sein.
- Im Rahmen der intravenösen Lokalanästhesie sollte die Extremität vor der Injektion so gründlich wie möglich blutleer gemacht werden; der Tourniquet darf frühestens 20 min nach der Injektion geöffnet werden.
- Der verbale Kontakt mit dem Patienten sollte möglichst ständig aufrecht erhalten werden (keine stark sedierende Prämedikation oder Begleitmedikation!).
- Sollten trotzdem Krämpfe auftreten, müssen diese sofort mit ausreichend Sauerstoff behandelt werden.

Wenn sich dennoch (durch Mißachtung der oben angeführten Regeln) eine gravierende Intoxikation einstellt, wird der Einsatz eines Antikonvulsivums erforderlich; dies macht aber keinesfalls die sofortige Oxygenierung überflüssig! Persistierende Konvulsionen können ggf. mit Succinylcholin angegangen werden.

Bei Reanimationsversuchen muß daran gedacht werden, daß speziell bei Zwischenfällen mit Bupivacain oder Etidocain lange Reanimationszeiten erforderlich werden können, und daß eine extrakorporale Zirkulation lebensrettend wirken kann.

Schließlich soll nicht vergessen werden, daß sowohl während als auch nach der Anwendung von Lokalanästhetika ein qualifiziertes Monitoring durchgeführt werden muß, und daß das nachbetreuende Pflegepersonal über Komplikationen und deren Erkennungsmöglichkeiten informiert sein muß.

Literatur

1. Abraham RA, Harris AS, Maxwell LG, Kaplow S (1986) The efficacy of 1,5 % lidocaine with 7,5 % dextrose and epinephrine as an epidural test dose for obstetrics. Anesthesiology 64:116-119

2. Ackermann WE, Juneja MM, Knapp RK (1990) Maternal paraparesis after epidural anesthesia and cesarean section. South Med J 83:695-697
3. Adriani J, Campbell D (1956) Fatalities following topical administration of local anesthetics to mucous membranes. JAMA 162:1527-1530
4. Ahn JC, Stanley JA (1987) Subarachnoid injection as a complication of retrobulbar anesthesia. Am J Ophthalmol 103:225-230
5. Albright GA (1979) Cardiac arrest following regional anesthesia with etidocaine or bupivacaine. Anesthesiology 51:285-287
6. Albright GA (1983) Clinical aspects of bupivacaine toxicity. Presentation to the Food and Drug Administration, Anesthetic and Life Support Drugs Advisory Committee, October 4
7. Aldrete JA, Romo-Salas F, Arora S, Wilson R, Rutherford R (1978) Reverse arterial blood flow as a pathway for central nervous toxic responses following injection of local anesthetics. Anesth Analg 57:428-433
8. Ameer B, Bulingame MB, Harman EM (1989) Systemic absorption of topical lidocaine in elderly and young adults undergoing bronchoscopy. Pharmacotherapy 9:74-81
9. Anderson ST, Hajduczek J, Barker SJ (1988) Benzocaine-induced methemoglobinemia in an adult: accuracy of pulse oximetry with methemoglobinemia. Anesth Analg 67:1099-1101
10. Antonelli D, Bloch L (1982) Sinus standstill following lidocaine administration. JAMA 248:827-828
11. Assem ESK, Punnia-Moorthy A (1988) Allergy to local anesthetics: an approach to definitive diagnosis. A review with an illustrative study. Br Dent J 164:44-47
12. Avery P, Redon D, Schaenzer G, Rusy B (1984) The influence of serum potassium on the cerebral and cardiac toxicity of bupivacaine and lidocaine. Anesthesiology 61:134-138
13. Babjews AV, Ivanyi L (1982) The relationship between in vivo and in vitro reactivity of patients with a history of allergy to local anesthetics. Br Dent J 152:385-387
14. Bader AM, Concepcion M, Hurley RJ, Arthur GR (1988) Comparison of lidocaine and prilocaine for intravenous regional anesthesia. Anesthesiology 69:409-412
15. Bardoczky GI, Wathieu W, D'Hollander A (1990) Prilocaine-induced methemoglobinemia evidenced by pulse oximetry. Acta Anaesthesiol Scand 34:162-164
16. Beeby DG, Jenkins JG (1984) The bupivacaine controversy. Anasthesia 39:841
17. Bigler D, Lund C, Mogensen T, Hjortso NC, Kehlet H (1987) Tachyphylaxis during postoperative epidural analgesia – new insights. Acta Anaesthesiol Scand 31:664-665
18. Bokesch PM, Raymond SA, Strichartz GR (1987) Dependence of lidocaine potency on pH and pCO_2. Anesth Analg 66:9-17
19. Bowdle TA, Freund PR, Slattery JT (1987) Propranolol reduces bupivacaine clearance. Anesthesiology 66:36-38
20. Brown DT, Beamish D, Wildsmith JAW (1981) Allergic reaction to an amide local anaesthetic. Br J Anesth 53:435-437
21. Buckman K, Claiborne K, de Guzman M, Walberg CB, Haywood LJ (1980) Lidocaine efficacy and toxicity assessed by a new rapid method. Clin Pharmacol Ther 28:177-181
22. Burket MW, Fraker TD, Temesy-Armos PN (1985) Polymorphous ventricular tachycardia provoked by lidocaine. Am J Cardiol 55:592-593
23. Burne D, Doughty A (1964) Methaemoglobinaemia following lignocaine. Lancet II:971
24. Cartwright PD, McCarroll SM, Antzaka C (1986) Maternal heart rate changes with a plain epidural test dose. Anesthesiology 65:226-228
25. Chandler MJ, Grammer LC, Patterson R (1987) Provocative challenge with local anesthetics in patients with a prior history of reaction. J Allergy Clin Immunol 79:883-886
26. Chase D, Bray JP (1977) Ventricular tachycardia in a neonate with mepivacaine toxicity. J Pediatr 90:127-129
27. Chestnut DH (1989) What is new in obstetric anesthesia? Anesth Analg Rev Course Lectures, p. 1-6

28. Clarkson CW, Hondeghem LM (1985) Mechanism for bupivacaine depression of cardiac conduction: fast block of sodium channels during the action potential with slow recovery from block during diastole. Anesthesiology 62:396-405
29. Collins JF (1990) Methemoglobinemia as a complication of 20% benzocaine spray for endoscopy. Gastroenterology 98:211-213
30. Conklin KA, Ziadlou-Rad R (1983) Bupivacaine cardiotoxicity in a pregnant patient with mitral valve prolapse. Anesthesiology 58:596
31. Covino BG, Vassallo HG (eds) (1976) Local Anesthetics: Mechanisms of Action and Clinical Use. The Scientific Basis of Clinical Anesthesia. Grune & Stratton, New York
32. Covino BG, Marx GF, Finster M, Zsigmond EK (1980) Prolonged sensory/motor deficits following inadvertent spinal anesthesia. Anesth Analg 59:399-400
33. Covino BG (1988) Toxicity of local anesthetic agents. Acta Anaesthesiol Belg 39 (Suppl 2):159-164
34. Dalens B (1989) Regional anesthesia in children. Anesth Analg 68:654-672
35. Davis NL, de Jong RH (1982) Successful resuscitation following bupivacaine overdose. Anesth Analg 61:62
36. Deacock AR, Simpson WT (1964) Fatal reactions to lignocaine. Anasthesia 19:217-221
37. Deas TC (1956) Severe methemoglobinemia following dental extractions under lidocaine anesthesia. Anesthesiology 17:204
38. Demczuk RJ (1984) Significant sinus bradycardia following intravenous lidocaine injection. Anesthesiology 60:69-70
39. van Dorsten JP, Miller FC (1981) Fetal heart rate changes after accidental intrauterine lidocaine. Obstet Gynecol 57:257-260
40. de Jong RH, Heavner JE (1973) Diazepam and lidocaine-induced cardiovascular changes. Anesthesiology 39:633-638
41. de Jong RH, Davis NL (1981) Treating bupivacaine arrhythmias. Reg Anesth 6:51-54
42. Dhuner K, Lewis D (1966) Effect of local anaesthetics and vasoconstrictors upon regional blood flow. Acta Physiol Scand 23 (Suppl):347-352
43. Duncan PG, Kobrinsky N (10983) Prilocaine-induced methemoglobinemia in a newborn infant. Anesthesiology 59:75-76
44. Eledjam JJ, de la Coussaye JE, Colson P, Viel E, Bassoul B, Bertinchant JP, d'Athis F (1989) Is epidural anaesthesia using bupivacaine safe in patients with atrio-ventricular conduction defects? Acta Anaesthesiol Scand 33:402-404
45. Engberg G, Danielson K, Henneberg S, Nilsson A (1987) Plasma concentrations of prilocaine and lidocaine and methaemoglobin formation in infants after epicutaneous application of a 5% lidocaine-prilocaine cream (EMLA). Acta Anaesthesiol Scand 31:624-628
46. Englesson S (1974) The influence of acid-base changes on central nervous system toxicity of local anaesthetic agents I. Acta Anaesthesiol Scand 18:79-87
47. Fibuch EE, Opper SE (1989) Back pain following epidurally administered Nesacaine-MPF. Anesth Analg 69:113-115
48. Fisher MM, Pennington JC (1982) Allergy to local anaesthesia. Br J Anaesth 54:893-894
49. Fisher MM, Graham R (1984) Adverse responses to local anaesthetics. Anaesth Intensive Care 12:325-327
50. Fisher AA (1989) Reactions to injectable local anesthetics. Part IV: Reactions to sulfites in local anesthetics. Cutis 44:283-284
51. Foldes FF, Davidson GM, Duncalf D, Kuwabara S (1965) The intravenous toxicity of local anesthetic agents in man. Clin Pharmacol Ther 6:328-335
52. Frerichs RL, Campbell J, Bassell GM (1988) Psychogenic cardiac arrest during extensive sympathetic blockade. Anesthesiology 68:943-944
53. Garner L, Stirt JA, Finholt DA (19856) Heart block after intravenous lidocaine in an infant. Can Anesth Soc J 32:425-428
54. Gissen AJ, Leith DE (1985) Transient decreases in respiratory rate following epidural injections. Anesthesiology 62:822-824

55. Gould DB, Aldrete JA (1983) Bupivacaine cardiotoxicity in a patient with renal failure. Acta Anaesthesiol Scand 27:18-21
56. Greene NM (1983) Uptake and elimination of local anesthetics during spinal anesthesia. Anesth Analg 62:1013-1024
57. Gribomont BF (1988) Sudden complications in regional anesthesia. Acta Anaesthesiol Belg 39 (Suppl 2):165-170
58. Grimes DA, Cates W (1976) Deaths from paracervical anesthesia used for first trimester abortions (1972-1975) N Engl J Med 29:1397-1399
59. Hamilton RC (1985) Brain stem anesthesia following retrobulbar blockade. Anesthesiology 63:688-690
60. Heath ML (1982) Deaths after intravenous regional anaesthesia. Br Med J 285:913-914
61. Hempel V, Lenz G (1982) Lokalanästhetika – Wirkungsweise, Eigenschaften, Pharmakokinetik und Toxizität. Anästh Intensivmed 23:337-345
62. Hille B (1977) Ionic channels of nerve: questions for the theoretical chemist. Biosystems 8:195-199
63. Holmboe J, Kongsgrud F (1982) Delayed respiratory arrest after bupivacaine. Anaesthesia 37:60-62
64. Hondeghem LM, Katzung BG (1984) Antiarrhythmic agents: the modulated receptor mechanism of actions of sodium and calcium channel-blocking drugs. Annu Rev Pharmacol Toxicol 24:387-423
65. Howie MB, Mortimer W, Candler EM, McSweeney TD, Frolicher DA (1989) Does nifedipine enhance the cardovascular depressive effects of bupivacaine? Regional Anesthesia 14:19-25
66. Johnson WT, DeStigter T (1983) Hypersensitivity to procaine, tetracaine, mepivacaine, methylparaben: report of a case. J Am Dent Assoc 106:53-56
67. des Jong RH, Bonin JD (1981) Mixtures of local anesthetics are no more toxic than the parent drugs. Anesthesiology 54:177-181
68. Jorfeldt L, Lofstrom B, Pernow B, Persson B, Wahren J, Widman B (1968) The effect of local anaesthetics on the central circulation and respiration in man and dog. Acta Anaesthesiol Scand 12:153-169
69. Knitza R, Sirtl C, Wisser J, Rhein R, Fischer B (1988) Zerebraler Krampfanfall nach Periduralanästhesie mit Bupivacain zur Sectio caesarea. Geburtshilfe Frauenheilkd 48:47-49
70. Kreutz RW, Kinni ME (1983) Life-threatening toxic methemoglobinemia induced by prilocaine. Oral Surg Oral Med Oral Pathol 56:480-482
71. Lauckner ME (1982) Delayed respiratory arrest after bupivacaine. Anaesthesia 37:697
72. Lehmann KA (1986) Pharmakokinetische und -dynamische Aspekte bei der repetitiven Anwendung von Lokalanästhetika. In: Hempelmann G, Biscoping J (Hrsg) Kontinuierliche Verfahren der Regionalanästhesie. Astra Chemicals, S. 7-26
73. Lehmann KA (1990) Lokalanästhetika: Allgemeine Pharmakologie. In: Lehmann KA (Hrsg) Der postoperative Schmerz. Bedeutung, Diagnose und Behandlung. Springer, Berlin, S. 267-279
74. Leighton BL, Norris MC, Sosis M, Epstein R, Chayen B, Larijani GE (1987) Limitations of epinephrine as a marker of intravascular injection in laboring women. Anesthesiology 66:688-691
75. Long WB, Rosenblum S, Grady IP (1989) Successful resuscitation of bupivacaine-induced cardiac arrest using cardiopulmonary bypass. Anesth Analg 69:403-406
76. Ludwig SC (1981) Acute toxic methemoglobinemia following dental analgesia. Ann Emerg Med 10:265-266
77. Lumb AB, Carli F (1989) Respiratory arrest after a caudal injection of bupivacaine. Anaesthesia 44:324-325
78. Mallampati SR, Liu PL, Knapp RM (1984) Convulsions and ventricular tachycardia from bupivacaine with epinephrine: successful resuscitation. Anesth Analg 63:856-859

79. Mather LE, Tucker GT, Murphy TM, Stanton-Hicks MDA, Bonica JJ (1979) Cardiovascular and subjective central nervous system effects of long-acting local anaesthetics in man. Anaesth Intensive Care 7:215-221
80. Mather LE, Nacarrow C, Runciman WB (1990) Lokalanästhetika: Systemische Wirkungen. In: Lehmann KA (Hrsg) Der postoperative Schmerz. Springer, Berlin, S. 280-299
81. McGuigan MA (1981) Benzocaine-induced methemoglobinemia. Can Med Assoc J 125:816
82. McKeown DW, Meiklejohn B, Scott DB (1984) Bupivacaine and prilocaine in intravenous regional anaesthesia. Anaesthesia 39:150-154
83. Mercereau Da (1989) Brain-stem anesthesia complicating retrobulbar block. Can J Ophthalmol 24:159-161
84. Minasian A, Yagiela JA (1988) The use of local anesthetics in patients susceptible to malignant hyperthermia. Oral Surg 66:405-415
85. Modica PA, Tempelhoff R, White PF (1990) Pro- and anticonvulsant effects of anesthetics (part II). Anesth Analg 70:433-44
86. Moore DC, Bridenbaugh LD, Bridenbaugh PO, Thompson GE, Tucker GT (1972) Does compounding of local anesthetic agents increase their toxicity in humans? Anesth Analg 51:579-585
87. Moore DC, Bridenbaugh LD, Thompson GE, Balfour RI, Horton WG (1978) Bupivacaine: a review of 11,080 cases. Anesth Analg 57:42-53
88. Moore DC, Crawford RD, Scurlock J (1980) Severe hypoxia and acidosis following local anesthetic-induced convulsions. Anesthesiology 53:259-260
89. Moore DC, Batra MS (1981) The components of an effective test dose prior to epidural block. Anesthesiology 55:693-696
90. Moire DC, Spierdijk J, van Kleef JD, Coleman RL, Love GF (1982) Chloroprocaine neurotoxicity: four additional cases. Anesth Analg 61:155-159
91. Moore DC, Scurlock JE (1983) Possible role of epinephrine in prevention or correction of myocardial depression associated with bupivacaine. Anesth Analg 62:450-453
92. Moore DC, Bonica JJ (1985) Convulsions and ventricular tachycardia from bupivacaine and epinephrine: successful resuscitation – congratulations! Anesth Analg 64:844-846
93. Nancarrow C, Mather LE, Runciman WB, Upton RN, Plummer JL (1987) The influence of acidosis on the distribution of lidocaine and bupivacaine into the myocardium and brain of the sheep. Anesth Analg 66:925-935
94. Nicoll JM, Acharya PA, Ahlen K, Baguneid S, Edge KR (1987) Central nervous system complications after 600 retrobulbar blocks. Anesth Analg 66:1298-1302
95. Nolte H (1986) Zur Problematik der Cardiotoxizität von Bupivacain 0,75 %. Reg Anaesth 9:57-59
96. O'Donohue WJ, Moss LM, Angelillo VA (1980) Acute methemoglobinemia induced by topical benzocaine and lidocaine. Arch Int Med 140:1508-1509
97. Olthoff D, Vetter B, Deutrich C, Burkhardt U (1989) Pharmakokinetische Untersuchungen zu den Ursachen der erhöhten Neurotoxizität des Lidocains während kardiochirurgischer Operationen. Anaesthesiol Reanimat 14:207-214
98. Parish RC, Moore RT, Gotz VP (1985) Seizures following oral lidocaine for esophageal anesthesia. Drug Intell Clin Pharm 19:199-201
99. Park WY (1988) Factors influencing distribution of local anesthetics in the epidural space. Regional Anesthesia 13:49-57
100. Patel D, Chopra S, Berman MD (1989) Serious systemic toxicity from use of tetracaine for pharyngeal anesthesia in upper endoscopic procedures. Dig Dis Sci 34:882-884
101. Pedersen H, Finster M (1987) Selection and use of local anesthetics. Clin Obstet Gynecol 30:505-514
102. Perkins WJ, Lainer WL, Sharbrough FW (1988) Cerebral and hemodynamic effects of lidocaine accidentally injected into the carotid arteries of patients having carotid endarterectomy. Anesthesiology 69:787-790
103. Prentiss (1979) Cardiac arrest following caudal anesthesia. Anesthesiology 50:51-53

104. Raj PP, Winnie AP (1983) Immediate reactions to local anesthetics. In: Orkin FK, Cooperman LH (eds) Complications in anesthesiology. J.B. Lippincott, Philadelphia, Toronto, pp.51-74
105. Ravindran RS, Bond VK, Tasch MD, Gupta CD, Luerssen TG (1980) Prolonged neural blockade following regional analgesia with 2-chloroporcaine. Anesth Analg 59:447-451
106. Reisner LS, Hochman BN, Plumer MH (1980) Persistent neurologic deficit and adhesive arachnoiditis following intrathecal 2-chloroprocaine injection. Anesth Analg 59:452-454
107. Reiz S, Nath S (1986) Cardiotoxicity of local anaesthetic agents. Br J Anaesth 58:736-746
108. Reynolds F (1971) A comparison of the potential toxicity of bupivacaine, lignocaine and mepivacaine during epidural blockade for surgery. Br J Anaesth 43:567-572
109. Reynolds F (1987) Adverse effects of local anaesthetics. Br J Anaesth 59:78-95
110. Riley RH (1990) Respiratory arrest following interpleural block in a narcotized patient. Can J Anaesth 37:487-488
111. Romano E, Gullo A (1980) Hypoglycaemic coma following epidural analgesia. Anaesthesia 35:1084-1086
112. Rosen PJ, Johnson C, McGethee WG, Beutler E (1971) Failure of methylene blue treatment in toxic methemoglobinemia. Association with glucose-6-phosphate dehydrogenase deficiency. Ann Intern Med 75:83-86
113. Rosenberg PH, Kalso EA, Tuominen MK, Linden HB (1983) Acute bupivacaine toxicity as a result of various leakage under the tourniquet cuff of Bier block. Anesthesiology 58:95-98
114. Ruzicka T, Gerstmeier M, Ring J (1986) Lokalanästhetika-Allergie. Z Hautkrankh 62:455-460
115. Sage D, Feldman HS, Datta S, Covino BG (1982) Influence of lidocaine and bupivacaine on isolated guinea pig atria in the presence of acidosis and hypoxia. Anesthesiology 57:A197
116. Schnorr C, Menges T, Hempelman G (1990) Lokalanästhetika-Mischungen bei verschiedenen Verfahren der Regionalanästhesie. Anaesth Intensivther Notfallmed 25:193-197
117. Scott DB, Davie IT, Stephen GW (1971) Cardiovascular effects of intravenous lignocaine during nitrous oxide/halothane anaesthesia. Br J Anaesth 43:595-599
118. Scott DB (1986) Toxic effects of local anaesthetic agents on the central nervous system. Br J Anaesth 58:732-735
119. Scott DB (1989) „Maximum recommended doses" of local anaesthetic drugs. Br J Anaesth 63:373-374
120. Scott DB, Lee A, Fagan D, Bowler GMR, Bloomfield P, Lundh R (1989) Acute toxicity of ropivacaine compared with that of bupivacaine. Anesth Analg 69:563-569
121. Sghirlanzoni A, Marazzi R, Pareyson D, Olivieri A, Bracchi M (1989) Epidural anaesthesia and spinal arachnoiditis. Anaesthesia 44:317-321
122. de Shazo RD, Nelson HS (1979) An approach to the patient with a history of local anaesthetic hypersensitivity: experience with 90 patients. J Allergy Clin Immunol 63:387
123. Smith AR, Hur D, Resano F (1987) Grand mal seizures after 2-chloroprocaine epidural anesthesia in a patient with plasma cholinesterase deficiency. Anesth Analg 66:677-678
124. Spielman FJ, Anderson JA, Terry WC (1984) Benzocaine induced methemoglobinemia during general anesthesia. J Oral Maxillofac Surg 42:740-743
125. Sundaram MBM (1987) Seizures after intraurethral instillation of lidocaine. Can Med Assoc J 137:219-220
126. Sunshine I, Fike WW (1964) Value of thin-layer chromatography in two fatal cases of intoxication due to lidocaine and mepivacaine. N Engl J Med 271:487-490
127. Thiessen F, Bergmann J, Steinhoff H (1984) Methämoglobinämie nach Blockade des Plexus brachialis mit Prilocain (Xylonest). Reg Anaesth 7:94-95
128. Tryba M, Kurth H, Zenz M (1987) Klinische und toxikologische Untersuchung zur axillären Plexusblockade mit Prilocain oder Mepivacain. Reg Anaesth 10:31-36

129. Tryba M, Börner P (1988) Klinische Wirksamkeit und Systemtoxizität verschiedener Mischungen von Prilocain und Bupivacain zur axillären Plexusblockade. Reg Anaesth 11:40-49
130. Tucker GT, Mather LE (1975) Pharmacokinetics of local anaesthetic agents. Br J Anaesth 47:213-224
131. Tucker GT, Mather LE (1979) Clinical pharmacokinetics of local anaesthetics. Clin Pharmacokinet 4:242-278
132. Tucker GT, Mather LE (1980) Absorption and disposition of local anesthetics: pharmacokinetics. In: Cousins MJ, Bridenbaugh PO (eds) Neural blockade in clinical anesthesia and management of pain. J.B. Lippincott, Philadelphia, Toronto, pp. 45-85
133. Verniquet AJW (1980) Vessel puncture with epidural catheters. Experience in obstetric patients. Anaesthesia 35:660-662
134. Wehner D, Hamilton GL (1984) Seizures following topical administration of local anesthetic to burn patients. Ann Emerg Med 13:456-458
135. Wilson G, Borthwick T, Lamb R (1989) Toxic methemoglobinemia. J Tenn Med Assoc 82:581-583
136. Yaster M, Maxwell LG (1989) Pediatric regional anesthesia. Anesthesiology 70:324-338
137. Zundert A van, Vaes L, Soetens M, de Vel M, van der Aa, van der Donck, Meeuwis H, de Wolf A (1987) Every dose given in epidural analgesia for vaginal delivery can be a test dose. Anesthesiology 67:436-440
138. Zundert A van, Vaes L, Soertens M, des Wolf A (1988) Indentification of inadvertent intravenous placement of an epidural catheter in obstetric anesthesia. Anesthesiology 68:142-145

Vermeidung von Zwischenfällen bei der Anwendung von H_2-Blockern, Antihistaminika und Antiemetika

G.-B. Kraus

Histamin gehört neben Kininen, Prostaglandinen und Serotonin zu den sog. Mediatoren, die im Gegensatz zu Überträgerstoffen häufig simultan freigesetzt werden. Histamin kommt im gesamten Tierreich und bereits bei Pflanzen vor, die Organverteilung jedoch zeigt große speziesabhängige Unterschiede, ebenso wie die physiologische Wirkung: Je höher z. B. die Tierspezies entwickelt ist, desto geringer sind die vasokonstriktorischen Eigenschaften und um so mehr die vasodilatatorischen Eigenschaften ausgeprägt.

Histamin entsteht durch Dekarboxylierung aus der Aminosäure Histidin. Es wird vorwiegend in den basophilen Granula der Gewebsmastzellen, außerdem noch in den basophilen Leukozyten und Thrombozyten gemeinsam mit Heparin gespeichert. Große Mengen finden sich im ZNS.

Tabelle 1. Wirkungen von Histamin an unterschiedlichen Organsystemen und ihre Zuordnung zu verschiedenen Histaminrezeptoren

Organ	Wirkung	Rezeptor
Uterus	Relaxation	H_2
Magen	Säureproduktion	H_2
Ileum	Kontraktion Relaxation	H_1 H_2
Bronchien	Kontraktion Relaxation	H_1 H_2
Gefäße	Kontraktion (> 80 µm Gefäßdurchmesser) Relaxation (< 80 µm Gefäßdurchmesser)	H_1 H_2
Nebenniere	Freisetzung von Katecholaminen	H_1
Mastzellen	Freisetzungshemmung von Histamin	H_1
ZNS	Überträgerfunktion	H_2
Herz	Herzfrequenzanstieg AV-Überleitungszeitbeschleunigung Automatizitätsförderung Koronardilatation	H_2 H_1 H_2 $H_1 + H_2$

Nachdem man bereits lange beobachtet hatte, daß sich die Histaminwirkungen nur z. T. durch die klassischen Antihistaminika ausschalten ließen, hat die Entdeckung der H_2-Blocker die Annahme von 2 verschiedenen Histaminrezeptoren mit unterschiedlicher Wirkung untermauert (Tabelle 1).

Demnach sind die konstriktorischen Wirkungen an der glatten Muskulatur und die Permeabilitätszunahme im Kapillargebiet durch Kontraktion der Endothelzelle H_1-Rezeptor-vermittelte Wirkungen, während die Säure- und Pepsinbildung der Magenschleimhaut und die positiv-chronotropen Wirkungen am Herzen H_2-Rezeptor-vermittelt sind. An der Blutdruckregelung sind H_1- und H_2-Rezeptoren beteiligt, die in etwa den α- und β-adrenergen Wirkmechanismen entsprechen. Durch freigesetztes Histamin werden aus dem Nebennierenmark vermehrt Katecholamine sezerniert, die ihrerseits kardiovaskuläre Reaktionen entfalten, die z.T. den Histaminwirkungen entgegengesetzt sind.

Der normale frei verfügbare und damit biologisch aktive Histamingehalt des Blutplasmas liegt bei 1 ng/ml, höhere Plasmaspiegel korrelieren bereits mit klinischen Symptomen (Tabelle 2), bei anaphylaktischen Reaktionen kann der Histaminspiegel auf mehr als das 100fache ansteigen. Neben der pathophysiologischen Histaminfreisetzung bei anaphylaktischen Reaktionen hat Histamin klare physiologische Wirkungen [10]. Es ist ein wichtiger Regulator der Mikrozirkulation; die Wundheilung und das Organwachstum sind histaminabhängig. Die Magensekretion wird gemeinsam mit Acetylcholin und Gastrin stimuliert. Darüber hinaus ist Histamin bei der peripheren Schmerzleitung und als Neurotransmitter im ZNS beteiligt, peripher freigesetztes Histamin allerdings kann dabei nur schwer die Blut-Hirn-Schranke passieren.

Will man Histaminantagonisten therapeutisch anwenden, muß man sich darüber im klaren sein, daß die H_1- und H_2-Blocker lediglich reversibel ihre entsprechenden Rezeptoren besetzen, die Ausschüttung von Histamin aber nicht verhindern können.

Bei allergischen Reaktionen ist Histamin nur einer von mehreren freigesetzten chemischen Mediatoren, und seine relative Bedeutung, Symptome hervorzurufen, hängt sehr von der untersuchten Spezies ab. Dementsprechend ist auch die Protektion durch Histaminrezeptorantagonisten sehr variabel und von der untersuchten Tierart abhängig.

Tabelle 2. Korrelation von Plasmahistaminkonzentration und klinischer Symptomatik

	Plasmahistaminkonzentration
Normalwert	$\leq$ 1 [ng/ml]
Urtikaria Erythem Tachykardie	ca. 5
Arterielle Hypotension	ca. 10
Bronchospasmus	> 15
Anaphylaktischer Schock	> 100

Beim Menschen wird durch die prophylaktische Histaminrezeptorblockade lediglich die Ödementwicklung und der Juckreiz des anaphylaktischen Schocks suffizient verhindert. Die sich entwickelnde Hypotension ist zwar abgeschwächt, aber nicht total unterdrückt, während die Bronchokonstriktion nicht verhindert werden kann: Dies zeigt die relative Bedeutung anderer Mediatoren, v. a. der Leukotriene beim Menschen.

Im Gegensatz zu anaphylaktischen Reaktionen werden durch eine ausreichende H_1- und H_2-Rezeptorblockade die Auswirkungen von Histaminfreisetzung durch Medikamente kontrolliert: Offensichtlich sind bei medikamenteninduzierten Reaktionen relativ mehr Histamin und weniger andere chemische Mediatoren beteiligt [9].

H_1-Blocker (klassische Antihistaminika)

Die H_1-Rezeptorblocker sind basische lipoidlösliche Verbindungen, die alle eine sehr unterschiedliche Struktur, aber die gemeinsame Gruppierung X-C-C-N besitzen.

Der Antagonismus zwischen H_1-Rezeptorblockern und Histamin ist kompetitiv, die Spezifität der H_1-Blocker aber gering: Neben der histaminantagonistischen treten auch antiadrenerge und anticholinerge Wirkungen auf. Relativ geringe Strukturveränderungen können dabei die Affinität zu den einzelnen Rezeptorengruppen um mehrere Zehnerpotenzen verschieben (Tabelle 3). Alle Antihistaminika zeigen als Nebeneffekt zentral dämpfende Wirkungen, welche bei einigen Derivaten so stark sind, daß sie therapeutisch genutzt werden, wie z. B. Megaphen und Atosil. Wichtige Neuroleptika und Antidepressiva, Antiparkinsonmittel und Antiemetika stammen aus chemischen Derivaten, die ursprünglich als Antihistaminika konzipiert waren.

Durch H_1-Rezeptorenblockade können sowohl ZNS-stimulierende als auch ZNS-depressorische Effekte ausgelöst werden. Die sedative und antiemetische Komponente sind z. T. durch die anticholinergische Wirkung im ZNS zu erklären.

Tabelle 3. H_1-Rezeptorantagonisten

	Sedative Effekte	Anticholinerge Aktivität	Antiemetische Effekte
Diphenhydramin	++++	++++	+++
Pyrilamin	++	–	–
Chlorpheniramin	++	++	–
Brompheniramin	++	++	–
Cyclizin	+++	+	++
Promethazin	+++	++++	++++

Die entscheidende Nebenwirkung ist jedoch der zentral dämpfende Effekt: Die Addition dieser Wirkung zu derjenigen von Alkohol, Schlafmitteln, Sedativa oder Psychopharmaka kann zu erheblicher und gefährlicher Einschränkung der Aufmerksamkeit, des Reaktionsvermögens und der Spontanaktivität führen.

Im anästhesiologischen Bereich bedeutet dies eine Verlängerung und Vertiefung der Narkose. Diese additive Sedation muß folglich bei der Prämedikation, bei der Narkoseführung und in der Aufwachphase unbedingt berücksichtigt werden.

Andererseits werden bei Patienten mit Erkrankungen des ZNS durch H_1-Rezeptorenblockade EEG-Veränderungen und epileptiforme Krampfanfälle beobachtet [26].

Besonders Kinder können bei akuter Vergiftung mit H_1-Rezeptorenantagonisten eine ZNS-Exzitation erleiden, die sich in zerebralen Krampfanfällen manifestiert [10]. Infolge der anticholinergen Wirkungskomponente treten dabei Symptome wie bei einer Atropinvergiftung auf mit Rötung des Gesichtes, starren, weiten Pupillen, Mundtrockenheit, Fieber und Obstipation. Letztendlich kann eine Überdosierung zu kardialer Depression und Koma führen.

Die lokalanästhetischen, chinidinähnlichen Eigenschaften der H_1-Blocker, die auch therapeutisch bei Procainallergie ausgenutzt werden, sind für den vorübergehenden Blutdruckabfall nach schneller intravenöser Applikation verantwortlich [26]. Patienten mit Erregungsüberleitungsstörungen, die hierdurch besonders gefährdet sind, sollten Antihistaminika deshalb ausschließlich oral bzw. über eine längerfristige Infusion zugeführt bekommen.

H_2-Blocker

Nachdem 1972 als erster H_2-Rezeptorenblocker Burimamid entdeckt wurde, folgten bald Metiamid und Cimetidin nach. Ranitidin wird als H_2-Blocker der 2. Generation, Famotidin als H_2-Blocker der 3. Generation bezeichnet. Indikationen für den Einsatz von H_2-Blockern stellen die Prävention und Therapie oberer Gastrointestinalblutungen, die Prophylaxe des Säureaspirationssyndroms bei Narkoseeinleitung sowie die allergische Disposition und die Anwendung von histaminliberierenden Medikamenten dar [9].

Die Anwendung von H_2-Blockern unterbindet vornehmlich die Säureproduktion des Magens durch Blockierung der wasserstoffproduzierenden Parietalzellen. Dagegen wird kein Effekt auf die Magenentleerungszeit, den Tonus des unteren Ösophagussphinkters oder die Pankreassekretion beobachtet.

Die längerfristige Reduzierung der Magensäureproduktion auf 20% des normalen Niveaus kann bei Intensivpatienten durch Alkalisierung des Magensaftes zur Keimbesiedelung des Magens und nachfolgend des Oropharynx und Respirationstraktes durch regurgitierten kontaminierten Magensaft führen [27]. Ein Teil dieser Kolonisierungen, insbesondere solche mit gramnegativen Keimen, führt zur Pneumonie. Häufigere pulmonale Infektionen bei Patienten unter säuresupprimierender Medikation als bei Patienten ohne solche Medikation sind beschrieben [26]. Auch das Risiko von Septikämien ist durch die

Anhebung des Magensaft-pH-Werts und der damit möglichen Besiedelung der tieferen Darmabschnitte mit gramnegativen Keimen erhöht.

Die kardialen Nebenwirkungen von H_2-Blockern beruhen im wesentlichen auf der Unterbindung der kardial stimulierenden Histamineffekte auf H_2-Rezeptoren: Die intravenöse Applikation kann zum Blutdruckabfall führen. Des weiteren kann die Ausschaltung von H_2-Rezeptoren am Herzen über eine Bradykardie zum AV-Block, im Extremfall auch bis zum Herzstillstand, v. a. bei kritisch Kranken oder älteren Patienten führen.

Die alleinige Gabe von H_2-Blockern kann bei Patienten mit Bronchialasthma den Atemwegswiderstand erhöhen, da durch den H_2-Blocker die H_1-abhängige Bronchodilatation aufgehoben wird und damit die H_2-rezeptorabhängige Bronchokonstriktion überwiegt.

Spezielle Nebenwirkungen einzelner H_2-Blocker

Cimetidin

Da Histamin als Neurotransmitter im ZNS wirkt, Rezeptoren vorhanden sind und Cimetidin die Blut-Hirn-Schranke leicht passiert, sind zentralnervöse Erscheinungen zu erwarten. Konfusion, Agitation, Halluzinationen, Krämpfe und Koma sind v. a. bei älteren Patienten unter Cimetidinmedikation beschrieben [26]. Auch mit einer verlängerten postnarkotischen Aufwachphase muß gerechnet werden. Physostigmin kann diese cimetidininduzierten zentralnervösen Störungen beheben [26]. Weitere Nebenwirkungen einer chronischen Cimetidinmedikation sind eine leichte Erhöhung von Serumtransaminasen, Kreatinin, in seltenen Fällen Neutropenie und Thrombozytopenie. Durch einen antiandrogenen Effekt kann eine Gynäkomastie bei chronischer Anwendung auftreten [26].

Wesentlich relevanter für die Anästhesie sind jedoch die Arzneimittelinteraktionen zwischen Cimetidin und Medikamenten, die durch das Cytochrom-P-450-System der Leber abgebaut werden. Durch reversible Bindung an das mikrosomale Cytochrom-P-450 haben diverse Medikamente wie z. B. Lidocain, Propranolol, Diazepam und Vecuronium einen deutlich reduzierten Abbau mit verlängerten Eliminationshalbswertszeiten und entsprechend gesteigerten pharmakologischen Effekten: Intoxikationserscheinungen sind vielfach beschrieben [6, 15].

Ranitidin

Ranitidin, ein spezifischerer H_2-Blocker als Cimetidin, hat keinerlei ZNS-Wirkungen. Dies wird auf die nicht meßbare Passage durch die Blut-Hirn-Schranke zurückgeführt. Die kardialen Wirkungen sind denen von Cimetidin ähnlich, die Beeinträchtigung des Metabolismus anderer Medikamente ist geringer, aber vorhanden [14].

Famotidin

Für Famotidin, dem derzeit spezifischsten H_2-Blocker, sind bisher keine medikamentösen Interaktionen am Cytochrom-P-450-System der Leber bekannt geworden. Sollten sich diese ersten Ergebnisse bestätigen, so wird in der Zukunft Famotidin der H_2-Blocker der Wahl werden.

Antiemetika

Übelkeit und Erbrechen sind nicht nur subjektiv unangenehm, sondern prä- bzw. postoperativ auch gefährlich: Es kann zu Aspirationsgefahr bei nicht voll erhaltenen Reflexen, zu vermehrten Nachblutungen bzw. dem Aufbrechen von Operationswunden und bei fortgesetztem Erbrechen zu Dehydratation und Elektrolytentgleisungen kommen.

Die individuelle Disposition zu Übelkeit und Erbrechen ist groß – außer von psychologischen Faktoren hängt sie höchstwahrscheinlich v. a. von der unterschiedlich ausgebildeten Schwelle für die Auslösung des Reflexes ab [21]. Bei Patienten mit einer längeren Nüchternperiode, bei bekannter Reisekrankheit – hier sind v. a. kleine Kinder betroffen – bei Übergewicht, bei abdominellen Erkrankungen, bei vollem Magen – besonders nach verschlucktem Blut, bei erhöhtem intrakraniellem Druck, bei metabolischen Erkrankungen und bei Vergiftungen ist die Inzidenz des Erbrechens häufiger.

Generell erbrechen Kinder fast doppelt so häufig wie Erwachsene, mit steigendem Alter nimmt, wie auch die Reisekrankheit – das postoperative Erbrechen ab [7, 21]. Das Erbrechen stellt ein multifaktorielles Geschehen dar (Abb. 1), [21].

Das Brechzentrum erhält von autonomen Afferenzen des Gastrointestinaltraktes, dem Mediastimum, dem Vestibularisanteil des 8. Hirnnerven, von visuellen und kortikalen Stimuli und von der chemorezeptiven Triggerzone Zuflüsse. Letzere liegt bilateral am Boden des 4. Ventrikels über der Area postrema. Sie besitzt eine hohe Dichte dopaminerger Rezeptoren, die durch Medikamente oder metabolische Störungen stimuliert werden. Adrenerge Rezeptoren am Brechzentrum dagegen wirken sich insgesamt dämpfend,

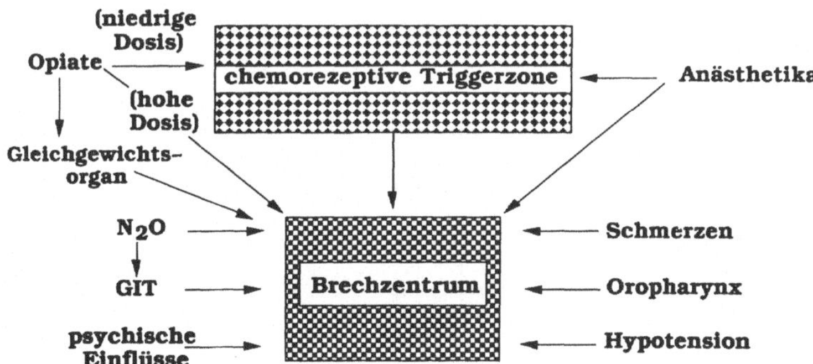

Abb. 1. Anästhesiebedingte Einflüsse auf die Auslösung von Erbrechen

cholinerge und zentrale Histaminrezeptoren stimulierend auf das Erbrechen aus [22]. Entsprechend den multifaktoriellen Einflüssen besitzen viele pharmakologisch unterschiedliche Substanzgruppen wie Anticholinergika, Antihistaminika, Phenothiazine, Butyrophenone, 5-HT-3-Blocker sowie Metoclopramid und Domperidon antiemetische Wirkungen, die klinisch nutzbar zu machen sind (Tabelle 4).

Die antiemetische Potenz der Anticholinergika Scopolamin und Atropin ist auf ihre anticholinerg-muskarinischen Wirkungen zurückzuführen, aber nur schwach ausgeprägt, so daß sie als alleinige Antiemetika kaum in Frage kommen. Glykopyrrolat hat als nicht liquorgängige Substanz keine Wirkung.

Von den H_1-Antagonisten besitzen Promethazin, Diphenhydramin und Cyclizin antiemetische Eigenschaften, die v. a. auf ihren dopaminrezeptorblokkierenden Wirkungen in der chemorezeptiven Triggerzone, aber auch auf anticholinergen Mechanismen beruhen (Tabelle 4).

Die Butyrophenone Haloperidol und Dehydrobenzperidol (DHBP) sind starke Dopaminantagonisten mit neuroleptischen Qualitäten [12]. Ihre antiemetische Potenz beruht auf der Blockierung zentraler Dopaminrezeptoren in der chemorezeptiven Triggerzone, während sie keinen Einfluß auf das labyrinthär ausgelöste Erbrechen haben.

Trotz kurzer Plasmahalbwertszeit von 2-3 h beobachtet man bei DHBP als typischer Rezeptorsubstanz eine klinisch relevante, wesentlich längere zentrale Wirkdauer.

Tabelle 4. Rezeptorwirkungen von Antiemetika

Subtanz	Dopamin (D_2)	Muskarinisch-cholinerg	Histamin (H_1)
Anticholinergika			
Scopolamin	–	+++++	–
Atropin	–	+++++	–
Glykopyrrolat	–	+++++	–
H_1-Antihistaminika			
Promethazin	++++	+++++	+++++
Diphenhydramin	–	++++	+++++
Cyclizin	+	+++	+++++
Phenothiazin			
Fluphenazin	+++++	++++	+++++
Prochlorperazin	+++++	+++	++++
Clorpromazin	+++++	++++	+++++
Butyprophenone			
Droperidol	+++++	–	+
Haloperidol	+++++	–	+
Andere			
Metoclopramid	++++	–	+
Domperidon	++++	–	–

Als Dopaminantagonist kann DHBP in bis zu 10 % bei gesunden Probanden extrapyramidale Symptome auslösen, die sich als Akinesie, Akathesie oder überwiegend als Dyskinesie manifestieren können [23], während im Rahmen einer Anästhesie gegeben sich dieses Risiko deutlich auf 0,025 – 1 % reduziert [11]. Aus diesem Grund ist bei bekanntem funktionellem oder medikamentös induziertem Dopaminmangel im ZNS, z. B. bei Morbus Parkinson, auf DHBP bzw. Haloperidol zu verzichten.

Extrapyramidale Symptome nach DHBP-Injektion werden durch anticholinerge Substanzen wie Atropin, Scopolamin und Diphenhydramin gebessert bzw. zum Verschwinden gebracht – ein Hinweis auf die antagonistischen cholinergen und dopaminergen Effekte im extrapyramidalen System.

Die an sich geringe zentral anticholinerge Aktivität von Butyrophenonen, die sich als Somnolenz oder Exzitation zeigen können, kann durch zusätzliche Medikation von Anticholinergika wie Atropin und Skopolamin potenziert werden. Die Therapie der Wahl ist in diesem Fall Physostigmin. Die Effekte der Butyrophenone auf Patienten, die unter einer Therapie mit trizyklischen Antidepresssiva, antipsychotischen Medikamenten, Antihistaminika und Benzodiazepinen stehen, sind im Einzelfall schwer abzuschätzen, eine Kombination sollte daher möglichst vermieden werden.

Die angstauslösenden Effekte, die bei Prämedikation mit DHBP häufig aufgetreten sind, sind bei postoperativer Gabe nicht zu beobachten [20].

Die v. a. Anästhesisten bekannte mögliche Hypotension nach DHBP wird vorwiegend durch eine periphere α-adrenerge Blockade ausgelöst. Bei normalem Volumenstatus des Patienten sind der periphere und pulmonale Gefäßwiderstand nur kurzfristig reduziert. Dagegen ist bei zusätzlicher Gabe von Clonidin als zentralem α-Agonisten nach anfänglicher Stimulation mit einer Reduzierung des efferenten sympathischen Outflows zu rechnen, die zu einer Verstärkung der vagalen Aktivität mit Vasodilatation die hypotensiven Effekte von DHBP potenzieren kann.

Die myocardiale Kontraktilität wird dagegen nicht beeinflußt. DHBP besitzt antiarrhythmische Eigenschaften, die z. T. auf lokalanästhetische Effekte und auf die Blockierung α-adrenerger Myokardzellen und z. T. auf die Blutdrucksenkung mit Reduzierung druckabhängiger Herzrhythmusstörungen zurückgeführt werden. Hohe DHBP-Dosen von 0,2-0,6 mg/kg können sogar die Leitung des Impulses längs akzessorischer Bündel wie bei Wolff-Parkinson-White-Syndrom unterdrücken.

Kontraindiziert ist DHBP beim Phäochromozytom: Die beobachteten extremen Hypertensionen werden durch die im Rahmen der Blutdruckregelung durch DHBP ausgelöste Freisetzung von Katecholaminen aus dem Nebennierenmark und die Verhinderung ihrer Wiederaufnahme in die chromaffinen Granula zurückgeführt. In der postoperativen Phase kann die Gabe von DHBP Analgetikawirkungen potenzieren, die Schlafdauer verlängern, ein eventuelles Koma verstärken, so daß eine engmaschige Überwachung zu fordern ist.

Metoclopramid ist ein zentral wirksamer Dopaminantagonist. Zusätzlich erhöht es die Motilität des oberen Gastrointestinaltraktes und hebt den Tonus des unteren Ösophagussphinkters um 10-20 cm H_2O an [3]. Die selektive cholinerge Stimulation ist vorwiegend auf den oberen Gastrointestinaltrakt beschränkt und erfordert eine gewisse parasympathische Grundaktivität, da Metoclopramid wahrscheinlich die glatte Muskulatur für Acetylcholin sensibilisiert. Durch Atropin wird sowohl der durch Metoclopramid induzierte erhöhte Tonus des unteren Ösophagussphinkters gesenkt sowie die gastrointestinale Hypermotilität gehemmt [2].

Metoclopramid, am Operationsende prophylaktisch gegeben, hat sich als effektives Antiemetikum erwiesen, während es sich nach Beginn der Emesis in seiner Wirkung nicht vom Plazebo unterscheidet.

Unerwünschte Nebenwirkungen ergeben sich vornehmlich aus der Tatsache, daß Metoclopramid leicht die Blut-Hirn-Schranke passiert und damit antidopaminerge Wirkungen im ZNS hervorrufen kann [25]: Extrapyramidale Symptome sind v. a. bei hohen Plasmaspiegeln über 100 ng/ml zu erwarten, hiervon sind besonders Kinder sowie ältere Patienten mit renaler Insuffizienz betroffen.

Sedation, Dysphorie oder Agitation sind Symptome, die nur nach monatelanger hoher Zufuhr von Metoclopramid auftreten. Dagegen kann die normale, dopamininduzierte Hemmung der Aldosteronsekretion bereits kurzfristig aufgehoben werden: Natriumretention und Hypokaliämie sind die Folge [5]. Auch die Prolaktinstimulation kann bei entsprechend disponierten Patienten unerwünscht sein.

Bei Kombination von Phenothiazinen, Butyrophenonen, MAO-Hemmern und trizyklischen Antidepressiva bzw. bei Vorliegen von extrapyramidalen Symptomen sowie bei Epilepsie kann Metoclopramid die sedativen Eigenschaften der zentral dämpfenden Medikamente bzw. die extrapyramidalen Symptome verstärken. Bei gastrointestinaler Obstruktion sowie beim Phäochromozytom ist Metoclopramid kontraindiziert [25].

Domperidon ist ebenfalls ein Dopaminantagonist mit motilitätserhöhender Wirkung am oberen Gastrointestinaltrakt [4]. Der Unterschied zum Metoclopramid besteht darin, daß es nur schwer die Blut-Hirn-Schranke passieren kann, seine antidopaminerge Aktivität folglich nur peripher an der chemorezeptiven Triggerzone, die außerhalb der Blut-Hirn-Schranke liegt, entfaltet und die zentral ausgelösten Effekte und Interaktionen fehlen. Domperidon hat kaum eine prophylaktische, dagegen eine therapeutische Wirkung auf die postoperative Emesis [13].

Die chemotherapie- und bestrahlungsinduzierte Emesis ist wahrscheinlich durch eine Serotoninausschüttung aus enterochromaffinen Zellen bedingt [8, 18] und u. a. von einer Aktivierung von 5-Hydroxytryptamin-3-Rezeptoren, die sich in größerer Dichte in der Area postrema, dem Nucleus tractus solitarius und dem dorsalen motorischen Vaguskern befinden, begleitet [1]. Selektive Antagonisten von 5-HT-3-Rezeptoren wie Granisetron und Ondasetron haben nachweislich bei Radiatio und Chemotherapie potente antiemetische Eigenschaften [28].

In jüngster Zeit sind vorläufige Berichte zur Wirksamkeit einer antiemetischen Prophylaxe [19, 29] und Therapie [16, 24] von Ondasetron auch nach Narkosen erschienen: Demnach soll die Substanz (8 mg i. v.) gut verträglich sein. Kardiorespiratorische, hämatologische, hepatische, renale und sedative Nebenwirkungen werden nicht beschrieben.

Schlußfolgerung

Bei Anwendung sog. adjuvanter Medikamente müssen nicht nur Überlegungen hinsichtlich der sinnvollen Indikation gestellt werden: Von ausschlaggebender Bedeutung ist neben der Kenntnis körpereigener Neurotransmittersysteme mit ihren physiologischen Wirkmechanismen die Pharmakodynamik und Pharmakokinetik der eingesetzten Medikamente, ihre spezifischen Wirkungen, ihr Interaktionspotential mit anderen Medikamenten bzw. Funktionszuständen des Organismus. Nur wenn diese Voraussetzungen gegeben sind, ist – nach strenger Indikationsstellung – der Einsatz adjuvanter Medikamente gerechtfertigt, und nur in diesem Fall können die systemimmanenten Komplikationsmöglichkeiten in Kauf genommen werden, ohne das Sicherheitsrisiko der Patienten wesentlich zu erhöhen.

Literatur

1. Barnes JM, Barnes NM, Costall B, Naylor IL, Naylor RJ, Rudd JA (1990) Topographical distribution of 5-HT-3 receptor recognition sites in the ferret brain stem. Naunyn Schmiedebergs Arch Pharmacol 342:17-21
2. Brock-Utne JG, Rubin J, Dowing JW, Dimidopoulos GE, Moshal MG, Naiker M (1976) The administration of metoclopramide with atropine. Anaesthesia 31:1186-90
3. Brock-Utne JG, Dow TGB, Welman S, Dimopoulos GE, Moshal MG (1978) The effect of metoclopramide on lower oesophageal sphincter tone in late pregnancy. Anesth Intensive Care 6:26-29
4. Brock-Utne JG, Dowing JW, Dimoploulos GE, Rubin J, Moshal MG (1980) Effect of domperidone on lower esophageal sphincter tone in late pregnancy. Anesthesiology 52:321-323
5. Carey RM, Thoner MO, Ortt EM (1979) Effects of metoclopramide and bromocriptine on the renin-angiotensin-aldosterone system in man: dopaminergic control of aldosterone. J Clin Invest 63:727-735
6. Casson H (1986) Histamine H_2-blockers. In: Smith NT, Corbascio AN (eds) Drug interactions in anesthesia, 2nd ed. Lea & Febinger, Philadelphia, pp 176-178
7. Cookson RF (1986) Mechanisms and treatment of post-operative nausea and vomiting. In: Davis CJ et al. (eds) Nausea and vomiting: mechanisms and treatment. Springer, Berlin Heidelberg New York Tokyo, pp 131-150
8. Cudeddu LX, Hoffmann IS, Fuenmayor NT, Finn AL (1990) Efficacy of ondansetron and the role of serotonin in cisplatin-induced nausea and vomiting. N Engl J Med 322:810-816
9. Doenicke A, Lorenz W (1985) Histaminfreisetzung. In: Doenicke A, Lorenz W (Hrsg) Histamin und Histamin-Rezeptor-Antagonisten. Springer, Berlin Heidelberg New York Tokyo, S 5-24
10. Douglas WW (1980) Autacoids. In: Goodman, Gilman's (eds) The pharmacological basis of therapeutics, 6th ed. Macmillan, New York Toronto London, pp 608-646
11. Dupre LJ, Stieglitz P (1980) Extrapyramidal syndromes after premedication with droperidol in children. Br J Anaesth 52:831-833
12. Edmonds-Seal J, Prys-Roberts C (1970) Pharmacology of drugs used in neuroleptanalgesia. Brit J Anaesth 42:207-216
13. Fragen RJ, Caldwell N (1979) Antiemetic effectiveness of intramusculary administered domperidone. Anesthesiology 51:460-461
14. Krishna DR, Klotz U (1988) Newer H2-receptor antagonists: clinical pharmacokinetics and drug interaction potential. Clin Pharmacokinet 15:205

15. Lam AM, Parkin JA (1981) Cimetidine and prolonged post-operative somnolence. Can Anaesth Soc J:450-452
16. Larijani GE, Gratz I, Jacobi AG et al. (1990) Randomized, double-blind comparison of ondansetron and placebo in the treatment of postoperative nausea and vomiting. Anesthesiology 73:A 33
17. Lehmann K (1990) Opioide und Antagonisten. Springer, Berlin Heidelberg New York Tokyo, S 38-43
18. Marty M, Pouillart P, Scholl S, Droz IP, Azab M, Brion N, Pujade-Laurine E, Paule B, Paes D, Bons J (1990) Comparison of the 5-hydroxytryptamine3 (serotonin) antagonist ondansetron with high-dose metoclopramide in the control of cisplatin-induced emesis. N Engl J Med 322:816-821
19. McKenzie R, Odell S, Rudy T, Joslyn AF (1990) Ondansetron, a selective serotonin type 3 (5-HT3) antagonist, reduces nausea and vomiting in females following major gynecologic surgery. Anesthesiology 73:A 739
20. Morrison JD, Clarke RSJ, Dundee JW (1970) Studies of drugs given before anaesthesia. XXI: Droperidol. Br J Anaesth 42:730-735
21. Palazzo MGA, Strunin L (1984) Anesthesia and emesis. I: etiology. Can Anaesth Soc J 31:178-187
22. Palazzo MGA, Strunin L (1984) Anesthesia and emesis. II: prevention and management. Can Anaesth Soc J 31:407-415
23. Patton CM (1975) Rapid induction of acute dyskinesia by droperidol. Anesthesiology 43:126-127
24. Poler SM, Bodner M, White PF (1990) Ondansetron is an effective new antiemetic after outpatient anesthesia. Anesthesiology 73:A 18
25. Stoelting RK (1987) Gastric antacids, stimulants and antiemetics. In: Pharmacology and physiology in anesthetic practice. Lippincott, Philadelphia London, pp 437-443
26. Stoelting RK (1987) Histamine and histamine receptor antagonists. In: Pharmacology and physiology in anesthetic practice. Lippincott, Philadelphia London, pp 373-384
27. Tryba M (1988) Nutzen und Risiken von H2-Antagonisten in Anaesthesie und Intensivmedizin. Anaesthesist 37:661-663
28. Tyers MB, Bunce KT, Humphrey PP (1989) Pharmacological and anti-emetic properties of ondansetron. Eur J Cancer Clin Oncol 25 Suppl 1:15-19
29. Wetchler BV, Sung YE, Duncalf D, Joslyn AF (1990) Ondansetron decreases emetic symptoms following outpatient laparascopy. Anesthesiology 73:A 36

Risiko kolloidaler Lösungen und Grenzen der Hämodilution

H. Laubenthal, C. Sirtl

Risiko kolloidaler Lösungen

Akute systemische Unverträglichkeitsreaktionen

Häufigkeiten insgesamt

Die heute in der Klinik verwendeten kolloidalen Lösungen lassen sich einteilen in natürliche – Albumin, Plasmaproteinlösungen – und künstliche Kolloide – Dextran, Hydroxyäthylstärke (HES), Gelatine. Seit Jahrzehnten werden diese Lösungen zur Therapie des Volumenmangels, zur Therapie von Mikrozirkulationsstörungen und zur Prophylaxe von Thromboembolien in der Klinik eingesetzt. Die Lösungen von normalem Blutplasma und von Fresh-frozen-Plasma sollen hier nicht näher behandelt werden, da die Risiken ihrer Verwendung weitgehend denen der Transfusion homologer Blutkonserven entsprechen (Infektion, Immunmodulation).

Bei Infusion sowohl der natürlichen wie der künstlichen Kolloide können in seltenen Fällen akute systemische Unverträglichkeitsreaktionen (UVR) ausgelöst werden, die von leichter Hautrötung bis zum Herz- und/oder Atemstillstand reichen. Die Klassifizierung der klinischen Symptomatik dieser UVR in 4 Schweregrade erfolgte 1976 von Ring u. Messmer [98] und hat sich in der klinischen Praxis offensichtlich bewährt:

Schweregrad	Klinische Symptomatik
I:	Hauterscheinungen (Flush, Erythem, Urtikaria),
II:	nicht lebensbedrohliche hämodynamische Reaktion (Blutdruckabfall systolisch 20–60 mmHg), Dyspnoe, Nausea, Erbrechen,
III:	Schock (Blutdruckabfall systolisch > 60 mmHg), lebensbedrohlicher Bronchospasmus,
IV:	Herz- und/oder Atemstillstand.

Besonders die Entscheidung über therapeutische Sofortmaßnahmen ist bei Anwendung dieser Schweregradskala wesentlich erleichtert. Die Therapie akuter UVR erfolgt nämlich sinnvollerweise aufgrund des klinischen Schweregrades und nicht aufgrund des zugrundeliegenden Pathomechanismus, der heute meist noch weitgehend unbekannt ist.

Trotz zahlreicher Fallberichte und Studien über die akuten Nebenwirkungen bei Anwendung von Kolloiden können über deren tatsächliche Häufigkeit auch heute noch nur ungefähre Angaben gemacht werden. Gründe hierfür sind die z.T. sehr unterschiedlichen Protokolle der durchgeführten Studien. An unterschiedlich großen Patientengruppen durchgeführte retrospektive oder prospektive Studien führten zu extrem differenten Ergebnissen. Die Unverträglichkeitsreaktionen wurden pro Anzahl verbrauchter Infusionseinheiten und/oder pro Anzahl der behandelten Patienten oder auch nur für einzelne Jahre angegeben. Die unterschiedlichen Präparationen und Präparate der Kolloide (Herstellung, Konzentration, mittleres Molekulargewicht und Molekulargewichtsverteilung) werden nicht immer unterschieden, obwohl angenommen werden muß, daß durch diese Unterschiede UVR in unterschiedlicher Häufigkeit resultieren können. Vor allem in älteren Studien ist eine genaue Beschreibung von Art und Ausmaß der klinischen Symptomatik nicht erfolgt, so daß ein objektiver Vergleich häufig nicht möglich ist.

Betrachtet man die Ergebnisse aller verfügbaren Studien zu diesem Thema, dann ergeben sich die in Tabelle 1 [8, 63, 102, 103, 107] aufgelisteten Extremwerte für die Inzidenz von UVR bei Kolloidinfusionen. Die Differenzen der Häufigkeitsangaben von UVR für die einzelnen Kolloidpräparationen erreichen bis zu 3 Zehnerpotenzen.

Werden die Ergebnisse nur der Studien verglichen, die prospektiv durchgeführt und in denen die Anzahl der Reaktionen auf die Anzahl behandelter Patienten bezogen wurden, dann steigt einerseits der Mittelwert der Häufigkeiten an, andererseits weichen die Extremwerte nicht mehr so stark voneinander ab [85, 103, 127]. Der Anstieg des Mittelwertes ist wahrscheinlich dadurch bedingt, daß bei prospektiven Studien in der Regel eine genauere Beobachtung der UVR und Registrierung erfolgt und dadurch höhere Werte der Häufigkeiten ermittelt werden.

Eine kritische Analyse der hier aufgeführten zur Verfügung stehenden Studien zur Häufigkeit von UVR bei Kolloidinfusionen ergibt keine deutlichen

Tabelle 1. Relative Häufigkeiten von Unverträglichkeitsreaktionen bei Infusion kolloidaler Lösungen: Angaben über Art der Erfassung und der Bezugsgröße sowie eine Spezifizierung der verwandten Präparationen blieben, auch wenn vorhanden, unberücksichtigt [8, 63, 102, 104, 107]

Kolloid	Häufigkeit [%]	Autoren
Plasmaproteine	0,001 – 1,05	Seiler et al. (1980 [107]), Schneider und Köster (1966 [102])
Dextran	0,0009 – 4,7	Beez u. Dietl (1979 [8]), Schöning und Koch (1975 [103])
Gelatinepräparate	0,064 – 21,3	Lundsgaard-Hansen u. Tschirren (1980 [63]), Schöning u. Koch (1975 [103])
Hydroxyäthylstärke (HES)	0,005–2,7	Beez u. Dietl (1979 [8]), Schöning und Koch (1975 [103])

Tabelle 2. Relative Häufigkeiten von Unverträglichkeitsreaktionen bei Infusion kolloidaler Lösungen: Angaben pro Anzahl behandelter Patienten, ermittelt in prospektiven Studien. Eine Spezifizierung der Präparationen blieb unberücksichtigt [85, 103, 127]

	Häufigkeit [%]	Autoren
Dextran 60/70	0,26– 4,7	Paull (1987 [85]), Schöning u. Koch (1975 [103])
Gelatinepräparate	0,78–30,0	Weis (1983 [127]), Schöning u. Koch (1975 [103])
HES 450/0,7	2,70	Schöning u. Koch (1975 [103])

Unterschiede in der Häufigkeit der durch die einzelnen Kolloidpräparationen ausgelösten Reaktionen. Die Annahme erscheint gerechtfertigt, daß die Häufigkeit von UVR bei Infusion von Kolloidlösungen insgesamt in einem Bereich zwischen 0,1 und 2 % anzunehmen ist, wenn diese Reaktionen auf die Anzahl der behandelten Patienten bezogen werden (Tabelle 2).

Dextran

Dextranlösungen sind seit 45 Jahren und damit am längsten von den heute verwendeten künstlichen Kolloiden im klinischen Gebrauch. Obwohl die verfügbaren Studien keine höhere Häufigkeit dextranbedingter UVR im Vergleich zu anderen Kolloidlösungen aufzeigten, wurden während der zurückliegenden Jahrzehnte immer wieder gerade bei Dextraninfusionen sehr schwere, z.T. auch tödliche Zwischenfälle berichtet [3, 6, 7, 11, 23, 25, 40, 60, 95, 98, 120, 123, 125, 126, 132, 133].

Anfang der 50er Jahre konnten v.a. Dextrane mit höheren Molekulargewichten über 100 000 und die reiche Seitenverzweigung dieser Moleküle mit α 1,2-, α 1,3- und α 1,4-Glycosidbindungen für die damals noch größere Häufigkeit der UVR verantwortlich gemacht werden [31, 43, 131]. Seit 1955 wird daher weltweit zur Synthese klinischen Dextrans nur noch das Bakterium Leuconostoc mesenteroides Stamm NRRL B 512 verwandt, das ein fast lineares Dextran mit 95 % α1,6- Glycosidbindungen liefert. Durch diese Umstellung der Produktion nahm die Häufigkeit dextraninduzierter anaphylaktoider/anaphylaktischer Reaktionen (DIAR) offensichtlich ab; dennoch wurden auch danach immer wieder selbst tödliche Zwischenfälle berichtet.

Auf der Suche nach weiteren Ursachen dieser schweren DIAR fanden Hedin et al. [31, 32], daß bei etwa 70 % aller Menschen präformierte, zirkulierende, dextranreaktive Antikörper (DRA) nachweisbar sind. Diese Antkörper sind das Ergebnis einer Immunisierung gegen bakterielle Polysaccaride, die mit Dextran kreuzreagieren, nicht jedoch das Ergebnis einer Immunisierung nach Dextraninfusionen. Es muß betont werden, daß die Infusion klinischer Dextranlösungen keine Sensibilisierung, vielmehr eher eine Toleranz gegenüber Dextran induziert [33, 93]. Für den weitaus größten Teil der Menschen jedoch, die präformierte Dextranantikörper besitzen, besteht im Falle einer Dextraninfusion kein Risiko, eine Unverträglichkeitsreaktion zu erleiden. Erst wenn diese Patienten über hohe Titer der Klasse IgG, speziell IgG 2, dieser DRA verfügen, dann muß im Falle einer Dextraninfusion mit einer schweren antikörperbedingten Unverträglichkeit gerechnet werden. Die infundierten Dextranmoleküle können sich nämlich mit den zirkulierenden DRA im Sinne einer Kreuzreaktion verbinden; die gebildeten Immunkomplexe lösen über die Aktivierung von Komplement und die Freisetzung von Mediatoren dann die klinischen Symptome im Sinne einer Immunkomplexanaphylaxie aus (s. Abb. 1). Zwischen zunehmendem Schweregrad der DIAR und ansteigenden Titern der IgG-DRA bei den betroffenen Patienten besteht eine fast lineare Korrelation; die höchsten Antikörpertiter fanden sich bei den Patienten, die nach schweren Dextranreaktionen gestorben waren. Typischerweise fanden sich folgende 4 weitere Befunde bei Patienten, die auf eine Dextraninfusion schwere DIAR erlitten hatten:

1. Es wurden immer hohe Titer von DRA der Immunglobulinklasse G, vorzugsweise von IgG 2, nachgewiesen [47].
2. Nach der Reaktion waren die DRA-Titer drastisch erniedrigt im Vergleich zum vor der Reaktion entnommenen Serum der Patienten [32].
3. Der Komplementfaktor C1q fand sich nach der Reaktion signifikant erniedrigt [31]. Dies gilt als typisch für eine Aktivierung des Komple-

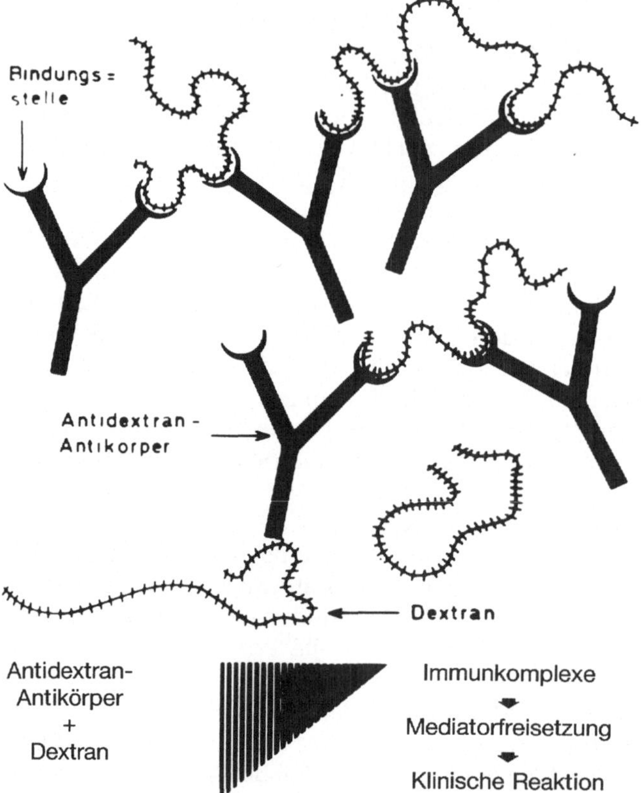

Abb. 1. Schematische Darstellung der Immunkomplexbildung aus plurivalenten Dextranmolekülen und zirkulierenden DRA und die dadurch ausgelöste Mediatorfreisetzung und klinische Reaktion. (Nach Messmer et al. [75])

mentsystems auf dem klassischen Weg durch eine Antigen-Antikörperreaktion.

4. Histologische Untersuchungen der Lunge von Patienten nach letal verlaufener DIAR zeigten vergleichbare Befunde wie bei experimenteller Immunkomplexanaphylaxie beim Affen: massive Akkumulation von Leukozyten, Thrombozyten und Fibrin [90, 112].

Diese Befunde untermauerten schlüssig die Hypothese, daß die schweren DIAR (Schweregrad III und IV) durch eine Immunkomplexanaphylaxie ausgelöst werden; bei den leichten DIAR (Schweregrad I und II) waren die oben genannten Befunde in der Regel nicht zu erheben und demnach die Diagnose einer Immunkomplexanaphylaxie nicht zutreffend. Es muß betont werden, daß es sich also im Falle der Dextrananaphylaxie nicht um eine klassische Anaphylaxie vom Typ I (zytotrope Antikörper der Klasse IgE) nach der Einteilung der allergischen Reaktionen durch Coombs u. Gell (1975) [16] handelt, sondern um eine Immunkomplexanaphylaxie vom Typ III (zirkulierende Antikörper der Klasse IgG).

Der letztendliche Nachweis der Immunkomplexanaphylaxie im Falle einer schweren Dextranreaktion erfolgte schließlich durch die erfolgreiche Anwendung des Prinzips der Haptenhemmung sowohl in experimentellen Untersuchungen wie in klinischen Studien. „Haptene“ sind Substanzen, die wie Antigene an spezifische Antikörper gebunden werden können, jedoch im Unterschied zu den Antigenen keine Bildung spezifischer Antikörper anzuregen vermögen, sie sind nicht immunogen [50]. Ein „monovalentes Hapten“ wird aufgrund seiner Größe an nur eine Bindungsstelle eines spezifischen Antikörpers gebunden, es besteht im Idealfall aus nur einer antigenen Determinanten.

Abbildung 2 verdeutlicht das Prinzip der Haptenhemmung: Werden die kleinen Moleküle des monovalenten Haptendextrans zunächst in die Blutbahn des Patienten injiziert, dann werden die Bindungsstellen der spezifischen Antikörper von diesen abgebunden und blockiert, ohne daß Vernetzungen entstehen können. Nachher infundierte plurivalente Moleküle der Dextraninfusionslösungen können nicht mehr gebunden werden und keine Immunkomplexe mehr bilden; Komplementaktivierung, Mediatorfreisetzung und klinische Reaktion bleiben aus. Die Wirksamkeit des Prinzips der Haptenhemmung war in ausgedehnten Versuchen der Antikörperhemmung in vitro und im Tierexperiment zunächst am Modell der zytotropen DRA beim Meerschweinchen [92], anschließend im klinikrelevanten Modell zirkulierender DRA am Hund [68, 74] nachgewiesen worden.

Der Beweis der prophylaktischen Wirksamkeit von Haptendextran zur Verhinderung schwerer DIAR beim Menschen wurde schließlich durch die großen internationalen klinischen Studien erbracht [51, 53, 59, 73, 86, 88, 89]. Abbildung 3 zeigt die relative Häufigkeit der DIAR in den einzelnen Schweregraden ohne Haptenvorbehandlung [29] und nach Vorbehandlung mit 10 ml bzw. 20 ml monovalentem Haptendextran 15 % in der kombinierten deutsch-schweizerischen Studie [55]. Wichtigstes klinisches Ergebnis war: Durch die Prophylaxe mit 20 ml monovalentem Haptendextran 15 % konnten

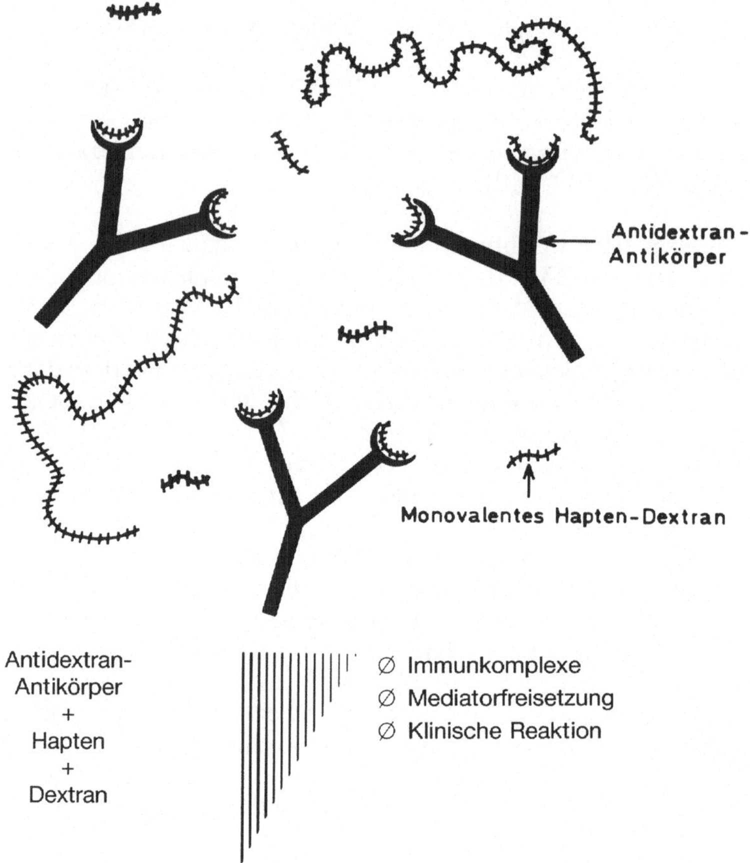

Abb. 2. Prinzip der Haptenhemmung: Moleküle von monovalentem Haptendextran blockieren die Antikörperbindungsstellen; nachfolgend zugeführte plurivalente Dextranmoleküle können keine Immunkomplexe mehr bilden, die klinische Reaktion bleibt aus (Nach Messmer et al. [75])

DIAR der Schweregrade III und IV bei über 95 % der Patienten, die ohne diese Prophylaxe vom Risiko einer schweren DIAR bedroht waren, verhindert werden. DIAR des Schweregrades IV (Herz- und/oder Atemstillstand) wurden nicht mehr beobachtet, DIAR des Schweregrades III (Schock/Bronchospamus) nur bei 3 von 46080 Patienten [55].

Alle Patienten, die trotz Haptenprophylaxe noch DIAR der Schweregrade III entwickelten, wiesen im vor der Reaktion entnommenen Serum extrem hohe Titer von IgG-DRA auf, die jedenfalls höher als 1:2048 lagen. Eine noch bessere Prophylaxe wäre erreichbar gewesen, wenn die DRA-Titer dieser Patienten vorher bekannt gewesen wären und eine entsprechend höhere Dosis von Haptendextran injiziert worden wäre. Bislang ist jedoch die routinemäßige Bestimmung von DRA vor einer Infusion von Dextran noch nicht möglich.

UVR auf Haptendextran selbst wurden bei 20 der 54650 Patienten beobachtet, die im Verlauf der Studien mit 10 ml bzw. 20 ml der 15%igen Lösung von

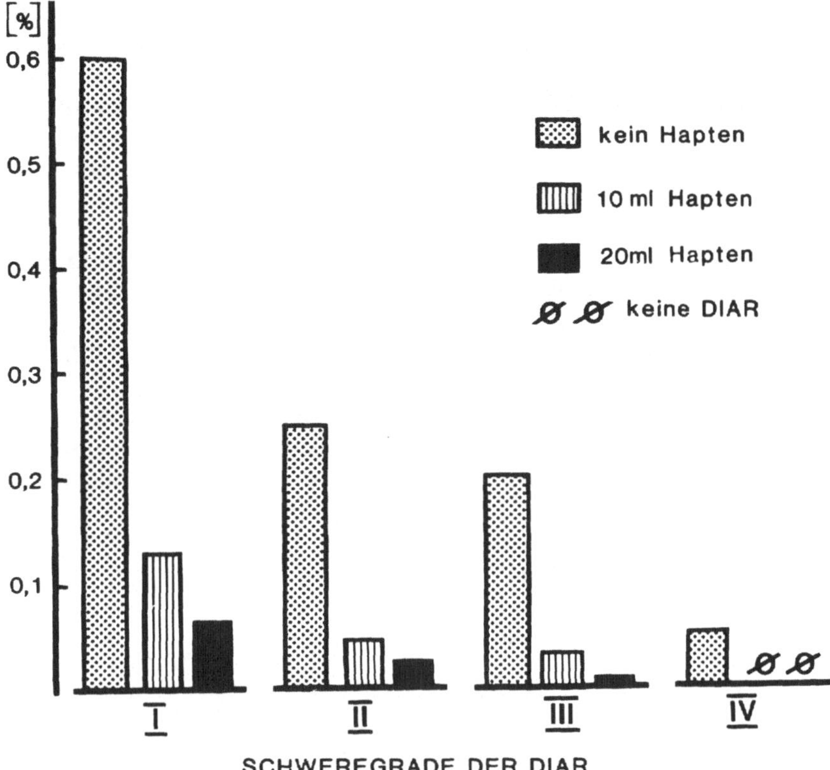

Abb. 3. Relative Häufigkeit der einzelnen Schweregrade der DIAR der Patienten ohne (n = 1993) und nach Vorbehandlung mit 10 ml (n = 8393) bzw. 20 ml (n=46040) monovalentem Haptendextran in der kombinierten deutsch-schweizerischen Studie [53, 55]. Daten ohne Vorbehandlung mit Haptendextran aus Gruber et al. [29]

monovalentem Haptendextran in Deutschland und in der Schweiz geprüft worden waren [55]. Die Symptome waren: „flush", Hitzegefühl, Bradykardie, Tachykardie, Hypertonie, Hypotonie und kurzfristige Dyspnoen. Bei allen Patienten verschwanden die Symptome nach spätestens 10 min, eine wesentliche Therapie war nicht erforderlich. Die Ursachen dieser UVR auf Haptendextran sind derzeit ungeklärt, ein Zusammenhang mit den DRA ist nicht ersichtlich, eine wesentliche klinische Bedeutung scheint diesen UVR nicht zuzukommen.

Nach Abschluß der internationalen Haptendextranstudien wurden bislang 6 Fallberichte über schwere DIAR trotz Haptenprophylaxe und über eine letal verlaufene, möglicherweise durch das Haptendextran selbst bedingten UVR publiziert [8a, 10, 54, 61, 104]. Bei einer Patientin entwickelte sich trotz Haptenprophylaxe unter Dextraninfusion während der Vorbereitung zu einer elektiven Sectio caesarea ein Schock mit Bronchospasmus. Die Patientin konnte zwar gut therapiert werden, das Neugeborene zeigte jedoch Bradykardie und später eine schwere zerebrale Schädigung. Diese Erfahrung führte zur Empfehlung, Dextran nicht während der Schwangerschaft und bei Sectio caesarea erst nach der Entwicklung des Kindes einzusetzen. Insgesamt bleibt feszuhalten, daß die Erkenntnisse aus diesen Fallberichten vereinbar sind mit den Kenntnissen zur Dextrananaphylaxie und zur Haptenprophylaxe, die bereits bei Beendigung der Haptendextranstudien vorhanden waren. Es muß nochmals betont werden, daß bei einigen wenigen Patienten mit extrem hohen Titern präformierter DRA trotz korrekter Haptenprophylaxe weiterhin mit der Möglichkeit einer schweren Dextranunverträglichkeit gerechnet werden muß.

Die ausgedehnten Studien mit monovalentem Haptendextran in Skandinavien bestätigten die Ergebnisse in Deutschland und in der Schweiz eindeutig. Nach Abschluß der Studien mit monovalentem Haptendextran und nachdem diese Prophylaxe seit fast 10 Jahren in die Klinik eingeführt ist, bleibt festzuhalten:

1. Die Prophylaxe mit monovalentem Haptendextran ist wirksam.
2. Die Häufigkeit schwerer DIAR bei Infusion von Dextran und bei Anwendung der Haptenprophylaxe ist heute nicht mehr größer als die Häufigkeit schwerer UVR bei Infusion anderer Kolloide auch.
3. Während der Schwangerschaft und bis zur Geburt des Kindes sollte Dextran nicht infundiert werden.

Zur Anwendung von monovalentem Haptendextran nochmals folgende Richtlinien:

1. 20 ml monovalentes Haptendextran 15 % sollen 2 min vor Beginn jeder Erstinfusion einer Dextranlösung i. v. injiziert werden. Die Zeit von 2 min soll dem Haptendextran eine ausreichende Durchmischung im Kreislauf vor Beginn der Dextraininfusion ermöglichen.
2. Sind nach der Vorinjektion von 20 ml monovalentem Haptendextran 15 % mehr als 15 min verstrichen, ohne daß die Infusion des klinischen Dextrans begonnen wurde, so ist erneut die volle Dosis von Haptendextran vorzuinjizieren. Ab diesem Zeitpunkt muß mit verminderter prophylaktischer Wirksamkeit von Haptendextran gerechnet werden (ausführliche Diskussion [51].
3. Erhält ein Patient mehrere Infusionen von Dextran am gleichen Tag, so ist eine erneute Vorinjektion von Haptendextran nicht erforderlich.
4. Vergehen zwischen 2 aufeinanderfolgenden Dextraninfusionen bei einem Patienten 48 h oder mehr, soll die Vorinjektion von Haptendextran wiederholt werden.
5. Bei Patienten im manifesten Schock muß die Haptenprophylaxe nicht durchgeführt werden, wenn die Infusion klinischen Dextrans von Beginn an rasch (im Strahl) erfolgt. Unter diesen Bedingungen wird im Blut des Patienten rasch ein Überschuß großer Dextranmoleküle im Vergleich zu den evtl. vorhandenen DRA erzielt (so daß sich keine großen anaphylaxieauslösenden Immunkomplexe bilden können; bei [51, 55, 86]). Zusätzlich macht die Stimulation des Organismus im Schock eine anaphylaktische Reaktion unwahrscheinlich.
6. Sind bei einem Patienten extrem hohe Titer von IgG-DRA bekannt, so sollte vor Infusion einer Dextranlösung eine höhere als die routinemäßige Dosis

von 20 ml monovalentem Haptendextran verabreicht werden, z.B. 40–60 ml, um so einen höheren Schutz vor DIAR zu erzielen.
7. Da bei einigen wenigen Patienten bei Infusion von Dextran trotz korrekter Haptenprophylaxe eine schwere DIAR nicht gänzlich auszuschließen ist, soll die Infusion der ersten 20–25 ml von Dextran weiterhin wie die Infusion anderer Kolloide auch unter ärztlicher Aufsicht erfolgen.

Aufgrund der Ergebnisse der internationalen Studien und der mittlerweile langjährigen Praxis bleibt daher festzuhalten: Die Erstinfusion einer Dextranlösung ohne Anwendung der Haptenprophylaxe ist heute nicht mehr zu verantworten.

Hydroxyäthylstärke (HES)

Als letzte der heute gebräuchlichen Lösungen künstlicher Kolloide wurden Präparationen von HES Anfang der 70er Jahre in die Klinik eingeführt. Bislang gibt es nur wenige Berichte über akute, z.T. auch lebensbedrohliche Nebenwirkungen, in den USA auch Berichte an die FDA über Todesfälle im Zusammenhang mit HES - Infusionen [52, 96, 97, 99, 100, 101]. Die verfügbaren Studien [8, 103] ermittelten eine Häufigkeit der Unverträglichkeitsreaktionen um 0,1%. Präexistierende zirkulierende Antikörper gegen HES konnten 1977 in niedrigen Titern von Richter et al. nachgewiesen werden [94], neuere Untersuchungen von Kraft et al. konnten diese Befunde nicht mehr bestätigen [48, 29]. Der Pathomechanismus der offensichtlich seltenen UVR bei Infusion von HES ist daher weiterhin unbekannt, eine Prophylaxe dieser Reaktionen nicht möglich.

Gelatine

Als Ursache von UVR bei Infusion von Lösungen harnstoffvernetzter Gelatine konnte vor vielen Jahren bereits die Freisetzung von Histamin nachgewiesen werden [62, 72]. Für die anderen Gelatinepräparationen (modifizierte flüssige Gelatine, Oxypolygelatine) wird ein ähnlicher Pathomechanismus angenommen. Die prophylaktische Gabe von Histaminrezeptorantagonisten (H_1- und H_2-Blocker) führte zu einer deutlichen Reduktion dieser Nebenwirkungen [105]. In Lösungen der harnstoffvernetzten Gelatine wurde vor mehreren Jahren zudem die Konzentration des Vernetzungsmittels – Hexamethylendiisozyanat – deutlich gesenkt. Eine nachfolgende prospektive Studie mit neuen Gelatinepräparationen ergab bei 1047 Patienten eine Inzidenz der UVR von 0,78% [127].

Albumin, Plasmaproteinlösungen

Albumin und Plasmaproteinlösungen können in vergleichbarer Häufigkeit UVR, auch lebensbedrohlicher Ausprägung, auslösen wie die künstlichen Kolloidlösungen [4, 20, 96, 100, 128, 129]. Ursachen dieser Reaktionen können sein: der genetische Polymorphismus homologer Proteine, das Vorhandensein von Stabilisatorsubstanzen zum Schutz von Proteinlösungen und wohl mehr in früheren Jahren denn heute Aggregate von Proteinen in den Lösungen [96, 97, 100]. Ebenfalls in früheren Jahren wurden mehrfach Reste des Hageman-Faktors (Faktor XII) nachgewiesen, die zu Aktivierungen des Kinin-Kallikrein-Systems führten [4, 128]. Eine besondere Ursache von UVR bei Infusion natürlicher Kolloide ergibt sich schließlich bei Patienten mit vorbestehender IgA-Defizienz, ein genetisch bedingtes Fehlen des IgA. Diese Patienten besitzen häufig Anti-IgA-Antikörper der Klasse IgG und sind bei Infusion von Plasmalösungen, die IgA-Antikörper enthalten, von Immunkomplexbildungen und schwersten UVR bedroht [40, 129]. Schwere UVR bei Infusion von Plasmalösungen müssen unverzüglich durch Wechsel des Plasmamittels und Infusion entweder von künstlichen Kolloiden oder von Kristalloiden therapiert werden.

Therapie anaphylaktischer/anaphylaktoider Reaktionen

Unverträglichkeitsreaktionen der Schweregrade I und II, die durch kolloidale Lösungen ausgelöst werden, sind in aller Regel durch Wechsel zu einer anderen kristalloiden oder kolloidalen Infusionslösung zu therapieren. Evtl. kann noch die Gabe von Antihistaminika oder von Kortikosteroiden sinnvoll sein. Wichtigste Therapiemaßnahmen bei UVR der Schweregrade III und IV sind jedoch: Volumen zur intravasalen Substitution, Adrenalin und Kortikosteroide. Je nach Ausprägung des klinischen Bildes kommen eine, zwei oder alle drei der angeführten Substanzen zum Einsatz. Die Infusion kristalloider und/oder kolloidaler Lösungen – evtl. Volumina von einem bis mehreren Litern – wird häufig erforderlich sein, selbst wenn ein peripheres Blutpooling von einer zentralen Vasokonstriktion begleitet sein kann [91, 112]. Adrenalin, wenn erforderlich, wird häufig erst dann wirksam, wenn die schnelle Volumensubstitution für eine ausreichende intravasale Füllung gesorgt hat. Die Wirkung intravenös verabreichter Kortikosteroide setzt frühestens nach 8 bis 10 Minuten ein, eine perakute Verbesserung der klinischen Situation darf daher nicht erwartet werden.

Spezielle Nebenwirkungen

Dextran

Blutgerinnungsstörungen

Nach Infusion von Dextranlösungen in Dosen mehr als 1 bis 2g Dextran pro kg KG ließen sich im Tierexperiment wie beim Menschen Störungen der Blutgerinnung nachweisen. Es fand sich eine Verminderung der Plättchenaggregabilität, eine Reduktion der Ristocetin-Kofaktoraktivität des Faktors VIII – sogenannte von Willebrand-Jürgenssche-Aktivität [2, 17, 122]. Desweiteren werden durch den Einbau von Dextran die Fibrinpolymere gröber und leichter lysierbar [17]. Keiner besonderen Erwähnung sollte es bedürfen, daß durch die Verbesserung der Mikrozirkulation bei Infusion von Kolloiden auch die

Blutungsneigung an Wundflächen verstärkt wird. Es gilt heute als klinisch gesichert und allgemeiner Standard, daß bei normalem Hämostasepotential (z.B. Abwesenheit der von Willebrand-Jürgens-Erkrankung) unterhalb einer Dosierung von 1,5 g Dextran pro kg KG pro Tag keine relevante Veränderung einzelner Parameter und keine Beeinträchtigung der Blutgerinnung eintritt.

Nierenfunktionsstörungen

Nach Infusion von Dextranlösungen, vornehmlich Dextran 40, wurde eine Beeinträchtigung der Nierenfunktion bis hin zum Nierenversagen wiederholt berichtet [9, 22, 82]. Bekannt ist, daß bei Infusion der hyperonkotischen (10%igen) Lösung von Dextran 40 die Viskosität des Urins erhöht wird [5, 65, 66]. Besonders bei exsikkierten Patienten in Antidiurese kann dabei die Urinviskosität stark zunehmen. Nicht bestätigen ließ sich jedoch in gezielten Tierversuchen die Annahme, daß hochvisköser Urin die Nierenfunktion bei Minderperfusion beeinträchtigen könnte [5, 21, 65,66]; bei dehydrierten Patienten in Antidiurese wurde jedoch eine Abnahme der Urinmenge beobachtet [9]. Nach Gabe hoher Dosen von Dextran wurden Schwellungen der Tubulusepithelien und Vakuolen in den Zellen der Epithelien beschrieben [66, 67, 124]. Auch nach hohen Dosen von Dextran ließ sich jedoch weder im Tierversuch noch beim Menschen eine Funktionseinschränkung der Tubulusepithelien oder eine Okklusion des Tubuluslumens durch Vakuolenbildung und/oder Zellschwellung zeigen [5, 65, 66, 121, 122, 124].

Aus den vorgenannten Untersuchungsergebnissen läßt sich schlüssig folgern, daß die hyperonkotische Lösung von Dextran 40 insbesondere bei dehydrierten Patienten nur bei ausreichendem Angebot von Wasser und Elektrolyten erfolgen soll. Unter dieser Voraussetzung ist durch die Gabe von Dextran 40 beim Nierengesunden wie beim Patienten mit prärenaler Niereninsuffizienz keine Beeinträchtigung der Nierenfunktion zu erwarten. Nur bei bestehender organischer Niereninsuffizienz sollte Dextran 40 nicht gegeben werden.

Hydroxyäthylstärke (HES)

Gewebespeicherung – Organfunktion

Hydroxyäthylstärkemoleküle werden, wie andere makromolekulare Fremdsubstanzen auch, zumindest vorübergehend in Geweben vornehmlich des retikulohistiozytären Systems im Tierexperiment wie auch beim Menschen gespeichert [12, 20, 36, 38, 39, 42, 58, 12]. Im Lebergewebe von Patienten wurden noch 28 Tage nach 1g/kg KG HES 450/0,7 speicherungstypische Veränderungen im Elektronenmikroskop nachgewiesen [42]. Nach Gabe rasch eliminierbarer HES (200/0,5) konnten beim Menschen speicherungstypische ultrastrukturelle Veränderungen in RHS-Zellen von Lymphknoten und Muskel bis zu 10 Monaten, in der Haut bis zu 19 Monaten beobachtet werden [111].

Bei Dialysepatienten mit terminaler Niereninsuffizienz konnte nach repetitiver Gabe von HES über viele Monate bis Jahre hinweg (ca. 500–1000 ml Infusionslösung HES 40/0,5 bzw. HES 200/0,5/Monat infundiert) Leberzellschwellung, Hepatomegalie, portale Hypertension und Aszites beobachtet werden [18]. Der bevorzugte Eliminationsweg für HES über die Niere war bei diesen Patienten blockiert, ein möglicher biliär-intestinaler Ausscheidungsweg [12, 38] wohl überfordert. Bei Patienten mit terminaler Niereninsuffizienz sollten daher HES-Präparationen nicht infundiert werden.

Die klinische Bedeutung der Gewebespeicherung wird beim Organgesunden zudem neben der Auslösung von Pruritus (s. unten) in einer postulierten RHS-Blockade mit evtl. geminderter Immun- und Schockresistenz gesehen, obwohl eindeutige Befunde dazu fehlen [56, 57, 109, 115, 130].

Hyperamylasämie

Nach Infusion von HES-Lösungen unterschiedlicher Präparationen wurde ein über Tage anhaltender Anstieg der Serum-α-Amylase sowohl beim Hund wie auch beim Menschen beschrieben [28, 41, 71, 80]. Dieser Befund soll durch „die Bildung einer Makroamylase", d.h. eines Enzym-Substrat-Komplexes mit HES, bedingt sein mit der Folge, daß die glomeruläre Filtration der Amylase durch die erhöhte Molekülgröße dieser Komplexe vermindert wird [45, 80, 81]. Eine pathogenetische Bedeutung kommt dieser Amylaseerhöhung im Serum bislang nicht zu.

Pruritus

Ein Auftreten von Pruritus nach wiederholter Infusion von HES sämtlicher gebräuchlicher Präparationen wurde bei Leukopherese, nach Knalltrauma, nach Hörsturz und peripherem arteriellem Verschlußleiden beschrieben [34, 37, 83, 84]. Der Juckreiz tritt evtl. sofort, häufig aber erst nach einer Latenzphase von mehreren Wochen, auf und kann monatelang anhalten. Wärme, körperliche Anstrengung sowie mechanische Irritationen (Kratzen, Abtrocknen) verstärken die Symptome.

Speicherungsphänomene, wie sie in Hautmakrophagen beim Menschen nach bis zu 19 Monaten nachgewiesen wurden [11], werden zur Erklärung der Pathogenese herangezogen; bislang ist jedoch der Mechanismus völlig ungeklärt.

Gerinnungsstörungen

Infusionen von HES-Präparaten üben auf zelluläre und plasmatische Komponenten der Hämostase ähnliche spezifische Wirkungen aus wie Dextrane. Diese Effekte scheinen nicht nur dosis- sondern auch molekulargewichtsabhängig zu sein [116].

Die partielle Thromboplastinzeit (PTT, aPTT) wird verlängert, was u.a. auf einer nachgewiesenen Hemmung der Faktor-VIII-Aktivität insbesondere der Aktivität des Faktor-VIII-Ristozetinkofaktors beruht [117]. Im Sinne eines „thromboplastischen" Effektes wird die Thrombinzeit verkürzt [117], dies entspricht nicht unbedingt einer erhöhten intravasalen Gerinnung.

Fibrinpolymerisate werden durch HES im Gegensatz zu Dextran strukturell nicht vergröbert, sondern feinfibrillär, jedoch ebenfalls leichter lysierbar [13, 114].

Auch HES soll ähnlich wie Dextran durch „coating" die Thrombozytenaggregation inhibieren [30, 113, 117].

Bis zu einer derzeit empfohlenen Tagesdosis von max. 1,5 g/kg KG sind bei normalem Gerinnungsstatus keine klinisch relevanten Hämostaseveränderungen zu erwarten.

Grenzen der Hämodilution

Auswirkungen der Hämodilution auf Makro- und Mikrozirkulation

Als Hämodilution wird die Verdünnung der Bestandteile des Blutes durch Einstrom extravasaler Flüssigkeit oder Infusion erythrozytenfreier Lösungen bezeichnet. Unter klinischen Gesichtspunkten sind heute vorrangige Merkmale einer normovolämischen Hämodilution die Erniedrigung des Hkt bzw. der Hämoglobinkonzentration des Blutes bei Aufrechterhaltung des normalen Blutvolumens.

In den letzten 2 Jahrzehnten haben die normovolämische und hypervolämische Hämodilution in der Klinik Bedeutung erlangt in der Therapie einerseits von Blutverlusten (normovolämisch), andererseits von peripheren oder zerebralen Durchblutungsstörungen (normo- bis hypervolämisch). Wichtigstes Ziel der geplanten wie auch der notfallmäßig durchgeführten Hämodilution ist dabei immer, das O_2-Angebot für die Zellen nicht zu vermindern und die Gefahr einer Gewebehypoxie zu vermeiden. Das bedeutet, daß die Verminderung des Hkt und damit des O_2-Gehalts des arteriellen Blutes nicht auch eine Verminderung der O_2-Transportkapazität bewirken darf. Die O_2-Transportkapazität beschreibt die mengenmäßige Anlieferung von Sauerstoff pro Zeiteinheit an den Ort des Verbrauchs, das Organgewebe.

Bei fallendem Hkt und damit sinkendem O_2-Gehalt des Bluts, aber gesicherter Normovolämie, kann über 3 Mechanismen eine normale oder sogar erhöhte O_2-Transportkapazität sichergestellt werden [64]:

1. Anstieg der Fließgeschwindigkeit des Blutes,
2. Anstieg der O_2-Extraktion und
3. Abnahme der Hb-O_2-Bindung durch Rechtsverschiebung der O_2-Dissoziationskurve.

Der erste Mechanismus überwiegt deutlich bei der limitierten normovolämischen Hämodilution. Nach den Berechnungen von Hint [35] untersuchten Sunder-Plassmann et al. [118] und Messmer [69] an Hunden die Auswirkungen einer begrenzten Hämodilution auf die O_2-Versorgung des Organismus; nach limitiertem Blutentzug und Ersatz dieses Blutes durch kolloidale Lösungen bis zur sicheren Normovolämie stieg die O_2-Transportkapazität bis zu Hkt-Werten um 30 % noch an, um erst bei Hkt-Werten unter 20 % unter den Normwert abzusinken [118]. Bis zu Hkt-Werten von 30 % und 25 % stieg das Herzminutenvolumen bei verbesserter Blutviskosität an, ohne daß der O_2-Verbrauch des Organismus oder der des Myokards wesentlich anstiegen. Bei Normovolämie und Hkt-Werten nicht unter 25 % stiegen Schlagvolumen und Herzminutenvolumen an bei jedoch gleichbleibender Herzfrequenz [76]. Ein Anstieg der Herzfrequenz wurde beobachtet bei Hypovolämie, einem zu niedrigen Hkt oder bei erhöhtem O_2-Bedarf.

Bei der normovolämischen Hämodilution ist die überproportionale Verminderung der Blutviskosität einer der wesentlichen Faktoren, die einen Anstieg der Fließgeschwindigkeit des Blutes und damit einen Anstieg des Herzminutenvolumens ermöglichen, ohne daß der O_2-Verbrauch des Organismus und auch der des Myokards wesentlich ansteigen [74, 119]. Andere Faktoren, die zur erhöhten Erythrozytengeschwindigkeit beitragen, sind nach neueren Untersuchungen erhöhte Perfusionsdrücke in den Arteriolen und Kapillaren [79] bzw. eine Verstärkung der arteriolären Vasomotion (die rhythmische Änderung des Arteriolenradius) mit konsekutiver Verstärkung der rhythmischen Durchströmung der Einzelkapillaren („flow motion") [78]. Auch eine bessere Verteilung der Erythrozyten in der Mikrozirkulation und damit eine bessere O_2-Verfügbarkeit wird durch diese Änderungen möglicherweise bewirkt.

Unter normovolämischer Hämodilution verbessern erhöhte Fließgeschwindigkeit und bessere Erythrozytenverteilung in den Kapillaren sogar die O_2-Versorgung in ischämischen Gewebsbezirken [77, 78].

Optimaler Hämatokrit – kritischer Hämatokrit

Bereits 1972 fanden Kowalyshyn et al. [46] und 1976 Rawstron [87], daß bei intakten kardiorespiratorischen Kompensationsmechanismen Anästhesie und Operation bei einem Hb-Wert von 10 g % sicher durchgeführt werden können. Nach Messmer [69, 70] ergibt sich der optimale Hkt-Wert individuell für jeden Menschen und für jede Kreislaufsituation aus den beiden Eckdaten O_2-Transportkapazität und Fluidität des Blutes bei Abwesenheit von arterieller Hypoxie.

Relative Kontraindikationen zur elektiven Hämodilution sind Anämie, kardiale Dysfunktion, schwere koronare Herzerkrankungen, schwere Lungenerkrankung. Gisselsson et al. [27] fanden, daß während Hämodilution der Anstieg des myokardialen Blutfusses stärker war als der Anstieg des Herzminutenvolumens. Eine durch koronare Herzerkrankung eingeschränkte Myokarddurchblutung wird also auch die bei Hämodilution notwendige Steigerung des Herzminutenvolumens nicht ermöglichen. Mirhashemi et al. [79] wiesen zudem nach, daß Voraussetzung für einen adäquaten O_2-Transport bei Hämodilution eine normale Herzfunktion ist (s. Abb. 4). Bei eingeschränkter Herzfunktion führt die isovolämische Hämodilution zu einem Abfall des O_2-Transportes und damit der O_2-Verfügbarkeit in der Peripherie.

Czer u. Shoemaker [15] untersuchten 1978 prospektiv bei 94 Intensivpatienten, ob sich bei klinisch diagnostiziertem Erythrozytenmangel durch homologe Transfusionen folgende Parameter positiv änderten: Sterblichkeit, Herzminutenvolumen, linksventrikuläre Schlagarbeit, O_2-Verbrauch und O_2-Extraktion.

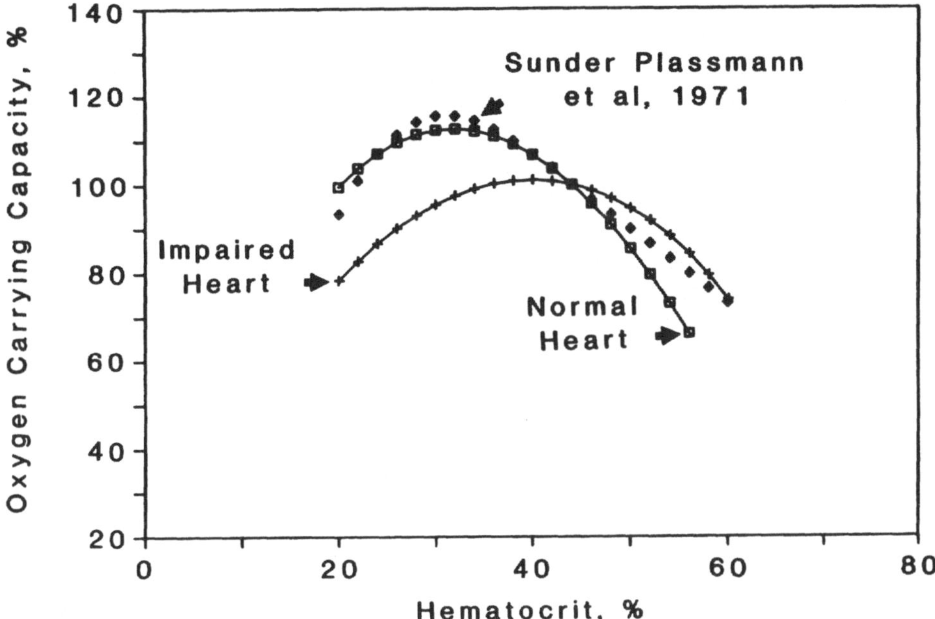

Abb. 4. Systemische O_2-Transportkapazität in Abhängigkeit vom Hkt bei normaler (◇) und eingeschränkter (x) Herzfunktion (nach [79]. Mit eingetragen sind die von Sunder-Plassman et al. experimentell gewonnenen Meßwerte bei normaler Herzfunktion (◆, [118]). Man beachte, daß bei eingeschränkter Herzfunktion ("impaired heart") die Senkung des Hkt durch isovolämische Hämodilution unmittelbar einen Abfall des O_2-Transports zur Folge hat

Sie fanden bei diesen Patienten einen optimalen Hkt-Wert von 32 %. Für den operativen Patienten fand Shoemaker [110] dann 1984 eine Hb-Konzentration von 9,2 g % ausreichend zur Sicherung der Gewebsoxygenierung, wenn folgende kardiorespiratorischen Parameter gesichert waren: Sa $O_2 > 95\,\%$, Herzindex $> 4{,}5\ l \cdot min^{-1} \cdot m^{-2}$, O_2-Extraktion $< 31\,\%$.

Zur Ermittlung des optimalen Hkt-Werts beim intensivmedizinischen Patienten sind die Erkenntnisse über die Abhängigkeit zwischen O_2-Transport und O_2-Verbrauch beim Menschen von Bedeutung. Unter Ruhebedingungen und mäßiger körperlicher Belastung übertrifft der O_2-Transport den jeweiligen O_2-Verbrauch bei weitem. Bei einem intensivmedizinischen wie beim schwerstverletzten Patienten können O_2-Transport (durch Blutverlust) und O_2-Bedarf (durch gestiegenen Verbrauch) jedoch einander so angenähert sein, daß eine Änderung des O_2Transportes auch eine Änderung der O_2-Aufnahme bewirkt. Unterschreitet z.B. der O_2-Transport einen kritischen Wert – für einen kardiochirurgischen Patienten wurde ein Transport von 330 ml $O_2/min/m^2$ ermittelt [108] – dann korreliert die O_2-Aufnahme direkt mit dem O_2-Angebot. Unter diesen Bedingungen wird dann auch der optimale Hkt von dieser Korrelation bestimmt.

In mehreren neueren Studien an intensivmedizinischen Patienten mit Sepsis und ARDS wurde die mögliche Abhängigkeit des O_2-Verbrauchs vom O_2-

Transport untersucht [14, 26, 44]. Es fand sich, daß trotz eines transfusionsbedingten Anstiegs der Hb-Werte von etwa 10 auf 12 g % oder des Hkt um 8–12 % kein Anstieg der O_2-Aufnahme erfolgte. Forst et al. [24] fanden bei 15 Patienten mit ARDS und Sepsis zwar einen transfusionsbedingten Anstieg des mittleren Hkt von 28 auf 38 % und ebenfalls einen Anstieg des O_2-Angebots. Dennoch fand sich kein signifikanter Anstieg der O_2-Aufnahme. Die Autoren zogen die Schlußfolgerung, daß bei normovolämischen Patienten mit ARDS oder Sepsis die routinemäßige Transfusion von Erythrozytenkonzentraten bei Hkt-Werten < 30 % nicht gerechtfertigt sei.

Die Ergebnisse der bislang vorliegenden Studien lassen folgende Schlußfolgerungen gerechtfertigt erscheinen:

1. Der kardiorespiratorisch weitgehend gesunde Patient, der z.B. zur Operation ansteht, sollte intraoperativ einen Hkt von 25–20 % tolerieren, ohne daß die Gewebsoxygenierung gefährdet sein sollte.
2. Der Patient mit bereits eingeschränkter kardialer oder respiratorischer Funktion sollte auch im Verlauf einer Operation einen Hkt-Wert von 30–32 % nicht wesentlich unterschreiten.
3. Auch bei schwerst traumatisierten oder intensivmedizinischen Patienten, die Hkt-Werte um 30 % aufweisen, besteht generell keine Abhängigkeit des O_2-Verbrauchs vom O_2-Transport. Der optimale Hkt muß auch unter diesen Bedingungen weiterhin individuell für jeden Patienten ermittelt werden. Hilfreiche Meßgrößen sind: die Herzfrequenz, die $avDO_2$ und die S_vO_2, O_2-Transport, O_2-Verbrauch.

Literatur

1. Aberg M (1979) The antithrombotic effect of dextran. Scand J Hematol (Suppl) 34: 61–69
2. Aberg M, Hedner U, Bergentz SE (1979) Effect of dextran on factor VIII (antihemophilic factor) and platelet function. Ann Surg 189: 243–273
3. Ahnefeld FW, Fischer F, Frey R, Kilian J, Schöning B (1979) Der Infusionszwischenfall nach künstlichen Plasmasubstituten im Meldekollektiv der Arzneimittelkommission. Medizinische Problematik, Prophylaxe und Soforttherapie. Anaesthesist 28: 207–220
4. Alving BM, Hojima Y, Pisano JJ, Mason BL, Buckinham, RE, Mozen MM, Finlayson JS (1978) Hypotension associated with prekallikrein activator (Hagemann factor fragments) in plasma protein fraction. N Eng J Med 299: 66–70
5. Arturson G, Granath K, Thoren L, Wallenius G (1964) The renal excretion of low molecular weight dextran. Acta Chir Scand 127: 543–551
6. Bailey G, Strub RL, Klein RC, Salvaggio J (1967) Dextran – induced anaphylaxis. JAMA 200: 889–891
7. Bauer A, Östling G (1970) Dextran – induced anaphylactoid reactions in connection with surgery. Acta Anaesthesiol. Scand (Suppl) 37: 182–185
8. Beez M, Dietl H (1979) Retrospektive Betrachtung der Häufigkeit anaphylaktoider Reaktionen nach Plasmasteril® und Longasteril®. Infusionstherapie 6: 23–26

8a. Berg EM, Fasting S, Sellevold OFM (1991) Serious complications with dextran – 70 despite hapten prophylaxis. Is it best avoided prior to delivery? Anaesthesia 46: 1033–1035

9. Bergentz SE, Falkheden T, Olsson S (1965) Diuresis and urinary viscosity in dehydrated patients: Influence of dextran 40 000 with and without manitol. Ann Surg 161: 582–586

10. Bernstein RL, Rosenberg AD, Pada EY, Jaffe F (1987) A severe reaction to dextran despite hapten inhibition. Anesthesiology 67: 567–569
11. Böttiger LE, Furhoff AK, Holmberg L (1979) Fatal reactions to drugs. Acta Med Scand 205: 451–456
12. Bogan RK, Gale GR, Walton RP (1969) Fate of 14C–labelled hydroxyethyl starch in animals. Toxicol Appl Pharmacol 15: 206–211
13. Carr ME (1986) Effect of hydroxyethyl starch on the structure of thrombin- and reptilase-induced fibrin gels. J Lab Clin Med 108: 556–561
14. Conrad St-A, Dietrich KA, Cullen AH, Levy GJ (1989) Cardiopulmonary response to red blood cell transfusion in critically ill non – surgical patients. Crit Care Med 17, 4, pt 2: 20
15. Czer LSC, and Shoemaker WC (1978) Optimal hematocrit value in critically ill postoperative patients. Surg Gynecol Obstet 147: 363–368
16. Coombs RRA, Gell PGH (1975) Classification of allergic reactions responsible for clinical hypersensitivity and disease. In: Gell PGH et al. (eds) Clinical aspects of immunology, 3rd edn. Blackwell, Oxford, pp 761–781
17. Dhall RZ, Bryce NAJ, Dhall DP (1976) Effects of dextran on the molecular structure and tensile behaviour of human fibrin. Thromb Haemostas 35: 737–74
18. Dienes HP, Gerharz CD, Wagner R, Weber M, John HD (1986) Accumulation of hydroxyethyl starch (HES) in the liver of patients with renal failure and portal hypertension. J Hepatol 3: 223–227
19. Dürr HK, Bode C, Krupinski R, Bode JC (1978) A comparison between naturally occuring macroamylasemia and macroamylasemia induced by hydroxyethyl starch. Eur J Clin Invest 8: 189–191
20. Elliger J (1984) Experimentelle Untersuchung zur Elimination und Gewebespeicherung mittel- und niedermolekularer Hydroxyäthylstärke („HÄS-steril" und „Expafusion"). Med Dissertation, Univ Frankfurt
21. Engberg A (1976) Effects of dextran 40 on the proximal renal tubule. Studies on transfer maxima of glucose and hippuran in the rat. Acta Chir Scand 142: 172–180
22. Feest TG (1976) Low molecular weight dextran: a continuing cause of acute renal failure. Br Med J II: 1300
23. Flatau E, Resnitzky P (1980) Fatal anaphylactoid reactions after dextran 40 administration. JAMA 243: 1035–1036
24. Forst H, Haller M, Adler M (1989) Effects of transfusion on systemic oxygen uptake: In: Vincent JL (ed) Update in intensive care and emergency medicine. Springer, Berlin Heidelberg New York Tokyo, pp 215–223
25. Furhoff AK (1977) Anaphylactoid reaction to dextran – a report of 133 cases. Acta Anesthesiol Scand 21: 161–167
26. Gilbert EM, Haupt MT, Mandanas RY, Huaringa AJ, Carlson RW (1986) The effect of fluid loading, blood transfusion, and catecholamine infusion on oxygen delivery and consumption in patients with sepsis. Am Rev Respirat Dis 134: 873–878
27. Gisselsson L, Rosberg B and Ericson M (1982) Myocardial blood flow, oxygen uptake and carbon-dioxide release of the human heart during haemodilution. Acta Anaesth Scand 26: 589–91
28. Gofferje H, Hossil V (1977) Zur Hyperamylasämie nach Infusion von Hydroxyäthylstärke unterschiedlicher Molekulargewichtsverteilungen. Infusionstherapie 4: 141–144
29. Gruber UF, Saldeen T, Brokop T et al. (1980) Incidences of fatal postoperative pulmonary embolism after prophylaxis with dextran 70 and low-dose heparin: an international multicentre study. Br Med J 280: 69–72
30. Harke H, Pieper C, Meredig J, Rahman S, Rüssler P (1980) Rheologische und gerinnungsphysiologische Untersuchungen nach Infusion von HÄS 200/0,5 und Dextran 40. Anaesthesist 29: 71–77
31. Hedin H (1977) Dextran-induced anaphylactoid reactions in man. Immunological in vitro and in vivo studies. Doc Thesis, Acta Univ Upsal
32. Hedin H, Richter W, Ring J (1976) Dextran-induced anaphylactoid reactions in man. Role of dextran-reactive antibodies. Int Arch Allergy Appl Immunol 52: 145–159

33. Hehre EJ, Sugg JY, Neill JM (1952) The serological activity of dextrans. Ann NY Acad Sci 55: 467–470
34. Hermann J, Gall H (1990) Diagnose und Therapie des persistierenden Pruritus nach Infusion von Hydroxyäthylstärke (HÄS). Akt Dermatol 16: 166–167
35. Hint H (1968) The pharmacology of dextran and the physiological background of the clinical use of rheomacrodex and macrodex. Acta Anaesth Belg 19: 119–38
36. Hoelscher B (1975) Langzeitverträglichkeit hochdosierter Infusionen von Hydroxyäthylstärke und Dextran 60 bei normovolämischen Kaninchen. Infusionstherapie 2: 215–220
37. Hong B, Zhang T (1988) Studies on the side-effect of hydroxyethyl starch. J Pharmacol 108: 43
38. Hulse JD, Stoll RG, Yacobi A, Grupta SD, Lai CM (1980) Elimination of high molecular weight hydroxyethyl starch in rats. Res Commun Chem Pathol Pharmacol 29: 149–158
39. Hulse JD, Yacobi A (1983) Hetastarch: An overview of the colloid and its metabolism.Durg Intell Clin Pharm 17: 334–341
40. Isbister JP, Fisher M McD (1980) Adverse effects of plasma volume expanders. Anaesth Intens Care 8: 145–151
41. Jesch F, Klövekorn WP, Sunder-Plassmann L, Seifert J, Meßmer K (1975) Hydroxyäthylstärke als Plasmaersatzmittel: Untersuchungen mit isovolämischer Hämodilution. Anaesthesist 24: 202–209
42. Jesch F, Hübner G, Zumtobel V, Zimmermann M, Messmer K (1979) Hydroxyäthylstärke (HÄS 450/0,7) in Plasma und Leber. Konzentrationsverlauf und histologische Veränderungen beim Menschen. Infusionsther. Klin Ernähr 6: 112–117
43. Kabat EA, Bezer AE (1958) The effect of variation in molecular weight on the antigenicity of dextran in man. Arch Biochem Biophys 78: 306–318
44. Kahn RC, Zaroulis C, Goetz W, Howland WS (1986) Hemodynamic oxygen transport and 2,3 – diphosphoglycerate changes after transfusion of patients in acute respiratory failure. Intens Care Med 12: 22–25
45. Köhler H, Kirch W, Horstmann HJ (1977) Die Bildung 2 hochmolekularer Komplexe aus Serumamylase und kolloidalen Plasmaersatzmitteln. Anaesthesist 26: 623–627
46. Kowalyshyn Th-J, Prager D, Young J (1972) A review of the present status of preoperative hemoglobin requirements. Anesth Analg 51: 75–9
47. Kraft D, Hedin H, Richter W, Scheiner O, Rumpold H, Devey ME (1982) Immunoglobulin class and subclass distribution of dextran reactive antibodies in human reactors and non reactors to clinical dextran. Allergy 37: 481–489
48. Kraft D, Laubenthal H, Schimetta W, Scheiner O (1988) Immunologische Aspekte der Hydroxylethylstärke (HES) – Nebenwirkungen. Beitr Anaesth Intensivmed 26, 57–62
49. Kraft D, Sirtl C, Laubenthal et al. (1992) No evidence for the existence of preformed antibodies against hydroxyethyl-starch (HES) in man. Eur Surg Res 24: 138–142
50. Landsteiner K (1921) Über heterogenetisches Antigen und Hapten. XV. Mitteilung über Antigene. Biopchemistry 119: 294–306
51. Laubenthal H (1986) Dextrananaphylaxie, Pathomechanismus und Prophylaxe. Ergebnisse einer multizentrischen klinischen Studie. Springer, Berlin Heidelberg New York Tokyo (Reihe Anaesthesiologie und Intensivmedizin, Bd 169)
52. Laubenthal H, Meßmer K (1981) Kommentar zu: W. Russ, U. Börner, V. Lüben: Schwerste anaphylaktoide Reaktion nach Infusion von 10%iger Hydroxyäthylstärke während der Narkose, Intensivmed Prax 4: 64–65
53. Laubenthal H, Peter K, Gruber UF, Gerber H, Meßmer K (1984) Multizentrische, klinische Studien mit monovalentem Haptendextran in der BRD und in der Schweiz. In: Mayrhofer O, Steinbereithner K, Bergmann H (Hrsg) Beiträge zur Anaesthesiologie und Intensivmedizin, Bd 3: Fortschritte der Dextran-Therapie. Maudrich, Wien München Bern, S 43–55
54. Laubenthal H, Richter W, Hedin H, Selbmann HK, Peter K, Meßmer K (1984) Stellungnahme zu „Herzstillstand unter Dextraninfusion trotz Haptenhemmung“ von B. Schöning, K. Sommer, H. Koch. Anästh Intensivther Notfallmed 19: 34–38 und 261–263

55. Laubenthal H, Sirtl C, Hügler P (1990) Inzidenz und Prävention dextraninduzierter Unverträglichkeitsreaktionen. In: Meßmer K Peter K (Hrsg) Infusionstherapie mit Dextranen. Neue Aspekte und Stellenwert. Zuckschwerdt, München Bern Wien, S 37–49
56. Lawrence DA, Schell RF (1985) Influence of hydroxyethyl starch on humoral and cell-mediated immune responses in mice. Transfusion 25: 223–229
57. Lenz G, Hempel V, Junger H, Werle H, Buckmaier P (1986) Auswirkungen von Hydroxyäthylstärke, Oxypolygelatine und Humanalbumin auf die Phagozytosefunktion des RES gesunder Probanden. Anesthesist 35: 423–428
58. Lindblad G, Falk J (1976) Konzentrationsverlauf von Hydroxyäthylstärke und Dextran im Serum und Lebergewebe von Kaninchen und die histopathologischen Folgen der Speicherung von Hydroxyäthylstärke. Infusionsther Klin Ernähr 3: 301–303
59. Lungström KG, Renck H, Hedin H, Richter W, Rosberg B (1983) Prevention of dextran-induced anaphylactic reactions by hapten inhibition. I. A Scandinavian multicenter study on the effects of 10 ml dextran 1, 15 % , administered before dextran 70 or dextran 40. Acta Chir Scand 149: 341–348
60. Ljungström, KG, Renck H, Strandberg K, Hedin H, Richter W, Widerlöf E (1983) Adverse reactions to dextran in Sweden 1970–1979. Acta Chir Scand 149: 253–262
61. Ljungström KG, Hedin H, Richter W, Wiholm BE (1988) Hapten inhibition and dextran anaphylaxis. Anaesthesia 43: 729–732
62. Lorenz W, Doenicke A, Schöning B, Karges H, Schmal A (1981) Incidence and mechanisms of adverse reactions to polypeptides in man and dog. In: Hennessen W (ed) Dev. Biol. Standard., vol 48: Standardization of albumin, plasma substitutes and plasmapheresis. Karger, Basel München New York p 207–234
63. Lundsgaard-Hansen, P, Tschirren B (1980) Anaphylaktoide Reaktionen auf 102.787 Einheiten Gelatine. Allergologie 3: 76–78
64. Martin E, Hansen E, Peter K (1987) Acute limited normovolemic hemodilution: a method for avoiding homologous transfusion. World J Surg 11: 53–9
65. Matheson NA (1966) Renal failure with low-molecular weight dextran Br Med J II: 1198
66. Matheson NA (1976) Les macromolecules et le rein. Anesth. Analg. Reanim 33: 615–619
67. Maunsbach AB, Madden SC, Latta H (1962) Light and electron microscopic changes in proximal tubules of rats after administration of glucose, mannitol sucrose or dextran. Lab Invest 11: 421–432
68. Mendler C (1981) Haptenhemmung der dextran-induzierten anaphylaktischen Reaktionen beim Hund. Med Dissertation, Univ München
69. Messmer K (1975) Hemodilution. Surg Clin N Am 55: 659-78
70. Messmer K (1981) Compensatory mechanisms for acute dilutional anemia. In: Schmid-Schönbein H, Messmer K, Rieger H (eds) Hemodilution and flow improvement. Bibl Haematol 47: 31–37
71. Messmer K, Jesch F (1978) Volumenersatz und Hämodilution durch Hydroxyäthylstärke. Infusionstherapie 5: 169–177
72. Messmer K, Lorenz W, Sunder-Plassmann L, Kloevekorn W, Hutzel M (1970) Histamine release as cause of acute hypotension following rapid colloid infusion. Naunyn-Schmiedebergs Arch Pharmakol 267, 433–445
73. Messmer K, Ljungström KG, Gruber UF, Richter W, Hedin H (1980) Prevention of dextran-induced anaphylactoid reactions by hapten inhibition. Lancet I: 975
74. Messmer K, Seemann C, Richter W, Hedin H, Laubenthal H (1981) Anaphylaktoide Reaktionen nach Dextran. I. Tierexperimentelle Untersuchungen zum Prinzip der Haptenhemmung. In: Steinbereitner K, List WF (Hrsg) Beiträge zu Infusionstherapie und klinische Ernährung, Bd 8: Infusionstherapie mit Dextranen. Karger, Basel New York, S 66–81
75. Messmer K, Richter W, Takaori M (1984) Prinzip der Haptenhemmung zur Prophylaxe der Dextrananaphylaxie: Immunologische Aspekte. In: Mayrhofer O, Steinbereithner K, Bergmann H (Hrsg) Bd 3: Fortschritte der Dextrantherapie, Maudrich, Wien München Bern S 15–27

76. Messmer K, Kreimeier U, Intaglietta M (1986) Present state of intentional hemodilution. Eur Surg Res 18: 254–63
77. Mirhashemi S, Ertefai S, Messmer K, Intaglietta M (1986) Diffusional oxygen loss from the arteriolar microvessels and the enhancement of tissue oxygenation by hemodilution due to increased microvascular flow velocity. Int J Microcirc Clin Exp 5: 277
78. Mirhashemi S, Ertefai S, Lindbom L, Lundberg K, Messmer K, Intaglietta M (1987) Microvascular effect of hemodilution Microvasc Res 6: 123
79. Mirhashemi S, Messmer K, Intaglietta M (1987) Tissue perfusion during normovolemic hemodilution investigated by a hydraulic model of the cardiovascular system. Int J Microcirc Clin Exp 6: 123–136
80. Mishler JM, Dürr HK (1979) Macroamylasemia following the infusion of low molecular weight hydroxyethyl starch in man. Eur Surg Res 11: 217–222
81. Mishler JM, Dürr HK (1980) Macroamylasemia induced by hydroxyethyl starch – confirmation by gel filtration analysis of serum and urine. Am J Clin Pathol 74: 387–391
82. Morgan TO, Little JM (1967) Renal failure and low-molecular-weight dextran Br Med J I: 635
83. Parker NE, Porter JB, Williams HJM, Leftley N (1982) Pruritus after administration of hetastarch. Br Med J 284: 385–386
84. Parth E, Jurecka W, Schuller-Petrovic S, Gebhart W, Schimetta W, Scheiner O, Kraft D (1989) Itching after treatment with hydroxyethyl starch (HES). Skin Pathol 2: 235
85. Paull J (1987) A prospective study of dextran-induced anaphylactoid reactions in 5.745 patients. Anaesth Intens Care 15: 163–167
86. Peter K, Laubenthal H, Gruber UF, Meßmer K (1984) Klinische Aspekte der Hemmung der Dextrananaphylaxie mit monovalentem Haptendextran. In: Mayrhofer O, Steinbereithner K, Bergmann H (Hrsg) Beiträge zur Anaesthesiologie und Intensivmedizin Bd 3: Fortschritte der Dextrantherapie. Maudrich, Wien München Bern, S 28–42
87. Rawstron RE (1976) Preoperative hemoglobin levels. Anesth Intens Care 4: 176–85
88. Renck H, Ljungström KG, Hedin H, Richter W (1983 a) Prevention of dextran-induced anaphylactic reactions by hapten inhibition. III. A Scandinavian multicenter study on the effect of 20 ml dextran 1, 15 %, administered before dextran 70 or dextran 40. Acta Chir Scand 149: 355–360
89. Renck H, Ljungström KG, Rosberg B, Dhuner KG, Dahl S (1983 b) Prevention of dextran-induced anaphylactic reactions by hapten inhibition. II. A comparison of the effects of 20 ml dextran 1, 15 %, administered either admixed to or before dextran 70 or dextran 40. Acta Chir Scand 149: 349–353
90. Revenäs B, Smedegard G, Hedin H, Richter W, Saldeen T (1980) Immune complex mediated anaphylactic shock in humans? In: Rügheimer E, Wawersik J, Zindler M (eds): 7th Wolrd Congr Anaesthesiologists. Excerpta Medica, Amsterdam, pp 95–96
91. Revenäs B, Smedegard G, Saldeen T, Fredholm BB, Strandberg K (1981) Anaphylactic shock in monkeys passively sensitized with human reagenic serum. II Respiratory mechanics, hematology and metabolism. Acta Physiol Scand 111, 249–257
92. Richter W (1971) Hapten inhibition of passive antidextran dextran anaphylaxis in guinea pigs. Role of molecular size in anaphylactogenicity and precipitability of dextran fractions. Int Arch Allerg 41: 826–844
93. Richter AW, Hedin HJ (1982) Dextran hypersensitivity. Immunol. Today 3: 132–138
94. Richter W, Hedin H, Ring J (1977) Immunologische Befunde bei der Infusion kolloidaler Lösungen Med Welt 28: 1717–1719
95. Richter W, Seemann C, Hedin H, Ring J, Meßmer K (1980) Dextranunverträglichkeit. Immunologische tierexperimentelle und klinische Studien. Med Welt 31: 365–369
96. Ring J (1978) Anaphylaktoide Reaktionen nach Infusionen natürlicher und künstlicher Kolloide. Springer, Berlin Heidelberg New York Tokyo (Reihe Anaesthesiologie und Intensivmedizin, Bd 111)
97. Ring J (1985) Anaphylactoid reactions to plasma substitutes. Int Anesth Clin 23, 67
98. Ring J, Messmer K (1976) Anaphylaktoide Reaktionen nach Infusion kolloidaler Volumenersatzmittel. Internist Prax 16: 579–588

99. Ring J, Messmer K (1977) Incidence and severity of anaphylactoid reactions to colloid volume substitutes. Lancet I: 466–469
100. Ring J, Richter W (1980) Wirkungsmechanismus unerwünschter Reaktionen von Hydroxyläthylstärke (HÄS) und Humanalbumin. Allergologie 3: 79–86
101. Russ W, Börner U, Lüben V (1981) Schwerste anaphylaktoide Reaktion nach Infusion von 10%iger Hydroxyäthylstärke während der Narkose. Intensivmed Prax 4: 62–64
102. Schneider W, Köster HJ (1966) Zur Beurteilung von Transfusionsreaktionen. Konsequenzen für die Praxis MMW 108: 1478
103. Schöning B, Koch H (1975) Pathergiequote verschiedener Plasmasubstitute an Haut und Respirationstrakt orthopädischer Patienten. Anaesthesist 24: 507–516
104. Schöning B, Koch H (1984) Herzstillstand unter Dextraninfusion trotz Haptenhemmung. Anaesth Intensivther Notfallmed 19:34–38
105. Schöning B, Lorenz W (1981) Prevention of allergoid (cutaneous anaphylactoid) reactions to polygeline (Haemaccel®) in orthopaedic patients by premedication with H_1-and H_2 receptor antagonist. In: Hennessen W (ed) Dev. Biol. Standard., vol 48: Standardization of albumin, plasma substitutes and plasmapheresis Karger. Basel New York, p 241–249
106. Sellner W, Jurecka W (1991) Therapieresistenter Pruritus nach Verabreichung von Hydroxyäthylstärke. Jahrestagung Österr. Ges. Dermatol Venerol Graz (21.–23.06.)
107. Seiler FR, Quast O, Sedlacek HH, Schneider H, Hammer R (1980) Humanalbumin als Plasma-Ersatzmittel. Allergologie 3: 87
108. Shibutani K, Komatsu T, Kubal K, Sanchala V, Kumar V, Bizzari DV (1983) Critical level of oxygen delivery in anaesthetized man. Crit Care Med 11: 640–643
109. Shatney CH, Chaudry IH (1984) Hydroxyethyl starch administration does not depress reticuloendothelial function or increase mortaility from sepsis. Circ Shock 13: 21–26
110. Shoemaker WC (1984) Pathophysiology and therapy of shock syndromes. In: Shoemaker WC, Thompson WL, Holbrook PR (eds) Textbook of critical care. Saunders, Philadelphia, pp 52–72
111. Sirtl C, Hübner G, Jesch F (1988) Zur Speicherung von Hydroxyäthylstärke (HÄS) im menschlichen Gewebe.Peter K, Schimetta W, Bergmann H, Gerlach E, Messmer K, Steinbereithner K (Hrsg) Beiträge zur Anaesthesiologie und Intensivmedizin, Bd 26: Hydroxyäthylstärke (HES). Aktuelle Theorie und Praxis. Maudrich, Wien München Bern, S 74–97
112. Smedegard G (1980) Anaphylactic shock. Pathophysiology of aggregate and cytotropic anaphylaxis in the monkey. Doctoral thesis. Acta Univers Upsal.
113. Strauss RG (1981) Review of the effects of hydroxyethyl starch on the blood coagulation system. Transfusion 21: 299–302
114. Strauss RG, Stump DC, Henriksen RA, Saunders R (1985) Effects of hydroxyethyl starch on fibrinogen, fibrin clot formation, and fibrinolysis. Transfusion 25: 230–234
115. Strauss R, Snyder EL, Stuber J, Fick RB (1986) Ingestion of hydroxyethylstarch by human leucocytes. Transfusion 26: 88
116. Strauss RG, Stansfield G, Henriksen A, Villhauer PJ (1988) Pentastarch may cause fewer effects on coagulation than hetastarch. Transfusion 28: 257–260
117. Stump DC, Strauss RG, Henriksen RA, Petersen RE, Saunders R (1985) Effects of hydroxyethyl starch on blood coagulation, particularly factor VIII. Transfusion 25: 349–354
118. Sunder-Plasssmann L, Klövekorn WP, Hase U, Messmer K (1971) The physiological significance of acutely induced hemodilution. In: Ditzel R, Lewis D (eds) Congr Microcirculation. Karger, Basel, pp 23–28
119. Sunder-Plassmann L, Klövekorn WP, Messmer K (1976) Präoperative Hämodilution: Grundlagen, Adaptationsmechanismen und Grenzen klinischer Anwendung. Anaesthesist 25: 124–30
120. Thompson WL (1976) Toxicities to dextrans. Transfusion 16: 90
121. Thompson WL, Fukushima T, Rutherford RB, Walton RP (1970) Intravascular persistence, tissue storage and excretion of hydroxyethylstarch. Surg Gynecol Obstet 31: 965–972

122. Thoren L (1978) Dextran as a plasma volume substitute. Prog Clin Biol Res 19: 265–282
123. Vandamme JP (1975) Severe and fatal reactions to rheomacrodex. Acta Chir Belg 5: 531–545
124. Vickery AL (1956) The fate of dextran in tissues of the acutely wounded; a study of the histologic localization of dextran in tissues of Korean battle casualties. Am J Pathol 32: 161–183
125. Waldhausen E, Brinke G, Nagel A, Lohmann R (1975) Allergische Reaktionen nach Dextraninfusionen. Anaesthesist 24: 129–135
126. Waldhausen E, Marquardt B, Helms U (1981) Erfahrungen aus 31 anaphylaktoiden Reaktionen. Anaesthesist 30: 47–51
127. Weis KH (1983) Haemaccel 35: Nebenreaktionen in einer multizentrischen, prospektiven Studie. Anaesthesist 32: 488–493
128. Wells JV, King MA (1980) Adverse reactions to human plasma proteins. Anaesth Intens Care 8, 139
129. Wells JV, Buckley RH, Schonfield MS, Fudenberg HH (1977) Anaphylactic reactions to plasma infusions in patients with hypogammaglobulinemia and anti-IgA antibodies. Clin Immunol Immunopathol 8: 265–271
130. White KL, Krasula RW, Munson AE, Holsapple MP (1986) Effects of hydroxyethyl starch (Hespan), a plasma expander, on the functional activity of the reticulo-endothelial system. Comparison with human serumalbumin and pyran copolymer. Drug Chem Toxicol 9: 305–322
131. Wilkinson AW (1956) Dextran without reactions. Lancet II: 604–606
132. Wilkinson AW, Storey JD (1953) Reactions to dextran. Lancet II: 956–958
133. Ziegler HK (1978) Sektionsbefund bei Dextranzwischenfall. Med Klin 73: 1089–1090

Risiken der perioperativen Anwendung kristalloider und kohlenhydrathaltiger Lösungen als Basis- und Korrekturtherapie

J.E. Schmitz, B. Stein

Im Prinzip gibt es keine neuen Erkenntnisse bezüglich der Risiken durch perioperativ eingesetzte elektrolyt- und kohlenhydrathaltige Infusionslösungen zum Zweck der Basis- und Korrekturtherapie.

Die im nachfolgenden dargelegten Ausführungen können daher nicht den Anspruch auf die Auswertung neuester, tiefschürfender wissenschaftlicher Ergebnisse erheben, sondern müssen sich auf die Zusammenfassung und Gewichtung überwiegend altbekannter Tatsachen beschränken.

Kristalloide undd kohlenhydrathaltige Infusionslösungen stellen die unverzichtbare Basis jeder perioperativ durchgeführten Routineinfusionstherapie dar. Der Indikationsbereich umfaßt dabei eine ganze Palette von Aufgabengebieten, die vom alleinigen „Offenhalten" des venösen Zugangsweges bis hin zum kurzfristigen Volumenersatz und zur Substitution von Energie in schnellverwertbarer Form reicht:

- „Offenhalten" eines venösen Zugangsweges,
- Trägerlösung zum Zuspritzen und Zumischen von Medikamenten,
- Ersatz und Korrektur von Flüssigkeit und Elektrolyten,
- kurzfristiger Volumenersatz,
- Minimierung von Energiedefiziten,
- Vermeidung von Hypoglykämien.

Die mit einer solchen Infusionstherapie verbundenen Komplikationsmöglichkeiten und Risiken werden selbst von erfahrenen Anästhesisten und Operateuren oftmals unterschätzt, da „Basisinfusionslösungen" wie z.B. Elektrolyt- und Kohlenhydratlösungen in der Regel als unproblematisch und ohne eigentliche pharmakologische Wirkung betrachtet werden.

Fehlerhafte oder nicht erfolgte Einschätzungen der Ausgangssituation, der operativ bedingten Belastungen sowie Nichterkennen eingeschränkter Kompensationsmöglichkeiten sind die Hauptursache für perioperative infusionsbedingte Komplikationen. Darüber hinaus können Zwischenfälle aus Unkenntnis oder Nichtberücksichtigung perioperativ auftretender Kohlenhydratverwertungsstörungen, infolge endogen bedingter Umstellungsreaktionen und in seltenen Fällen aus hereditären Kohlenhydratintoleranzen resultieren.

Einfluß der Ausgangssituation des Patienten auf eine perioperative Infusionstherapie

Nach Truniger muß jede perioperative Infusionstherapie den sog. Erhaltungs- und Korrekturbedarf des Patienten berücksichtigen [16]. Eine Abschätzung des Korrektur- und Erhaltungsbedarfs setzt Kenntnisse über die Volumina der Flüssigkeitsräume des Organismus, deren Elektrolytgehalt sowie über den Säuren-Basen-Status voraus, wobei Euhydratation (bedarfsgerechtes Flüssigkeitsvolumen), Isoionie (normale Zusammensetzung der gelösten Salze) sowie Isoosmolalität (osmotische Aktivität von 285 mmol/kg) und Isohydrie (extrazelluläre H-Ionenkonzentration im geregelten Bereich) angestrebt werden.

Entsprechend den auslösenden Ursachen werden die Veränderungen des Flüssigkeitsstatus des Organismus eingeteilt in

- Bilanzstörungen, z.B. durch verminderte Zufuhr bei vermehrten Verlusten,
- Verteilungsstörungen, z.B. durch Zufuhr wässriger Lösungen ohne ausreichenden Elektrolytgehalt,
- Regulationsstörungen, z.B. durch renale, kardiale oder endokrine Erkrankungen.

Veränderungen im Flüssigkeitsstatus des Patienten gehen dabei prinzipiell mit Veränderungen im Natriumbestand des Organismus einher.

Prinzipiell muß man also zwischen Störungen, die mit einem vermehrten Flüssigkeitsgehalt des Organismus (Hyperhydratation) und Zuständen, die mit einem verminderten Flüssigkeitsgehalt des Organismus (Dehydratation) einhergehen, unterscheiden. Die weitere Differenzierung ergibt sich aus der Osmolalität des Extrazellulärvolumens (EZV), die ihrerseits weitgehend von der jeweiligen Natriumkonzentration bestimmt wird. Danach wird unterschieden zwischen isotonen, hypertonen und hypotonen Störungen des Flüssigkeitsstatus. Jede Abweichung der Plasmanatriumkonzentration vom physiologischen Sollwert (132–148 mmol/l) bedeutet ein relatives Wasserdefizit bzw. einen relativen Wasserüberschuß (Hypernaträmie). Eine Bestimmung des Extrazellulärvolumens als absolute Größe ist jedoch unsinnig. Nach Truniger interessiert am Krankenbett jedoch die Größe des Extrazellulärvolumens (EZV) im Verhältnis zu der Kapazität des Gefäßsystems und zur Förderleistung des Herzens in Abhängigkeit von der momentanen Kreislaufsituation des Patienten. Um diese Situation beurteilen zu können, benötigt man den zentralen Venendruck (ZVD) sowie weitere Parameter, die die Situation im kleinen Kreislauf analysieren lassen, wie z.B. Röntgenbefund der Lunge oder Kenngrößen der pulmonal-arteriellen Druckmessung [15]. Darüber hinaus werden arterielles Blutdruckverhalten, Pulsfrequenz und Urinausscheidung zur Beurteilung des Flüssigkeitsstatus des Patienten mit herangezogen. Ergänzende Informationen erhält man durch Beurteilung des Hautturgors, kurzfristige Veränderungen des Körpergewichts sowie der Plasmaharnstoffkonzentration und des Hkt. Darüber hinaus können die Urinelektrolyte, sofern die Voraussetzungen für eine entsprechende Beurteilbarkeit, d.h. insbesondere keine

Beeinflussung durch Pharmaka, besteht, entscheidend zur Differentialdiagnose von Störungen im Wasser- und Elektrolytstatus mit herangezogen werden.

Unter Einbeziehung dieser Überlegungen ist unter Erhaltungsbedarf diejenige Menge an Flüssigkeit und Elektrolyten zu verstehen, die zur Bewahrung der Homöostase erforderlich ist. Der *Erhaltungsbedarf* setzt sich dabei perioperativ aus dem *Basisbedarf* und dem *korrigierten Basisbedarf* zusammen, d.h. aus dem Ersatz physiologischer Verluste (normale Perspiratio insensibilis, normale Urinverluste sowie aus der bilanzierten Korrektur von Verlusten, z.B. im Form von Durchfällen, Drainagen, Schwitzen etc.).

Ein *Korrekturbedarf* ist dann erforderlich, wenn bereits Störungen der Homöostase eingetreten sind und hier zusätzlich zum Erhaltungsbedarf korrigierend eingegriffen werden muß, um das Gleichgewicht im inneren Milieu des Organismus wieder herzustellen.

Präoperative Situation

Unabhängig von sonstigen krankheitsbedingten Veränderungen wird die Ausgangssituation des zu operierenden Patienten, von Notfalleingriffen abgesehen, durch eine meist mehr als 10stündige präoperative Nahrungskarenz gekennzeichnet. Dies führt nach Untersuchungen von Halmágyi [8] zu deutlichen Verlusten von Flüssigkeit und Elektrolyten nach 16stündiger Nahrungskarenz beim Erwachsenen:

– Urin:	ca. 400 ml,
– Natrium:	ca. 70 mmol,
– Kalium:	ca. 5 mmol,
– Chlorid:	ca. 70 mmol,
– Perspiratio insensibilis:	ca. 800 ml.

Der sich daraus ergebende *präoperative Basisbedarf* unterscheidet sich demnach geringfügig vom physiologischen Basisbedarf, da der Organismus versucht, der reduzierten Zufuhr von Flüssigkeit und Elektrolyten in der präoperativen Phase entgegenzuwirken. Der so ermittelte Basisbedarf beträgt für den normalgewichtigen Erwachsenen:

- Flüssigkeit: ca. 30 ml/kg/Tag,
- Natrium: ca. 2 mmol/kg/Tag,
- Kalium: ca. 1 mmol/kg/Tag.

Vielfach bestehen bei Patienten, die zu Operationen anstehen, jedoch eine Reihe von krankheitsbedingten Veränderungen, wie z.B. erhöhte Temperaturen, gastrointestinale Verluste, Sequestrationen, medikamentös beeinflußte Urinausscheidung etc., die eine Korrektur bereits in der präoperativen Phase erforderlich machen. Wegen der großen individuellen Unterschiede, die daraus

resultieren, erklärt sich auch, daß es für den sog. korrigierten präoperativen Basisbedarf keine allgemein gültigen Schemata geben kann. Art und Umfang der erforderlichen Korrekturen müssen sich am Ziel einer perioperativen Infusionstherapie orientieren. Hierzu zählen:
- Konstanz des intravasalen Volumens,
- adäquates extrazelluläres Flüssigkeitsvolumen,
- ausreichende Diurese,
- optimale O_2-Transportkapazität,
- physiologischer kolloidosmotischer Druck

sowie selbstverständlich
- ein physiologischer Säuren-Basen- und Elektrolytstatus.

Obwohl allgemeingültige Richtlinien für die Zufuhr von kristalloiden und kohlenhydrathaltigen Lösungen in der perioperativen Phase problematisch sind, lassen sich einige Grundregeln aufstellen, bei deren Einhaltung davon ausgegangen werden kann, daß grobe Fehler in der perioperativen Infusionstherapie dadurch vermieden werden können und somit das Risiko durch die Anwendung kristalloider und kohlenhydrathaltiger Lösungen in der perioperativen Phase deutlich gesenkt werden kann.

Für eine schematische präoperative Infusionstherapie ergeben sich dabei folgende Richtlinien:

Bei Patienten ohne vorbestehende Störungen im Wasser- und Elektrolytstatus erfolgt routinemäßig die Zufuhr von 500–1000 ml isotoner Elektrolytlösung (z.B. Ringer-Laktat oder klassische Vollelektrolytlösung) vor Narkoseeinleitung. Die Dosierung richtet sich dabei u.a. nach der Dauer der präoperativen Flüssigkeitskarenz, nach dem Alter der Patienten, dem Hydratationszustand, der Funktion des Herz-Kreislauf-Systems usw. [13].

Bei Patienten mit vorbestehenden Störungen im Wasser- und Elektrolytstatus erfolgt eine gezielte Substitution nach Laborkontrollen und nochmaliger präoperativer Erfolgskontrolle der entsprechenden Kenngrößen des Wasser- und Elektrolytstatus. Darüber hinaus wird routinemäßig präoperativ bei relevantem Volumenmangel, z.B. bei älteren Patienten, Patienten mit reduziertem Allgemeinzustand sowie bei vorausgegangenen Operationen 500–1000 ml einer Ringer-Laktatlösung bzw. 500 ml eines isoonkotischen kolloidalen Volumenersatzmittels unmittelbar vor Narkoseeinleitung appliziert.

Intraoperative Situation

Der intraoperative Flüssigkeits- und Elektrolytbedarf des „Normalpatienten" ist teilweise großen Schwankungen unterworfen und daher mit einem erheblichen Unsicherheitsfaktor versehen. Die Erfahrung hat gezeigt, daß pro h eröffneten Abdomens bzw. eröffneten Thorax zusätzlich ca. 300 ml einer isotonen Vollelektrolytlösung (z.B. Ringer-Laktat) infundiert werden sollten. Genauer muß die Flüssigkeits- und Elektrolytapplikation nach der Urinmenge, dem zentralvenösen Druck, dem Hkt und dem systemischen Blutdruck erfolgen. Bei sehr großen Eingriffen können die Flüssigkeitsverluste bis zu 4000 ml und mehr betragen. Nach Dick u. Seeling [7] kann man den korrigierten intraoperativen Basisbedarf für abdominalchirurgische Standardeingriffe mit ca. 2,5 ml/kg KG h ansetzen, wobei im Rahmen derartiger Eingriffe neben der präoperativen Flüssigkeitskarenz entstandene intraoperative Verluste bis zum Operationsende adäquat ersetzt werden sollten [7]. Bei anderen Operationen oder Interventionen ist z.T. von einem erheblich höheren Bedarf auszugehen. Bei den Elektrolyten spielt hierbei insbesondere eine ausreichende Natriumzufuhr die entscheidende Rolle, wohingegen bei adäquater Volumen- und Flüssigkeitszufuhr (ausreichende Diurese!) klinisch bedeutsame Störungen des Säuren-Basen- und Kaliumstatus die Ausnahme darstellen. Zum Blutvolumenersatz geht die Infusion von Flüssigkeit parallel. Ein festes Verhältnis zwischen applizierten Blutmengen und kristalloiden Infusionen gibt es nicht. Als Richtgröße für die Flüssigkeitssubstitutionen muß insbesondere die stündliche Urinproduktion angesehen werden. Dies kann bei großen Eingriffen und erheblichen Blutverlusten bis zu 4 l einer Vollelektrolytlösung (z.B. Ringer-Laktat) erfordern [13].

Postoperative Situation

Die postoperative Situation ist durch die „Adaptationsreaktion“ auf den operativen Streß gekennzeichnet. Hier kommt es zu
- Steigerung der Sympathikusaktivität,
- Aktivierung des Renin-Angiotensin-Aldosteron-Systems,
- Stimulation der antidiuretischen Hormone (ADH–Sekretion),
- Hemmung der Aktivität der natriuretischen Hormone.

Diese auf Wasser- und Kochsalzeinsparung ausgerichteten Reaktionen des Organismus werden zusätzlich durch eine vermehrte Energiegewinnung aus der Lipolyse sowie durch eine Verminderung kolloidosmotisch wirksamer Substanzen durch Eiweißverlust infolge von Blutung und Exsudation verstärkt. Dies kann in der Folge zu osmotischer Hypotonie sowie dadurch ausgelöst zu sekundär verstärkten Gegenregulationen des Organismus (sog. sekundärer Hyperaldosteronismus) und dadurch bedingter Oligurie führen, insbesondere dann, wenn in der perioperativen Phase inadäquat oder falsch zusammengesetzte Infusionslösungen gegeben wurden wie z.B. die alleinige Applikation elektrolytarmer bzw. elektrolytfreier Flüssigkeiten (z.B. Glukose 5%ig). Auch isotone Kochsalz- oder Ringer-Lösungen sind in der Regel nicht zum postoperativen Flüssigkeitsersatz geeignet, da sie dem Organismus zuviel Chlorid und zuwenig Kalium zuführen. Wesentlich besser sind Elektrolytlösungen geeignet, die dem korrigierten postoperativen Basisbedarf angepaßt sind und dadurch eine Dehydratation vermeiden, so daß die Niere genügend Flüssigkeit erhält, um auch bei eingeschränkter postoperativer Konzentrationsfähigkeit die anfallenden harnpflichtigen Substanzen auszuscheiden. Für den korrigierten postoperativen Basisbedarf des normalgewichtigen Erwachsenen können routinemäßig folgende Richtwerte zum Ansatz gebracht werden:

- Flüssigkeit: ca. 40 ml/kg KG und Tag,
- Natrium: 4 mmol/kg KG und Tag,
- Kalium: ca. 1–1,5 mmol/kg KG und Tag.

Selbstverständlich sind auch hier Korrekturen z.B. durch zusätzliche Flüssigkeitsverluste mit zu berücksichtigen.

Zur Vermeidung von Risiken bei der Applikation von kristalloiden und kohlenhydrathaltigen Lösungen als Basis- und Korrekturtherapie sollten folgende allgemeine Verhaltensmaßregeln – unabhängig vom Alter des Patienten – Beachtung finden [1]:

1. Die Korrekturen von Störungen des Flüssigkeits-, Elektrolyt- und Säuren-Basen-Status sollten in der Zeit erfolgen, in der sie sich vermutlich entwickelt haben.
2. Zunächst sollte etwa nur die Hälfte des errechneten Korrekturausgleichs vorgenommen werden, danach sind vor weiteren Therapiemaßnahmen erneute Kontrollen des Wasser- und Elektrolytstatus durchzuführen und ggf. Korrekturen an der ursprünglichen Berechnung vorzunehmen.
3. Der Aufrechterhaltung und Wiederherstellung intravasalen Volumens sind die höchsten Prioritäten in der Gesamtbehandlung einzuräumen. Erst danach erfolgt die Korrektur von Abweichungen im Säuren-Basen-Status sowie von Kalium-und Kalziumveränderungen. Die Therapie von Störungen des Natrium-, Magnesium-, Chlorid- und Phosphatstatus stehen erst an dritter Stelle.
4. Jede Korrektur schwerer Störungen des Flüssigkeits-, Elektrolyt- und Säuren-Basen-Status erfordert grundsätzlich engmaschige Kontrollen des Gesamtsystems. Dabei sind die Faustregeln zur Berechnung des Korrekturbedarfs an Flüssigkeit und Elektrolyten bzw. zum Ausgleich des Säuren-Basen-Status, die in der Literatur angegeben werden, nur als grobe Anleitung für eine initiale Therapie zu verstehen.
5. Entsprechend der Symptomatik und der Schwere der zugrundeliegenden Störung (Abweichung vom physiologischen Referenzwert bezogen auf die Altersklasse) müssen unter der Korrekturtherapie engmaschige Laborkontrollen des gesamten Elektrolytstatus und ggf. des Säuren-Basen-Status, insbesondere bei Abweichung der Plasmakaliumkonzentrationen, sowie des Hydratationszustands durchgeführt werden, um daraus abgeleitet die weitere Steuerung der Therapie vorzunehmen.

Besonderheiten der Basis- und Korrekturtherapie in extremen Lebensaltern

Besondere Risiken im Bereich der perioperativen Verabreichung kristalloider und kohlenhydrathaltiger Lösungen ergeben sich bei Patienten in extremen Lebensaltersstufen, d.h. bei Neugeborenen, Säuglingen und Kleinkindern sowie bei alten Patienten. Die Ursache hierfür liegt, wie Abb. 1 zeigt, zum einen in der physiologischen Veränderung der Verhältnisse von flüssigen und festen Bestandteilen im Organismus sowie in der Einschränkung von Organfunktionen.

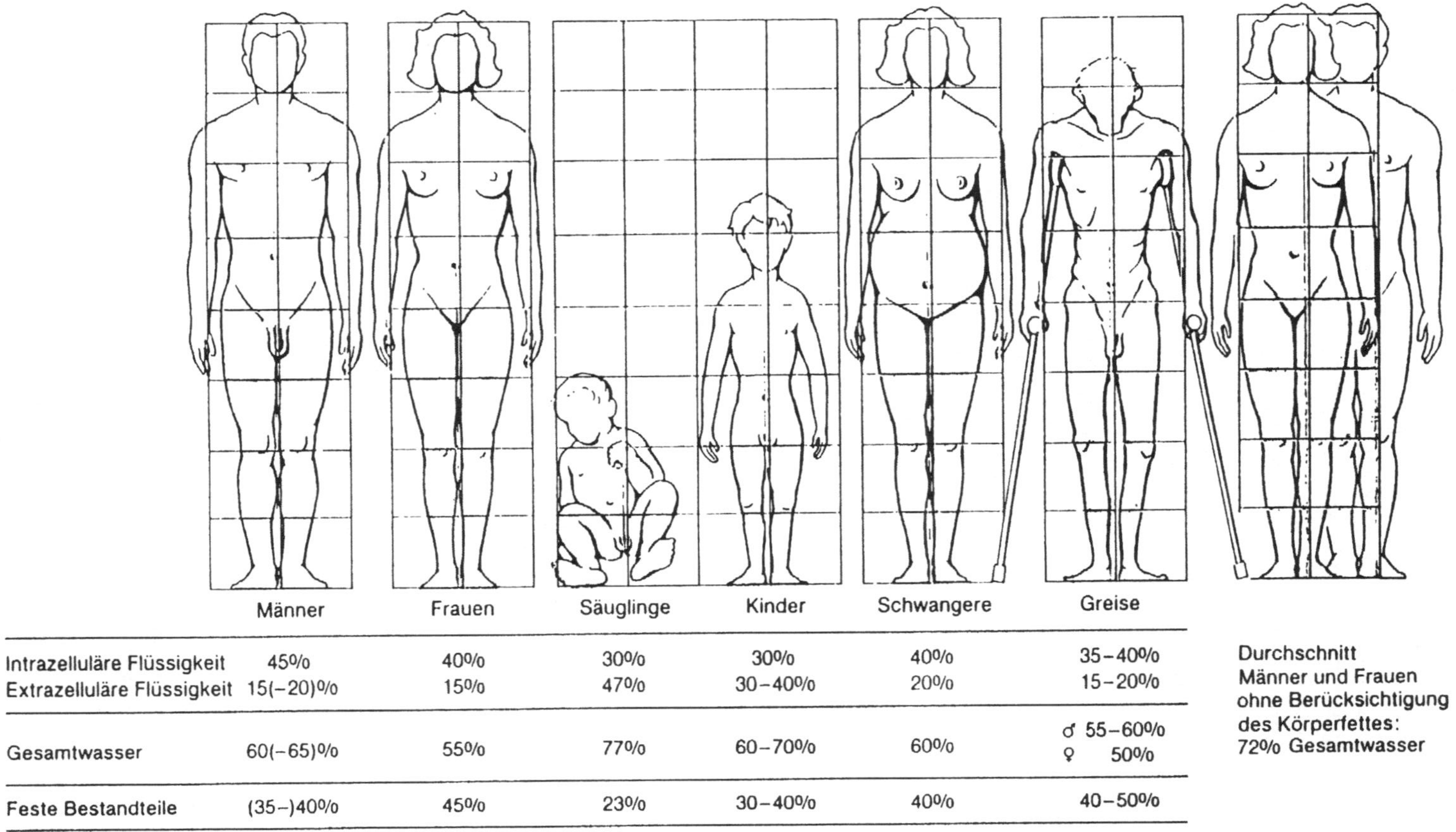

	Männer	Frauen	Säuglinge	Kinder	Schwangere	Greise
Intrazelluläre Flüssigkeit	45%	40%	30%	30%	40%	35–40%
Extrazelluläre Flüssigkeit	15(–20)%	15%	47%	30–40%	20%	15–20%
Gesamtwasser	60(–65)%	55%	77%	60–70%	60%	♂ 55–60% ♀ 50%
Feste Bestandteile	(35–)40%	45%	23%	30–40%	40%	40–50%

Durchschnitt
Männer und Frauen
ohne Berücksichtigung
des Körperfettes:
72% Gesamtwasser

Abb. 1. Relativer Anteil von festen Bestandteilen und Flüssigkeitsvolumina am Gesamtgewicht des Körpers (Richtwerte)

Besondere Aspekte der Basisinfusionstherapie in der Geriatrie

Auch beim scheinbar vitalen, gesunden alten Menschen können z.T. erhebliche Veränderungen von Organfunktionen vorliegen. Betrachtet man die Flüssigkeitsräume verschieden alter, gleich schwerer Menschen, so ist eine Abnahme des Gesamtkörperwassers auf Kosten des intrazellulären Volumens erkennbar. Dies beruht auf der Abnahme der Muskelmasse bei weitgehend unverändertem Plasmavolumen [5, 11].

Neben einer Abnahme des Herzzeitvolumens und der Vitalkapazität kommt es auch an der Niere zu erheblichen strukturellen und funktionellen Einschränkungen, die einen wesentlichen Einfluß auf die Infusionstherapie haben können und die (insbesondere durch Einschränkung der Kompensationsbreite dieses „Regelorgans" des Wasser- und Elektrolythaushalts) zu sehr schnell eintretenden, vital bedrohlichen Dysregulationen führen können.

Bedingt durch die Abnahme des Herzzeitvolumens, intrarenale Veränderungen durch Reduktion des Nierenparenchyms, Abnahme der Nephrone sowie eine Umverteilung des Blutflusses zwischen Nierenmark und Rinde reduziert sich der renale Plasmafluß und die glomeruläre Filtrationsrate um ca. 40–50% beim 80jährigen, obwohl die Plasmakreatininkonzentration in der Regel im Referenzbereich bleibt. Die unveränderte, scheinbar eine normale Nierenfunktion anzeigende Plasmakreatininkonzentration ergibt sich

- durch eine verminderte endogene Produktion bei reduzierter Muskelmasse,
- weil die Niere noch in der „kreatininblinden Phase" der Kompensation arbeitet, aber bereits bei einer geringen, das normale Maß an Anfall harnpflichtiger Substanzen überschreitenden Situation, mit den Zeichen der Dekompensation einhergeht.

Während ein Jugendlicher seinen Urin auf maximal 1400 mosmol/kg konzentrieren kann, ist dies beim alten Patienten oftmals auf die Hälfte reduziert. Dies bedeutet in der Konsequenz, daß der alte Mensch relativ mehr Flüssigkeit benötigt, um seine harnpflichtigen Substanzen auszuscheiden, insbesondere, wenn es durch den operativen Streß zu einem vermehrten Anfall von harnpflichtigen Stoffwechselprodukten kommt.

Umgekehrt ist auch die Verdünnungsfähigkeit bei Wasserbelastung oder Kochsalzrestriktion herabgesetzt, so daß die Adaptation zu Minimierung renaler Natriumverluste beim alten Patienten eine wesentlich längere Zeit beansprucht als beim jungen Patienten. Dies führt dazu, daß der alte Patient sehr viel länger Natrium über den Urin verliert als ein jüngerer Patient, andererseits aber das Natrium benötigt, um sein extrazelluläres Volumen aufrechtzuerhalten.

Weitere Veränderungen betreffen die hormonalen Regulationssysteme, wie im Renin-Angiotensin-Aldosteron-System und ADH-System. Die Abnahme von Plasmarenin- und Plasmaaldosteronkonzentration resultiert in einer Abnahme der Plasmanatriumkonzentration sowie in einer Zunahme der Plasmakaliumkonzentration. Die Veränderungen im ADH-System führen zu einer Störung des gleichgerichteten Verhaltens von Osmolalitätserhöhung und

Durstempfinden. Dies führt bedingt durch die mangelhafte Flüssigkeitsaufnahme und durch herabgesetztes Durstempfinden oftmals zu erheblich pathophysiologischen Veränderungen bereits in der präoperativen Phase. Postoperativ trifft man im Gegensatz zu dem Vorhergesagten bedingt durch Schmerz, Hypovolämie, Druckabfall, Gewebstrauma etc. auf eine inadäquat hohe ADH-Situation, die nicht an die Höhe der Plasmaosmolalität adaptiert ist. Dieses von Schwarz u. Bartter 1967 erstmals beschriebene Syndrom ist beim alten Menschen relativ häufig anzutreffen und zählt zu einer der häufigsten Ursachen von Hyponatriämie und Hypervolämie bei gleichzeitig vermehrter Urinnatriumausscheidung. Unbeachtet führt dies intra- oder postoperativ durch die Applikation natriumarmer Lösungen zu einer deutlichen Verstärkung dieser unphysiologischen Situation. In der Konsequenz bedeutet dies, daß auch beim alten Menschen intraoperativ isotone Vollelektrolytlösungen, z.B. vom Typ Ringer-Laktat, angeboten werden sollten und direkt postoperativ auch für den alten Menschen ein über dem Basisbedarf liegendes Angebot an Flüssigkeit und Natrium indiziert ist.

Aus diesen veränderten Regulationen im Alter ist der alte Patient insbesondere durch eine Hyperkaliämie, eine Hypo- wie Hypernatriämie sowie in erheblichem Maß durch Hypo- und Hypervolämien gefährdet. Die Hypernatriämie stellt in der Geriatrie dabei die häufigste Störung dar, wobei nach Snyder et al. [14] 2/3 der Störungen iatrogen bedingt sind. Auch die etwas seltener anzutreffende Hyperkaliämie ist, wie diese Studie belegt, eine nosokomiale Störung, die insbesondere aus der postoperativen Infusion isotoner Kochsalzlösungen resultiert [4, 14].

Festzuhalten bleibt, daß im Alter ganz unterschiedliche Verhältnisse des
- Volumenstatus,
- Natriumbestands,
- Kaliumbestands

vorliegen können, die einer schematisierten Therapie entgegenstehen. Ebenso wie die Patienten am anderen Ende der Lebensskala bewegen sich die alten Patienten bezüglich ihres Flüssigkeits- und Elektrolytbedarfs auf einem sehr schmalen Grad, der die allgemeinen Verhaltensregeln der Substitution von Flüssigkeit und Elektrolyten zur Basis- und Korrekturtherapie, wie sie im Abschn. „Postoperative Situation" (s.S. 267) dargestellt sind, um so wichtiger macht.

Besonderheiten bei Applikation kristalloider und kohlenhydrathaltiger Infusionslösungen im frühen Kindesalter

Ebenso wie beim alten Menschen unterscheiden sich Kinder hinsichtlich ihrer Physiologie und ihrer Organfunktionen deutlich vom Erwachsenen. Dabei gilt, daß je jünger die Kinder sind, desto höher der Anteil des Extrazellulärraums im Verhältnis zum Gesamtkörpergewicht anzusetzen ist [11]. Als Anhaltswerte können gelten, daß dieser Anteil beim Erwachsenen bei 20 %, beim Neugeborenen bei 40 % und beim Frühgeborenen bei ca. 60 % liegt. Nachdem

Medikamente und Infusionen in der Regel nach kg KG dosiert werden, muß diesen erheblichen Verschiebungen in den Flüssigkeitsräumen Rechnung getragen werden. Weiterhin ist zu beachten, daß die Niere, insbesondere im frühen Kindesalter, einen größeren Extrazellulärraum zu regulieren hat und dies, obwohl sie selbst bis zum Kleinkindesalter sowohl in ihrer glomerulären Filtration als auch in ihrer tubulären Rückresorption und Sekretion im Vergleich zur Erwachsenenniere Einschränkungen unterworfen ist. Daher benötigt die kindliche Niere in ihrer herabgesetzten Konzentrationsfähigkeit mehr freies Wasser zur Ausscheidung harnpflichtiger Substanzen als der Erwachsenenorganismus und dies, obwohl durch den erhöhten Grundumsatz der Kinder – bedingt allein durch den wachsenden Organismus – ein deutliches Mehr an harnpflichtigen Stoffwechselprodukten anfällt. So beträgt z. B. der Energiebedarf für die Aufrechterhaltung des Stoffwechsels beim Nullwachstum ca. 84 kcal/kg KG und Tag für ein Frühgeborenes mit einem zusätzlichen Bedarf von 4,5 kcal (19,5 kJ) für jedes zugenommene g KG [6].

Diese 3 physiologischen Unterschiede gegenüber dem Erwachsenenalter:
- größerer Extrazellulärraum,
- unreife Niere,
- erhöhter Grundumsatz

sind bei gleichzeitig deutlich vergrößerter Relation von Körperoberfläche zu Körpergewicht dafür verantwortlich, daß der Flüssigkeits- und Elektrolytumsatz im frühen Kindesalter wesentlich höher sind und Defizite daher sehr viel schneller zur Dekompensation und zur vitalen Bedrohung als im Erwachsenenalter führen können.

Basisbedarf im Kindesalter Dosierungen pro kg KG/Tag:

1. Wasser

1. Lebenstag	50 – 70 ml,
2. Lebenstag	70 – 90 ml,
3. Lebenstag	80 – 100 ml,
4. Lebenstag	100 – 120 ml,
5. Lebenstag	100 – 130 ml,
1. Lebensjahr	100 – 140 ml,
2. Lebensjahr	80 – 120 ml,
3. – 5. Lebensjahr	80 – 100 ml,
6. – 10. Lebensjahr	60 – 80 ml,
10. – 14. Lebensjahr	50 – 70 ml,

2. Elektrolyte

Natrium	3 – 5 mmol,
Kalium	1 – 3 mmol,
Kalzium	0,1 – 1 mmol,
Magnesium	0,1 – 0,7 mmol,
Chlorid	3 – 5 mmol,
Phosphat	0,5 – 1 mmol,

Diesen Besonderheiten im Kindesalter muß die Flüssigkeits- und Elektrolytzufuhr Rechnung tragen. Als Faustregel kann dabei gelten, daß für kürzere Eingriffe ohne lange Flüssigkeitskarenz im 1.–5. Lebensjahr ca. 6–10 ml/kg KG und h anzusetzen sind. Ab dem 6. bis zum 10. Lebensjahr kommen ca. 4–8 ml/kg KG und h, darüber hinaus vom 10.–14. Lebensjahr 2–6 ml/kg KG und h zum Ansatz. Bedingt durch die Einflüsse der Operation kommt es auch bei Kindern zu den typischen endogenen Umstellungsreaktionen, in deren Folge eine Tendenz zur Wasserretention erfolgt [3]. Daher müssen auch bei Kindern intraoperativ relativ natriumreiche Infusionslösungen für alle Altersstufen eingesetzt werden, wobei bis zum 3. Lebensjahr Halbelektrolytlösungen und ab dem 3. Jahr ⅔- bis Vollelektrolytlösungen zum Einsatz kommen. Kalium sollte wegen der erhöhten Empfindlichkeit junger Kinder auf dieses Elektrolyt nicht enthalten sein, sondern es muß gezielt, ggf. nach Laborkontrollen, substituiert werden.

Basislösung intraoperativ im Kindesalter:

Na^+	100 mmol/l,
K^+	–
Ca^{++}	2,0 mmol/l,
Mg^{++}	3,0 mmol/l,
Cl^-	90 mmol/l,
$Acetat^-$	20 mmol/l,
Glukose	5 %.

Ein 5 %iger Kohlenhydratzusatz in Form von Glukose ist zur Herstellung der Isotonie bei den hypotonen Elektrolytlösungen erforderlich. Darüber hinaus kann durch die Zufuhr von Glukose Energie in sofort verwertbarer Form zugeführt werden. Da kleine Kinder insbesondere intraoperativ unter Narkosebedingungen den Gefahren erhöhter Wärmeverluste ausgesetzt sind, die zu Hypoglykämie führen können, weil insbesondere Säuglinge und Kleinkinder nur eine begrenzte Menge an Glykogen als akute Energiereserve zur Verfügung haben, erscheint der 5 %ige Glukosezusatz auch unter diesen Aspekten sinnvoll [9]. Bei älteren Kindern oder Erwachsenen, die ohnehin eine ⅔- oder Vollelektrolytlösung erhalten, erscheint es besser, die Glukosesubstitution vom aktuellen Blutzuckergeschehen abhängig zu machen. Insbesondere der immer wiederkehrende Fehler der Applikation einer reinen 5- oder 10 %igen Glukoselösung ohne Elektrolyte ist gerade im Kleinkindesalter wegen des erhöhten Elektrolytbedarfs mit der besonderen Gefahr der Auslösung einer Wasserintoxikation mit konsekutivem Zellödem verbunden.

Als Grundregeln können für die prä- und postoperative Dosierung im Kindesalter gelten, daß die Flüssigkeitszufuhr an der unteren, die Natriumzufuhr an der oberen Dosierungsgrenze ausgerichtet werden sollte. Bei peripheren Eingriffen, z.B. bei Operationen an den Extremitäten, muß sich die Flüssigkeitszufuhr an der unteren, bei Operationen am Thorax und Abdomen an der oberen Dosisgrenze orientieren. Bei Neugeborenen und Frühgeborenen ist der

Bedarf an Natrium und Kalium besonders stark von der Diurese abhängig, so daß u.U. bei geringer Flüssigkeitszufuhr der Kaliumbedarf dieser Kinder auf unter 0,5 mmol/kg KG und Tag absinken kann. Unter diesen Aspekten hat es sich bewährt, entsprechend ihrem Elektrolytgehalt speziell zusammengesetzte Infusionslösungen im Kindesalter für den intraoperativen Bereich für alle Lebensalter sowie für den postoperativen Bereich für Kinder ab dem 3. Lebensjahr zur Anwendung zu bringen [2].

Basislösung Säuglinge und Kleinkinder bis zum 2. Lebensjahr:

Na^+	35 mmol/l,
K^+	18 mmol/l,
Ca^{++}	1,0 mmol/l,
Mg^{++}	1,5 mmol/l,
Cl^-	28 mmol/l,
$Acetat^-$	20 mmol/l,
$Malat^-$	0,2 mmol/l,
P	5,0 mmol/l,
Glukose	5 %.

Basislösung Kinder ab dem 3. Lebensjahr:

Na^+	70 mmol/l,
K^+	18 mmol/l,
Ca^{++}	1,5 mmol/l,
Mg^{++}	2,0 mmol/l,
Cl^-	58 mmol/l,
$Acetat^-$	26,5 mmol/l,
$Malat^-$	0,2 mmol/l,
P	5,0 mmol/l,
Glukose	5 %.

Spezielle Probleme kohlenhydrathaltiger Infusionslösungen

Ein besonderes Kapitel stellt die perioperative Zufuhr kohlenhydrathaltiger Infusionslösungen dar.

Insbesondere für die Applikation von kohlenhydrathaltigen Lösungen gilt, daß sie einer gezielten Indikationsstellung bedürfen, die die Gefahren der applizierten Substrate ebenso berücksichtigt wie deren mögliche Vorteile in besonderen Stoffwechselsituationen. Dabei sind es neben den bereits erwähnten Komplikationen, z.B. durch Überwässerung und Elektrolytentgleisungen, insbesondere die Verwertungseinschränkung von Kohlenhydraten in Streßstoffwechselzuständen sowie hereditäre Kohlenhydratintoleranzen, die zu ernsten Zwischenfällen führen können [12].

Von klinischer Relevanz sind insbesondere 4 biochemische Alterationen im Rahmen von Kohlenhydratintoleranzen:

1. intra- bzw. postoperative streßinduzierte Hyperglykämien,
2. latenter oder manifester Diabetes mellitus,
3. Fruktose-1,6-Diphosphatasemangel,
4. hereditäre Fruktoseintoleranz.

Die Hauptvorteile einer Glukoseapplikation in physiologischen Zuständen, wie z.B. hohe Umsatzkapazität und nahezu ubiquitäre Verwertung, entfallen intra- und postoperativ wegen der verminderten Insulinwirksamkeit bzw. der zumindestens initial während oder nach einer schweren Operation herabgesetzten Insulinsekretion bei gleichzeitig verminderter Glukoseutilisation. Daher können in diesen Zuständen bereits geringe Mengen exogen zugeführter Glukose zu erheblichen Hyperglykämien führen, die oft ihrerseits den Einsatz von Insulin in stark wechselnden Dosierungen erfordern, welches seinerseits zu erheblichen Komplikationen Anlaß sein kann. Gerade in diesen Situationen hat es sich gezeigt, daß die sog. Nichtglukosekohlenhydrate, wie Fruktose, Sorbit und Xylit, erfolgreich als Alternative zur Glukose eingesetzt werden können, zumal sie zu wesentlich geringeren Anstiegen und Schwankungen der Blutglukosekonzentrationen führen können, was sich dann auch unter anderem in der Häufigkeit der per se nicht ganz ungefährlichen Insulinapplikation niederschlägt [12].

Dabei hat es sich herausgestellt, daß die den sog. Nichtglukosekohlenhydraten angelasteten Nebenwirkungen häufig die Folgen drastischer Überdosierungen waren, daher eindeutig als Anwenderfehler deklariert werden müssen und nicht dem Substrat als solchem angelastet werden dürfen.

Unabhängig davon jedoch haben insbesondere im Fruktosestoffwechsel 2 pathologische Veränderungen eine Bedeutung erfahren – nämlich einerseits der Fruktose-1,6-Diphosphatasemangel sowie die hereditäre Fruktoseintoleranz, bei der durch einen Mangel an Aldolase B der Abbau der Fruktose v.a. in der Leber, in der Mukosa des Darmes sowie in der Niere gestört ist. Als wesentlicher klinischer Aspekt muß hervorgehoben werden, daß bei einer nicht erkannten hereditären Fruktoseintoleranz die Fruktose- oder Sorbitapplikation zweifelsfrei zu schweren, oftmals tödlichen Zwischenfällen führen kann, die auf der Grundlage eingetretener, progredienter Hypoglykämien und deren v.a. zentral bedingten Folgeerscheinungen gesehen werden müssen [17]. Dabei ist zu beachten, daß von den sog. Nichtglukosekohlenhydraten nur Fruktose und Sorbit mit dem Risiko einer hereditären Fruktoseintoleranz belastet sind. Eine Xylitintoleranz ist dagegen bislang nicht bekannt [10]. Um Störungen im Elektrolyt- und Säuren-Basen-Status durch die Applikation kohlenhydrathaltiger Lösungen zu vermeiden, ist der Elektrolytgehalt dieser Infusionen der intra- und postoperativen Situation des Patienten sowie dem Energiegehalt der Lösung anzupassen. Die Bemessung der aktuellen individuell benötigten Flüssigkeits- und Elektrolytmengen ergibt sich aus dem in jedem Fall erforderlichen abgestuften Monitoring (Urinausscheidung, Osmolalität im Plasma und Urin, Elektrolytkonzentrationen im Plasma und Urin, Bestimmung der ausscheidungspflichtigen Substanzen).

Bei der Auswahl der Kohlenhydratkomponente in der perioperativen Infusionstherapie müssen unter den oben genannten Aspekten die gleichen Sorgfaltspflichten wie bei jeder anderen Behandlung mit pharmakologisch wirksamen Substanzen angewendet werden. Dies bedeutet, daß auch bei der Auswahl von kohlenhydrathaltigen Infusionslösungen diejenige zur Anwendung kommen muß, die für den Patienten den größtmöglichen Nutzen bei dem geringsten vertretbaren Risiko beinhaltet. So gesehen erscheint die Applikation sorbit- oder fruktosehaltiger Lösungen nicht mehr gerechtfertigt, da mit Glukose und Xylit 2 Zucker zur Verfügung stehen, die nicht mit der Gefahr des Auslösens einer hereditär bedingten Fruktoseintoleranzreaktion behaftet sind.

Zur Vermeidung unnötiger Störungen des Glukosestoffwechsels in der intraoperativen sowie unmittelbar postoperativen Phase hat es sich im Erwachsenenalter bewährt, ausschließlich kohlenhydratfreie Infusionslösungen zur Anwendung zu bringen. Sollte der Anwender, um den Vorteil der proteinsparenden Wirkung von Kohlenhydraten auszunutzen, sich dennoch für eine kohlenhydrathaltige Lösung entscheiden, so kann er auf die am Markt befindlichen 5 %igen Xylitlösungen zurückgreifen, bei deren Applikation keine Intoleranzen auftreten können. Im übrigen muß noch einmal darauf hingewiesen werden, daß die Dosierungsrichtlinien für Kohlenhydrate streng einzuhalten sind, um unnötige Komplikationen und Nebenwirkungen zu vermeiden. Nach neuesten Erkenntnissen sollte dabei wegen der insbesondere perioperativ limitierten Oxidationsrate für Kohlenhydrate die Infusionsgeschwindigkeit für

- Glukose: 0,25 g/kg KG h und für
- Xylit: 0,125 g/kg KG h

nicht überschreiten. Die Tagesmaximaldosis beträgt für Glukose 6,0 g/kg KG und Tag sowie 3,0 g/kg KG und Tag für Xylit. Eine Gesamtkohlenhydratzufuhr bei der Anwendung von Mischlösungen sollte 6 g/kg KG und Tag nicht überschreiten.

Literatur

1. Ahnefeld FW, Schmitz JE (1991) Infusionstherapie – Ernährungstherapie, 2. Auflage, Kohlhammer, Stuttgart Berlin Köln
2. Altemeyer KH, Kraus GB (1990) Die perioperative Infusionstherapie im Kindesalter. Der Anaesthesist 39: 135–143
3. Altemeyer KH, Dick W, Grünert A (1978) Aspekte des posttraumatischen Stoffwechsels im Kindesalter. In: Ahnefeld FW, Bergmann H, Burri C, Dick W, Halmágyi M, Rügheimer E (Hrsg) Grundlagen der Ernährungsbehandlung im Kindesalter. Springer, Berlin Heidelberg New York
4. Anderson RJ, Chung HM, Kluge R, Schrier RW (1985) A prospective analysis of its epidemiology and the pathogenetic role of vasopressin. Ann. intern. Med. 102: 164–168
5. Baur H (1972) Der Wasser- und Elektrolythaushalt des Kranken. In: Anaesthesiologie und Wiederbelebung, Springer, Berlin Heidelberg New York
6. Brook OG, Alvear J and Arnold M (1979) Energy retention, energy expenditure and growth in healthy immature infants. In: Pediat.Res. 13: 215

7. Dick W, Seeling W (1977) Prä- intra- und postoperative Basis- und Korrekturtherapie im Wasser-Elektrolyt- und Säuren-Basen-Haushalt. In: Ahnefeld FW, Bergmann H, Burri C, Dick W, Halmágyi M, Rügheimer E (Hrsg) Wasser- Elektrolyt- und Säuren-Basen-Haushalt, Klinische Anästhesiologie und Intensivtherapie. Springer, Berlin Heidelberg New York, 54–74
8. Halmágyi M, Müller-Suur N (1981) Flüssigkeitsbedarf und Flüssigkeitsregulation in der perioperativen Phase. In: Schlimgen R, Müller FG, Kalff G (Hrsg) Infusion, Transfusion, enterale und parenterale Ernährung. perimed, Erlangen, p. 9
9. Heine W (1991) Kohlenhydrate in parenteralen Nährlösungen für die Pädiatrie – eine kritische Bewertung. Infusionstherapie 18: 160–164
10. Horecker BL, Lang K, Takagi Y (1967) Pentoses and Pentitols. Springer, Berlin Heidelberg New York
11. Lang F, Deetjen P, Reissigl (1984) Wasser- und Elektrolythaushalt – Physiologie und Pathophysiologie. In: Reissigl H (Hrsg) Handbuch der Infusionstherapie und klinische Ernährung. Karger, Basel München, Paris London New York Tokyo Sydney
12. Schmitz JE, Grünert A, Ahnefeld FW (1989) Kohlenhydratintoleranzen. Akt Ernährungsmed 14: 253–258
13. Seeling WD, Ahnefeld FW (1988) Störungen des Wasser-, Elektrolyt- und Säuren-Basen-Status. Wissenschaftliche Verlagsgesellschaft Stuttgart Altemeyer KH, Dick W, Grünert A (1978) Aspekte des posttraumatischen Stoffwechsels im Kindesalter. In: Ahnefeld FW, Bergmann H, Burri C, Dick W, Halmágyi M, Rügheimer E (Hrsg) Grundlagen der Ernährungsbehandlung im Kindesalter. Springer, Berlin Heidelberg New York
14. Snyder NA, Feigal DW, Arieff AI (1987) Hypernatremia in elderly patients. A heterogenous, morbid, and iatrogenic entity. Ann. intern. Med. 107: 309–319
15. Truniger B (1977) Störungen des Elektrolythaushaltes – Meßgrößen, Nomenklatur und Störfaktoren. In: Ahnefeld FW, Bergmann H, Burri C, Dick W, Halmágyi M, Rügheimer E (Hrsg) Wasser- Elektrolyt- und Säuren-Basen-Haushalt, Klinische Anästhesiologie und Intensivtherapie. Springer, Berlin Heidelberg New York, 38–53
16. Truniger B (1974) Wasser- und Elektrolythaushalt. Diagnostig und Therapie
17. Wagner W, Wolf AS (1984) Todesfall nach Fruktose- und Sorbitinfusion. Anaesthesist 33: 573

Heparin und Protamin – ohne Risiko?

P. Schmucker

Heparin

Heparinbedingte hämodynamische Reaktion

Während schwere hämodynamische Reaktionen mit Absinken von totalem peripherem Widerstand und Ansteigen des pulmonalen Gefäßwiderstands nach der Antagonisierung einer systemischen Heparinisierung durch Bolusinjektion von Protamin wohlbekannt sind, gilt die Injektion von Heparin selbst vor der Implantation von Gefäßprothesen oder vor extrakorporaler Zirkulation weitgehend als risikolos. Anhand von Einzelfallbetrachtungen sowie bei genaueren Untersuchungen wird jedoch klar, daß unmittelbar nach i.v. Bolusinjektion von Heparin in Dosen von mehr als 10000 Einheiten eine deutliche hämodynamische Reaktion mit Absinken des arteriellen Mitteldrucks und des peripheren Gefäßwiderstands sowie Ansteigen des Herzindex auftritt [3, 7, 31]. Diese Reaktion kann in Einzelfällen erheblich ausgeprägt sein und den Patienten vital gefährden. Da unmittelbar nach Heparininjektion im Rahmen des operativen Vorgehens eine Reihe von chirurgischen Manipulationen wie etwa in der Herzchirurgie die Kanülierung von Aorta und rechtem Vorhof, in der Gefäßchirurgie das Abklemmen von Gefäßen erfolgt, wird die heparinbedingte hämodynamische Reaktion jedoch meist diesen chirurgischen Manipulationen zugeschrieben und nicht im erforderlichen Ausmaß beachtet.

Da im Rahmen der koronaren Revaskularisationsoperationen die Arteria mammaria interna heute häufiger präpariert wird als früher, wird das zur extrakorporalen Zirkulation erforderliche Heparin ebenfalls früher injiziert, um dadurch das Ansaugen der während der Mammariapräparation aufgetretenen Blutverluste in das Kardiotomiereservoir zu ermöglichen. Aufgrund dieser zeitlichen Entfernung der Heparininjektion von der Kanülierung bzw. dem Beginn der extrakorporalen Zirkulation gewinnt die heparinbedingte hämodynamische Reaktion für den Anästhesisten an Bedeutung.

Als Auslöser für die heparinbedingte periphere Vasodilatation wurden zunächst mehrere ursächliche Wirkungsmechanismen diskutiert. Hierzu zählen v.a. eine Abnahme der Konzentration des ionisierten Kalziums im Serum nach Heparininjektion sowie der Anstieg der Histaminkonzentration im Serum.

Heparin führt durch komplexe Bindung von Kalziumionen zu einer dosisabhängigen Abnahme der Spiegel des ionisierten Kalziums [36]. Tabelle 1 zeigt einige wichtige Ergebnisse einer Untersuchung von Urban et al. über den Zusammenhang zwischen der Abnahme des ionisierten Kalziums im Serum und

Tabelle 1. Gesamtkalzium (Ca_{tot}), ionisiertes Kalzium (Ca^{++}), arterieller Mitteldruck (MAP), systemischer Gefäßwiderstand (*SVR*) und Herzindex (*CI*) unmittelbar vor sowie nach Injektion von Heparin (300 IU/kg KG), n = 20 (Kalziumkonzentrationen) bzw. n = 11 (hämodynamische Werte). (Nach Urban et al. [36])

	Vor Heparin	Nach Heparin	Signifikanzniveau
Ca tot ($mmol \cdot l^{-1}$)	2,09 ± 0,13	2,09 ± 0,09	n.s.
Ca^{++} ($mmol \cdot l^{-1}$)	1,14 ± 0,10	1,04 ± 0,14	$p < 0{,}01$
MAP (mm Hg)	78,4 ± 13,0	68,0 ± 14,9	$p < 0{,}001$
SVR ($dyn \cdot s \cdot cm^{-5}$)	1402 ± 432	1187 ± 344	$p < 0{,}05$
CI ($l \cdot min \cdot m^{-2}$)	2,41 ± 0,38	2,42 ± 0,41	n.s.

hämodynamischen Veränderungen nach Injektion von Heparin in einer Dosis von 300 Einheiten pro kg KG [37]. Hier zeigt sich sehr deutlich, daß bei gleichbleibendem totalem Kalzium die Konzentration des ionisierten Kalziums mäßig, aber signifikant um etwa 8 % des Ausgangswerts absinkt. Zeitlich parallel fällt der arterielle Mitteldruck um etwa 13 % des Ausgangswerts im Durchschnitt, was bei unverändertem Herzindex auf ein Absinken des peripheren Gefäßwiderstands zurückzuführen ist. In einer 2. Stufe der Untersuchung wird die Vermutung, daß das Absinken der Spiegel des ionisierten Kalziums nach Heparininjektion ursächlich für die heparinbedingte Kreislaufreaktion sei, dadurch untermauert, daß sich bei 9 weiteren Patienten das Absinken des arteriellen Mitteldrucks durch Injektionen von 125 mg Kalziumchlorid zusammen mit der Heparindosis vollständig verhindern ließ.

Bei dieser Interpretation ist problematisch, daß bei den 9 Patienten, welche zusammen mit dem Heparin Kalzium erhielten, das Herzzeitvolumen und damit der totale periphere Widerstand nicht gemessen wurden. Es ist aus diesem Grunde nicht festzustellen, ob das Ausbleiben des Absinkens des arteriellen Mitteldrucks durch ein Ausbleiben des Absinkens des peripheren Gefäßwiderstands, wie von den Autoren vermutet, oder vielmehr durch ein Ansteigen des Herzindex aufgrund der positiv-inotropen Wirkung der angestiegenen Kalziumkonzentration zu erklären ist. Aus der zitierten Untersuchung geht deshalb nicht mit letzter Sicherheit hervor, daß die Einlagerung von Kalzium in Heparin-Kalzium-Komplexe mit nachfolgendem Absinken der Spiegel des ionisierten Kalziums tatsächlich ursächlich ist für die heparinbedingte hämodynamische Reaktion.

Eine weitere Erklärungsmöglichkeit ergibt sich aus der biologischen Speicherung und der Gewinnung von Heparin. Nachdem die Tatsache der Speicherung von Histamin in Gewebsmastzellen nachgewiesen worden war [28], konnte gezeigt werden, daß ein enger Zusammenhang zwischen der Speicherung von Histamin und der von Heparin besteht. Tatsächlich werden Histamin und Heparin, komplex aneinander gebunden, gemeinsam in der Gewebsmastzelle gespeichert [20, 40]. Diese salzartige Komplexbindung wird bei zunehmend alkalischem Milieu instabil, so daß beide Verbindungen freigesetzt werden.

Bei der kommerziellen Gewinnung von Heparin wird weiterhin von den Gewebsmastzellen der Schweinedarmmukosa oder der Rinderlunge ausgegangen. Die Reinigungsverfahren für das derzeit auf dem Markt befindliche Heparin verschiedener Hersteller erlauben es, eine Kontamination mit Proteinbestandteilen weitgehend auszuschließen. Eine Kontamination des Heparins mit Histamin, welches trotz der Reinigung in Resten noch komplex an Heparin gebunden sein könnte, ist jedoch wohl nicht mit gleicher Sicherheit auszuschließen. So wird bei Hydrolyse von handelsüblichem Heparin Histamin freigesetzt, was sowohl durch die biologische Aktivität an glatter Muskulatur als auch fluorimetrisch nachzuweisen ist [17]. Hohe Dosen von Heparin wirken im Tiermodell ähnlich wie Histamin positiv-inotrop [16].

Die zuletzt erwähnten Befunde liegen etwa 30 Jahre zurück, so daß aufgrund der inzwischen veränderten Reinigungsverfahren des Heparins Zweifel an ihrer aktuellen Relevanz geäußert werden könnten. Doch läßt sich nach der Mischung klinischer Dosen von Heparin mit menschlichem Blut in vitro ein deutlicher und signifikanter Anstieg der Histaminkonzentrationen im Plasma dieser Blutproben nachweisen ([4]; s. Abb. 1). Dieser Effekt läßt sich für alle derzeit handelsüblichen Heparinpräparationen zeigen, sowohl für Präparationen, welche von Schweinedarmmukosa ausgehen, als auch für solche, deren Ausgangsmaterial Rinderlunge ist. Die graduellen Unterschiede zwischen den Effekten der einzelnen Präparationen sind statistisch nicht zu sichern.

Demnach liegt der Verdacht nahe, daß Histamin, welches in den handelsüblichen sauren Präparationen noch komplex an Heparin gebunden ist, beim Übergang in ein Milieu mit höherem pH-Wert durch Kontakt mit dem Blut aus der Bindung freigesetzt wird.

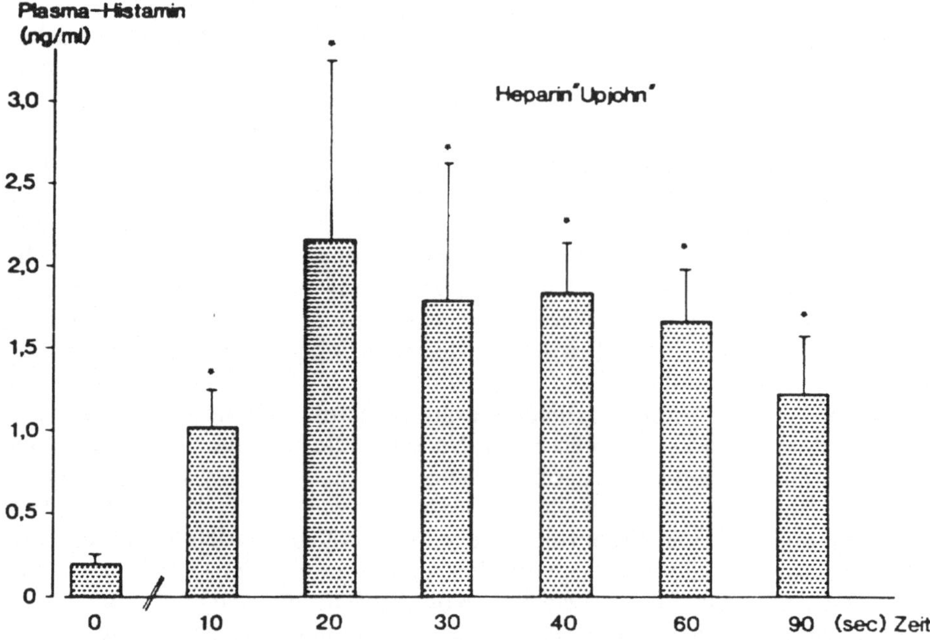

Abb. 1. Plasmahistaminkonzentrationen vor (0) und 10, 20, 30, 40, 60 und 90 s nach Zugabe von 400 E Heparin Upjon zu 60 ml Nativblut in vitro; n = 7; $\bar{x} \pm$ SEM; * $p < 0{,}05$

Ein Anstieg der Histaminkonzentrationen läßt sich auch nach der Injektion von Heparin bei Patienten zeigen [6]. Abbildung 2 zeigt den Verlauf der Plasmahistaminkonzentration nach der Injektion von 375 Einheiten pro kg KG konservierungsstofffreien Heparins. Es wird ein deutliches und signifikantes Ansteigen der Histaminspiegel in Bereiche von knapp 1 ng/ml sichtbar. Für Konzentrationen von 2 ng/ml werden bereits schwere Symptome wie ausgedehnte Hautrötung und Hypotension beschrieben [8]. Nach Injektion von Heparin in den rechten Vorhof vor extrakorporaler Zirkulation in der angegebenen Dosis sind Histaminkonzentrationen von durchschnittlich 3 ng/ml bereits weniger als 10 s nach der Injektion in Blutproben aus dem linken Vorhof zu messen [6]. Anstiege der Histaminkonzentrationen lassen sich auch nach niedrigeren Dosen von Heparin zeigen, so wie sie etwa in der Gefäßchirurgie verwendet werden (10000 Einheiten). Obgleich sich im Tiermodell ein von hämodynamischen Reaktionen gefolgter Anstieg der Histaminkonzentrationen auch nach der Injektion des in vielen Heparinpräparationen als Konservierungsstoff enthaltenen Benzylalkohols zeigen läßt, scheint dieser Konservierungsstoff nicht die entscheidende Rolle zu spielen, da die Anstiege der Histaminspiegel auch nach konservierungsstofffreiem Heparin zu demonstrieren sind [6].

Das Ansteigen der Plasmahistaminkonzentration nach Injektion von Heparin bei Patienten ist von einer hämodynamischen Reaktion gefolgt, wie Abb. 3 und 4 bei der gleichen Patientengruppe wie in Abb. 2 mit einem signifikanten Abfall des arteriellen Mitteldrucks und des systemischen Gefäßwiderstands zeigen. Diese hämodynamische Reaktion ist 3 min nach Heparininjektion am stärksten ausgeprägt.

Die Annahme, daß die heparininduzierte hämodynamische Reaktion wesentlich histaminbedingt ist, wird auch durch die Tatsache gestützt, daß sie sich durch die vorherige Applikation von H_1- und H_2-Histaminantagonisten aufheben läßt. Hierbei ist jedoch zu beachten, daß Histaminantagonisten,

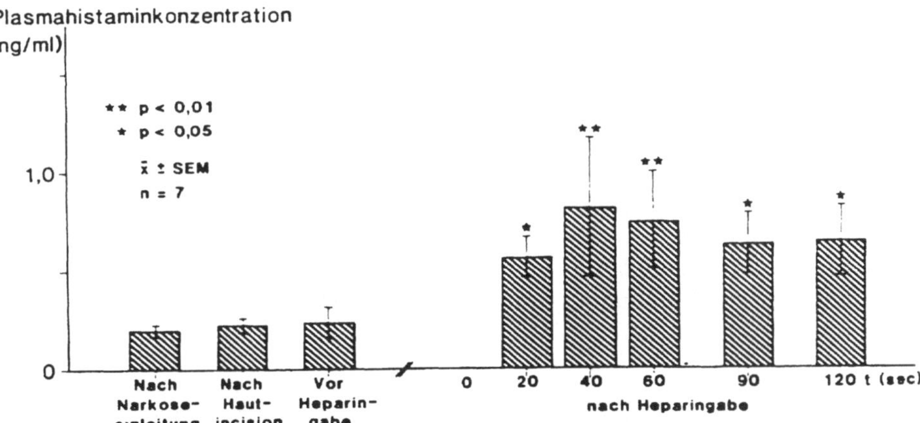

Abb. 2. Plasmahistaminkonzentrationen zu 3 verschiedenen Zeitpunkten vor sowie 20, 40, 60, 90 und 120 s nach Injektion von 375 E/kg KG Heparinnatrium Braun 10000 (konservierungsmittelfrei) bei koronarer Bypassoperaton. Dargestellt sind die Mittelwerte mit den mittleren Standardfehlern

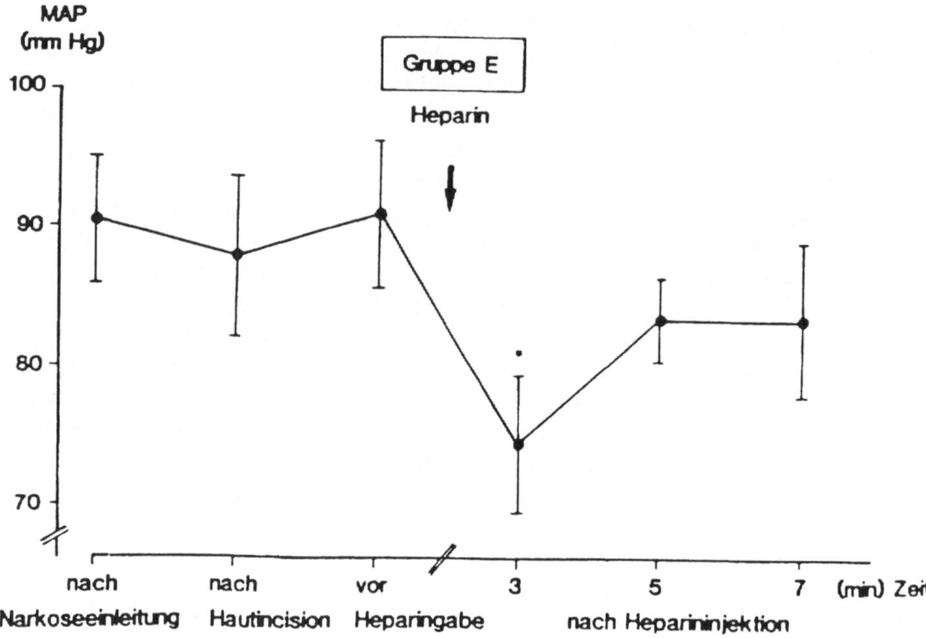

Abb. 3. Arterieller Mitteldruck (*MAP*) zu 3 verschiedenen Zeitpunkten vor Injektion von 375 E Heparinnatrium Braun pro kg KG sowie 3,5 und 7 min danach; n = 7; $\bar{x} \pm$ SEM; * $p < 0{,}05$

welche länger als 20 min vor Heparininjektion appliziert wurden, die heparinbedingte hämodynamische Reaktion nicht gänzlich aufheben, sondern nur abschwächen. Die Abbildungen 5, 6 und 7 zeigen die Histaminspiegel sowie arteriellen Mitteldruck und systemischen Gefäßwiderstand bei Patienten, welche 15 min vor der Injektion von 375 Einheiten Heparin pro kg KG in den rechten Vorhof zum Zweck der Antikoagulation vor extrakorporaler Zirkulation eine Kurzinfusion von 400 mg Cimetidin und 8 mg Dimetindenmaleat in 100 ml physiologischer Kochsalzlösung über 10 min erhalten hatten. Die Ausgangswerte der Histaminkonzentrationen sind hier gegenüber den in Abb. 2 gezeigten Befunden etwas erhöht, was durch die Tatsache zu erklären ist, daß auch Histaminantagonisten in einem gewissen Umfang zur Histaminfreisetzung führen. Trotzdem kommt es zu einem signifikanten, jedoch weniger ausgeprägten Ansteigen der Histaminkonzentration nach Heparininjektion. Das Absinken des arteriellen Mitteldrucks und des systemischen Gefäßwiderstands bleibt in dieser Gruppe jedoch gänzlich aus, wie Abbildung 6 und 7 zeigen.[1]

---

[1] Die Abbildungen 1–7 sind der Habilitationsschrift von Priv.-Doz. Dr. med. Monika Adt mit dem Titel „Kreislaufbeeinflussung und Histaminfreisetzung nach Heparininjektion bei herzchirurgischen Patienten und Prophylaxye der heparinbedingten Kreislaufeffekte durch die Anwendung von H_1- und H_2-Rezeptorantagonisten“ entnommen.

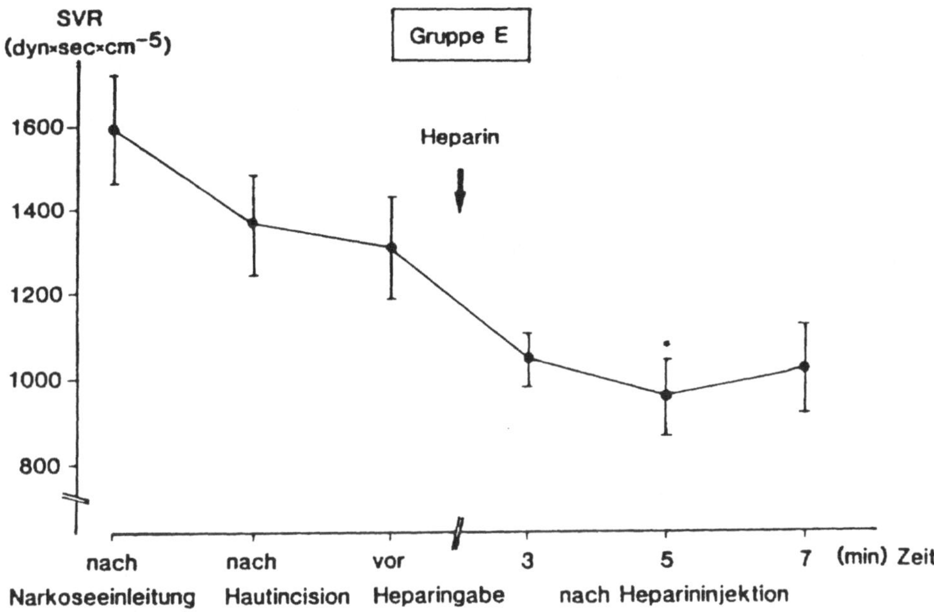

Abb. 4. Totaler peripherer Widerstand (*SVR*) vor und nach Injektion von Heparin; n = 7; $\bar{x} \pm$ SEM; * $p < 0{,}05$

Zur heparinbedingten Kreislaufreaktion lassen sich demnach folgende zusammenfassende Aussagen machen:

1. Unmittelbar nach i.v.-Injektion von Heparin kommt es zu einem signifikanten Ansteigen der Plasmahistaminkonzentration. Dies ist wahrscheinlich auf die Freisetzung von Histamin zurückzuführen, welches, komplex gebunden, mit dem Heparin zugeführt wird.
2. Nach Heparininjektion kommt es zu einer hämodynamischen Reaktion. Diese ist geprägt durch ein Absinken des arteriellen Mitteldrucks, welches auf ein Absinken des peripheren Gefäßwiderstands zurückgeht. Gleichzeitig steigt das Herzzeitvolumen an.
3. Durch Applikation von H_1- und H_2-Antagonisten (400 mg Cimetidin und 8 mg Dimetindenmaleat als Kurzinfusion) nicht länger als 20 min vor Heparininjektion läßt sich die heparinbedingte hämodynamische Reaktion aufheben.

Hier erhebt sich die Frage, ob die prophylaktische Applikation von H_1- und H_2-Antagonisten vor Heparininjektion zur allgemeinen Regel gemacht werden kann. Da jedoch auch die Applikation dieser Pharmaka nicht von Nebenwirkungen frei ist, ist dies derzeit wohl zu verneinen.

Dagegen kann als Empfehlung ausgesprochen werden, daß das vor extrakorporaler Zirkulation oder während gefäßchirurgischer Eingriffe injizierte Heparin langsam gegeben werden sollte. Es existieren zwar derzeit keine kontrollierten Studien, welche zeigen, daß eine langsame Applikation die heparinbe-

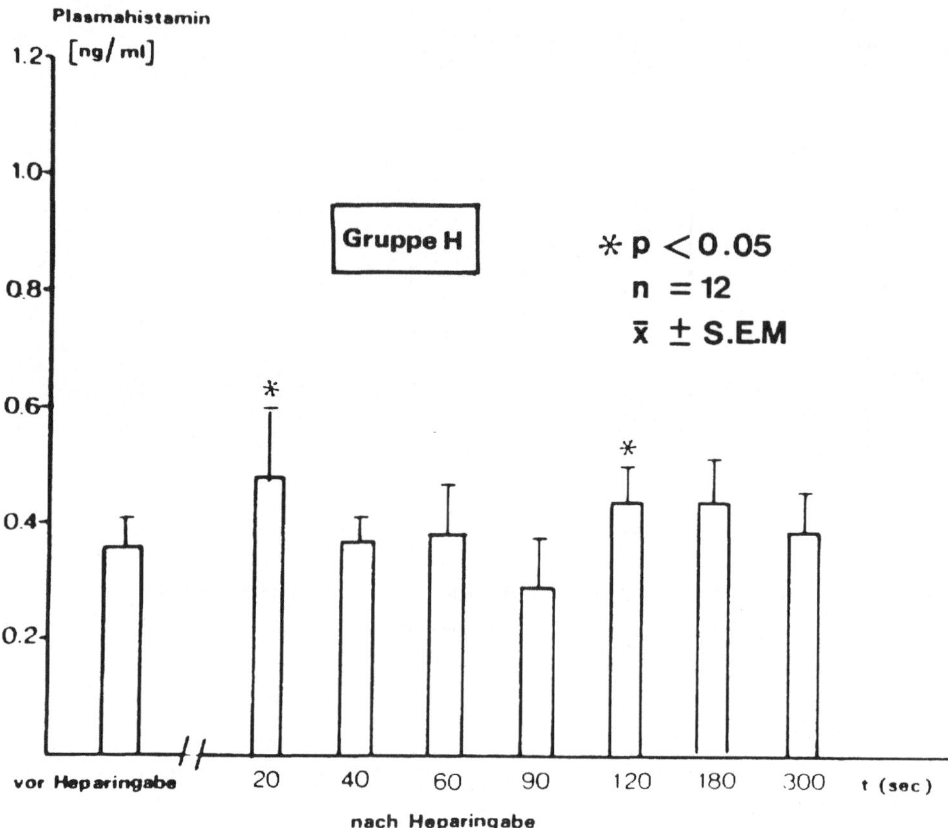

Abb. 5. Plasmahistaminkonzentrationen vor sowie 20, 40, 60, 90, 1120, 180 und 300 s nach Injektion von 375 E Heparin Medac pro kg KG nach vorausgegangener Infusion von Cimetidin und Dimetindenmaleat

dingte Kreislaufreaktion ausschließt oder abmildert. Doch liegt es nahe, daß bei der in der Regel schnellen Klärung des Blutes von Histamin die für die hämodynamische Reaktion erforderlichen relativ hohen Spiegel bei langsamer Injektion nicht im gleichen Ausmaß erreicht werden wie bei schneller Bolusinjektion.

Weiter kann davon ausgegangen werden, daß die heparinbedingte hämodynamische Reaktion um so ausgeprägter verlaufen wird, je hypovolämischer der Patient ist. Auch aus diesem Grund sollte der Patient während der Narkose ein ausgeglichenes Infusionsregime erhalten.

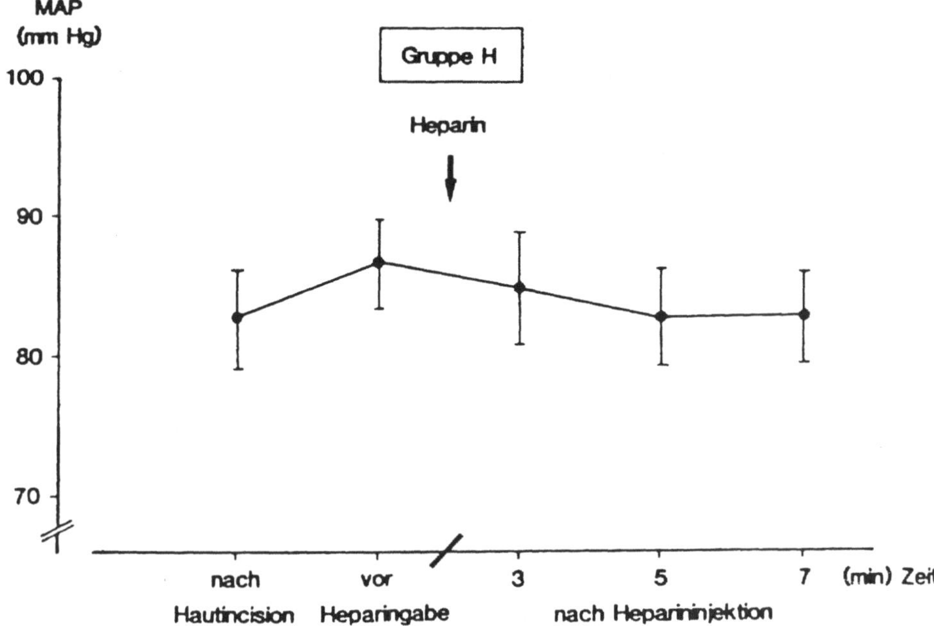

Abb. 6. Arterieller Mitteldruck (*MAP*) zu 2 Zeitpunkten vor sowie 3, 5 und 7 min nach Injektion von 375 E Heparin Medac pro kg KG. Vor Heparingabe wurden Cimetidin und Dimetindenmaleat als Histaminantagonisten infundiert; n = 12; $\bar{x} \pm$ SEM

Unzureichende Antikoagulation bei beginnender extrakorporaler Zirkulation

Besonders im Zusammehang mit der extrakorporalen Zirkulation ist eine der größten Gefahren, daß injiziertes Heparin nicht im erwarteten Ausmaß gerinnungshemmend wirkt. Das Einsetzen der Blutgerinnung an der extrakorporalen Zirkulation ist mit katastrophalen Folgen für den Patienten verbunden, da in einem solchen Falle die extrakorporale Zirkulation wegen Verlegung der Filter durch Koagel unterbrochen werden muß. Da bei den Patienten in der Regel zu diesem Zeitpunkt keine ausreichende Herzaktion mehr zu erzielen ist, andererseits aber die mit Beginn der extrakorporalen Zirkulation ebenfalls begonnene Hypothermie noch nicht ausreichend fortgeschritten ist, um eine adäquate Organprotektion trotz Sistieren der Zirkulation zu gewährleisten, kommt es auch dann zu irreversiblen Schäden oder zum Tod des Patienten, wenn eine intravasale Koagulation nicht initiiert wird. Dieser Punkt ist deshalb anzuführen, weil er eines der wesentlichen Risiken im Umgang mit Heparin zur extrakorporalen Zirkulation darstellt.

Die Wirkung einer bestimmten Heparindosis auf die Gerinnung eines individuellen Patienten ist nicht sicher vorherzusagen [10]. Die Injektion von Heparin vor Beginn der extrakorporalen Zirkulation kann übersehen werden, besonders dann, wenn der Zustand des Patienten die sofortige Kanülierung und den Beginn der extrakorporalen Zirkulation erfordert bei gleichzeitiger ander-

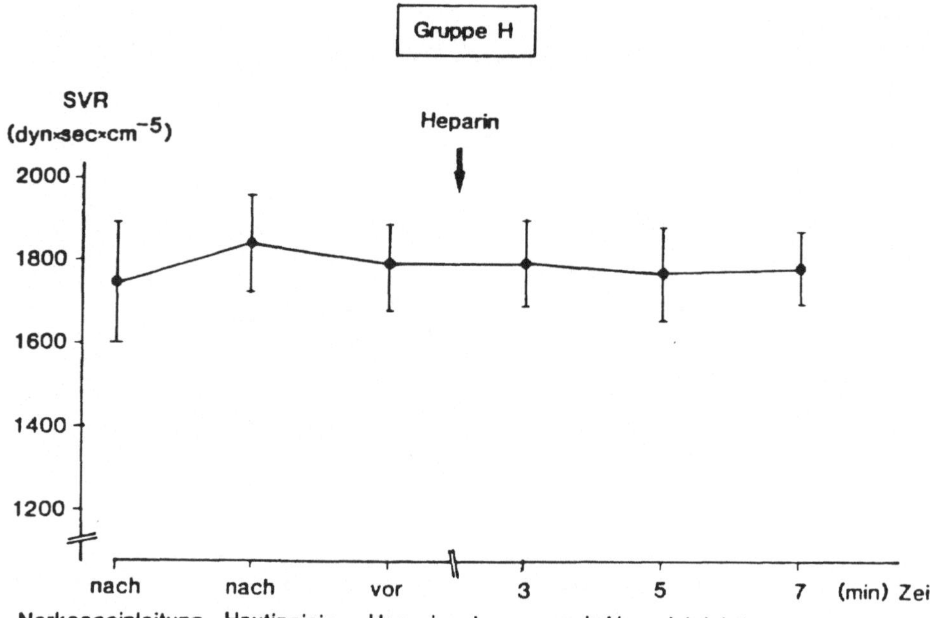

Abb. 7. Totaler peripherer Widerstand (*SVR*) zu 2 Zeitpunkten vor sowie 3, 5 und 7 min nach Injektion von 375 E pro kg KG Heparin Medac. Der Heparininjektion ist eine Infusion von Histaminantagonisten vorausgegangen; n = 12; $\bar{x} \pm$ SEM; Patienten wie in Abb. 6

weitiger extensiver Therapie, wie dies etwa bei einem Kreislaufstillstand während der Thorakotomie eintritt. Selbst dann, wenn eine grundsätzlich ausreichende Heparindosis gegeben wird, können Umstände vorliegen, welche die Wirkung dieser Dosis verhindern. So kann etwa der „zentralvenöse" Katheter, durch welchen injiziert wurde, unbemerkt paravasal liegen.

Aus all diesen Gründen ist es unerläßlich, daß das Vorliegen einer ausreichenden Antikoagulation vor Beginn der extrakorporalen Zirkulation überprüft wird. Hierzu bietet sich etwa die Überwachung der ACT („activated coagulation time") an [10]. Hier wird die Gerinnung einer Probe von Nativblut mittels eines Aktivators untersucht. Der Normalwert der ACT beträgt zwischen 100 und 160 s, eine ACT von 400 s gilt als sicher für die extrakorporale Zirkulation, bei einer ACT von weniger als 300 s sollte diese keinesfalls begonnen werden. Hier ist zu beachten, daß auch wegen der zur Testung der ACT erforderlichen Zeitspanne das Heparin entweder in Absprache zwischen dem Anästhesisten, dem Operateur und dem Kardiotechniker frühzeitig genug gegeben werden muß, oder aber daß mit dem Beginn der extrakorporalen Zirkulation unbedingt so lange zu warten ist, bis eine ACT von mindestens 300 s sicher ist.

Heparininduzierte Thrombozytopenie (HIT)

Da Heparin zur Aggregation von Thrombozyten führt, kann bei etwa 25 % der Patienten nach Injektion von Heparin ein mäßiges Absinken der Thrombozytenzahlen beobachtet werden. Hiervon abzugrenzen ist die echte heparininduzierte Thrombozytopenie (HIT). Sie geht auf Antikörper der Klasse IgG zurück, welche gegen heparinspezifische Strukturen gerichtet sind und durch Interaktion mit dem Heparin-Thrombozyten-Komplex die Freisetzung von gerinnungsaktiven Plättchenfaktoren auslösen [30]. Entsprechend besteht die klinische Symptomatik der HIT in rezidivierenden Gefäßverschlüssen durch Thromboembolien, welche bei Erstmanifestation etwa 8–12 Tage nach Beginn der Heparintherapie auftreten.

Obgleich die HIT eine seltene Erkrankung ist, ist sie beim Auftreten von Thromboembolien unter längerdauernder Heparintherapie grundsätzlich in Erwägung zu ziehen. Typische Laborparameter sind eine Thrombozytenzahl von weniger als 5000/mm^3, ein reduzierter Plasmafibrinogenspiegel bei Erhöhung der Konzentration der Fibrinspaltprodukte und eine Aktivierung der Megakaryozyten im Knochenmark. Die Therapie besteht in der Heparinkarenz [26].

Bei Patienten, bei welchen trotz bekannter HIT wegen dringlicher herzchirurgischer Operationen eine Applikation von Heparin nicht zu umgehen ist, wird die Applikation des Prostacyclinanalogons Iloprost vor Injektion von Heparin empfohlen. Die Infusion dieser kurzwirksamen Substanz ist so lange fortzuführen, bis das Heparin mit Hilfe von Protamin antagonisiert ist. Die HIT mit ihren Folgen wird hierdurch aufgehoben [1].

Aktivierung der Lipoproteinlipase durch Heparin

Nach Injektion von Heparin wird aus verschiedenen Geweben das Enzym Lipoproteinlipase freigesetzt. Aufgrund der erhöhten Aktivität dieses Enzyms im Serum kommt es zur Hydrolyse von Triglyzeriden. Hierauf beruht die bekannte „Klärwirkung“ von Heparin bei lipämischem Plasma [29].

Nach Heparininjektion steigt die Konzentration von nichtproteingebundenen Digitalisglycosiden wie Digitoxin im Plasma an [34]. Dies ist mit großer Wahrscheinlichkeit auf das Ansteigen der Konzentrationen der freien Fettsäuren aufgrund der Hydrolyse von Triglyzeriden zurückzuführen [9], welche das Digitoxin teilweise aus der Plasmabindung freisetzen. Die klinische Bedeutung dieses Phämonens ist nicht geklärt. Doch konnte beim experimentellen Myokardinfarkt im Tiermodell gezeigt werden, daß nach der Injektion von Heparin signifikant häufiger Arrhythmien auftraten als in der Kontrollgruppe [22].

Auch andere Pharmaka wie etwa einzelne Benzodiazepine werden nach Heparininjektion aufgrund des Ansteigens der Konzentration freier Fettsäuren aus der Proteinbindung verdrängt [13]. Auch hier ist über die klinische Bedeutung noch keine klare Aussage möglich.

Protamin

Systemische Reaktionen nach Protamin zur Antagonisierung von Heparin

Unerwünschte Reaktionen nach der i.v.-Applikation von Protamin zur Antagonisierung einer Antikoagulation durch Heparin sind häufig beschrieben worden [33, 38]. Als Reaktionen wurden Erytheme, Urtikaria, Bronochspasmus, systemische Hypotension sowie pulmonale Hypertension jeweils in wechselnden Kombinationen und in unterschiedlichem Ausmaß bis hin zum Atem- und Kreislaufstillstand beschrieben. Ein einheitlicher Pathomechanismus konnte trotz intensiver Bemühungen bislang nicht klar festgestellt werden. Vielmehr scheint eine ganze Reihe von unterschiedlichen pathogenetischen Faktoren eine Rolle zu spielen.

Protaminallergie

Ein Teil der systemischen Reaktionen nach Protaminapplikation konnte aufgrund genauerer Nachforschungen im Einzelfall als anaphylaktische bzw. anaphylaktoide Reaktionen auf dem Boden einer Allergie gegen Protamin identifiziert werden [38]. Von Bedeutung ist hierbei, daß einzelne Patientengruppen mit einem erhöhten Risiko einer Protaminallergie und damit einer protamininduzierten anaphylaktischen Reaktion belastet sind. Protamin wird aus Lachstestikeln gewonnen [19]. Es ist daher kaum überraschend, daß anaphylaktoide Reaktionen nach Protamin gehäuft bei Patienten mit Allergien gegen Fischeiweiß auftreten [26]. Möglicherweise auf dem Boden einer immunologischen Kreuzreaktion lassen sich zirkulierende Antikörper des Typs IgG gegen Protamin bei vasektomierten Männern in 35 % der untersuchten Fälle ($n = 55$) nachweisen [2]. Bei Diabetikern, die mit einer protaminhaltigen Insulinpräparationen behandelt wurden und die eine unerwünschte Reaktion nach Protaminapplikation gezeigt hatten, konnten erhöhte Spiegel von Antikörpern der Klassen IgG und IgE gemessen werden. Die Anwesenheit dieser Antikörper bei mit Protamininsulin behandelten Diabetikern ist mit einem stark erhöhten Risiko einer unerwünschten Reaktion nach Protamin verknüpft. Patienten, welche wegen eines Diabetes mit einer protaminhaltigen Insulinpräparation behandelt werden, stellen eine Risikogruppe für eine unerwünschte Reaktion nach Protamin dar; das Risiko einer solchen Reaktion ist gegenüber einem unselektierten Kontrollkollektiv auf das bis zu 50fache erhöht [15, 39].

Hier ergibt sich wiederum die Frage, ob bei Patienten aus einer der genannten Risikogruppen (Patienten mit Fischeiweißallergie, vasektomierte Männer und Diabetiker, die mit protaminhaltigen Insulinpräparationen behandelt werden) vor einer zu erwartenden intravenösen Protaminapplikation spezielle Vorkehrungen zu empfehlen sind. So könnte eine Prophylaxe mit kombinierter Applikation von H_1- und H_2-Histaminantagonisten, evtl. im Verein mit Glukokortikosteroiden, in Erwägung gezogen werden. Eine allgemeine Empfehlung kann aufgrund der derzeitigen Kenntnis nicht ausgesprochen werden, sicherlich ist aber eine solche prophylaktische Behandlung in Einzelfällen mit besonders hoher Wahrscheinlichkeit einer anaphylaktischen oder anaphylaktoiden Reaktion nach Protamininjektion unter Abwägung der Risiken vertretbar.

„Unspezifische" Histaminfreisetzung nach Protamininjektion

Nach Injektion von Protamin zur Antagonisierung einer systemischen Heparinisierung wegen extrakorporaler Zirkulation kommt es zu einem erheblichen Ansteigen der Histaminspiegel im Serum (Abb. 8; [5]). Diese Histaminfreisetzung kann jedoch nur teilweise für die Kreislaufreaktionen nach Protamin verantwortlich gemacht werden. Patienten, welche vor rascher Protamininjektion (2,5 mg/s) H_1- und H_2-Histaminantagonisten erhalten hatten, zeigten im Vergleich zur unbehandelten Kontrollgruppe einen deutlich weniger ausgeprägten und kürzer anhaltenden Abfall des arteriellen Mitteldrucks [27]. Das Absinken des arteriellen Mitteldrucks konnte durch die Prophylaxe jedoch nicht vollständig verhindert werden.

Thromboxanvermittelte Protaminreaktion

Im Gegensatz zum Menschen, bei dem die protaminbedingte unerwünschte Arzneimittelreaktion offenbar auf unterschiedliche Pathomechanismen zurückzuführen ist und wohl deshalb auch verschiedene Verläufe zeigt, läßt sich bei Versuchstieren wie Schafen und Schweinen eine uniform verlaufende Reaktion auslösen, deren Pathogenese weitgehend geklärt erscheint. Bei diesen Tieren tritt nach intravenöser Injektion von Protamin neben einer systemischen Hypotension eine pulmonale Hypertension auf. Gleichzeitig kommt es zur Komplementaktivierung und zur Zunahme der Spiegel von Thromboxan B 2 im Serum [25] sowie zu einem deutlichen Absinken der Leukozyten- und Thrombozytenzahlen im Blut. Komplementaktivierung und ein Anstieg des Thromboxan-B 2-Spiegels konnten in einer prospektiven Studie an insgesamt 48 Patienten auch bei 2 Patienten (4,2 % des untersuchten Gesamtkollektivs) nachgewiesen werden, bei welchen gleichzeitig systemische Hypotension, pulmonale Hypertension und ein Anstieg der Beatmungsdrücke auftraten [13]. Bei Patienten, bei denen dieser Symptomkomplex Folge der Protamininjektion ist, ohne daß eine anaphylaktisch-anaphylaktoide Reaktion im eigentlichen Sinn vorliegt, ist somit eine Schlüsselrolle des Mediators Thromboxan A 2 als sehr wahrscheinlich anzusehen. Bei der typischen Protaminreaktion der Versuchstiere darf diese Rolle für das Thromboxan als gesichert gelten: die klinische Reaktion auf die Protamininjektion läßt sich durch die prophylaktische Applikation eines Thromboxan-A 2-Rezeptorantagonisten aufheben [12], und sowohl Anstieg der Thromboxanspiegel als auch klinische Reaktionen werden durch Vorbehandlung der Versuchstiere mit einem Zyklooxygenaseinhibitor ebenfalls vollständig aufgehoben [25].

Gleichwohl bleiben einige Fragen offen. Da Protamin bei Patienten ebenso wie bei Versuchstieren zu einem Absinken der Leukozyten- und Thrombozytenzahlen führt, lag die Vermutung nahe, daß die erhöhten Thromboxanspiegel auf eine Freisetzung dieses Mediators aus Leukozyten oder Thrombozyten

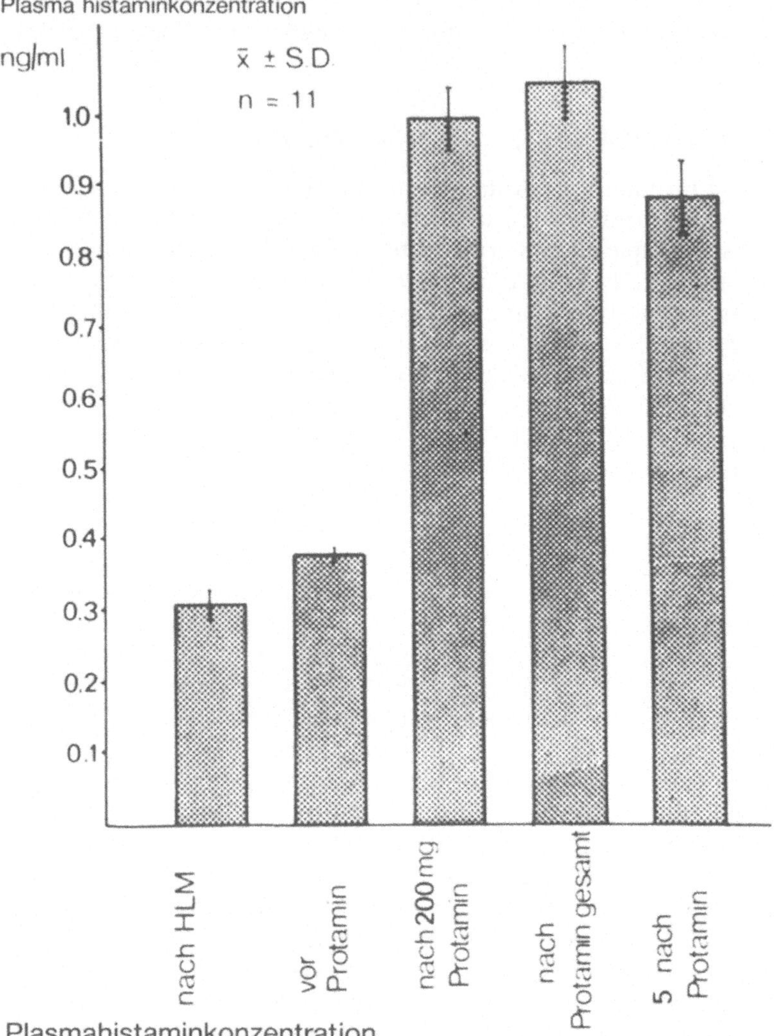

Abb. 8. Plasmahistaminkonzentrationen bei Patienten, welche sich Eingriffen am offenen Herzen unterzogen, nach Ende der extrakorporalen Zirkulation (*nach HLM*), unmittelbar vor Beginn der Protamininfusion (*vor Protamin*), nach der Infusion von 200 mg Protamin (*nach 200 mg Protamin*), nach Abschluß der Infusion der gesamten errechneten Protamindosis (*nach Protamin gesamt*) sowie 5 min nach Ende dieser Infusion (*5' nach Protamin*); $\overline{x} \pm$ SEM. (Nach [5])

zurückgeht. Dies konnte durch Untersuchungen an leukopenischen Versuchstieren jedoch unwahrscheinlich gemacht werden, so daß die Fage nach der Quelle des freigesetzten Thromboxans vorläufig offen bleibt [18].

Auch ist noch nicht völlig klar, welche Verbindung für die Aktivierung der Mediatoren verantwortlich ist. Nicht nur Protamin allein, sondern v.a. der Heparin-Protamin-Komplex scheint hier eine Rolle zu spielen, wobei zumindest am Versuchstier das Ausmaß der kardiovaskulären Effekte nach Protamininjektion auch vom Typ des zirkulierenden Heparins abhängig ist [14].

Die typische „katastrophale“, thromboxanbedingte Protaminreaktion tritt offenbar bei einer Minderheit der Patienten aus bislang nicht gänzlich geklärten Gründen und damit unvorhersagbar auf. Da Thromboxanrezeptorantagonisten bislang für die klinische Praxis nicht zur Verfügung stehen, käme allenfalls ein prophylaktischer Einsatz von Zyklooxygenasehemmstoffen wie Azetylsalizylsäure oder Indometazin in Frage. Eine solche Pharmakotherapie ist aber wegen der typischen Nebenwirkungen wie etwa der Thrombozytenhenaggregationshemmung besonders unter den Umständen einer Operation derzeit sicherlich nicht vertretbar.

Hemmung der Carboxypeptidase N durch Protamin

Wie neuere Untersuchungen zeigen, wird das Enzym Carboxypeptidase N (CPN) dosisabhängig durch Protamin inhibiert[35]. Dabei wirken in vitro bereits Protaminkonzentrationen hemmend auf das Enzym ein, die niedriger liegen als die nach Injektion beim Patienten erreichten.

CPN in-aktiviert eine Reihe von biogenen Substraten durch Abspaltung von C-terminalständigem Lysin oder Arginin. Zu den hierdurch inaktivierten Substanzen zählen Bradykinin und die „Anaphylatoxine“ C3a, C4a und C5a. Da, wie bereits erwähnt, Komplementaktivierung bei einem Teil der protamininduzierten Reaktionen eine Rolle spielt, kann die Tatsache einer Hemmung der Elimination von aktiviertem Komplement durch Protamin zur Auslösung bzw. Verstärkung dieser Reaktion möglicherweise erheblich beitragen.

Von Bedeutung ist, daß die Hemmung der CPN durch Protamin durch Heparin wiederum antagonisiert wird. Dies steht in einem gewissen Gegensatz zu den bereits erwähnten Befunden, daß nämlich gerade der Heparin-Protamin-Komplex bei der Auslösung der Protaminreaktion von Bedeutung ist. Auf der anderen Seite können aus den erwähnten Befunden möglicherweise wichtige klinische Konsequenzen gezogen werden.

Geht man nämlich von der Annahme aus, daß das Enzym CPN durch freies, nicht im Heparin-Protamin-Komplex fixiertes Protamin gehemmt wird und daß diese Hemmung bei der „katastrophalen“ Protaminreaktion eine wichtige Rolle spielt, so wäre eine solche Reaktion dadurch zu verhindern oder zumindest abzuschwächen, daß überschüssiges Protamin vermieden wird. Dies wird auf der einen Seite dadurch erreicht, daß tatsächlich nur das in der Zirkulation aktiv vorhandene, noch nicht eliminierte Heparin durch Protamin antagonisiert wird. Dies ist etwa durch eine gezielte Titration mit Protamin zu erreichen [10]. Auf der anderen Seite können auch lokale Überschüsse von Protamin dadurch vermieden werden, daß die Substanz nicht schnell injiziert, sondern langsam infundiert wird.

Zusätzlich zu diesem prophylaktischen Aspekt ergibt sich vielleicht eine therapeutische Möglichkeit daraus, daß beim Auftreten einer „katastrophalen“

Protaminreaktion erneut Heparin injiziert wird, etwa in der ursprünglich zur extrakorporalen Zirkulation erforderlichen Dosis. Auf diese Möglichkeit wurde bereits eindringlich hingewiesen, und es wurden 2 Fälle beschrieben, bei denen eine solche therapeutische Reheparinisierung unter der Protaminreaktion wirksam war [23]. Ohnehin ist eine schnelle Reheparinisierung beim Kreislaufstillstand nach der extrakorporalen Zirkulation meist schon deshalb angezeigt, weil einerseits die erneute Kanülierung zur extrakorporalen Zirkulation ermöglicht werden soll, und weil andererseits die Thrombose etwa von neu implantierten koronaren Bypasses unter der Hypotension hierdurch vermieden werden kann.

Einfluß von Protamin auf die Blutgerinnung

Es ist seit langem bekannt, daß Protamin in vitro einen gerinnungshemmenden Effekt aufweist [11]. Dieser Effekt geht wahrscheinlich auf eine Inaktivierung von Plasma- und Gewebsthrombokinase zurück. Im Tiermodell läßt sich ebenfalls eine Hemmung der durch Injektion von Thromboplastin erzeugten Blutgerinnung durch vorherige Gabe von Protamin zeigen [32].

Diese Tatsache ist von Bedeutung, weil nicht selten im Anschluß an eine Operation mit Hilfe der extrakorporalen Zirkulation unter der Verdachtsdiagnose eines „Heparin-Rebound"-Effektes Protamin nachinjiziert wird. Der „Heparin-Rebound"-Effekt ist als ein erneutes Auftreten einer gerinnungshemmenden Wirkung von Heparin nach dessen anfänglicher Neutralisierung durch Protamin beschrieben. Da Protaminchlorid in vitro im menschlichen Plasma stabiler ist als Protaminsulfat, wurde lange Zeit v.a. bei der Verwendung von Protaminchlorid sehr häufig von dem Auftreten des erwähnten Reboundeffekts ausgegangen.

Neuere Untersuchungen zeigen jedoch, daß dieser Effekt nach der Verwendung von beiden Protaminsalzen im gleichen Ausmaß auftritt.

Es kommt nach der Applikation von Protamin zu einem erneuten Ansteigen von freiem Heparin im Plasma mit einem Maximum 2 h nach Protamininjektion. Die gemessenen Heparinspiegel sind jedoch sehr niedrig, und globale Gerinnungsparameter wie etwa die „activated coagulation time" werden hierdurch nicht beeinflußt [21].

Hiernach kann generell davon ausgegangen werden, daß ein klinisch relevantes „Heparin-Rebound"-Phänomen mit größter Wahrscheinlichkeit sehr viel seltener ist als in der klinischen Praxis angenommen. Wird dennoch der Verdacht einer ungenügenden Heparinantagonisierung durch Protamin oder eines „Heparin-Rebound"-Effekts geäußert, so sollte vor der Nachinjektion von Protamin durch In-vitro-Titration von Blutproben mit kleinen Mengen von Protamin und Überprüfung der ACToder mit Hilfe ähnlicher Verfahren sichergestellt werden, daß tatsächlich noch eine wirksame Gerinnungshemmung durch Heparin vorliegt. Andernfalls muß davon ausgegangen werden, daß durch Injektion von überflüssigem Protamin der Gerinnungsstatus eher verschlechtert und damit das Gegenteil des beabsichtigten Effekts erreicht wird.

Literatur

1. Addonizio VP, Fisher CA, Kapa JR et al. (1987) Prevention of heparin-induced thrombocytopenia during open heart surgery with iloprost (ZK 36374). Surgery 102: 796–807
2. Adourian U, Fuchs E, Adkinson NF, Hirshman CA (1990) Incidence of anti-protamine-antibody in vasectomized males. Anesthesiology 73: A 1257
3. Adt M, Reimann H-J, Schmucker P (1987) Einfluß verschiedener Dosen und Applikationsarten von Heparin auf die Hämodynamik und auf die Plasmahistaminspiegel. In: Reimann H-J, Habs M (Hrsg) Histamin bei Erkrankungen. MD-Verlag, München
4. Adt M, Reimann H-J, Schmucker P, Lamparter B (1987) Anstieg der Histaminkonzentration im Plasma nach Kontakt von menschlichem Blut mit Heparin- eine In-Vitro-Studie. Anaesthesist 36: 530–531
5. Adt M, Reimann H-J, Schmucker P (1987) Anstieg der Plasmahistaminkonzentrationen nach Protamin-Infusion bei koronarchirurgischen Patienten. Anaesthesist 36: 529–530
6. Adt M, Reimann H-J, Schmucker P (1987) Einfluß verschiedener Dosen und Applikationsarten von Heparin auf die Hämodynamik und die Plasmahistaminspiegel. In: Reimann H-J, Habs M (Hrsg) Histamin bei Erkrankungen, Bd. 4. MD-Verlag, München
7. Adt M, Reimann H-J, Schmucker P, Kupe H, Weinhold C (1989) Effects of preservative-free heparin on plasma histamine concentration and on hemodynamics in patients undergoing aortocoronary bypass surgery. J Cardiovasc Surg 30: 250–256
8. Beaven MA, Robinson-White A, Roderick NB, Kauffmann GL (1982) The demonstration of histamine release in clinical conditions: a review of past and present assay procedures. Klin Wochenschr 60: 873–881
9. Brock A (1976) Binding of digitoxin to human serum albumin: Influence of free fatty acids, bile acids, and protein unfolding on the digitoxin-albumin-interaction. Acta Pharmacol Toxicol (Kbh) 38: 497–507
10. Bull BJ, Korpmann RA, Huse WM et al. (1975) Heparin therapy during extracorporeal circulation. J Thorac Cardiovasc Surg 69: 674–684
11. Chargaff E (1938) Studies on the chemistry of blood coagulation VII: Protamines and blood clotting. J Biol Chem 125: 671
12. Contzen PF, Habazettl H, Gutmann R, Hobbhahn J, Goetz AE, Peter K, Brendel W (1989) Thromboxane mediation of pulmonary hemodynamic responses after neutralization of heparin by protamine in pigs. Anesth Analg 68: 25–31
13. Desmond PV, Roberts RK, Wood AJJ (1980) Effect of heparin administration on plasma bindung of benzodiazepines. Br J Clin Pharmacol 9: 171–175
14. Fiser WP, Fewell JE, HIll DE, Barnes RW, Read RC (1985) Cardiovascular effects of protaminesulfate are dependent on the presence and type of circulating heparin. J Thorac Cardiovasc Surg 89: 63–70 (1985)
15. Gottschlich GM, Gravlee GP, Georgitis JW (1988) Adverse reactions to protamine sulfate during cardiac surgery in diabetic and non-diabetic patients. Ann Allerg 61: 277–281
16. Green JP, Nahum LH (1957) Effects of liver fractions on myocardial contractility. CircRes 5: 634
17. Green JP, Day M, Roberts M (1961) On the smooth-muscle stimulating activity of preparations of heparin. J Pharmacol Exp Ther 132: 58–64
18. Habazettl H, Contzen PF, Yekebas E, Vollmar B, Hobbhahn J, Peter K, Brendel W (1990) Effect of leukopenia on pulmonary hypertension following heparin-protamine in pigs. Anesthesiology 73: A 646
19. Horrow JC (1985) Protamine: a review of its toxicity. Anesth Analg 64: 348–361
20. Kobayashi Y (1962) Histamine binding of heparin. Arch Biochem Biophys 96: 20
21. Kuitunen A, Salmenperä M, Heinonen J, Rasi V, Myllylä G (1989) Heparin rebound: a comparative study of protamine sulfate and protamine chloride in CABG surgery. In: Society of Cardiovasc Anesthesiol, Proc 11th Annu Meet, p 134
22. Kurien VA, Yates PA, Oliver MF (1969) Free fatty acids, heparin, and arryhtmias during experimental myocardial infarction. Lancet II: 185

23. Lock R, Hessel EA (1990) Probable reversal of protamine reactions by heparine administration. J Cardiothorac Anesth 4: 604–608
24. Morel DR, Zapol WM, Thomas SJ, Kitain EM, Robinson DR, Moss J, Chenoweth DE, Lowenstein E (1987) C5a and Thromboxane Generation associated with pulmonary and broncho-constriction during protamine reversal of heparin. Anesthesiology 66: 597–604
25. Morel DR, Lowenstein E, Nguyeday T, Robinson DR, Repine JE, Chenoweth DE, Zapol WM (1988) Acute pulmonary vasocontriction and thromboxane release during protamine reversal of heparin in awake sheep. Circul Res 62: 905–915
26. O'Reilly RA (1985) Anticoagulant, antithrombotic and thrombolytic drugs. In: Gilmann AG, Goodmann LS, Rall TW, Murad F (eds), The pharmacological basis of therapeutics. Macmillan, New York Toronto London
27. Parsons RS, Mohandas K (1989) The effect of histamine-receptor blockade on the hemodynamic responses to protamine. J Cardiothorac Anaesth 3: 37–43
28. Riley P, West GB (1953) The presence of histamine in tissue mast cells. J Physiol (London), 120: 528
29. Robinson DS (1956) Further sudies on the lipolytic system induced in plasma by heparin injection. Q J Exp Physiol 41: 195
30. Rowbridge AAT, Caraveo J, Green JB, Amaral B, Stone MJ (1987) Heparin-related immunue thrombocytopenia: studies of antibody-heparin specifity. Am J Med 65: 277–283
31. Seltzer JJ, Gerson JL (1979) Decrease in arterial pressure following heaprin injection prior to cardiopulmonary bypass. Acta Anaesth Scand 23: 575–578
32. Shafrir E, Stein Y, Brzelzinsky A (1956) Inhibitory effects of protamine on the action of intravenous thromboplastin in dogs. Proc Soc Exp Biol (NY) 91: 57
33. Sharat MD, Metzger Wj, Richerson HB et al (1985) Protamin-induced fatal anaphylaxis. J Thorac Cardiovasc Surg 90: 86–90
34. Storstein L, Janssen H (1976) Studies on digitalis VI. The effect of heparin on serum protein binding of digitoxin and digoxin. Clin Pharmacol Ther 20: 15–23
35. Tan F, Jackman H, Skidgel RA, Zsigmond EK, Erdös EG (1989) Protamine inhibits plasma carboxypeptidase N, the inactivator of anaphylatoxins and kinins. Anesthesiology 70: 267–275
36. Urban P, Scheidegger D, Buchmann B (1985) Determinaton of ionized calcium levels in critical care medicine. Clin Chem 31: 264–266
37. Urban P, Scheidegger D, Buchmann B, Skarvan K (1986) The hemodynamic effects of heparin and their relation to ionized calcium levels. J Thorac Cardiovasc Surg 91: 303–306
38. Vontz FK, Puestow EC, Cahill JJ jr. (1982) Anaphylactic shock following protamine administration. Am Surg 48: 549–551
39. Weiss ME, Nyhan D, Peng Z, Horrow JC, Lowenstein E, Hirshman C, Adkinson F (1989) Association of protamine IgE and IgG antibodies with life-threatening reactions to intravenous protamine. N Engl J Med 320: 886–892
40. Werle E, Amann R (1955) Über eine Bindung des Histamins an Heparin. Naturwissenschaften 21: 583

Vermeidung von Zwischenfällen durch Medikamente in der geburtshilflichen Anästhesie

A. M. Klein, P. Brockerhoff

Kenntnisse der physiologischen Veränderungen durch die Schwangerschaft und deren Einfluß auf die Pharmakodynamik sind erforderlich, um durch Medikamente ausgelöste Zwischenfälle in der geburtshilflichen Anästhesie zu vermeiden; daneben sind der plazentare Transfer von Medikamenten und deren Auswirkung auf den Fetus von Bedeutung. Bei Kenntnis der schwangerschaftsspezifischen Erkrankungen und deren medikamentöser Behandlung lassen sich schwerwiegende Medikamenteninteraktionen meist vermeiden.

Physiologische Veränderungen während der Schwangerschaft

Respiratorische Veränderungen

Durch Zunahme des Atemzugvolumens steigt das Atemminutenvolumen bereits in der ersten Schwangerschaftshälfte an. Am Geburtstermin liegt es in Ruhe 50 % über dem Ausgangswert. Da die Atemfrequenz annähernd konstant bleibt, kommt es zu einer relativen Abnahme der Totraumventilation, die zu der um 70 % erhöhten alveolären Ventilation beiträgt; u. a. dadurch wird der erhöhte O_2-Verbrauch gedeckt. Infolge alveolärer Hyperventilation fällt der p_aCO_2 auf ca. 32 mm Hg ab; die respiratorische Alkalose wird durch die renale Ausscheidung von Bikarbonat teilweise kompensiert (pH 7,44). Die Hyperventilation wird mit dem subjektiv empfundenen Dyspnoegefühl in Zusammenhang gebracht [39]. Die funktionelle Residualkapazität nimmt bis zu 20 % ab; darüber hinaus werden die meisten Lungenvolumina und Lungenkapazitäten trotz des höhertretenden Diaphragmas nicht wesentlich durch die Schwangerschaft beeinflußt. Eine Zunahme der kapillären Durchblutung im gesamten Respirationstrakt läßt Pharynx und Larynx anschwellen; diese Schwellungen können bei Präeklampsie gefährlich zunehmen [20].

Vermeidung von Zwischenfällen

- Vor der Narkoseeinleitung ist die Präoxygenierung wegen der verminderten O_2-Reserve und dem gleichzeitig erhöhten O_2-Verbrauch zwingend erforderlich [75].
- Der metabolischen Azidose, die aufgrund einer reduzierten Pufferkapazität bei langem Geburtsverlauf sehr ausgeprägt sein kann, ist Rechnung zu tragen.

- Die schnellere Aufnahme der Inhalationsanästhetika muß bei deren Dosierung berücksichtigt werden.

Kardiovaskuläre Veränderungen

Das Herzzeitvolumen (HZV) steigt ab der 8. Schwangerschaftswoche an und liegt bei der Entbindung 40 % über dem Ausgangswert [67]. Der Anstieg beruht auf der Zunahme des Blutvolumens bei gleichzeitiger Abnahme des peripheren Widerstands. Der Anstieg des Blutvolumens kommt vorwiegend durch eine Zunahme des Plasmavolumens zustande; dadurch entsteht eine relative Anämie, weil die Erythrozytenmenge nicht in gleichem Maß zunimmt [48].

Während des letzten Trimenons hängt das HZV in starkem Maß von der Position der Schwangeren ab. In Rückenlage kommt es am Geburtstermin zur Vena-cava-Kompression; die dadurch bedingte Vorlastsenkung mit konsekutiver Verminderung des HZV führt aber selten zu einem Blutdruckabfall. Meistens kommt es zu einem kompensatorischen Anstieg des peripheren Widerstands und der Herzfrequenz [5].

Vermeidung von Zwischenfällen

- Blutdruckabfälle sind bei bestehender Sympathikusblockade besonders gravierend und bedürfen einer sofortigen Therapie (Volumengabe, Vasopressoren).
- Keine Rückenlage der Schwangeren, wenn möglich.

Nervale Veränderungen

Die Schwangerschaft führt zu veränderten Reaktionen des zentralen und des peripheren Nervensystems. Die MAC der Inhalationsanästhetika ist bis zu 40 % reduziert [77]. Der sedierende Effekt erhöhter Progesteronkonzentrationen kann dies nicht erklären; vermutlich ist eine schwangerschaftsinduzierte Aktivierung des Endorphinsystems die Ursache für den geringeren Anästhetikabedarf [91].

Die erhöhte Sensitivität der Nerven gegenüber Lokalanästhetika ist bereits von der 8.–12. Schwangerschaftswoche an nachweisbar. Sie wird sowohl bei rückenmarksnahen Anästhesien [37] als auch bei peripheren Nervenblockaden beobachtet [15].

Vermeidung von Zwischenfällen

- Die Dosis der Inhalationsanästhetika muß reduziert werden.
- Die Dosis der Lokalanästhetika muß bereits in der Frühschwangerschaft reduziert werden.

Gastrointestinale Veränderungen

Von der 34. Schwangerschaftswoche an erfolgt die Entleerung des Magens verzögert. Der Tonus des unteren Ösophagussphinkters nimmt ab, die Magensaftproduktion steigt infolge erhöhter Gastrinkonzentration an [20].

Vermeidung von Zwischenfällen

- Bei der Schnittentbindung sind vorbeugende Maßnahmen erforderlich, weil Schwangere ein deutlich erhöhtes Aspirationsrisiko haben. Die medikamentöse Aspirationsprophylaxe schließt H_2-Rezeptorantagonisten und Natriumzitrat ein.
- Medikamente, die die Magenentleerung verzögern (Opioide) oder den Tonus des unteren Ösophagusspinkters senken (Atropin), sollten vermieden werden.
- *„That which cannot be easily treated had better been prevented“ (J. Alfred Lee).*

Veränderungen der Leberfunktion

Sie sind, abgesehen von der Abnahme der Serumcholinesteraseaktivität, für den Anästhesisten nicht von Bedeutung.

Vermeidung von Zwischenfällen

- Succinylcholin kann in üblicher Weise dosiert werden, weil seine Wirkdauer nur selten verlängert ist.
- 2-Chloroprocain kann verwendet werden, weil seine Hydrolyse offenbar unbeeinträchtigt ist.

Diaplazentarer Transfer von Medikamenten. Auswirkungen auf den Fetus

Ein Spezifikum der geburtshilflichen Anästhesie ist der diaplazentare Transfer von Medikamenten und deren Auswirkungen auf den Fetus. Determinanten des diaplazentaren Transfers sind die physikochemischen Eigenschaften des Pharmakons, wie Molekülgröße, Lipophilie und Ionisationsgrad, sowie die physiologischen Eigenschaften der uteroplazentaren Einheit, wie der uteroplazentare Blutfluß und der Säure-Basen-Status (Tabelle 1).

Praktisch alle in der Anästhesie gebräuchlichen Medikamente werden diaplazentar übertragen, nicht nur nach systemischer Applikation, sondern auch – in unterschiedlichem Maß – nach den verschiedenen regionalen Anästhesieverfahren.

Tabelle 1. Diaplazentarer Transfer – Determinanten

Pharmakon	Mutter	Fetus
Konzentrationsgradient	Blutvolumen und Verteilung	Säure-Basen-Status
Molekülgröße	Elimination	Kompression der Nabelschnur
Lipophilie	Uteroplazentarer Blutfluß	
Ionisationsgrad		
Protein- und Gewebsbindung		

Systemische Applikation von Medikamenten

Analgetika

In der Geburtshilfe haben sich nur wenige Analgetika bewährt und durchgesetzt. Dennoch kann durch keines dieser Analgetika ohne Gefahr einer mehr oder weniger ausgeprägten Atemdepression eine vollständige Analgesie erzielt werden. Das Ziel kann daher immer nur eine Schmerzreduktion sein.

Pethidin (Dolantin) ist das in der Geburtshilfe am umfangreichsten untersuchte Analgetikum. Nebenwirkungen auf die Mutter sind selten. An Komplikationen beim Kind werden nach *hohen Dosen* Pethidin beschrieben: verlängertes Intervall von der Geburt bis zum Einsetzen der Atmung, niedrige Apgar-Werte, vermindertes Atemminutenvolumen, respiratorische Azidose, erniedrigte S_aO_2 und EEG-Veränderungen [64, 91]. Auch nach *niedrigen* Dosen (25 mg) wurde ein verändertes neurophysiologisches und adaptives Verhalten beobachtet [59].

Die Komplikationen sind sowohl von der Dosis als auch von dem Zeitintervall zwischen Analgetikagabe und Entbindung abhängig. Der Fetus ist 2–3 h nach der Verabreichung von Pethidin den höchsten Konzentrationen ausgesetzt [90].

Ein Zusammenhang zwischen der Anwendung des Pethidins und der Entwicklung von Krebs im Kindesalter wird diskutiert [46], bedarf aber weiterer Klärung.

Häufig wird auch **Pentazocin** als Analgetikum unter der Geburt eingesetzt [41]: bei dem Pethidin analgetisch äquivalenten Dosen werden keine Vorteile für das Neugeborene gesehen [64, 93].

Es liegen nur sehr begrenzte Erfahrungen mit **Fentanyl** und **Alfentanil** in der Geburtshilfe vor. Wegen des Risikos mütterlicher und neonataler Atemdepression sowie der nur kurzen Dauer der Analgesie werden sie fast ausschließlich zur Narkoseeinleitung bei Patientinnen mit kardiovaskulären Erkrankungen oder Eklampsie eingesetzt. In einer Dosis von 1 µg/kg gewährleistet **Fentanyl** eine gewisse Streßprotektion bei Narkoseeinleitung, ohne zu einer Atemdepression beim Neugeborenen zu führen [33, 34]. Bei höherer Dosis werden jedoch vermehrt atemdepressive Neugeborene beobachtet. Das Risiko einer kindlichen Atemdepression wird geringer, wenn mehr als 6 min zwischen Fentanylgabe und Entbindung vergehen (Abb. 1, [68]). **Alfentanil** schien zunächst wegen seiner günstigen pharmakokinetischen Eigenschaften, wie kurzer Wirkungsdauer, hoher Proteinbindung und niedriger Lipidlöslichkeit [31], vielversprechend für die geburtshilfliche Anästhesie. Im Tierexperiment zeigt sich jedoch, daß die fetalen Konzentrationen des Alfentanils im Blut langsamer abfallen als die des Fentanyls [34, 47]. Bei einer Dosis von 10 μg/kg werden beim Menschen nur geringe Wirkungen auf das Neugeborene beobachtet [18, 31]; bei höheren Dosen kommt es jedoch zur kindlichen Atemdepression, Bradykardie und muskulärer Hypotonie [44, 82]. Weil Alfentanil bei physiologischen pH-Wert zum größten Teil in nichtionisierter Form vorliegt [34] und es durch eine im Fetus reduzierte Proteinbindung zu einer Erhöhung des freien Alfentanils kommt [44, 82], wird auch vor der Verabreichung niedriger Dosen gewarnt [49, 82].

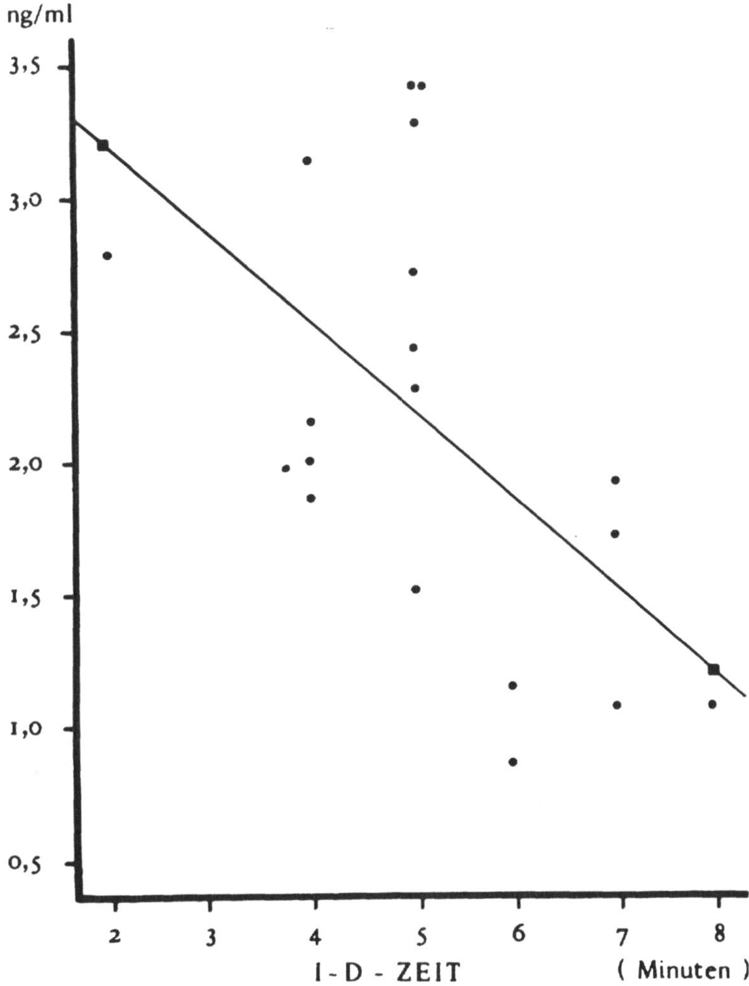

Abb. 1. Abhängigkeit der Fentanylkonzentration im Nabelvenenblut von der I-D-Zeit (Zeitintervall von Narkoseeinleitung bis Abnabelung). (Nach [68]).

Vermeidung von Zwischenfällen

- Eine einmalige Gabe von Pethidin ist der wiederholten Applikation vorzuziehen.
- Bei erhöhtem Analgetikabedarf sollte ein regionales Anästhesieverfahren gewählt werden.
- Das Intervall zwischen Analgetikagabe und vermutetem Entbindungszeitpunkt muß in die Entscheidung einbezogen werden.
- Bei Medikamentenkombination sind additive Effekte zu beachten.
- Nach der Gabe von Alfentanil muß immer mit einer Beeinträchtigung des Neugeborenen gerechnet werden.
- Patientinnen, die vor Einleitung einer Narkose Opioide erhalten haben, haben ein zusätzlich erhöhtes Aspirationsrisiko.

Sedativa

Sedativa werden in niedriger Dosis zur Sedierung und Prämedikation, in höherer Dosis auch als Antikonvulsiva und zur Narkoseeinleitung eingesetzt.

Benzodiazepine

1977 wurde das *„floppy infant syndrome"* beschrieben, das nach *hohen Dosen* **Diazepam** auftritt. Im Vordergrund steht ein herabgesetzter Muskeltonus; aber auch Hypothermie, Trinkschwäche und Atemdepression sind kennzeichnend [92]. Vor hohen Dosen von Diazepam, wie auch von Flunitrazepam, Lorazepam, Nitrazepam und Oxazepam, wird daher gewarnt. In *niedrigen Dosen* hat Diazepam keinen nachteiligen Einfluß auf das Kind. Es zeigt sich aber beim Fetus eine Veränderung des Herzfrequenzmusters und beim Neugeborenen ein verminderter Muskeltonus; beidem wird jedoch keine klinische Bedeutung beigemessen [49, 64].

Midazolam kann zur Narkoseeinleitung ebenso sicher wie Thiopental eingesetzt werden [7, 80]. Im Vergleich mit Thiopental (4 mg/kg) konnten nur in Bezug auf die Körpertemperatur und den Muskeltonus signifikante Unterschiede festgestellt werden [80]. Zurückhaltung scheint jedoch angebracht, da auch vermehrt intubationspflichtige Kinder beobachtet wurden [9]. Nach *niedrigen Dosen* von Midazolam als Anxiolytikum bei Entbindung in Regionalanästhesie ist die anterograde Amnesie unerwünscht, so daß die Gabe erst nach der Entbindung des Kindes empfohlen wird [49, 91].

Vermeidung von Zwischenfällen

- Hohe Dosen von Benzodiazepinen während der Entbindung sind zu vermeiden.
- Zur Sedierung bei Regionalanästhesie sollte vor Entbindung des Kindes Diazepam der Vorzug gegeben werden.

Intravenöse Anästhetika

Thiopental wird seit 1936 bei Schnittentbindungen eingesetzt. Es tritt so schnell in den kindlichen Kreislauf über, daß es unmöglich ist, das Kind zu entbinden, bevor Thiopental den Fetus erreicht hat. Eine klinische Beeinträchtigung des Neugeborenen wird jedoch erst nach hohen Dosen oder repetitiver Gabe festgestellt. Neurophysiologische Untersuchungen zeigen, daß Kinder, deren Mütter Thiopental bekommen haben, signifikant stärker beeinträchtigt sind als nach Ketamin oder Periduralanästhesien [51]. **Etomidat** hat sich in der Praxis nicht durchgesetzt. Wiederholt wurden Kinder beobachtet, die nach 0,3 mg/kg KG trotz anfangs guter Apgar-Werte und Blutgase wieder schläfrig wurden und einer intensiven Überwachung bedurften [14]. Zur Suppression der Kortisolproduktion kommt es offenbar auch beim Neugeborenen [81].

Ketamin führt nur nach Dosen über 1 mg/kg KG zu einer unakzeptabel hohen Inzidenz von beeinträchtigten Neugeborenen. Es werden sowohl niedrige Apgar-Werte als auch eine Erhöhung des Muskeltonus beschrieben, deren Ausmaß in einigen Fällen wegen Thoraxrigidität sogar die Beatmung über einen Endotrachealtubus erschwert hat [64]. Intraoperative Wachheitszustände („*awareness*") werden nach Ketamin seltener beobachtet als nach Thiopental [8, 87].

Propofol ist ein erst kürzlich in die Klinik eingeführtes Anästhetikum. Bisher wurde überwiegend über zufriedenstellende Apgar-Werte und Blutgase berichtet [29, 45, 70, 95]. Im Vergleich mit Thiopental wurde aber auch ein niedrigerer Muskeltonus, niedrigere Apgar-Werte und eine stärkere Beeinträchtigung neurophysiologischer Variablen für 1 h beschrieben [19].

In einem Editorial der Zeitschrift *Anaesthesia* stellte Holdcroft 1989 fest: "No drug has been shown to offer sufficient advantages over thiopentone in obstetric anaesthesia to warrant its replacement. However, it is nice to know that there are acceptable alternatives for the very rare occasions when thiopentone is contraindicated" [52].

Vermeidung von Zwischenfällen

- Ketamin sollte nicht in einer Dosis über 1,5 mg/kg KG verabreicht werden.
- Propofol betreffend sind noch weitere Untersuchungen abzuwarten, bis es uneingeschränkt für die Schnittentbindung empfohlen werden kann.

Relaxanzien

Weder depolarisierende noch nichtdepolarisierende Muskelrelaxanzien führen in klinischen Dosen zu unerwünschten Wirkungen auf das Neugeborene [27, 38]. In neurophysiologischen Untersuchungen kann ein Relaxanzieneffekt jedoch nachgewiesen werden.

Inhalationsanästhesie

Die volatilen Anästhetika **Halothan, Enfluran** und **Isofluran** werden in niedriger Dosierung vermehrt zur Supplementierung einer Lachgas-/Sauerstoffnarkose eingesetzt, weil sie die Inzidenz intraoperativer Wachheitszustände („awareness") herabsetzen. Gleichzeitig ermöglichen sie eine höhere inspiratorische O_2-Konzentration. In den Wirkungen auf das Neugeborene unterscheiden sie sich nicht grundsätzlich [96]. Alle senken dosisabhängig die Uterusdurchblutung [77]. Der wichtigste Nachteil ist die Relaxierung des Uterus mit der Gefahr einer verstärkten postpartalen Blutung; bei niedriger Dosierung besteht diese Gefahr jedoch nicht [96].

Lachgas wird bei längerem Intervall von Narkoseeinleitung bis Entbindung für eine Beeinträchtigung des Kindes verantwortlich gemacht. Je länger eine Lachgas-/Sauerstoffnarkose dauert, um so mehr Lachgas wird vom Neugeborenen aufgenommen. Als Ursache für die Beeinträchtigung bei hohen Konzentrationen wird eine Diffusionshypoxie angenommen [66].

Vermeidung von Zwischenfällen

- Keine hohen Konzentrationen von Inhalationsanästhetika anwenden.
- Die Zeit bis zur Entbindung muß so kurz wie möglich sein, um die Narkoseexposition gering zu halten [91].

Regionale Anästhesieverfahren

Eine Perinatalerhebung hat für Rheinland-Pfalz eine eindeutige Bevorzugung lokaler Anästhesieverfahren ergeben (Abb. 2). Die verschiedenen Verfahren führen zu unterschiedlichen Konzentrationen der Lokalanästhetika (LA) im fetalen Blut; nach Kaudalblock und Periduralanästhesie ist der Fetus den höchsten Konzentrationen ausgesetzt. Bei der Wahl des Lokalanästhetikums ist dessen Toxizität bei diesen Anästhesieverfahren von besonderer Bedeutung, weil insbesondere zur Schnittentbindung hohe Dosen erforderlich sind.

Toxizität der Lokalanästhetika

Die Nebenwirkungen der LA beim Fetus und Neugeborenen betreffen wie beim Erwachsenen in erster Linie das zentrale Nervensystem (ZNS) und das kardiovaskuläre System.

Geringe mütterliche Proteinbindung, geringer Ionisationsgrad und hohe Lipophilie sind die physikochemischen Eigenschaften eines LA, die dessen Konzentration im fetalen Blut erhöhen. Weil der pk_a-Wert des LA geringfügig über dem pH-Wert des Blutes liegt (Tabelle 2), verändert sich der Ionisationsgrad in Abhängigkeit vom mütterlichen oder fetalen pH-Wert.

Bei einer fetalen Azidose (Abb. 3) kommt es nach dem plazentaren Übertritt des LA zur Dissoziation zu Ungunsten des diffusiblen Anteils und so zu einer

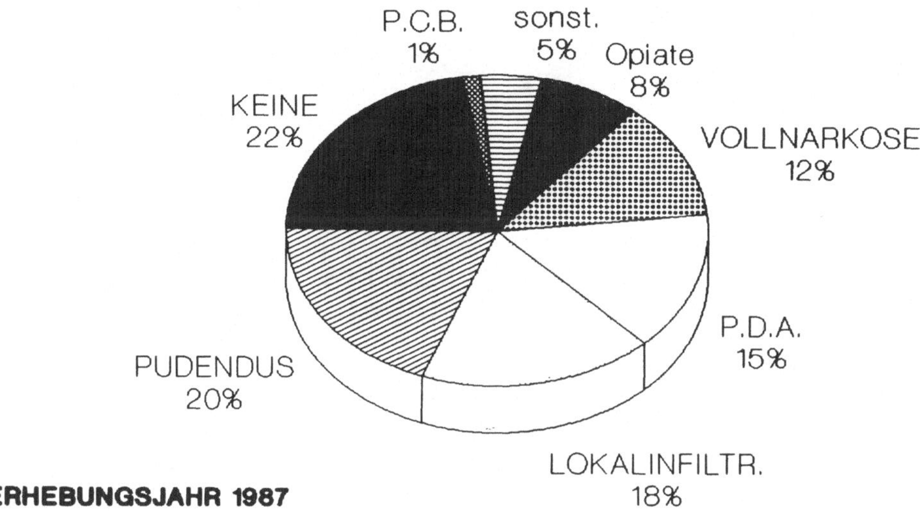

Abb. 2. 1987 in Rheinland-Pfalz angewandte Analgesie/Anästhesieverfahren in der Geburtshilfe (n = 33000).

Tabelle 2. Zusatz von Opioiden zur PDA/Spinalanästhesie

Epidural	Intrathekal
Fentanyl (25–100 μg)	Fentanyl (6 μg)
Morphin (2–5 mg)	Morphin (0,1–2,0 mg)
Sufentanil (30 μg)	Fentanyl/Morphin (0,1 mg/5 μg)
Alfentanil (30 μg/kg)	

(Dosisangaben aus der Literatur)

Anreicherung des LA im Fetus, was als „ion-trapping" bezeichnet wird [13]. Die toxische Wirkung auf das ZNS manifestiert sich beim Neugeborenen als Zittern, Zuckung oder generalisierter Krampfanfall [79]. Subtilere Wirkungen auf das ZNS sind Veränderungen des neurophysiologischen und adaptiven Verhaltens. Scanlons „early neonatal neurobehavioral scale" wurde 1974 entwickelt, um speziell den Einfluß der Lokalanästhetika entsprechend ihrer Halbwertszeit in den ersten 8–12 Lebensstunden untersuchen zu können [85].

Die pk_a-Werte der Lokalanästhetika:

Mepivacain	7,5,
Etidocain	7,8,
Lidocain	7,9,
Prilocain	7,9,
Bupivacain	8,1.

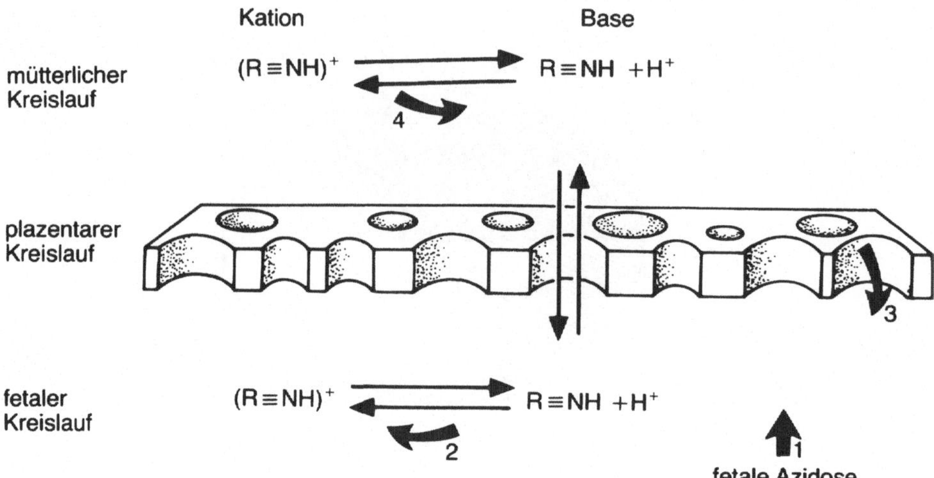

Abb. 3. Einfluß des pH-Werts auf den uteroplazentaren Transfer der Lokalanästhetika. Eine fetale Azidose (*1*) verschiebt das Dissoziationsgleichgewicht nach links (*2*). Dies begünstigt weiteren Übertritt von Basen in den fetalen Kreislauf (*3*). In der Folge stellt sich ein neues Gleichgewicht ein (*4*). (Nach [65])

Die Wirkung auf das kardiovaskuläre System manifestiert sich beim Fetus im pathologischen Herzfrequenzmuster mit variablen oder späten Dezelerationen, in verlängerten Bradykardien oder im Verlust der Fluktuation [79].

Mepivacain

Mepivacain hat wegen seines hohen plazentaren Transfers und seines langsamen Abbaus im Neugeborenen (Halbwertszeit von 9 h) ein hohes Potential direkter Toxizität; deshalb wird es in der geburtshilflichen Anästhesie seltener angewendet [12], auch vor seinem Einsatz gewarnt [61], obwohl namhafte Untersucher keine Beeinträchtigung des Neugeborenen festgestellt haben [3].

Prilocain

Prilocain gilt in der Geburtshilfe als kontraindiziert [12], weil bei Neugeborenen Methämoglobinämien mit Zyanose aufgetreten sind.

Lidocain

Scanlons Arbeit [85] hatte viele Anästhesisten davon abgehalten, Lidocain in der Geburtshilfe anzuwenden. Die Kinder waren als „floppy but alert" bezeichnet worden. Spätere Arbeiten bestätigten diese neurophysiologischen und adaptiven Veränderungen nicht [1], so daß Lidocain heute eine breitere Anwendung findet.

Etidocain

Wegen seiner ausgeprägten motorischen Blockade wird Etidocain nur zur Schnittentbindung eingesetzt.

Bupivacain

Es ist vermutet worden, daß Bupivacain insbesondere in höheren Konzentrationen ausgeprägter kardiotoxisch sei als andere LA. Die Anwendung von 0,75 % Bupivacain zur Schnittentbindung ist daher weiterhin umstritten: in den USA ist es kontraindiziert, in Deutschland werden Warnungen ausgesprochen [88]. Eine andere Arbeitsgruppe hält die Konzentration von 0,75 % jedoch für unbedenklich und wegen besserer Analgesie und Relaxierung der Bauchdecken dem 0,5 %igen Bupivacain für überlegen [36]. Veränderungen des adaptiven Verhaltens noch nach 6 Wochen wurden zwar beschrieben [83], konnten aber nicht bestätigt werden [1, 60]. Der Verdacht Bupivacain könne in Zusammenhang mit Neugeborenenikterus gebracht werden, ließ sich ebenfalls nicht bestätigen [21, 43]. Bupivacain ist somit als das Medikament der 1. Wahl für die geburtshilfliche Periduralanästhesie (PDA) anzusehen.

Zusatz von Adrenalin zur PDA

Um eine Fehllage des Periduralkatheters trotz negativer Aspiration auszuschließen, wird eine sog. Testdosis empfohlen. Sie sollte eine intravasale, intrathekale oder subdurale Lage des Periduralkatheters sicher erkennbar machen. Eine einzige Testdosis allein kann dieser Anforderung nicht genügen!

Der Zusatz von Adrenalin zum Ausschluß einer *intravasalen* Katheterlage ist ein allgemein anerkanntes – in der Geburtshilfe allerdings umstrittenes – Verfahren [99]. Kritiker begründen ihre ablehnende Haltung mit Arbeiten, die belegen, daß das Verfahren weder sensitiv noch spezifisch ist [17, 62] und dem Anästhesisten ein nicht gerechtfertigtes Gefühl der Sicherheit vermittelt [88]. Eine i. v.-Injektion des Adrenalins bei Fehllage des Periduralkatheters reduziert außerdem die Uterusdurchblutung. Befürworter einer adrenalinhaltigen Testdosis sehen aber z. Zt. keine praktikable Alternative, um eine intravasale Katheterlage zu erkennen: Isoproterenol als reines β-Sympathomimetikum wäre möglicherweise geeignet [35, 99], ist aber derzeit noch nicht hinreichend auf unerwünschte Wirkungen nach epiduraler oder intrathekaler Verabreichung untersucht. Lokalanästhetika in Dosen, die im Plasma zu Konzentrationen unterhalb der „Krampfschwelle" führen (z. B. Lidocain und 2-Chloroprocain 100 mg) werden von einigen Autoren routinemäßig eingesetzt [35]. Die Aussagekraft der bei den Patientinnen auftretenden subjektiven Veränderungen ist nicht bekannt. Die Empfehlung, Luft in den Periduralkatheter zu injizieren und ein Doppler-Signal über dem Herzen als Kriterium für eine intravasale Lage zu nutzen [63], scheint ebenfalls nicht ausreichend begründet zu sein [69]. Unseres Erachtens ist dieses Verfahren in der Durchführung umständlich und in der Aussage fragwürdig. Für die Sicherheit der Patientinnen ist also bis auf weiteres eine adrenalinhaltige Testdosis erforderlich. Noch wichtiger ist aber, auch nach negativer Testdosis, die fraktionierte Gabe des LA in angemessenen Zeitintervallen, um Symptome der intravenösen bzw. intrathekalen Injektion zu erfassen [25, 30, 89]!

Eine *intrathekale* Katheterlage ist am sichersten bei Anwendung einer hyperbaren LA-Lösung zu erkennen; auch eine kranielle Ausbreitung ist dadurch am ehesten zu verhindern. Das Dilemma einer Testdosis ist, daß eine adrenalinhaltige hyperbare Lidocain- oder Bupivavainlösung kommerziell nicht erhältlich ist.

Eine *subdurale* Katheterlage kann erst 20–30 min nach Injektion einer Testdosis sicher ausgeschlossen werden [56,99]. Diese Fehllage wird bei der Diskussion um die Testdosis nicht berücksichtigt, weil sie offenbar ein sehr seltenes Ereignis ist.

Einige Anästhesisten bevorzugen die Verwendung **adrenalinhaltiger LA zur PDA bei Schnittentbindung**: neben der besseren Qualität der Blockade wird v. a. eine verminderte Resorption des Lokalanästhetikums erzielt [2]. Eine verminderte Uterusdurchblutung durch systemische Resorption des Adrenalins ist nicht zu befürchten [6]. Bei Bupivacain ist der Adrenalinzusatz entbehrlich [16].

Vermeidung von Zwischenfällen

- Versuch der Aspiration von Blut oder Liquor über den Periduralkatheter vor jeder Injektion.
- Verwendung einer adrenalinhaltigen Testlösung zum Ausschluß einer intravasalen Katheterlage.
- Bei Verwendung von Kathetern mit mehreren Auslaßöffnungen muß die Injektion der Testdosis schnell erfolgen.
- Nach Injektion der Testdosis muß die Herzfrequenz 90 s überwacht, auf Symptome einer Spinalanästhesie 5 min geachtet werden.
- Die Injektion des LA muß fraktioniert erfolgen (ED = 5 ml), weil auch eine „negative Testdosis" keine absolute Sicherheit bietet.
- Die fraktionierte Gabe des LA muß langsam erfolgen, während die Patientin nach Frühsymptomen der ZNS-Toxizität befragt wird.
- Vor Anlegen der PDA müssen Vorkehrungen zur sofortigen Therapie einer Intoxikation durch das LA bzw. einer totalen Spinalanästhesie getroffen werden.

Zusatz von Opioiden zur PDA/Spinalanästhesie

Die Hoffnung auf eine geburtshilfliche Analgesie ohne motorische Blockade durch alleinigen Einsatz von periduralen Opioiden blieb wegen unzureichender Analgesie unerfüllt [50, 53]. Die Kombination mit geringen Mengen von Lokalanästhetika findet jedoch als „balanced regional anesthesia" [73] zunehmend Verbreitung [16]. Als Lokalanästhetikum ist Bupivacain am geeignetsten [74], als Opioide werden **Fentanyl, Alfentanil** und **Morphin** angewendet (Tabelle 2). Da Wirkungen und Nebenwirkungen der Opioide, ähnlich der der Lokalanästhetika, durch deren physikochemische Eigenschaften wie pk_a und Lipidlöslichkeit bestimmt werden, ist **Fentanyl** besonders gut geeignet. Die ausgeprägte Lipidlöslichkeit des Fentanyls führt zu einer schnellen Aufnahme in das Rückenmark und Bindung an die Rezeptoren, so daß nur geringe Mengen im Liquor verbleiben. Eine kranielle Ausbreitung mit der Gefahr einer Atemdepression ist somit geringer als nach Morphin, das weniger lipophil ist (Tabelle 3). Auch der deutlich kürzere Wirkungseintritt des Fentanyls wird so

Tabelle 3. Eigenschaften epidural/spinal verabreichter Opioide

Opioid	MG	pk_a	Lipid-löslichkeit	Anschlagszeit [min]	Dauer [h]
Morphin	285	7,9	1,4	30–60	16–24
Pethidin	247	8,5	39,0	30	6
Fentanyl	336	8,4	816,0	10	3–5
Sufentanil	386	8,0	1727,0	8–10	4–6
Alfentanil	417	6,5	89,0	10–15	1

erklärt [84]. Die hohe Lipidlöslichkeit führt aber nicht nur zu einer kurzen Anschlagzeit, sondern auch zu einem schnellen diaplazentaren Transfer; dennoch ist nach epiduraler Fentanylgabe von 50–100 μg von keinem Untersucher eine klinische Beeinträchtigung der Neugeborenen beobachtet worden [11, 42, 78]. Jedoch ist ein Einfluß auf das Neugeborene nicht immer sicher auszuschließen [86, 54]. **Alfentanil** bietet keine Vorteile für das Neugeborene. Neurophysiologische Untersuchungen ergaben vielmehr einen reduzierten Muskeltonus [50]; im Tierexperiment zeigten sich häufig Atemdepressionen und eine verzögerte Elimination [47]. Weil nicht sicher ist, ob diese Wirkungen dosisabhängig auftreten, sind weitere Untersuchungen zur Eignung des Alfentanils erforderlich [73, 74]. **Morphin** wird wegen seiner langsamen Anschlagszeit und häufigen Nebenwirkungen nur selten verabreicht. Bei Schnittentbindungen in Spinalanästhesie kann die lange Wirkdauer für eine postoperative Analgesie genutzt werden. Die Kombination mit Fentanyl ermöglicht eine Dosisreduktion und führt zu einem schnelleren Wirkungseintritt und ermöglicht so auch eine Verbesserung der intraoperativen Analgesie.

Über die Auswirkungen repetitiver Opioidgaben liegen nur wenige Befunde vor. Nach initialer Bolusverabreichung von Bupivacain und Fentanyl wird auch die peridurale Infusion einer Erhaltungsdosis über Perfusor angewendet [22, 32]. Auf diese Weise kann die für eine ausreichende Analgesie erforderliche Bupivacainkonzentration auf 0,0625 % gesenkt werden [22]. Die Einführung dieser niedrigen Bupivacainkonzentrationen in die klinische Routine ging mit einem Rückgang der Schnittentbindungsrate und der Zangengeburten einher [72].

Eine engmaschige Überwachung der Mutter muß nach jeder Opioidgabe gewährleistet sein, weil mütterliche Atemdepressionen sowohl nach einmaliger epiduraler Gabe von 100 μg Fentanyl [11] als auch nach intrathekaler Gabe von 1 mg Morphin auftreten können [4]. Über die Reaktivierung eines Herpes labialis wird bei Morphin berichtet [26].

Vermeidung von Zwischenfällen

– Eine pulsoxymetrische Überwachung der Mutter ist nach periduraler Opiatgabe wünschenswert, darf aber nicht als Ersatz für die kontinuierliche Überwachung durch den Anästhesisten oder Geburtshelfer betrachtet werden!

- Nach periduraler Gabe von Fentanyl und Alfentanil ist eine engmaschige Überwachung bis zu 3 h erforderlich, die nach der Gabe von Morphin auf mehr als 7 h ausgedehnt werden muß [4].
- Die peridurale Infusion mit dem Perfusor bedarf einer stündlichen Kontrolle der segmentalen Ausbreitung durch den Anästhesisten oder Geburtshelfer.
- Durch Therapie des morphinbedingten Pruritus läßt sich die Inzidenz eines Herpes labialis vermutlich herabsetzen [54].

Pharmakainteraktionen bei der Behandlung schwangerschaftsspezifischer Erkrankungen

Die Kenntnis schwangerschaftsspezifischer Erkrankungen und deren medikamentöse Behandlung hilft, schwerwiegende Medikamenteninteraktionen im Rahmen der Anästhesie zu vermeiden.

β-Sympathomimetika

Fenoterol (Partusisten), Ritodrin (PrePar) und Buphenin (Dilatol) sind die zur Wehenhemmung verwendeten β_2-Sympathomimetika. Die präpartale oder bei Schnittentbindung intraoperative Bolusgabe zur Uterusrelaxierung findet als sog. Akuttokolyse zunehmende Verbreitung [58].

Nebenwirkungen bei der Mutter

Die positiv-inotrope und positiv-chronotrope Wirkung führt zu *Tachykardien* und gelegentlich *Arrhythmien*. Der erhöhte O_2-Bedarf kann zur *Myokardischämie* beitragen. Ein *Lungenödem* wurde in den ersten 3 Tagen der Therapie beobachtet. Ursächlich scheinen eine Zunahme der Permeabilität des pulmonalen Gefäßbettes sowie eine Hypervolämie durch verstärkte ADH-Freisetzung und vermehrte Natriumrückresorption zu sein Eine Steigerung der Glykogenolyse führt zu *Hyperglykämien* und muß insbesondere bei Diabetikerinnen berücksichtigt werden. Erhöhte Glukosewerte und eine direkte Stimulation der β-Zellen im Pankreas steigern die Insulinsekretion mit der Folge einer Verschiebung des Kaliums in den Intrazellularraum. Dies kann sich im Serum als *Hypokaliämie* manifestieren [10].

Nebenwirkungen beim Neugeborenen

Fetale Herzfrequenzen über 200/min kommen vor. Auf Hypoglykämien des Neugeborenen ist zu achten.

Tabelle 4. Magnesiumsulfat – konzentrationsabhängige Effekte

Dosis-[mg] (mEq/l)	Effekte
1,5–2,0	Normbereich
4,0– 8,0	Therapeutischer Bereich
5,0–10,0	EKG-Veränderungen
10	Erlöschen des Patellarsehnenreflexes
15	SA- und AV-Block
15	Atemstillstand
25	Herzstillstand

Vermeidung von Zwischenfällen

- β-Sympathomimetika sind wenn möglich 30 min vor Narkoseeinleitung abzusetzen [28], oder es wird bis zur Normalisierung der Herzfrequenz abgewartet, wenn die geburtshilfliche Situation dies erlaubt [23].
- Eine Hypokaliämie muß nicht routinemäßig ausgeglichen werden [10], denn 3 h nach Absetzen der Therapie sind die extrazellulären Kaliumkonzentrationen wieder normal [71].
- Auf Halothan, Ephedrin und Pancuronium sollte verzichtet werden, insbesondere wenn eine intraoperative Akuttokolyse angewendet wird.
- Eine Hyperventilation muß vermieden werden.
- Regionalanästhesien sollten nur bei normaler Herzfrequenz durchgeführt werden. Bei Prähydrierung muß die häufig positive Wasserbilanz berücksichtigt werden.
- Auf eine nicht zu schnelle intravenöse Injektion ist bei der intraoperativen Akuttokolyse zu achten.

Magnesiumsulfat

Magnesiumsulfat wird sowohl als Antikonvulsivum zur Behandlung der Eklampsie als auch als Tokolytikum eingesetzt. Der Wirkungsmechanismus ist nicht vollständig aufgeklärt. Auf zellulärer Ebene wird der für die Uteruskontraktion wesentliche Anstieg der intrazellulären Kalziumkonzentration verhindert, an der motorische Endplatte werden die Freisetzung des Acetylcholins und die Sensitivität des Acetylcholinrezeptors vermindert [28].

Nebenwirkungen bei der Mutter

Die Nebenwirkungen sind abhängig von der Serumkonzentration (Tabelle 4). Obwohl sie sich qualitativ nicht wesentlich von denen der β-Sympathomimetika unterscheiden, sind doch Lungenödem, intrathorakale Schmerzen und Engegefühl seltener [98]. Bei eingeschränkter Nierenfunktion sind Atemdepression, kardiale Beeinträchtigung und sogar Todesfälle beschrieben [28]. Ein Anstieg der Magnesiumkonzentration führt zu einer Reduktion der MAC des Halothans [23].

Nebenwirkungen beim Neugeborenen

Ateminsuffizienz, reduzierter Muskeltonus und Reflexabschwächung wurden vereinzelt beobachtet.

Vermeidung von Zwischenfällen

- Von einer Präkurarisierung ist abzuraten, weil Magnesiumsulfat die Wirkung der Muskelrelaxanzien verstärkt. Zur Intubation kann Succinylcholin dennoch normal dosiert werden [23, 27, 76, 91].
- Aus den vasodilatatorischen Eigenschaften des Magnesiumsulfats läßt sich keine Kontraindikation für rückenmarknahe Anästhesieverfahren ableiten [23].
- Volatile Anästhestika müssen niedriger dosiert werden.

Oxytozin

Oxytozin (Orasthin, Syntocinon) wird bei Wehenschwäche und zur postpartalen Uterustonisierung eingesetzt. Die Plasmahalbwertszeit nach intravenöser Verabreichung beträgt 3–4 min. Eine wichtige Nebenwirkung der Therapie mit Oxytozin ist die sog. Wasserintoxikation. Sie beruht auf einer geringen antidiuretischen Wirkung, die vermutlich aus der strukturellen Ähnlichkeit des Oxytocins mit Vasopressin resultiert. Es kann zu Krämpfen und komatösen Zuständen kommen [94].

Bei zu hoher Dosierung kann ein „Wehensturm" mit der Gefahr einer fetalen Hypoxie oder einer Uterusruptur ausgelöst werden [40].

Nebenwirkungen bei der Mutter

Die Bolusverabreichung führt zu Vasodilatation, Hypotension und Tachykardie [97]. Eine Wasserintoxikation kann eine Hyponatriämie und ein hypoosmolares Koma zur Folge haben [94].

Nebenwirkungen beim Neugeborenen

Dauerkontraktionen können zum intrauterinen O_2-Mangel des Fetus führen.

Vermeidung von Zwischenfällen

- Beschränkung der Flüssigkeitszufuhr und Kontrolle der Elektrolyte.

Ergotaminderivate

Uteruswirksame Medikamente dieser Gruppe sind Ergotamin (Gynergen) und Methylergometrin (Methergin) sowie dessen Kombination mit Oxytocin (Syntometrin). Sie werden nur postpartal eingesetzt, weil sie am Uterus Dauerkontraktionen auslösen.

Nebenwirkungen bei der Mutter

Nach i. v.-Gabe kommt es häufig zu Übelkeit und Erbrechen. Bei Hypertonikerinnen und in Verbindung mit Vasokonstriktoren sind hypertensive Krisen mit intrazerebralen Blutungen beschrieben [55].

Vermeidung von Zwischenfällen

- Bei Hypertonikerinnen und nach Gabe von Vasopressoren sollten intraoperativ keine Ergotaminderivate verabreicht werden [55, 61].
- Bei Regionalanästhesie ist die i. m.-Gabe vorzuziehen bzw. ganz auf die Ergotaminderivate zu verzichten.

Schlußfolgerung

Die Schwangere erwartet heute mit Recht ein Maximum an Sicherheit für sich und ihr Kind, weil eine Vielzahl unterschiedlicher Medikamente und anästhesiologischer Techniken zur Verfügung steht, um eine normale Geburt zu erleichtern oder eine komplizierte Geburt sicher zu gestalten. Jedes Medikament hat Vor- und Nachteile, die der Anästhesist im individuellen Fall abwägen muß. Der hohe Stellenwert der klinischen Erfahrung darf dabei nicht unberücksichtigt bleiben.

Literatur

1. Abboud TK, Kim KC, Noueihed R, Kuhnert BR, DerMardirossian N, Moumdjian J, Sarkis F, Nagappala S (1983) Epidural bupivacaine, chloroprocaine, or lidocaine for cesarean section – maternal and neonatal effects. Anesth Analg 62: 914–919
2. Abboud TK, David S, Nagappala S, Costandi J, Yanagi T, Haroutunian, Yeh SU (1984) Maternal, fetal, and neonatal effects of lidocaine with and without epinephrine for epidural anesthesia in obstetrics. Anesth Analg 63: 973–979
3. Abboud TK, Moore MJ, Jacobs J, Murakawa K, Soraya M, Zhu J (1987) Epidural mepivacaine for cesarean section. Maternal and neonatal effects. Reg Anesth 12: 76–79
4. Abouleish E (1988) Apnoea associated with intrathecal administration of morphine in obstetrics. A case report. Br J Anaesth 60: 592–594
5. Albrecht-Köhler U, Brockerhoff P (1988) Mütterliche Adaptionsvorgänge während der Schwangerschaft. In: Dick W, Friedberg V, Lanz E (Hrsg) Geburtshilfliche Regionalanästhesie. Wissenschaftliche Verlagsgesellschaft, Stuttgart, S 15–26
6. Albright GA, Joupilla R, Hollmen AJ, Joupilla P, Vierola H, Koivula A (1981) Epinephrine does not alter human intervillous blood flow during epidural anesthesia. Anesthesiology 54: 131–135

7. Bach V, Carl P, Ravlo O, Crawford ME, Jensen AG, Mikkelsen BO, Crevoisier C, Heizmann P, Fattinger K (1989) A randomized comparison between midazolam and thiopental for elective cesarean section anesthesia: III. Placental transfer and elimination in neonates. Anesth Analg 68: 238–242
8. Baraka A, Louis F, Noueihid R, Diab M, Dabbous A, Sibai A (1989) Awareness following different techniques of general anaesthesia for caesarean section. Br J Anaesth 62: 645–648
9. Bland BA, Lawes EG, Duncan PW, Warnell I, Downing JW (1987) Comparison of midazolam and thiopental for rapid sequence anesthetic induction for elective cesarean section. Anesth Analg 66: 1165–1168
10. Benedetti TJ (1983) Maternal complications of parenteral beta-sympathomimetic therapy for premature labor. Am J Obstet Gynecol 145: 1–6
11. Brockway MS, Noble DW, Sharwood-Smith GH, McClure JH (1990) Profound respiratory depression after extradural fentanyl. Br J Anaesth 64: 243–245
12. Bromage PR (1987) Choice of local anesthetic in obstetrics. In: Shnider SM, Levinson G (eds) Anesthesia for obstetrics. Williams & Wilkins, Baltimore Hong Kong London Sydney, pp 59–68
13. Brown WU, Bell GC, Alper MH (1976) Acidosis, local anesthetics, and the newborn. Obstet Gynecol 48: 27–30
14. Brückner JB (1987) Anästhesieverfahren in der Geburtshilfe-Allgemeinanästhesie. In: Martin E, Peter K, Taeger K (Hrsg) Anästhesie und Geburtshilfe. 3. Rheingau-Workshop. Wissenschaftliche Verlagsabteilung, Wiesbaden, S 76–99
15. Butterworth JF, Walker FO, Lysak SZ (1990) Pregnancy increases median nerve susceptibility to lidocaine. Anesthesiology 72: 962–965
16. Carrie LES (1990) Extradural, spinal or combined block for obstetric surgical anaesthesia. Br J Anaesth 65: 225–233
17. Cartwright PD, McCarroll SM, Antzaka C (1986) Maternal heart rate changes with a plain epidural test dose. Anesthesiology 65: 226–228
18. Cartwright DP, Dann WL, Hutchinson A (1989) Placental transfer of alfentanil at caesarean section. Eur J Anaesthesiol 6: 103–110
19. Celleno D, Capogna G, Tomassetti M, Costantino P, Di Feo G, Nisini R (1989) Neurobehavioral effects of propofol on the neonate following elective caesarean section. Br J Anaesth 62: 649–654
20. Cheek TG, Gutsche BB (1987) Maternal physiologic alterations during pregnancy. In: Shnider SM, Levinson G (Hrsg) Anesthesia for obstetrics. Williams & Wilkins, Baltimore Hong Kong London Syndney, pp 3–13
21. Cheek TG, Storniolo F, Banner R, Kricka L, Asakura T, Gutsche BB (1988) Is newborn jaundice associated with maternal epidural bupivacaine? Anesthesiology 69: A 653
22. Chestnut DH, Owen CL, Bates JN, Ostman LG, Choi WW, Geiger MW (1988) Continuous infusion epidural analgesia during labor: a randomized, double-blind comparison of 0,0625 % bupivacaine/0,0002 % fentanyl versus 0,125 % bupivacaine. Anesthesiology 68: 754–759
23. Chestnut DH (1989) Anesthesia for preterm labor and delivery. In: Hood DD (Hrsg) Problems in anesthesia. Anesthesia in obstetrics and gynecology, vol 3. Lippincott, Philadelphia, pp 32–44
24. Chestnut DH, Pollack KL, Laszewski LJ, Bates JN, Choi WW (1989) Continuous epidural infusion of 0,0625 % bupivacaine – 0,0002 % fentanyl during second stage of labour. Anesthesiology 71: A 841
25. Crawford JS (1988) Epidural test dose in obstetrics. Can J Anaesth 35: 441–442
26. Crone L-AL, Conly JM, Storgard C, Zbitnew A, Cronk SL, Rea RN, Greer K, Berenbaum E, Tan LK, To T (1990) Herpes labialis in parturients recieving epidural morphine following cesarean section. Anesthesiology 73: 208–213
27. Dailey PA, Fisher DM, Shnider SM, Baysinger CL, Shinohara Y, Miller RD, Abboud TK, Kim KC (1984) Pharmacokinetics, placental transfer and neonatal effects of vecuronium and pancuronium administered during cesarean section. Anesthesiology 60: 569–574

28. Dailey PA (1987) Anesthesia for preterm labor. In: Shnider SM, Levinson G (eds) Anesthesia for obstetrics. Williams & Wilkins, Baltimore Hong Kong London Sydney, pp 243–262
29. Dailland P, Cockshott ID, Lirzin JD, Jacquinot P, Jorrot JC, Devery J, Harmey J-L, Conseiller C (1989) Intravenous propofol during cesarean section: placental transfer, concentrations in breast milk, and neonatal effects. A preliminary study. Anesthesiology 71: 827–834
30. Dain SL, Rolbin SH, Hew EM (1987) The epidural test dose in obstetrics: is it necessary? Can J Anaesth 34: 601–605
31. Dann WL, Hutchinson A, Cartwright DP (1987) Maternal and neonatal responses to alfentanil administered before induction of general anaesthesia for caesarean section. Br J Anaesth 59: 1392–1396
32. D'Athis F, Macheboef M, Thomas H, Robert C, Desch G, Galtier M, Mares P, Eledjam JJ (1988) Epidural analgesia with a bupivacaine-fentanyl mixture in obstetrics: comparison of repeated injections and continuous infusion. Can J Anaesth 35: 116–122
33. Eisele JH, Wright R, Rogge P (1982) Newborn and maternal fentanyl levels at cesarean section. Anest Analg 61: 179
34. Eisele JH (1984) The use of short-acting narcotics in obstetric anesthesia and the effects on the newborn. In: Estefanous FG (Hrsg) Opioids in anesthesia. Butterworths, London, pp 100–105
35. Eisenach JC (1989) Fetal stress/distress In: Hood DD (Hrsg) Problems in anesthesia. Anesthesia in obstetrics and gynecology, vol 3. Lippincott, Philadelphia, pp 19–31
36. Elmas C, Elmas Y (1986) Bupivacain zur Periduralanaesthesie bei Sectio caesarea. Reg Anaesth 9: 64–67
37. Fagraeus L, Urban BJ, Bromage PR (1983) Spread of epidural analgesia in early pregnancy. Anesthesiology 58: 184–187
38. Flynn PJ, Frank M, Hughes R (1984) Use of atracurium in caesarean section. Br J Anaesth 56: 599–605
39. Friedberg V, Rathgen GH (Hrsg) (1980) Physiologie der Schwangerschaft. Thieme, Stuttgart New York
40. Friedberg V, Brockerhoff P (1990) Geburtshilfe. Thieme, Stuttgart New York
41. Friese K, Brockerhoff P, Rathgen GH, Grundlach G, Schicktanz KH (1988) Medikamentöse geburtshilfliche Analgesie durch Pentazozin im Vergleich mit einer unbehandelten Kontrollgruppe Z Geburtsh Perinat 192: 234–237
42. Gaffud MP, Bansal P, Lawton C, Velasquez N, Watson WA (1986) Surgical analgesia for cesarean delivery with epidural bupivacaine and fentanyl. Anesthesiology 65: 331–334
43. Gale R, Ferguson JE, Stevenson DK (1987) Effect of epidural analgesia with bupivacaine hydrochloride on neonatal bilirubin production. Obstet Gynecol 70: 692–695
44. Gepts E, Heytens L, Camu F (1986) Pharmacokinetics and placental transfer of intravenous and epidural alfentanil in parturient women. Anesth Analg 65: 1155–1160
45. Gin T, Gregory MA, Chan K, Oh TE (1990) Maternal and fetal levels of propofol at caesarean section. Anaesth Intens Care 18: 180–184
46. Golding J, Paterson M, Kinlen LJ (1990) Factors associated with childhood cancer in a national cohort study. Br J Cancer 62: 304–308
47. Golub MS, Eisele JH, Kuhnert BR (1988) Disposition of intrapartum narcotic analgesics in monkeys. Anesth Analg 67: 637–643
48. Goodlin RC, Dobry CA, Anderson JC, Woods RE, Quaife M (1983) Clinical signs of normal plasma volume expansion. Am J Obstet Gynecol 145: 1001–1007
49. Heyman HJ (1990) Systemic analgesia in labor. Still a viable option? Anesthesiol Clin N Am 8: 43–54
50. Heytens L, Camu H, Camu F (1987) Extradural analgesia during labour using alfentanil. Br J Anaesth 59: 331–337
51. Hodgkinson R, Marx GF, Kim SS, Miclat NM (1977) Neonatal neurobehavioral test following vaginal delivery under ketamine, thiopental, and extradural anesthesia. Anesth Analg 56: 548–552
52. Holdcroft A (1989) Intravenous induction agents for caesarean section. Anaesthesia 44: 719–720

53. Hughes SC, Rosen MA, Shnider SM, Abboud TK, Stefani SJ, Norton M (1984) Maternal and neonatal effects of epidural morphine for labor and delivery. Anesth Analg 63: 319–324
54. Hughes SC (1989) Intraspinal narcotics for analgesia after cesarean section. Curr Opin Anaesthesiol 2: 295–302
55. Hughes SA (1990) Oxytocics, tocolytics, and prostaglandins. Anesthesiol Clin N Am 8: 27–42
56. Jordan MJ (1990) Test doses. In: Reynolds F (Hrsg) Epidural and spinal blockade in obstetrics. Bailliere Tindall, London, pp 41–48
57. Jones G, Paul DL, Elton RA, McLure JH (1989) Comparison of bupivacaine and bupivacaine with fentanyl in continous extradural analgesia during labor. Br J Anesth 63: 254–259
58. Kastendiek E (1984) Akuttokolyse während der Geburt. Pathophysiologie und Klinik der intrauterinen Reanimation. Gynäkologe 17: 265–278
59. Kuhnert BR, Linn PL, Kennard MJ, Kuhnert PM (1985) Effects of low doses of meperidine on neonatal behavior. Anesth Analg 64: 335–342
60. Kuhnert BR, Kennard MJ, Linn PI (1988) Neonatal neurobehavior after epidural anesthesia for cesarean section: a comparison of bupivacaine and chlorprocaine. Anesth Analg 67: 64–68
61. Larsen R (1990) Anästhesie. Urban & Schwarzenberg, München Wien Baltimore
62. Leighton BL, Norris MC, Sosis M, Epstein R, Chayen B, Larijani GE (1987) Limitations of epinephrine as a marker of intravascular injection in laboring women. Anesthesiology 66: 688–691
63. Leighton BL, Norris MC, DeSimone CA, Rosko T, Gross JB (1990) The air test as a clinically useful indicator of intravenously placed epidural catheters. Anesthesiology 73: 610–613
64. Levinson G, Shnider SM (1987) Systemic medication for labor and delivery. In: Shnider SM, Levinson G (eds) Anesthesia for obstetrics. Williams & Wilkins, Baltimore, p 89–108
65. List WF, Osswald PM (1990) Komplikationen in der Anästhesie, 2. Aufl. Springer, Berlin Heidelberg New York Tokyo
66. Marx GF, Joshi CW, Orkin LR (1970) Placental transmission of nitrous oxide. Anesthesiology 32: 429–432
67. Mashini IS, Albazzaz SJ, Fadel HE, Abdulla AM, Hadi HA, Harp R, Devoe LD (1987) Serial noninvasive evaluation of cardiovascular hemodynamics during pregnancy. Am J Obstet Gynecol 1987: 1208–1213
68. Meyer-Breiting P, Leuwer M (1990) Fentanyl-Gabe zur Narkoseeinleitung bei Sectio caesarea. Pharmakokinetik und Pharmakodynamik bei Mutter und Kind. Anaesthesist 39: 144–150
69. Moore DC (1990) Markers other than epinephrine to avoid intravascular injection of local anesthetic in the obstetric patient require more study. Anesthesiology 73: 576–577
70. Moore J, Bill KM, Flynn RJ, McKeating KT, Howard Pj (1989) A comparison between propofol and thiopentone as induction agents in obstetric anesthesia. Anesthesia 44: 753–757
71. Moravec MA, Hurlbert BJ (1980) Hypokalemia associated with terbutaline administration in obstetrical patients Anesth Analg 69: 917–920
72. Naulty JS, Smith R, Ross R (1988) The effect of changes in labor analgesic practice on labor outcome. Anesthesiology: A 660
73. Naulty JS (1989) Intraspinal narcotics for pain relief during labor. Curr Opin Anaesthesiol 2: 290–294
74. Naulty JS (1990) Epidural and spinal opiates in labour. In: Reynolds F (ed) Epidural and spinal blockade in obstetrics. Bailliere Tindall, London, pp 171–182
75. Norris MC, Dewan DM (1984) Preoxygenation for cesarean section: A comparison of two techniques. Anesthesiology 61: A 400
76. Norris MC (1989) Preeclampsia. In: Hood DD (Hrsg) Problems in anesthesia. Anesthesia in obstetrics and gynecology, vol 3. Lippincott, Philadelphia, pp 90–111

77. Palahniuk RJ, Shnider SM, Eger EI II (1974) Pregnancy decreases the requirements for inhaled anesthetic agents. Anesthesiology 41: 82–83
78. Preston PG, Rosen MA, Hughes SC, Glosten B, Ross BK, Daniels D, Shnider SM, Dailey PA (1988) Epidural anesthesia with fentanyl and lidocaine for cesarean section: maternal effects and neonatal outcome. Anesthesiology 68: 938–943
79. Ralston DH, Shnider SM (1978) The fetal and neonatal effects of regional anesthesia in obstetrics. Anesthesiology 48: 34–64
80. Ravlo O, Carl P, Crawford ME, Bach V, Mikkelsen BO, Nielsen HK (1989) A randomized comparison between midazolam and thipental for elective cesarean section anesthesia: II. Neonates. Anesth Analg 68: 234–237
81. Reddy BK, Pizer B, Bull PT (1988) Neonatal serum cortisol suppression by etomidate compared with thiopentone, for elective caesarean section. Eur J Anaesthsiol 5: 171-176
82. Redfern N, Bower S, Bullock RE, Hull CJ (1987) Alfentanil for caesarean section complicated by severe aortic stenosis. A case report. Br J Anaesth 59: 1309–1312
83. Rosenblatt DB, Belsey EM, Liebermann BA, Redshaw M, Caldwell J, Notarianni L, Smith RL, Beard RW (1981) The influence of maternal analgesia on neonatal behaviour: II. epidural bupivacain. Br J Obstet Gynecol 88: 407–413
84. Ross BK, Hughes SC (1987) Epidural and spinal narcotic analgesia. Clin Obstet Gynecol 30: 552–565
85. Scanlon JW, Brown WU, Weiss JB, Alper MH (1974) Neurobehavioral responses of newborn infants after epidural anesthesia. Anesthesiology 40: 121–128
86. Schlesinger TS, Miletich DJ (1988) Epidural fentanyl and lidocain during cesarean section: maternal efficacy and neonatal safety using impedance monitoring. Anesthesiology 69: A 649
87. Schultetus RR, Hill CR, Dharamraj CM, Banner TE, Berman LS (1986) Wakefulness during cesarean section after anesthetic induction with ketamine, thiopental, or ketamine and thiopental combined. Anesth Analg 65: 723–728
88. Schürg R, Biscoping J, Bachmann-Menninga B, Jovanovic V, Kirschbaum M, Hempelmann G (1990) Maternale und neonatale Bupivacain-Plasmakonzentrationen bei Periduralanaesthesien zur Sectio caesarea. Reg Anaesth 13: 133–137
89. Scott DB (1988) Test doses in extradural block. Br J Anaesth 61: 129–130
90. Shnider SM, Moya F (1964) Effects of meperidine on the newborn infant. Am J Obstet Gynecol 89: 1009–1015
91. Shnider SM, Levinson G (1990) Anesthesia for obstetrics. In: Miller RD (ed) Anesthesia, 3rd edn. Churchill Livingstone, New York, pp 1829–1873
92. Speight ANP (1977) Floppy-infant syndrome and maternal diazepam and/or nitrazepam. Lancet II: 878
93. Spielman FJ (1987) Systemic analgesics during labor. Clin Obstet Gynecol 30: 495–504
94. Spielmann H, Steinhoff R (1990) Taschenbuch der Arzneimittelverordnung in Schwangerschaft und Stillperiode. Fischer, Stuttgart New York
95. Valtonen M, Kanto J, Rosenberg P (1989) Comparison of propofol and thiopentone for induction of anaesthesia for elective caesarean section. Anaesthesia 44: 758–762
96. Warren TM, Datta S, Ostheimer GW, Naulty JJ, Weiss JB, Morrison JA (1983) Comparison of the maternal and neonatal effects of halothane, enflurance, and isoflurane for cesarean delivery. Anesth Analg 62: 516–520
97. Weis FR, Markello R, Mo B, Bochiechio P (1975) Cardiovascular effects of oxytocin. Obstet Gynecol 46: 211–214
98. Wilkins IA, Lynch L, Mehalek KE, Berkowitz GS, Berkowitz RL (1988) Efficacy and side effects of magnesium sulfate and ritodine as tocolytic agents. Am J Obstet Gynecol 1988: 685–689
99. Wurst H, Finserer U (1990) Gedanken zur Testdosis bei geburtshilflicher Periduralanästhesie. Anästh Intensivmed 31: 323–338

Computergesteuerte Narkose – mehr Sicherheit oder erhöhtes Risiko?

W. Heinrichs

Die traditionelle Form der Durchführung einer Anästhesie besteht in der Aufnahme von Symptomen, Vitalparametern und weiteren Zeichen durch den Anästhesisten, der Applikation und Dosierung der für die Anästhesie erforderlichen Pharmaka und der sich anschließenden Beobachtung des Anästhesieverlaufs. Diese Form stellt im Prinzip einen geschlossenen Regelkreis dar, wobei die „zentrale Intelligenz" in Form des Anästhesisten von entscheidender Bedeutung ist.

Computer zur Steuerung von Anästhesien können innerhalb des traditionellen Patient-Anästhesist-Anästhetika-Regelkreises im wesentlichen an 3 Stellen eingesetzt werden:

1. in der Vorverarbeitung von Daten im Rahmen des heute üblichen Monitoring; alle modernen Anästhesiegeräte und Überwachungssysteme sind heute mit Mikroprozessoren ausgestattet, die dafür sorgen, daß diejenigen Daten, die automatisch oder halbautomatisch erfaßt werden können, dem Anästhesisten in übersichtlicher und eindeutiger Form dargeboten werden;
2. in Form von Überwachungssystemen, die eine Vorverarbeitung und Präsentation der Patientendaten bis hin zum vollautomatischen Anästhesieprotokoll ermöglichen.
3. Wird nicht nur die Aufnahme und Verarbeitung der Daten von der EDV vorgenommen, sondern auch die Dosierung der Pharmaka ihr direkt übertragen, spricht man von Closed-loop-Steuerungen.

Im Rahmen dieser Abhandlung soll der Schwerpunkt auf den beiden letzten Einsatzgebieten von Computern liegen, da deren Anwendung im Rahmen des Monitoring heute bereits selbstverständlich ist und zur täglichen Routine gehört.

Computereinsatz im Rahmen von Anästhesieprotokollsystemen

Anästhesieprotokollsysteme (oft als Anästhesieinformationssysteme bezeichnet) dienen zur automatischen Erfassung verschiedener Vitalparameter während der Anästhesie und sind so in der Lage, ein gedrucktes Anästhesieprotokoll zu erstellen. Die automatisch erfaßten Daten werden interaktiv durch den Anästhesisten ergänzt [2]. Eine gar nicht utopische Zielsetzung stellt die Einführung der „papierlosen Anästhesie" dar, bei der die gesamte Dokumentation elektronisch aufgezeichnet und nur noch ein Abschlußbericht für die zuweisende Abteilung interaktiv (d. h. teilweise automatisch und teilweise durch Kommentare des Anästhesisten ergänzt) durch das System erstellt wird [8].

Durch die Miniaturisierung der Rechner wurde es möglich, sog. Anästhesiearbeitsplätze zu konzipieren. Ein solcher Platz besteht aus 3 wesentlichen Komponenten:

1. Rechner, meist ein personal computer (PC). Dieser PC verfügt über einen ausreichend großen Hauptspeicher und über verschiedene Massenspeicher, darunter stets über mindestens ein Diskettenlaufwerk.
2. Schnittstelle zwischen dem Anwender und dem Computer nennt man Mensch-Maschinen-Schnittstelle. Für die Bedürfnisse eines Anästhesiearbeitsplatzes sollten Daten in Form von Graphiken präsentiert werden; somit ist ein Graphikdisplay, möglichst ein Farbgraphikschirm, in den meisten Einheiten obligat. Ferner können die Daten (z. B. das Anästhesieprotokoll) mit einem Drucker zu Papier gebracht werden. Die Eingabe von Interaktionen des Anästhesisten erfolgt im einfachsten Fall mittels einer Tastatur. Komfortablere Einrichtungen verfügen über verschiedene Zeigegeräte wie Maus, Lichtgriffel, graphische Tabletts oder berührungsempfindliche Bildschirme. Die Mensch-Maschine-Schnittstelle wird ferner durch die Art der verwendeten Software gestaltet, man spricht in diesem Zusammenhang von Benutzeroberflächen (z. B. Menüauswahl).
3. Schnittstelle zwischen dem PC und den angeschlossenen Geräten, Maschine-Maschine-Schnittstelle genannt. Hierbei handelt es sich um elektrische Verbindungen zwischen dem PC einerseits und dem Narkosegerät bzw. den verschiedenen Monitoren andererseits. Die Übernahme der Daten in den PC kann prinzipiell auf analogem Weg, also durch Spannungen und Ströme, oder auf digitalem Weg, also durch die Übertragung von Daten, geschehen [5]. Im ersten Fall muß der PC über einen eingebauten Analog-Digital-Wandler verfügen, um selbst eine Umwandlung der Meßgrößen in eine EDV-geeignete Form vorzunehmen. In diesem Bereich ist die Lösung derzeit ausschließlich von den verwendeten Geräten abhängig und somit auch herstellerspezifisch, da ein genormtes Konzept nicht existiert.

Mittels solcher eigenständigen Anästhesiearbeitsplätze kann man sehr wohl in einem Gebäude, welches nicht für ein Großrechnerkonzept vorbereitet wurde, ein sinnvolles EDV-Konzept realisieren. Jeder Arbeitsplatz wird mit einem eigenständigen System ausgestattet, die Daten werden auf Disketten gespeichert und diese Disketten am Ende eines jeden Arbeitstages an einem zentralen Rechner wieder eingelesen und hier abgearbeitet.

Die zukunftsträchtigere Konzeption besteht jedoch in der Zusammenfassung der einzelnen Arbeitsplätze mit einem Netzwerk (LAN = „local area network“). Hierzu ist es nötig, den EDV-Arbeitsplatz in der Anästhesie mit einem Anschluß an ein Datenübertragungssystem (LAN-Prozessor) zusätzlich auszustatten, um so die On-line-Übertragung von Daten vom Arbeitsplatz zum Host-Rechner und umgekehrt zu ermöglichen. Mit einem Netzwerk kann ein EDV-Konzept mit rein dezentraler Intelligenz genauso realisiert werden wie eines mit gleichzeitiger zentraler Intelligenz, indem der Host-Rechner auch in das Netz mit eingebunden wird. Geeignete Netzwerke werden von der einschlägigen Industrie in großer Zahl angeboten, eine gewisse Standardisierung haben „Token-Ring“ und „Ethernet“ erfahren.

Die Vorteile eines solchen Konzeptes sind offensichtlich: Jeder Arbeitsplatz verfügt über seinen eigenen Rechner, der die Arbeit vor Ort vornimmt, so daß der Zentralrechner nicht mit solchen Aufgaben belastet wird. Auf der anderen Seite können Daten jederzeit über das Netz übertragen werden, so daß der Anwender auf Daten des Hintergrundrechners jederzeit zurückgreifen kann; auf diese Weise läßt sich eine „intelligente“ Überwachung des Anästhesieverlaufs erzeugen, die ihrerseits den PC durch die komplexe Art der Datenverarbeitung völlig überlasten würde.

Die verwendete *Software* ist in hohem Maße spezifisch für den jeweiligen Anwendungsfall erstellt. *Softwarekonzepte*, die Normvorstellungen genügen würden, existieren bislang nicht. Die heute im Anästhesiebereich verfügbare Software ist nahezu nicht transportabel und somit außerhalb der entwickelnden Abteilung kaum zu verwenden. Erschwerend kommt hinzu, daß die Erstellung der Software in den verschiedensten Computersprachen geschieht, so daß die Anpassung an ein eigenes System nur unter den größten Schwierigkeiten möglich wäre. In solchen Fällen ist es in der Regel einfacher, für die eigene Klinik ein neues Programm zu entwickeln.

Eines der ersten kommerziellen EDV-Systeme für die Anästhesie und Intensivmedizin wurde industriell als sog. „Patient Data Management System“ von Hewlett Packard hergestellt und ist in einigen Kliniken weltweit im Einsatz. Es handelt sich um ein System mit überwiegend zentraler Intelligenz, wobei in den ersten Versionen die Abtastung der Daten letztendlich durch den Zentralrechner vorgenommen wurde. Durch dessen Leistungsfähigkeit war es möglich, auf kurze Abtastzeiten von maximal 1 s zu kommen, ein Zeitraster, welches eine extrem hohe Auflösung bedeutet und so besondere Merkmale der registrierten Vitalparameter sichtbar machen kann [6]. Nachteilig ist die extrem große Datenmenge, die letztendlich verwaltet sein will. In der Bundesrepublik wird u. a. in Tübingen mit einem solchen System gearbeitet. Andere Rechnersysteme werden in Basel (ISO, [22]) und Salt Lake City (HELP, [14]) verwendet. Sie zeichnen sich durch gleichzeitige periphere und zentrale Intelligenz und – gültig für das HELP-System – durch die Überlagerung mit Expertensystemen aus.

Bei den Systemen NAPROS aus Mannheim [21] und ACS aus Rotterdam [13] handelt es sich um vollständige Anästhesiearbeitsplätze auf der Basis von PCs. Vorteile bestehen hier in der leichteren Realisierung und übersichtlicheren Programmierung von PCs im Vergleich zu Großrechnern [13]. In diesem Bereich sind jetzt auch Systeme (NAPROS) kommerziell erhältlich.

Sehr positiv zu bewerten sind Arbeiten, die sich mit der Ergonomie von Anästhesiearbeitsplätzen befassen. Hierbei wird der Realisierung der Mensch-Maschine-Schnittstelle besondere Aufmerksamkeit gewidmet. Bislang arbeitete man z. B. mit Barcode-Lesern im System DAME [4] in Durham, mit sprachgesteuerter Ein- und Ausgabe im System EARS [15] in San Diego oder mit einem „touch screen“ und ausgefeilter Menutechnik im AIS des Helmholtz-Instituts in Aachen [10].

Zum heutigen Zeitpunkt können EDV-Konzepte der geschilderten Art auch Probleme in sich bergen, da durch das System die automatische Übernahme und teilweise Überwachung der Vitalparameter vorgenommen wird, ohne daß der Anästhesist selbst diese Werte zu Papier bringt. Es gibt ernstzunehmende Befürchtungen, daß durch diese Entkopplung die mentale Aufnahme des Anästhesieverlaufs nicht gesichert ist. „Nur bei vorhandener 'echter' Intelligenz der Maschine sollte daher auf eine manuelle Protokollführung verzichtet werden" [12].

Unter dem Oberbegriff AIM („artificial intelligence in medicine") werden verschiedene sog. Expertensysteme zusammengefaßt, deren Ziel die Nachbildung von Entscheidungsfindungen des erfahrenen Experten ist [19]. Solche Systeme können vorwiegend auf Monitoringfunktionen aufsetzen (HELP, [14]), Laboruntersuchungen auswerten (PUFF, [1]; EXPERT [7]) oder Konsultationen zulassen, um die Diagnosestellung eines konkreten Krankheitsbildes, besonders der selteneren Formen, zu erleichtern [9]. In der Anästhesie wurde von Miller [11] ein „ATTENDING System" vorgestellt, welches die Behandlungsplanung eines konkreten Falles analysiert und kommentiert bzw. auch kritisieren und durch Vorschläge verbessern kann. In diesen Systemen sind Ansätze enthalten, die eine intelligente Überwachung der Anästhesie möglich erscheinen lassen, jedoch zum heutigen Zeitpunkt noch lange nicht ausgereift sind.

Von Gravenstein [8] wurde 1986 eine Vision des zukünftigen Einsatzes von Computern in der Anästhesie beschrieben. Hierin sind alle vorgestellten Konzepte vereinigt bis hin zur „papierlosen Anästhesie": Während der Prämedikation werden die Daten vom Arzt auf einem tragbaren Taschencomputer erfaßt, später automatisch auf das Anästhesiesystem übertragen, mit den relevanten Stamm- und Labordaten des Patienten verknüpft, durch das System auf Vollständigkeit analysiert, fehlende Werte automatisch nachgefordert und das vorgesehene Anästhesieverfahren kritisiert bzw. Änderungen vorgeschlagen. Während der Anästhesie überprüft der Computer ständig die angeschlossenen Monitore und die Anästhesiemaschine, zeichnet alle Vitalparameter auf, berechnet Dosierungen und Applikationsintervalle und warnt frühzeitig bei sich anbahnenden vitalen Störungen. Im Anschluß wird automatisch ein zusammenfassender Anästhesiebericht ausgedruckt. Die Daten der Anästhesie werden dem Expertensystem zugeführt, welches aus jedem Anästhesieverlauf sein Wissen selbständig erweitert und ergänzt.

Zusammenfassend bieten Anästhesieprotokollsysteme *mehr Sicherheit*, weil sie den Anästhesisten von seiner Routinedokumentation befreien, so daß er sich mehr auf seine Steuerungsfunktion konzentrieren kann. Einige dieser Programme sind mit sog. Expertensystemen unterlegt, die in begrenztem Umfang Behandlungsvorschläge zur Anästhesie machen können, Unverträglichkeiten bei der Kombination von Medikamenten und dem individuellen Status des Patienten anzeigen, Dosierungen und Applikationsintervalle berechnen sowie Trends wesentlich komplexer verarbeiten können als das bei konventionellen Monitoren der Fall wäre. Die Überwachungssysteme können aber zu einem *erhöhten Risiko* führen, da durch ihren Einsatz die Mentalisierung des Anästhesieverlaufs durch den Arzt unterbleiben kann [12]. Gerade durch den

Verzicht auf handschriftlich geführte Protokolle geht eine wesentliche Überwachungsfunktion innerhalb des traditionellen Regelkreises verloren. Es ist notwendig, mit Hilfe von neuen Konzepten dieses Phänomen zu untersuchen und das Problem zu lösen. Auf dem Gebiet der Anästhesie gibt es hierzu derzeit noch keine grundlegenden Studien.

Computereinsatz im Rahmen von Closed-loop-Steuerungen

Wird nicht nur die Aufnahme und Verarbeitung der Daten von der EDV vorgenommen, sondern ihr auch die Dosierung der Pharmaka direkt übertragen, spricht man von Closed-loop-Steuerungen. Solche Regelkreise sind in der Anästhesie seit 1950 bekannt [3, 20]. In dieser ersten Anwendung wurde von Bickford Thiopental mit einer elektrischen Spritze in Abhängigkeit der Frequenz des EEG abgegeben. Bei jedem Nulldurchgang des EEG-Signals wurde ein Schrittmotor angesteuert und so eine kleine Menge Thiopental appliziert. Bei den höherfrequenten Anteilen des EEG-Signals des wachen Patienten wurde so eine größere Thiopentalmenge injiziert. Nachdem der Patient anästhesiert war und sich das Frequenzspektrum des EEG verlangsamte, verringerte sich auch die in der Zeiteinheit applizierte Thiopentalmenge. Dieser Regler konnte unter günstigen Voraussetzungen die Anästhesietiefe kontrollieren und wurde bei einer ganzen Reihe von Patienten eingesetzt. Häufig resultierte jedoch eine tiefere Anästhesie als erwünscht.

Weitere Regelkreise wurden 1957 von Frumin [7] zur Kontrolle der Ventilation in Abhängigkeit des endexspiratorischen Kohlendioxidpartialdrucks und 1977 von Sheppard [16] zur automatischen Volumenersatztherapie nach Herzoperationen in Abhängigkeit vom Druck im linken Vorhof erfolgreich benutzt. In weiteren Beispielen wurde der Blutdruck zur Steuerung der Halothankonzentration, das EEG (Medianfrequenz) zur Steuerung der Applikationsgeschwindigkeit von Propofol [17] oder die neuromuskuläre Blockade zur Steuerung einer kontinuierlichen Atracuriuminfusion [18] herangezogen.

Bei Closed-loop-Steuerungen kommt dem Reglerdesign die meiste Bedeutung zu. Grundsätzlich unterscheidet man Regler, die ohne spezielle Modelle des Regelkreises auskommen von solchen, in denen der Regelkreis durch ein Modell beschrieben wird. Die einfachsten Regler sind die sog. Zweipunktregler. Sie schalten z. B. bei Erreichen eines bestimmten Blutdrucks auf eine bestimmte Infusionsgeschwindigkeit eines blutdrucksenkenden Medikaments und bei Unterschreiten einer zweiten Grenze das Medikament wieder ab. Mehrpunktregler haben nicht nur 2 Zustände, sondern – wie der Name andeutet – mehrere. Sehr verbreitet sind auch die Proportional-integral-differential-Regler (PID-Regler), die eine kontinuierliche Anpassung der Stellgröße an den Verlauf des Meßsignals (Ist-Größe) erlauben. Während PID-Regler für technische Prozesse durchweg gut geeignet sind, ist die Situation in der Medizin aufgrund der individuellen Reaktionen der Patienten ungleich komplizierter. So ist z. B. die Regulation eines Vasodilatators zur Kontrolle eines Hypertonus mit Hilfe eines PID-Reglers kaum möglich. Hierfür hat man komplexere Regler entwickelt, die sich selbst an die individuelle Empfindlichkeit und die Reaktion des Regelkreises anpassen können. Diese Regler enthalten in neuerer Zeit auch Modelle, die die Pharmakodynamik und -kinetik der verwendeten Medikamente berücksichtigen [17, 18].

Zahlreiche Studien belegen, daß Closed-loop-Regler der konventionellen Behandlung unter folgenden Voraussetzungen überlegen sind und damit die Sicherheit der Patienten erhöhen können:

- Es steht ein eindeutiges Meßsignal zur Verfügung,
- Störeinflüsse auf das Meßsignal sind entweder ausgeschlossen oder in ihren Auswirkungen bekannt.
- Der Zusammenhang, mit dem die Stellgröße auf das Meßsignal wirkt, ist eindeutig beschreibbar oder durch Modellfunktionen anpaßbar.
- Ein geeigneter Regelalgorithmus kann angegeben werden; u. U. ist eine adaptive Form eines Reglers erforderlich, um den individuellen Reaktionen auf die Stellgröße Rechnung tragen zu können.

Das Hauptproblem von Closed-loop-Applikationen im Rahmen der unmittelbaren Anästhetikadosierungen besteht demnach v. a. in der Tatsache, daß verläßliche Methoden zur *Messung* der Anästhesietiefe derzeit noch nicht bekannt sind. Die Analyse des EEG nach verschiedenen Gesichtspunkten, die Beurteilung der Kreislaufsituation oder andere Verfahren zur Beurteilung der Anästhesietiefe sind bis heute umstritten und (noch) nicht ausgereift. So wird der Closed-loop-Regelkreis im Grunde in seinem Zentrum unterbrochen. Kann dieses Problem irgendwann gelöst werden, ist eindeutig eine höhere Sicherheit für den Patienten zu erwarten. Bis dahin bleiben solche Anwendungen jedoch nur konkreten Studien vorbehalten.

Literatur

1. Aikins JS, Kunz JC, Shortliffe EH, Fallat RJ (1983) PUFF: An expert system for interpretation of pulmonary function data. Comp Biomed Res 16: 199–208
2. Bender HJ, Osswald PM, Hartung HJ, Lutz H (1985) Einsatz von Computertechnologie bei der Ausbildung von Assistenzärzten im Fach Anästhesie. Anaesthesist 34: 516–521
3. Bickford RG (1950) Automatic electroencephalographic control of general anesthesia. EEG Clin Neurophysiol 2: 93–96
4. Block FE Jr, Burton LW, Rafal MD, Burton K, Newey C, Dowell L, Klein FF, Davis DA, Harmel MH (1985) Two computer-based anesthetic monitors: the Duke Automatic Monitoring Equipment (DAME) system and the microDAME. J Clin Monit 1: 30–51
5. East TD (1986) Microcomputer data acquisition and control. Int J Clin Monit Comput 3: 225–238
6. Epple E, Bleicher W, Junginger W (1986) Die „Trendlupe“ – ein methodisches Hilfsmittel für die Patientenüberwachung. Anaesthesist 35: 378–388
7. Frumin MJ, Lee ASJ (1957) A physiologically oriented artificial respirator which produces N_2O-O_2 anesthesia in man. J Lab Clin Med 49: 617–619
8. Gravenstein JS (1986) Future use of computers in anesthesia. Int J Clin Monit Comput 3: 17–19
9. Kingsland III LC, Lindberg DAB, Sharp GC (1986) Anatomy of a knowledge-based consultant system: AI/RHEUM Computing 3: 18–26
10. Klocke H, Trispel S, Rau G, Hatzky U, Daub D (1986) An anesthesia information system for monitoring and record keeping during surgical anesthesia. J Clin Monit 2: 246–261

11. Miller PL (1986) Extending computer-based critiquing to a new domain: ATTENDING, ESSENTIAL-ATTENDING and VQ-ATTENDING. Int J Clin Monit Comput 2: 135–142
12. Noel TA 2d (1986) Computerized anesthesia records may be dangerous (letter). Anesthesiology 64: 300
13. Prakash O, Borden van der SG, Meij SH, Rulf ENR, Hugenholtz PG (1984) A microcomputer based charting system for documentation of circulatory, respiratory and pharmacological data during anesthesia. Int J Clin Monit Comput 1: 155–160
14. Pryor TA, Gardner RM, Clayton PD, Warner HR (1983) The HELP system. J Med Systems 7: 87–102
15. Sarnat AJ (1983) Computerized speech recognition for anesthesia recordkeeping. Med Instrum 17: 25–27
16. Sheppard LC, Kouchoukos NT (1977) Automation of measurements and interventions in the systematic care of postoperative cardiac surgical patients. Med Instrum 11: 296–301
17. Schwilden H, Stoeckel H, Schüttler J (1989) Closed-loop feedback control of propofol anaesthesia by quantitative EEG analysis in humans. Br J Anaesth 62: 290–296
18. PC, Morrell DF, Bradlow HS, Rametti LB (1988) Self-tuning, microprocessor-based closed-loop control of Atracurium-induced neuromuscular blockade. Br J Anaesth 61: 685–692
19. Weiss SM, Kulikowski CA, Galen RS (1983) Representing expertise in a computer program: the serum protein diagnostic program. J Clin Lab Automat 3: 383–387
20. Westenskow DR (1987) Closed-loop control of blood pressure, ventilation and anesthesia delivery. Int J Clin Monit Comput 4: 69–74
21. Winter D, Osswald PM (1985) NAPROS: a semiautomatic and easy to use anaesthetic record system. In: Osswald PM (ed) Computers in critical care and pulmonary medicine. Springer, Berlin Heidelberg New York Tokyo, pp 319–328
22. Zbinden AM, Ganz M, Thomson DA, Kunster M (1987) Entwicklung eines Informationssystems für Operationen. Anaesthesist 36: 493–499

Sachverzeichnis

Acebutolol (Prent) 183
Acetylcholin 152, 159, 160, 238
ACE-Hemmer 187, 188
Adrenalin (Epinephrin, Suprarenin) 164, 171, 305
Adrenorezeptorantagonisten (α-, β-) 164, 165, 183ff.
- Indikationen 183
- Dosierung 184
Akrinor 180
Albumin 241, 249
Alcuronium 134, 137, 161
Alfentanil 97f., 108, 298, 307
Alupent s. Orciprenalin
Amide - Lokalanästhetika 202ff.
Amrinon (Wincoram) 164, 178
Anexate s. Flumazenil
Anticholinergika 152ff., 159, 162, 236
- Atmung 157
- Auge 157
- Gastrointestinalsystem 156
- Indikationen 158
- kardiovaskuläres System 156
- Thermoregulation 157
- Urogenitaltrakt 156
- Wechselwirkungen 158
- Zentralnervensystem (ZNS) 157
Antidepressiva, trizyklische 237, 238
Antiemetika 230, 235
Antihistaminika 230ff., 236, 237
Arterenol s. Norepinephrin, Noradrenalin 172
Arzneimittelinteraktionen 7, 13
Atenolol (Tenormin) 183
Atosil (Promethazin) 232
Atracurium 134, 135, 136f., 141, 143, 161
Atropin 159, 161, 236-238

Barbiturate 39, 61
- Atmung und Bronchialsystem 43
- Gefäßreizung 46
- Herz-Kreislauf-System 39ff.
- hypovolämischer Schock 42
- Immunsystem 44
- Nervensystem 42f.
- Porphyrie 44
Beloc s. Metoprolol
Benzocain (Anaesthesin) 202
Benzodiazepinantagonisierung 87ff.
- Entzugssyndrom 87f.
- Herz-Kreislauf-Reaktionen 89
- Krampfanfälle 88
- neurochirurgische Patienten 90
- Wiederauftreten der Agonistenwirkung 91
Benzodiazepine 48ff., 76, 96, 97, 99, 237, 300
- Ceilingphänomen 49
- Cimetidin 50
- GABA-Rezeptor 48f.
- individuelle Ansprechbarkeit 51
- kardiorespiratorische Insuffizienz 54
- Langzeitsedierung 55
- Narkoseinduktion 55
- Prämedikation (i.m., oral) 54
- Wirkungsspektrum 48ff.
Biotransformation, hepatisch 9
Blutfluß, hepatisch 9
Bupivacain (Carbostesin) 203-205, 305
Butyrophenone 236-238

Carbostesin s. Bupivacain
Carticain (Ultracain) 202
Ceilingphänomen (-effekt) 49, 111
Chloroprocain (Nesacain) 202, 204
Cholinesteraseantagonisten 152, 159ff.
- Antagonisierung der Muskelrelaxation 161
- Anticholinergika 160
- Bronchialsystem 160
- Gastrointestinaltrakt 160
- kardiovaskuläre Nebenwirkungen 160
Cimetidin 50, 233, 234, 283
Clearance 5, 8, 9
- hepatisch 5
- renal 5
- total 9, 10
Clonidin 113, 115, 187, 237
computergesteuerte Narkose 317

- Computereinsatz im Rahmen von Anästhesieprotokollen 317
- - von Closed-loop-Steuerungen 321

Dantrolen 123f.
Dehydrobenzperidol (DHBP) 237
Dextran 241, 243
- Blutgerinnungsstörungen 250
- Nierenfunktionsstörungen 251
Diazepam 300
Diazoxid 187
Diffusionshypoxie 20
Dihydralazin 187, 188, 190
Diltiazem 187
Diphenhydramin 237
Disoprivan s. Propofol
Dobutamin (Dobutrex) 164, 176
Dociton s. Propranolol
Domperidon 236, 238
Dopamin 164, 174
Dopexamin 164
Dormicum (Midazolam) 50
Downregulation 165, 166
Doxacurium 139, 161
Duranest s. Etidocain

Edrophonium 160, 161
Elimination 1
- hepatisch 9
- metabolisch 5, 6
- renal 5, 6
Eliminationsgeschwindigkeit 1, 5
Eliminationshalbwertszeit 5
Eliminationsinsuffizienz
- hepatisch 8
- renal 8
Eliminationsphase 11
Endorphin (β-) 108
Enfluran 25, 26ff., 302
- konvulsive Effekte 25
- Nierenfunktion 32
Enkephaline 108
Enoximon (Perfan) 164
Epinephrin s. Adrenalin
Ergotaminderivate 311
Esmolol 184
esterartige Lokalanästhetika 202ff.
Etidocain (Duranest) 203–206, 304
Etilefrin (Effortil) 164, 176
Etomidat (Hypnomidate) 57ff., 301
- anaphylaktoide Reaktionen 58
- Galenik 63
- Herz-Kreislauf-System 58
- Kortisolsynthesehemmung 67
- Myokloni und Epilepsie 66
- pharmakologische Grundlagen 57
- Prämedikation 62

Famotidin 233, 235
Fenoldopam 164
Fentanyl 95ff., 108, 112, 298, 307
- Histaminfreisetzung 96, 99
Flumazenil (Anexate) 87ff.
- Entzugssyndrom 87f.
- Herz-Kreislauf-Reaktionen 89
- Krampfanfälle 88
- neurochirurgische Patienten 90
- Wiederauftreten der Agonistenwirkung 91
Flunitrazepam (Rohypnol) 50

GABA-Rezeptor 48f.
Gallamin 136, 139, 141
geburtshilfliche Anästhesie 295ff.
- diaplazentarer Transfer von Medikamenten; Auswirkungen auf den Fetus 297
- gastrointestinale Veränderungen 297
- kardiovaskuläre Veränderungen 296
- Leberfunktionsveränderungen 297
- nervale Veränderungen 296
- Pharmakainteraktionen 308
- respiratorische Veränderungen 295
- systemische Applikation von Medikamenten 298
Gesamtkörperclearance 1
Gewebsbindung 10, 11
Glycopyrrolat 154, 156, 157, 159, 161, 236
Granisetron 239

H$_1$-Blocker (klassische Antihistaminika) 232, 283
H_2-Blocker 230, 233, 283
H_1-Rezeptor 231
H_2-Rezeptor 231
Haloperidol 237
Halothan 26, 302
- Leber 29ff.
- leichte Leberschäden 29
- schwere Leberschäden 30
Hämodilution 241, 253
- Makro- und Mirkozirkulation 253
Hämatokrit 254
Haptendextran 248
Heparin 278ff.
- „activated coagulation time“ (ACT) 286
- Aktivierung der Lipoproteinlipase 287
- hämodynamische Reaktion 278ff.
- heparininduzierte Thrombozytopenie (HIT) 287
- unzureichende Antikoagulation bei beginnender extrakorporaler Zirkulation 285
Hexobarbital 39ff.
Hydroxyäthylstärke (HES) 241, 249

– Gerinnungsstörungen 252
– Gewebespeicherung – Organfunktion 251
– Hyperamylasämie 252
– Pruritus 252
Hypnomidate s. Etomidat

Inhalationsanästhetika 25, 26ff.
– AV-Blockierung und Sinusknotenstillstand 28
– AV-Dissoziation 27
– Herzinsuffizienz 29
– intrakranielle Compliance 26
– Myokardischämien 28, 29
– Schädel-Hirn-Trauma 27
– ventrikuläre Rhythmusstörungen 28
Inkompatibilitäten – in vitro 8
Inotropika 164, 168
Interaktionen
– pharmakodynamische 12ff.
– pharmakokinetische 8ff.
Isofluran 26, 28ff., 302
– Asthma bronchiale 34
– Atemdepression 33
– AV-Blockierung und Sinusknotenstillstand 28
– Coronary-steal-Phänomen 29
– „cross reactivity" 31
– Einleitung per inhalationem 33
– Herzinsuffizienz 29
– intrakranieller Druck (ICP) 26
– Leber 29–32
– maligne Hyperthermie 35
– Myokardischämien 28, 29
– Nierenfunktion 32
zerebraler Perfusionsdruck (CPP) 27
Isoprenalin 164, 178

Kalzium 180
Katecholamine 164ff.
– Applikation 169
– Indikationen 168
– Kombinations- und Intervalltherapie 182
– Patientenmonitoring 170
– Substanzen 171ff.
– Therapieziele 169, 170
– Wirkung 164f.
Ketamin 55, 71ff., 301
– dissoziative Anästhesie 71, 73
– Dosierung und Anwendungsformen 76
– erhöhter Hirndruck 78
– Geburtshilfe 78
– Herz-Kreislauf-Erkrankungen 77
– Ketaminenantiomere 81
– Mehrfachanwendung 79
– NMDA-Rezeptor 73
– pharmakologische Grundlagen 72ff.
– Schock 78
– spezielle Vorerkrankungen 79
Kokain 202
kolloidale Lösungen 241ff.
– Therapie anaphylaktischer/anaphylaktoider Reaktionen 250
– Unverträglichkeitsreaktionen 241
Kompartimente 1
– Steady state (V_{ss}) 1
– tiefe 2
– zentrale (V_z) 1
kristalloide und kohlenhydrathaltige Lösungen 263ff.
– Einfluß der Ausgangssituation auf eine perioperative Infusionstherapie 264
– intraoperative Situation 266
Kumulation 1

Labetalol (Trandate) 184
Lachgas (N_2O, Stickoxydul) 17ff., 302
– kardiovaskuläre Nebenwirkungen 20
– Koronarkreislauf 21
– Lungenkreislauf 22
– physikalische Effekte 18
– toxische Effekte 17
– zerebrale Zirkulation 22
Laudanosin 143
Levallorphan 109
Lidocain (Xylocain) 202, 204, 206ff., 234, 304
Lokalanästhetika 196ff., 302
– klinische Pharmakologie 202
– Nebenwirkungen, allgemeine 211
– – kardiovaskuläre 215ff.
– – respiratorische 214
– – zentralnervöse 212
– Pharmakokinetik 205
– physiologische und pharmakologische Vorüberlegungen 196ff.
– spezielle Probleme 221
– Tachyphylaxie 207
– toxische Blutkonzentrationen 208
– Überempfindlichkeitsreaktionen 220
– Vasokonstriktoren 207

Magnesiumsulfat 309
maligne Hyperthermie 122f., 222
MAO-Hemmer 238
Masseterspasmus 122, 123
Megaphen 232
Mepivacain (Meaverin, Scandicain) 202, 204, 206ff., 304
Metaboliten (aktive) 15
Metenkephalin 109
Methämoglobinämie 221
Methohexital 39ff.

Metoclopramid 236
Metoprolol (Beloc)183
Midazolam (Dormicum) 50, 51, 54, 55, 300
Milrinon 164, 179
Morphin 95ff., 108, 109, 112
- Histaminfreisetzung 96, 98
Muskelrelaxanzien, nichtdepolarisierende 132ff.
- anaphylaktoide Reaktionen 132ff.
- autonome Wirkungen 136
- Intensivtherapie 142
- Leberinsuffizienz 141
- Medikamenteninteraktionen 140
- neuromuskuläre Blockade, Nebenwirkungen 137f.
- - Überwachung 143
- Niereninsuffizienz 141
- Relaxansüberhang 139
- unspezifische Histaminfreisetzung 135f.
- Variabilität der Pharmakokinetik/-dynamik 139

Nalbuphin 97
Nalmefen 109ff.
Nalorphin 109
Naloxon 109ff.
Naltrexon 109ff.
Natriumnitroprussid (NNP) 187–191, 193
Neostigmin 160, 161
Nicardipin 187
Nifedipin 187, 188
Nimodipin 187
Nitroglyzerin (NTG) 187–191
NMDA-Rezeptor 73
Noradrenalin (Norepinephrin, Arterenol) 164, 172
Novocain s. Procain

Ondasetron 239
Opiatantagonisten 108ff.
- Anwendungsempfehlungen 115
- Wirkungen/Nebenwirkungen in höheren Dosen 111
- - in niedrigen Dosen 114
Opiatrezeptoren 95, 96, 108
- δ-Rezeptor 98, 108, 111
- ϰ-Rezeptor 98, 108
- μ-Rezeptor 98, 99, 108, 110
- μ_1-Rezeptor 98
- μ_2-Rezeptor 98
- σ-Rezeptor 108
Opioide 95ff., 306
- Allergie 98
- antitussiver Effekt 98
- Atmung 97
- Blase 103
- Gastrointestinaltrakt 102
- Herz-Kreislauf-Funktionen 95f.
- Histaminfreisetzung 96
- Hormone und Streß 101
- Immunsystem 104
- Interaktionen 104
- Kombinationsanästhesie 97
- Körpertemperatur 100
- Krampfanfälle 101
- Leber 101
- Muskulatur 99
- Niere 100
Opioidliganden 108
- endogene 108, 110
- exogene 108, 110
- Nozizeption 109
Orciprenalin (Alupent) 164, 178
Oxytocin 310

Ranitidin 233, 234
Regitin 187
Relaxanzien (depolarisierende - nichtdep.) 117ff., 132ff., 301
Rohypnol s. Flunitrazepam
Ropivacain 203
Rückverteilung 4,9

Scandicain s. Mepivacain
Scopolamin 154, 156–159, 236, 237
Stickoxydul (Lachgas, N_2O) s. Lachgas
Succinylcholin (SCH) 117ff.
- anaphylaktische Reaktionen 125
- erhöhte physiologische Drücke 121
- Freisetzung von Muskelzellbestandteilen 118ff.
- Herz-Kreislauf-Störungen 125
- Hyper-CK-ämie, Hypermyoglobinämie 120
- Hypokaliämie 118f.
- intragastraler Druck 121
- intraokularer Druck 121
- intrazerebraler Druck 122
maligne Hyperthermie und Masseterspasmus 122f.
- verlängerte neuromuskuläre Blockade 117
Sufentanil 96f.
Suprarenin s. Adrenalin
Sympathomimetika (β-) 308

Tenormin s. Atenolol
Tetracain (Pantocain) 202
Thiopental 39ff., 62, 136, 301
Trandate s. Labetalol
Tubocurarin (d-Tubocurarin) 134–136, 139f.

Upregulation 166
Urapidil 187

Vasodilatatoren 168, 187
- globale Kreislaufwirkungen 187f.
Interaktionen 194
- Mikrozirkulation 191
Organperfusion 189ff.
- Regulationsphänomene 191
- Toxizität 193
Vecuronium 134, 135, 136ff., 161, 234
Verapamil 187
Verteilung 9
Verteilungsphase 11
Verteilungsräume 1–5
Verteilungsvolumen (V_d) 1, 10, 11
Visken s. Pindolol

Wincoram s. Amrinon

Xylocain s. Lidocain
Xylonest s. Prilocain